· 执业医师资格考试通关系列 ·

中西医结合执业(含助理)医师资格考试实践技能拿分考典

吴春虎 主 编

阿虎医考研究组 组织编写

全国百佳图书出版单位

中国中医药出版社

· 北 京 ·

图书在版编目(CIP)数据

中西医结合执业(含助理)医师资格考试实践技能拿

分考典/吴春虎主编. -- 北京:中国中医药出版社,

2025.2. -- (执业医师资格考试通关系列).

ISBN 978 - 7 - 5132 - 9177 - 4

Ⅰ. R2 - 031

中国国家版本馆 CIP 数据核字第 2024JD4782 号

中国中医药出版社出版

北京经济技术开发区科创十三街 31 号院二区 8 号楼

邮政编码　100176

传真　010 - 64405721

天津裕同印刷有限公司印刷

各地新华书店经销

开本 787 × 1092　1/16　印张 23.75　字数 546 千字

2025 年 2 月第 1 版　2025 年 2 月第 1 次印刷

书号　ISBN 978 - 7 - 5132 - 9177 - 4

定价　122.00 元

网址　www.cptcm.com

服 务 热 线　010 - 64405510

购 书 热 线　010 - 89535836

维 权 打 假　010 - 64405753

微信服务号 zgzyycbs

微商城网址　https://kdt.im/LIdUGr

官 方 微 博　http://e.weibo.com/cptcm

天猫旗舰店网址　https://zgzyycbs.tmall.com

如有印装质量问题请与本社出版部联系(010 - 64405510)

使用说明

执业医师资格考试分为实践技能考试和医学综合笔试两部分。所有考生必须先通过6月举行的实践技能考试，才有资格继续参加8月下旬（"一年两试"试点地区按具体安排执行）举行的医学综合笔试。

实践技能考试为三站式考试。第一站为病案（例）分析，每人随机抽取2道病例分析题，试题通过计算机呈现，在答题卡上进行笔试，答题时间50分钟，总分40分，该部分权重最大，是需要重点复习的部分。第二站为中医临证，包括中医操作、病史采集、中医临床答辩，考试方法为实际操作、现场口述。考试时间为20分钟，总分35分。第三站为西医临床，包括体格检查、西医操作、西医临床答辩（含辅助检查结果判读分析），考试方法为实际操作、现场口述。考试时间为20分钟，总分25分。第二、第三站操作过程中还需回答考官的提问。三站总计100分，达到60分即可通过实践技能考试。于6月底或7月初可上网查询实践技能考试成绩，通过者才能参加8月的医学综合笔试。

为了帮助报考中西医结合执业医师和助理医师实践技能考试的广大考生在短时间内熟练掌握大纲要求的各项内容，顺利通过实践技能考试，我们按照最新考试大纲和指导用书，根据历年真卷将考点去粗取精，归纳总结成本书，突出应试模式。让考生能够轻松通过本阶段考试，安心复习医学综合笔试内容。

本书根据实践技能考试的顺序分为三站，每站以【考点汇总】为中心，前有考试样题及答题模板，考点后附有实战演练。实战演练的题目均来自最近几年的真题，题量大，考点全面，方便考生熟悉考试题型与解答方法。【考点汇总】为每一站的重点内容，以"★"作为重点标注：★★★最为重要，表明该考点为高频考点；★★次之，表明该考点较为重要；★最次，表明近几年考过1次；2025年版大纲新增考点在该考点后有括号说明；近几年未出现过的考点则一笔带过，不作标注。以此提醒考生着重复习，强化记忆。标注"【助理医师不考】"的内容，对参加助理医师资格考试的考生不作考核。

根据我们对近年来真题的研究归纳，总结考点及出题规律，可以看出，实践技能考试重点突出，重要内容反复考察。考生只要熟记星标考点，勤加练习，则不难通过实践技能考试。为了帮助记忆，本书将复杂的医考考点内容以表格形式呈现，简洁精练，各个考点之间的异同点也一目了然，这样可以极大地简化复习过程，让考生在最短的时间内掌握最核心的内容，真正做到踏进考场胸有成竹。

目　　录

第一站

病案（例）分析

病案（例）分析分值表

	考试项目	所占分值
病案（例）分析1（内科） 病案（例）分析2（外、妇、儿科） 各20分，共计40分 考试方法：纸笔作答（计算机呈现试题） 考试时间：50分钟	中医疾病诊断	20
	中医证候诊断	
	西医诊断	
	西医诊断依据	
	中医治法	
	方剂	
	药物组成、剂量及煎服法	
	西医治疗原则与方法	

通关技巧

　　考生依据题目所提供的中医四诊、查体、辅助检查等临床资料，以书面形式答出中医疾病诊断，中医证候诊断，西医诊断，西医诊断依据，中医治法，方剂，药物组成、剂量及煎服法，西医治疗原则与方法（药物、手术等）。

　　1. **中医疾病诊断**　以题干中描述的第一症状为判断要点，结合中医四诊确定疾病诊断。

　　2. **中医证候诊断**　根据题干中描述的中医四诊信息综合归纳分析，可从八纲和脏腑辨证角度初步分析，结合大纲中疾病的证型名称确定证型诊断，要求证型名称必须与大纲中原有名称保持一致。

　　3. **西医诊断**　结合病史、症状、体征、辅助检查结果确定疾病诊断。

　　4. **西医诊断依据**　从病史、症状、体征、辅助检查结果四个方面来写即可。

　　5. **中医治法**　根据疾病和证型诊断，设立中医治法，一般为2个四字的专业中医治法词汇。

　　6. **方剂**　根据考点内容熟记正确的方剂名称，原方名后添加"加减"二字。

　　7. **药物组成、剂量及煎服法**

　　（1）组成原方主体用药要求基本书写，根据题目具体情况进行相关药物的加减，不能出现与证型明显不符的药物。

　　（2）剂量一般书写临床常用剂量，常用药物以 10～15g 为基本剂量，有明确毒副作用的药物需要在规定剂量以内。注意写明特殊煎煮方法。

　　（3）煎服法基本都可使用"三剂，水煎服。日一剂，早晚分服"的模板回答。

　　8. **西医治疗原则与方法**　大部分疾病可按照下面的顺序来写：①一般治疗。②对症治疗。③病因治疗。④手术治疗。

（一）考试介绍

本站为技能考试中分值最高的部分。考试涉及的知识点主要是中西医结合内科学、中西医结合外科学、中西医结合妇科学及中西医结合儿科学的内容。要求考生在50分钟内完成2道病案（例）分析试题。

【样题1】

病案（例）摘要：徐某，男，70岁，已婚，农民。2012年10月11日初诊。患者常年体弱多病，近日胸骨体中段附近出现闷痛，可放射至左肩、无名指。疼痛一般持续3分钟左右，舌下含服硝酸甘油可缓解。既往有吸烟史30年。现症：心悸而痛，胸闷气短，甚则胸痛彻背，心悸汗出，畏寒，肢冷，下肢浮肿，腰酸无力。

查体：T 36.3℃，P 80次/分，R 20次/分，BP 120/70mmHg。心界不大，心率80次/分，律齐，各瓣膜区未闻及杂音。舌淡白，脉沉细。

辅助检查：心电图示窦性心律，$V_1 \sim V_4$导联ST段压低0.1mV，T波低平。肌钙蛋白I（－）。

要求：根据上述摘要，在答题卡上完成书面分析。

【样题2】

病案（例）摘要：侯某，男，30岁，干部。2015年1月18日初诊。患者进食大量油腻食物2小时后出现右上腹持续性胀痛并向右肩背部放射。现症：肋腹疼痛难忍，伴恶心呕吐，发热恶寒，口苦咽干，皮肤黄染，便秘尿赤。

查体：T 38.5℃，P 80次/分，R 20次/分，BP 115/75mmHg。右上腹压痛及肌紧张，可摸到肿大之胆囊，墨菲征阳性。舌质红，苔黄腻，脉弦滑。

辅助检查：血常规示白细胞12.5×10^9/L，中性粒细胞82%。血清转氨酶轻度升高。B超示胆囊增大、囊壁增厚，胆囊内多个强回声光团伴声影。

要求：根据上述摘要，在答题卡上完成书面分析。

【参考答案】

1. 中医疾病诊断：胸痹。

中医证候诊断：心肾阳虚证。

西医诊断：冠状动脉粥样硬化性心脏病（心绞痛）。

西医诊断依据：①患者常年体弱多病，有吸烟史30年。②胸骨体中段附近出现闷痛，可放射至左肩、无名指。疼痛一般持续3分钟左右，舌下含服硝酸甘油可缓解。心界不大，心率80次/分，律齐，各瓣膜区未闻及杂音。③心电图示：窦性心律，$V_1 \sim V_4$导联ST段压低0.1mV，T波低平。肌钙蛋白I（－）。

中医治法：温补阳气，振奋心阳。

方剂：参附汤合右归丸加减。

药物组成、剂量及煎服法：人参12g，附子9g（先煎），熟地黄24g，山药12g，山

• 3 •

茱萸9g，枸杞子12g，菟丝子12g，鹿角胶12g（烊化兑服），杜仲12g，肉桂6g（后下），当归9g。三剂，水煎服。日一剂，早晚分服。

西医治疗原则及方法：

（1）发作时的治疗：①休息。②药物治疗：硝酸甘油、硝酸异山梨酯舌下含化。

（2）缓解期的治疗：β受体阻滞剂（美托洛尔、比索洛尔）、硝酸酯制剂（硝酸异山梨酯、5−单硝酸异山梨酯）、钙通道阻滞剂（维拉帕米、硝苯地平、地尔硫䓬）、曲美他嗪。

2. 中医疾病诊断：胁痛。

中医证候诊断：肝胆湿热证。

西医诊断：胆石症（胆囊结石）。

西医诊断依据：①进食油腻食物后出现右上腹持续性胀痛并向右肩背部放射。②右上腹压痛及肌紧张，可摸到肿大之胆囊，墨菲征阳性。③血清转氨酶轻度升高，B超示胆囊增大、囊壁增厚，胆囊内多个强回声光团伴声影。

中医治法：疏肝利胆，清热利湿。

方剂：茵陈蒿汤合大柴胡汤加减。

药物组成、剂量及煎服法：茵陈18g，栀子12g，大黄12g，柴胡24g，黄芩9g，芍药9g，半夏9g，枳实9g，大枣4枚，生姜15g。三剂，水煎服。日一剂，早晚分服。

西医治疗原则及方法：①非手术治疗：解痉，止痛，消炎利胆，应用抗生素，纠正水、电解质紊乱及酸碱失衡等。②手术治疗：胆囊切除术。

（二）考点汇总

I 内科疾病

考点1★★★ 急性上呼吸道感染

【诊断】

（1）主要根据病史、症状及体征，结合周围血象并排除其他疾病，如过敏性鼻炎、伤寒等，可做出诊断。病毒分离、免疫荧光技术及细菌培养对明确病因诊断有帮助。

（2）检查

①血常规：病毒性感染可见白细胞计数一般正常或偏低，淋巴细胞比例相对增高。细菌感染时，白细胞计数及中性粒细胞增高，甚则见核左移。

②病毒分离：有助于确诊。

③免疫荧光技术检测：阳性者有助于早期诊断。

④血清学检查：有助于早期诊断。

【西医治疗】

（1）对症治疗：急性咳嗽、鼻后滴漏和咽干者，可予伪麻黄碱或局部滴鼻，必要时加用解热镇痛抗炎类药物（对乙酰氨基酚、布洛芬等）。

（2）抗生素治疗：普通感冒无须使用抗生素。有细菌感染证据者，可选用口服青霉素类、第一代头孢菌素、大环内酯类药物或氟喹诺酮类药物。

（3）抗病毒药物治疗：奥司他韦、玛巴洛沙韦等治疗流感病毒感染，奈玛特韦、先诺特韦等治疗新冠病毒感染。

【中医辨证论治】

证型	证候	治法	方剂	组成
风寒束表	恶寒重发热轻，无汗，头痛，流涕喉痒，咳嗽，口不渴，苔薄白而润，脉浮紧	辛温解表	荆防败毒散加减	人参败毒草苓芎，羌独柴前枳桔同，生姜薄荷煎汤服，祛寒除湿功效宏，若须消散疮毒肿，去参加入荆防风
风热犯表	身热著微恶寒，汗出不畅，咳嗽痰黄，口干而渴，苔微黄，脉浮数	辛凉解表	银翘散或葱豉桔梗汤加减	银翘散主上焦疴，竹叶荆芥豉薄荷，甘桔芦根凉解法；葱豉桔梗山栀翘，薄荷竹叶甘草饶
暑湿伤表	身热，微恶风，头昏重，咳嗽痰黏，胸闷脘痞，渴不多饮，苔薄黄腻，脉濡数	清暑祛湿解表	新加香薷饮加减	三物香薷豆朴先，散寒化湿功效兼，若益银翘豆易花，新加香薷祛暑煎

考点 2★★ 慢性支气管炎

【诊断】

（1）临床上以咳嗽、咳痰为主要症状或伴有喘息，每年发病持续 3 个月，并连续 2 年或以上。除外具有咳嗽、咳痰、喘息症状的其他疾病，如支气管哮喘、支气管扩张、肺结核、尘肺、肺脓肿、心功能不全等。

（2）检查

①血常规：细菌感染时，白细胞总数和（或）中性粒细胞增高。

②痰液检查：涂片可发现革兰阳性球菌或革兰阴性杆菌，痰培养可发现致病菌。

③X 线检查：早期可无异常，后期肺纹理增多、变粗、扭曲，呈网状或条索状阴影，向肺野周围延伸，以两肺中下野明显。

④肺功能检查：早期可无异常。后期发展至气道狭窄或有阻塞时，表现为第 1 秒用力呼气容积（FEV_1）下降，合并肺气肿时，肺残气量明显增高，肺总量（TLC）也增大。

【西医治疗】

（1）急性加重期和慢性迁延期：①控制感染：可选用 β 内酰胺类、大环内酯类、喹诺酮类等。②祛痰、镇咳。③解痉平喘：适用于有气喘患者急性发作，或合并肺气肿者。

（2）缓解期：①加强体质锻炼，提高自身抗病能力。②戒烟，避免有害气体和其他有害颗粒的吸入。③使用免疫调节剂：卡介苗等。

【中医辨证论治】

证型		证候	治法	方剂	组成
实证	风寒犯肺	咳喘气急,痰白量多,恶寒无汗,口不渴,苔薄白滑,脉浮紧	宣肺散寒,化痰止咳	三拗汤合止嗽散加减	三拗汤用麻杏草,宣肺平喘效不低;止嗽散中用白前,陈皮桔梗草荆添,紫菀百部同蒸用,感冒咳嗽此方先
	风热犯肺	咳嗽频剧,痰黄黏稠,鼻流黄涕,身热汗出,口渴,苔薄黄,脉浮	清热解表,止咳平喘	桑菊饮加减	桑菊饮中桔杏翘,芦根甘草薄荷饶
	痰浊阻肺	咳声重浊,痰多色白而黏,纳呆,口黏不渴,苔腻色白,脉滑	燥湿化痰,降气止咳	二陈汤合三子养亲汤加减	二陈汤用半夏陈,苓草梅姜一并存;三子养亲祛痰方,芥苏莱菔共煎汤
	痰热郁肺	喘息气促,痰多色黄黏稠,面红咽干,尿赤便秘,苔黄腻,脉滑数	清热化痰,宣肺止咳	清金化痰汤加减	清金化痰黄芩栀,桔梗麦冬桑贝知,瓜蒌橘红茯苓草,痰火犯肺咳嗽止
	寒饮伏肺	咳嗽喘逆不得卧,咳吐清稀白沫痰,遇冷空气加重,恶寒肢冷,苔白滑,脉弦紧	温肺化饮,散寒止咳	小青龙汤加减	小小青龙最有功,风寒束表饮停胸,细辛半夏甘和味,姜桂麻黄芍药同
虚证	肺气虚	咳嗽气短,声低气怯,自汗畏风,舌淡苔白,脉细弱	补肺益气,化痰止咳	玉屏风散加减	玉屏风散用防风,黄芪相畏效相成,白术益气更实卫,表虚自汗服之应
	肺脾气虚	咳嗽气短,倦怠乏力,食后腹胀便溏,舌胖有齿痕,苔薄白,脉细弱	补肺健脾,止咳化痰	补肺汤加减	补肺五味与参芪,熟地紫菀配桑皮
	肺肾气阴两虚	咳喘气促,动则尤甚,潮热盗汗,手足心热,腰酸耳鸣,舌红苔薄黄,脉细数	滋阴补肾,润肺止咳	沙参麦冬汤合六味地黄丸加减	沙参麦冬扁豆桑,玉竹花粉甘草襄;地八山山四,丹苓泽泻三

考点3★★ 慢性阻塞性肺疾病

【诊断】

(1) 主要根据吸烟等高危因素史、临床症状、体征及肺功能检查等综合分析而确定。不完全可逆性气流受限是 COPD 诊断的必备条件。少数无咳嗽、咳痰症状患者,只要肺功能检查时 $FEV_1/FVC < 70\%$,除外其他疾病后,亦可诊断为 COPD。

(2) 检查

①肺功能检查:是判断气流受限的主要客观指标。吸入支气管舒张药后 $FEV_1/FVC < 70\%$ 及 $FEV_1 < 80\%$ 预计值者,可确定为不完全可逆性气流受限。

②X 线:早期胸片可无异常,以后可出现肺纹理增粗、紊乱等,也可出现肺气肿。

③血气分析:对判断酸碱平衡失调及呼吸衰竭的类型有重要价值。

④其他:合并细菌感染时,外周血白细胞及中性粒细胞增高,核左移。痰培养可能查

出病原菌，常见病原菌为肺炎链球菌、流感嗜血杆菌、卡他莫拉菌、肺炎克雷伯杆菌等。

【西医治疗】

（1）稳定期：①支气管扩张剂。②祛痰药。③对重度和极重度患者（Ⅲ级和Ⅳ级）及反复加重的患者，常用沙美特罗加氟替卡松、福莫特罗加布地奈德。④长期家庭氧疗。

（2）急性加重期：①支气管扩张剂同稳定期治疗。②低流量吸氧。③抗生素。④糖皮质激素。⑤祛痰剂。

【中医辨证论治】

证型	证候	治法	方剂	组成
外寒内饮	咳逆喘息不得卧，痰多稀薄，恶寒发热，背冷无汗，渴不多饮，苔白滑，脉弦紧	温肺散寒，解表化饮	小青龙汤加减	小小青龙最有功，风寒束表饮停胸，细辛半夏甘和味，姜桂麻黄芍药同
痰热郁肺	咳逆喘息气粗，烦躁胸满，痰黄难咯，溲黄便干，舌红苔黄腻，脉滑数	清肺化痰，降逆平喘	越婢加半夏汤或桑白皮汤加减	越婢汤中有石膏，麻黄生姜加枣草；桑皮汤治肺热喘，芩栀贝杏苏连半
痰浊壅肺	咳喘痰多，色白黏腻，短气喘息，脘痞腹胀，舌偏淡，苔薄腻，脉滑	健脾化痰，降气平喘	三子养亲汤合二陈汤加减	三子养亲祛痰方，芥苏莱菔共煎汤；二陈汤用半夏陈，苓草梅姜一并存
肺脾气虚	咳喘日久，气短，痰多稀白，胸闷腹胀，倦怠懒言，食少便溏，舌淡白，脉细弱	补肺健脾，益气平喘	补肺汤合四君子汤加减	补肺五味与参芪，熟地紫菀配桑皮；参术苓草
肺肾两虚	呼吸浅短难续，动则喘促更甚，声低气怯，咳嗽，痰白如沫，舌淡，脉结代	补肺纳肾，降气平喘	平喘固本汤合补肺汤加减	党参、五味子、冬虫夏草、胡桃肉、沉香、灵磁石、脐带、苏子、款冬花、法半夏、橘红；补肺五味与参芪，熟地紫菀配桑皮
阳虚水泛	胸部膨满，喘咳不能平卧，咳痰清稀，心悸，面浮，下肢浮肿，怕冷，面唇青紫，舌胖暗，苔白滑，脉沉细	温肾健脾，化饮利水	真武汤合五苓散加减	真武汤壮肾中阳，茯苓术芍附生姜；五苓散治太阳腑，白术泽泻猪茯苓

考点4★★★ 慢性肺源性心脏病

【诊断】

（1）根据患者有慢性支气管炎、肺气肿、其他胸肺疾病或肺血管病变，并已引起肺动脉高压、右心室增大或右心功能不全如 $P_2 > A_2$、颈静脉怒张、肝大压痛、肝-颈静脉反流征阳性、下肢水肿及体静脉压升高等，心电图、X线胸片、超声心动图有右心增大肥厚的征象，可以做出诊断。

（2）检查

①血液检查：红细胞计数和血红蛋白常增高，红细胞压积正常或偏高，全血黏度和血浆黏度常增高，血沉偏慢等。

②X线检查：除肺、胸基础疾病的特征外，尚可有肺动脉高压表现，如肺动脉段弧突出或其高度≥3mm；右下肺动脉增宽；肺动脉"残根征"；右心室增大，心脏呈垂直位。

③心电图检查：可呈右房、右室增大的变化。

④动脉血气分析：代偿期可有低氧血症（$PaO_2 < 60mmHg$），失代偿期可出现低氧血症合并高碳酸血症（$PaCO_2 > 50mmHg$），提示Ⅱ型呼吸衰竭。

⑤超声心动图检查：可显示右肺动脉内径增大，右心室流出道内径增宽，右心室内径增大，右心室前壁及室间隔厚度增加，搏动幅度增强。多普勒超声心动图中时现三尖瓣反流及右室收缩压增高。

⑥右心导管检查：直接测定肺动脉和右心室压力，必要时可进行慢性肺心病的早期诊断。

【西医治疗】

（1）急性加重期：①控制感染。②氧疗。③控制心力衰竭：利尿药（氢氯噻嗪＋螺内酯）、正性肌力药（西地兰）、血管扩张药（酚妥拉明、硝普钠、硝酸异山梨酯等）。④控制心律失常。⑤抗凝治疗。⑥治疗并发症：肺性脑病、消化道出血。

（2）缓解期：①呼吸锻炼。②增强机体抵抗力。③家庭氧疗。④积极治疗和改善基础支气管、肺疾病，延缓基础疾病进展。⑤去除急性加重的诱因。

【中医辨证论治】

	证型	证候	治法	方剂	组成
急性期	痰浊壅肺	咳痰色白黏腻，短气喘息，脘痞纳少，倦怠乏力，舌淡苔薄腻，脉滑	健脾益肺，化痰降气	苏子降气汤加减	苏子降气半夏归，前胡桂朴草姜随，上实下虚痰咳喘，或加沉香去肉桂
	痰热郁肺	咳喘气粗，痰黄难咳，身热微恶寒，口渴，溲黄便干，舌红苔黄，脉数	清肺化痰，降逆平喘	越婢加半夏汤加减	越婢汤中有石膏，麻黄生姜加枣草，风水恶风一身肿，水道通调肿自消
	痰蒙神窍	神昏谵语，撮空理线，肢体瞤动，抽搐，咳逆喘促，舌暗红苔白腻，脉细滑数	涤痰开窍，息风止痉	涤痰汤加减，另服安宫牛黄丸或至宝丹	参苓橘半连茹草，枳实菖枣星麦冬；安宫牛黄开窍方，芩连栀郁朱雄黄，犀角珍珠冰麝箔，热闭心包功效良；至宝朱砂麝息香，雄黄犀角与牛黄，金银二箔兼龙脑，琥珀还同玳瑁良
	阳虚水泛	面浮肢肿，腹胀心悸，咳喘脘痞，尿少怕冷，面青舌暗，苔白滑，脉沉细	温肾健脾，化饮利水	真武汤合五苓散加减	真武附苓术芍姜；五苓散治太阳腑，白术泽泻猪茯苓

	证型	证候	治法	方剂	组成
缓解期	肺肾气虚	呼吸浅短难续，声低气怯，胸闷，心慌形寒，舌淡，脉结代	补肺纳肾，降气平喘	补肺汤加减	补肺五味与参芪，熟地紫菀配桑皮
	气虚血瘀	喘咳无力，气短难续，痰吐不爽，面色晦暗，唇甲紫绀，舌淡暗，脉细涩无力	益气活血，止咳化痰	生脉散合血府逐瘀汤加减	生脉麦味与人参；血府当归生地桃，红花枳壳膝芎饶，柴胡赤芍甘桔梗，血化下行不作痨

考点5★★★ 支气管哮喘

【诊断】

（1）症状和体征：反复发作喘息、气急、胸闷或咳嗽，夜间及晨间多发，常与接触变应原、冷空气、理化刺激以及病毒性上呼吸道感染、运动等有关。发作时双肺可闻及散在或弥漫性哮鸣音，呼气相延长。上述症状和体征可经治疗缓解或自行缓解。可变气流受限的客观检查：①支气管舒张试验阳性；②支气管激发试验阳性；③平均每日 PEF 昼夜变异率 >10% 或 PEF 周变异率 >20%。符合上述症状和体征，同时具备气流受限客观检查中的任意一条，并除外其他疾病所引起的喘息、气急、胸闷和咳嗽，可以诊断为哮喘。

（2）检查

①痰液：涂片镜检可见较多嗜酸性粒细胞。

②呼气峰流量（PEF）及其变异率的测定：哮喘发作时 PEF 下降。

③通气功能检测：呼气量、呼气量与肺活量比值、最大呼气中期流速、呼气峰值流速均降低。肺活量减少，残气量、功能残气量和肺总量增加，残气量与肺总量比值增大。

④支气管激发试验：FEV_1 下降≥20%，为激发试验阳性。

⑤支气管舒张试验：阳性诊断标准：FEV_1 较用药前增加 12% 或以上，且其绝对值增加 200mL 或以上。

⑥动脉血气分析：哮喘发作严重时，PaO_2 下降，$PaCO_2$ 下降，pH 上升而呈呼吸性碱中毒。

⑦胸部 X 线：早期发作见肺透亮度增加，反复发作或并发呼吸道感染，可见肺纹理增加及炎性浸润阴影，可并发肺不张、气胸或纵隔气肿。

【西医治疗】

（1）常用药物：①糖皮质激素。②β₂ 受体激动剂。③白三烯调节剂。④茶碱类。⑤抗胆碱药物。⑥抗 IgE 治疗。⑦变应原特异性免疫疗法。⑧抗组胺药物。

（2）急性发作期的治疗：①轻度：经 MDI 吸入 SABA，在第 1 小时内每 20 分钟吸入 1~2 喷。随后轻度急性发作可调整为第 3~4 小时吸入 1~2 喷。②中度：吸入 SABA（常用雾化吸入），第 1 小时内可持续雾化吸入。联合应用雾化吸入短效抗胆碱药、激素混悬液，也可联合静脉注射茶碱类。③重度至危重度：持续雾化吸入 SABA，联合雾化吸入短效抗胆碱药、激素混悬液以及静脉茶碱类药物，吸氧。尽早静脉应用激素。

【中医辨证论治】

	证型	证候	治法	方剂	组成
发作期	寒哮	呼吸急促,喉中哮鸣有声,痰稀色白,形寒畏冷,舌淡苔白滑,脉弦紧	温肺散寒,化痰平喘	射干麻黄汤加减	射干麻黄治寒哮,细辛款冬加姜枣,紫菀半夏加五味,重在宣肺不发表
	热哮	气粗息涌,呛咳,喉中哮鸣,口渴喜饮,面赤口苦,舌红苔黄腻,脉滑数	清热宣肺,化痰定喘	定喘汤加减	定喘白果与麻黄,款冬半夏白皮桑,苏杏黄芩兼甘草,肺寒膈热喘哮尝
	寒包热哮	喉中哮鸣有声,胸膈烦闷,呼吸急促,喘咳气逆,痰黏色黄,发热,恶寒,无汗,舌尖边红,苔白腻,脉弦紧	解表散寒,清化痰热	小青龙加石膏汤或厚朴麻黄汤加减	姜桂麻黄芍药甘,细辛半夏兼五味,石膏;厚朴、麻黄、石膏、杏仁、半夏、干姜、细辛、小麦、五味子
	风痰哮	喉中痰涎壅盛,声如拽锯,喘急胸满,咳白色泡沫痰,发前自觉鼻、咽、眼发痒,喷嚏,鼻塞,流涕,舌苔厚浊,脉滑实	祛风涤痰,降气平喘	三子养亲汤加味	三子养亲祛痰方,芥苏莱菔共煎汤
缓解期	肺虚	喘促气短,自汗畏风,痰稀色白,多因气候变化而诱发,舌淡苔白,脉细弱	补肺益气	玉屏风散加减	玉屏风散用防风,黄芪相畏效相成,白术益气更实卫,表虚自汗服之应
	脾虚	倦怠无力,食少便溏,面色萎黄,痰黏咳吐不爽,舌淡苔腻,脉细弱	健脾化痰	六君子汤加减	四君子汤中和义,人参苓术甘草比,益以陈名六君,健脾化痰又理气
	肾虚	息促气短,呼多吸少,形瘦神疲,腰酸腿软,畏寒肢冷,舌红少苔,脉细数	补肾纳气	金匮肾气丸或七味都气丸加减	肾气丸补肾阳虚,地黄山药及茱萸,苓泽丹皮合桂附,水中生火在温煦;六味地黄丸+五味子

考点6★★★ 肺炎

【诊断】

(1)根据病史、症状和体征,结合X线检查和痰液、血液检查,可明确诊断。病原菌检测是确诊各型肺炎的主要依据。

(2)检查

①周围血象:肺炎链球菌感染时,血中白细胞总数可增高,以中性粒细胞增加为主。通常有核左移或细胞内出现毒性颗粒。肺炎支原体感染时,周围血白细胞总数正常或稍高,细胞分类正常。血沉常增快,常伴轻度贫血、网织红细胞增多。

②病原体：痰涂片：在抗菌药物使用前有意义。培养：鉴别和分离出病菌株。

③X线：肺炎球菌肺炎：早期见肺纹理增粗或受累的肺段、肺叶稍模糊，后见大片炎症浸润阴影或实变影。肋膈角可有少量胸腔积液。肺炎支原体肺炎：肺部多种形态的浸润影。

【西医治疗】

（1）一般治疗：注意休息，高蛋白饮食，保持空气流通，注意隔离消毒，多饮水。

（2）病因治疗

①肺炎球菌肺炎：青霉素G。

②肺炎支原体肺炎：大环内酯类。

（3）支持疗法：如咳嗽、咳痰用止咳化痰药等。

（4）感染性休克的治疗：控制感染，补充血容量，纠正酸中毒，血管活性药及糖皮质激素的应用，纠正水、电解质紊乱及酸碱失衡。

（5）局部治疗：雾化吸入、局部灌注。

【中医辨证论治】

证型	证候	治法	方剂	组成
邪犯肺卫	咳嗽咳痰，痰黏色黄，发热重，恶寒轻，无汗，口微渴，舌红苔薄白，脉浮数	疏风清热，宣肺止咳	三拗汤或桑菊饮加减	三拗汤用麻杏草，宣肺平喘效不低；桑菊饮中桔杏翘，芦根甘草薄荷饶
痰热壅肺	咳嗽，咳痰黄稠，高热不退，口渴烦躁，溲赤便干，舌红苔黄，脉洪数	清热化痰，宽胸止咳	麻杏石甘汤合千金苇茎汤加减	麻杏石甘石；苇茎汤方出千金，桃仁薏苡冬瓜仁
热陷心包	咳嗽气促，痰鸣肢厥，烦躁，神昏谵语，高热不退，舌红绛苔黄而干，脉细滑数	清热解毒，化痰开窍	清营汤合菖蒲郁金汤加减	犀地银翘玄连竹，丹麦清热更护阴；石菖蒲、炒栀子、郁金、灯心草、木通、淡竹沥、紫金片、牡丹皮、鲜竹叶
阴竭阳脱	高热骤降，大汗，气急肢冷，神志恍惚，舌淡青紫，脉微欲绝	益气养阴，回阳固脱	生脉散合四逆汤加减	生脉麦味与人参；四逆汤中附草姜，阳衰寒厥急煎尝
正虚邪恋	干咳少痰，咳嗽声低，气短神疲，手足心热，自汗，舌红苔薄黄，脉细数	益气养阴，润肺化痰	竹叶石膏汤加减	竹叶石膏汤人参，麦冬半夏甘草临，再加粳米同煎服，暑烦热渴脉虚寻

考点7★★★ 肺结核

【诊断】

（1）以下几种情况应考虑本病，并进一步检查以确诊：①有与排菌肺结核患者密切接触史。②反复发作的咳嗽、咳痰，或呼吸道感染抗炎治疗3周以上无效或效果不显著。③长期低热。④咯血或痰中带血。⑤肺部听诊锁骨上下及肩胛间区闻及湿啰音或局限性哮鸣音。⑥存在结核病好发危险因素。⑦出现结节性红斑、疱疹性角膜炎、风湿性关节炎等过敏反应表现。⑧既往有渗出性胸膜炎、肛瘘或淋巴结长期肿大病史。

(2) 检查：①结核分枝杆菌检查：确诊的主要方法。②影像学检查。胸部 X 线检查：原发型肺结核可见原发灶、淋巴管炎和肺门或纵隔肿大的淋巴结组织成哑铃状病灶；急性血行播散型肺结核可见分布均匀，大小、密度相近的粟粒状阴影；继发性肺结核可见浸润型病灶、干酪样病灶、空洞、纤维钙化的硬结病灶。胸部 CT：有助于发现微小或隐蔽区病变及与孤立性结节的鉴别诊断。③结核菌素试验：是诊断有无结核感染的参考指标。呈强阳性反应常表示为活动性结核病。④纤维支气管镜检查：支气管结核表现为黏膜充血、溃疡、糜烂、组织增生、形成瘢痕和支气管狭窄。⑤γ－干扰素释放试验：检测结核感染。

【西医治疗】

(1) 抗结核化学药物治疗

①基本原则：早期、联合、适量、规律、全程。其中以联合和规律用药最为重要。

②常用药：第一线杀菌药物有异烟肼、利福平、链霉素和吡嗪酰胺，第二线抑菌药物有乙胺丁醇、对氨基水杨酸。

(2) 糖皮质激素：毒性症状过重时与抗结核药同用。

(3) 对症治疗

①发热、盗汗等毒性症状：抗结核治疗，高热时可给小量退热药口服或物理降温等。

②咳嗽、咳痰：可不用药，但剧咳时服喷托维林或可待因，痰多黏稠者可用稀化痰液的药物。

③痰中带血或小量咯血：维生素 K、卡巴克络等。

④大咯血：垂体后叶素 +25% 葡萄糖；输血；局部止血。

(4) 手术治疗。

【中医辨证论治】

证型	证候	治法	方剂	组成
肺阴亏损	干咳，痰黏带血，午后手足心热，口咽干燥，舌红少苔，脉细数	滋阴润肺	月华丸加减	月华丸方擅滋阴，二冬二地沙贝苓，山药百部胶三七，獭肝桑菊保肺金
阴虚火旺	咳呛气急，痰黏咯血，五心烦热，性急易怒，舌绛而干，苔黄，脉细数	滋阴降火	百合固金汤合秦艽鳖甲散加减	百合固金二地黄，玄参贝母桔草藏，麦冬芍药当归配，喘咳痰血肺家伤；秦艽鳖甲治风劳，地骨柴胡及青蒿，当归知母乌梅合，止嗽除蒸敛汗超
气阴耗伤	咳嗽无力，气短声低，午后潮热，自汗盗汗，舌光淡苔薄，脉细弱而数	益气养阴	保真汤加减	保真治痨功不小，二冬八珍川芎少，莲心知柏骨陈皮，柴胡朴芪五味枣
阴阳两虚	咳逆喘息，少气，自汗盗汗，肢冷形寒，五更泄泻，舌光淡隐紫少津，脉虚大无力	滋阴补阳	补天大造丸加减	补天大造参术芪，归芍山药远志依，枣仁枸杞紫河车，龟鹿茯苓大熟地

考点 8★★ 原发性支气管肺癌（助理医师不考）

【诊断】

(1) 对于下列情况之一的人群（特别是 40 岁以上男性长期或重度吸烟者）应提高警惕，及时进行排癌检查：①刺激性咳嗽 2～3 周而抗感染、镇咳治疗无效。②原有慢性呼吸道疾病，近来咳嗽性质改变者。③近 2～3 个月持续痰中带血而无其他原因可以解释者。④同一部位反复发作的肺炎。⑤原因不明的肺脓肿，无毒性症状，无大量脓痰，无异物吸入史，且抗感染治疗疗效不佳者。⑥原因不明的四肢关节疼痛及杵状指（趾）。⑦X 线显示局限性肺气肿或段、叶性肺不张。⑧肺部孤立性圆形病灶和单侧性肺门阴影增大者。⑨原有肺结核病灶已稳定，而其他部位又出现新增大的病灶者。⑩无中毒症状的、血性、进行性增多的胸腔积液者等。

(2) 检查：①胸部 X 线：中央型肺癌一侧肺门类圆形阴影，肿块与肺不张、阻塞性肺炎并存时，可呈现"S"形征象。周围型肺癌局限性小斑片状阴影，肿块周边可有毛刺、切迹和分叶，可见偏心性癌性空洞。②痰脱落细胞检查：诊断肺癌的重要方法之一。③纤维支气管镜检：诊断肺癌的主要方法。④活体组织检查：取得病变部位组织，进行病理学检查，对肺癌的诊断具有决定性意义。

【西医治疗】

①手术治疗。②化学药物治疗。③放射治疗。④介入治疗。⑤抗血管生成药。⑥靶向治疗。

【中医辨证论治】

证型	证候	治法	方剂	组成
气滞血瘀	咳嗽不畅，咳痰不爽，胸胁胀痛，面青唇暗，便秘，舌暗紫，脉涩	化瘀散结，行气止痛	血府逐瘀汤加减	血府当归生地桃，红花枳壳膝芎饶，柴胡赤芍甘桔梗，血化下行不作痨
痰湿毒蕴	咳嗽痰多，气憋胸闷，纳差便溏，身热尿黄，苔厚腻，舌暗，脉滑数	祛湿化痰	二陈汤合瓜蒌薤白半夏汤加减	二陈汤用半夏陈，苓草梅姜一并存；瓜蒌薤白半夏汤，祛痰宽胸效显彰
阴虚毒热	咳嗽，痰中带血，心烦少寐，邪热炽盛，口渴，便秘，舌红苔薄黄，脉细数	养阴清热，解毒散结	沙参麦冬汤合五味消毒饮加减	沙参麦冬扁豆桑，玉竹花粉甘草襄；五味消毒疗诸疗，银花野菊蒲公英，紫花地丁天葵子，煎加酒服效非轻
气阴两虚	咳嗽无力，痰中带血，神疲乏力，汗出，气短，手足心热，舌红苔薄，脉细数无力	益气养阴，化痰散结	沙参麦冬汤加减	沙参麦冬扁豆桑，玉竹花粉甘草襄，秋燥耗津伤肺胃，咽痛干咳最堪尝

考点9★★★ 呼吸衰竭（助理医师不考）

【诊断】

（1）除原发疾病和低氧血症及二氧化碳潴留导致的临床表现外，其诊断主要依靠血气分析，而结合肺功能、胸部影像学和纤维支气管镜等检查对于明确呼吸衰竭的原因至为重要。

（2）检查：①动脉血气分析：呼吸衰竭的诊断标准为在海平面、标准大气压、静息状态、呼吸空气条件下，$PaO_2 < 60mmHg$，伴有或不伴有 $PaCO_2 > 50mmHg$。仅有 $PaO_2 < 60mmHg$ 为 I 型呼吸衰竭；若伴有 $PaCO_2 > 50mmHg$ 者，则为 II 型呼吸衰竭。②肺功能检测。③胸部影像学检查：X 线胸片、胸部 CT 和放射性核素肺通气/灌注扫描、肺血管造影等。④纤维支气管镜检查。

【西医治疗】

①保持呼吸道通畅。②氧疗。③控制感染。④增加通气量、减少 CO_2 潴留。⑤纠正酸碱平衡失调和电解质紊乱。⑥防治上消化道出血。⑦防治休克。⑧精神症状明显时，小剂量地西泮肌注或水合氯醛保留灌肠。心力衰竭和水肿者，酌情使用利尿剂和强心剂，以及营养支持疗法。

【中医辨证论治】

证型	证候	治法	方剂	组成
痰浊阻肺	呼吸急促，喉中痰鸣，痰黏难咳，胸中窒闷，苔白腻，脉滑数	化痰降气，活血化瘀	二陈汤合三子养亲汤加减	二陈汤用半夏陈，苓草梅姜一并存；三子养亲祛痰方，芥苏莱菔共煎汤
肺肾气虚	呼吸短浅难续，胸满气短，心悸，咳嗽，形寒汗出，舌淡苔白润，脉结代	补益肺肾，纳气平喘	补肺汤合参蛤散加减	补肺五味与参芪，熟地紫菀配桑皮；人参、蛤蚧
脾肾阳虚	咳喘，心悸怔忡，腹胀，浮肿，肢冷尿少，面青唇绀，舌紫暗苔白滑，脉沉细	温肾健脾，化湿利水	真武汤合五苓散加减	真武附苓术芍姜；五苓散治太阳腑，白术泽泻猪茯苓
痰蒙神窍	呼吸急促，或伴痰鸣，神志恍惚，谵语，嗜睡，抽搐，舌暗紫苔白腻，脉滑数	涤痰开窍，息风止痉	涤痰汤送服安宫牛黄丸、至宝丹	参苓橘半连茹草，枳实菖枣星麦冬；安宫牛黄开窍方，芩连栀郁朱雄黄，犀角珍珠冰麝箔，热闭心包功效良；至宝朱砂麝息香，雄黄犀角与牛黄，金银二箔兼龙脑，琥珀还同玳瑁良
阳微欲脱	喘逆剧甚，张口抬肩，鼻翼扇动，面色苍白，冷汗淋漓，四肢厥冷，舌紫暗，脉微欲绝	益气温阳，固脱救逆	独参汤灌服，同时用参附注射液静脉滴注	人参煎取稠黏汁，专任方知气力宏

考点 10 ★★★ 心力衰竭

1. 慢性心力衰竭

【诊断】

（1）诊断依据：心力衰竭（CHF）的诊断是综合病因、病史、症状、体征及客观检查而得出的。①CHF 的症状：静息或活动时气急和（或）乏力。②水液潴留的体征：包括肺底湿啰音、胸腔积液、颈静脉怒张、踝部水肿、肝脏肿大等。③静息时心脏结构或功能异常的客观证据，包括心脏增大、第三心音、心脏杂音、超声心动图异常、BNP 增高等。

分类	诊断标准
射血分数降低的心衰（HFrEF）	①症状和（或）体征；②LVEF≤40%
射血分数改善的心衰（HFimpEF）	①病史；②既往 LVEF≤40%，治疗后随访 LVEF >40% 并较基线增加 ≥10%；③存在心脏结构（如左心房增大、左心室肥大）或左心室充盈受损的超声心动图证据
射血分数轻度降低的心衰（HFmrEF）	①症状和（或）体征；②LVEF41% ~49%
射血分数保留的心力衰竭（HFpEF）	①症状和（或）体征；②LVEF≥50%；③存在左心室结构或舒张功能障碍的客观证据，以及与之相符的左心室舒张功能障碍/左心室充盈压升高

（2）检查

①心电图：心肌肥厚、心房扩大、心室扩大、束支传导阻滞、心律失常的类型及其严重程度。

②X 线胸片：心脏增大、肺淤血、肺水肿及原有肺部疾病；肺淤血程度和肺水肿、上肺血管影增强；肺间质水肿时可见 Kerley B 线；肺动脉高压时，肺动脉影增宽，部分可见胸腔积液；肺泡性肺水肿时，出现肺门血管影模糊、肺门影呈蝴蝶状等，甚至弥漫性肺内大片阴影等。

③超声心动图：了解心脏结构和功能、心瓣膜状况等。

④血浆脑钠肽（BNP）：BNP >400pg/mL，支持诊断；BNP <100pg/mL，不支持诊断。

【西医治疗】

（1）一般治疗：去除或缓解基本病因；改善生活方式等。

（2）药物治疗

①抑制神经内分泌激活：ACEI、β 受体阻滞剂。

②改善血流动力学：利尿剂、地高辛。

（3）非药物治疗：心脏再同步化治疗、埋藏式心律转复除颤器、手术治疗。

【中医辨证论治】

证型	证候	治法	方剂	组成
气虚血瘀	心悸怔忡,胸闷气短,神疲乏力,自汗,口唇青紫,舌紫暗,脉虚涩	补益心肺,活血化瘀	保元汤合血府逐瘀汤加减	黄芪、人参、炙甘草、肉桂、生姜;血府当归生地桃,红花枳壳膝芎饶,柴胡赤芍甘桔梗,血化下行不作痨
气阴两虚	心悸气短,身疲乏力,五心烦热,潮热盗汗,舌暗红少苔,脉细数	益气养阴,活血化瘀	生脉饮合血府逐瘀汤加减	生脉麦味与人参;血府当归生地桃,红花枳壳膝芎饶,柴胡赤芍甘桔梗,血化下行不作痨
阳虚水泛	心悸怔忡,乏力懒动,腰膝酸软,形寒肢冷,肢体浮肿,舌淡苔白,脉沉弱	益气温阳,化瘀利水	真武汤合葶苈大枣泻肺汤加减	真武附苓术芍姜;葶苈子、大枣
痰饮阻肺	喘咳气急,痰多色白,心悸烦躁,胸闷脘痞,舌紫暗苔厚腻,脉弦滑而数	温化痰饮,泻肺逐水	苓桂术甘汤合丹参饮加减	茯苓、白术、甘草、桂枝;丹参、檀香、砂仁

2. 急性心力衰竭

【诊断】

(1)根据基础心血管疾病、诱因、典型临床表现以及各种检查做出急性心衰的诊断。

(2)检查

①心电图:可提供急性心衰病因诊断依据。

②胸部X线:肺门血管影模糊、蝶形肺门,甚至弥漫性肺内大片阴影等。

③脑钠肽检测:检查血浆BNP、NT-pro BNP,有助于急性心衰快速诊断与鉴别,阴性预测值可排除急性心力衰竭。

【西医治疗】

(1)急性左心衰竭

①治疗原则:降低左房压和(或)左室充盈压;增加左室心搏量;减少循环血量;减少肺泡内液体渗入,保证气体交换。

②一般处理:取端坐位,双腿下垂;吸氧;做好救治的准备工作;进食易消化食物;出入量管理。

③药物治疗:利尿剂(呋塞米等);血管扩张药物(硝酸酯类、硝普钠等);正性肌力药物(洋地黄类、多巴胺、多巴酚丁胺、磷酸二酯酶抑制剂、左西孟旦);血管收缩药(去甲肾上腺素、肾上腺素等);洋地黄类(西地兰);抗凝治疗(低分子肝素)。

(2)急性右心衰竭

①右心室梗死伴急性右心衰竭:扩容治疗;禁用利尿剂、吗啡和硝酸甘油等血管

扩张剂。

②急性大块肺栓塞所致急性右心衰竭：止痛、吸氧、溶栓治疗、介入治疗等。

③非药物治疗：主动脉内球囊反搏、机械通气、肾脏替代治疗、血液净化治疗等。

【中医辨证论治】

证型	证候	治法	方剂	组成
心肺气虚	心悸气短，肢倦乏力，动则加剧，咳喘不能平卧，面色苍白，舌淡，脉沉细	补益心肺	养心汤合补肺汤加减	养心汤能养心神，二茯芎归半夏寻，桂草参芪北五味，远志酸柏功更纯；补肺五味与参芪，熟地紫菀配桑皮
心脾阳虚	心悸，脘痞腹胀，食少纳呆，形寒肢冷，大便溏泄，舌淡胖苔白滑，脉结代	益气健脾，温阳利水	真武汤加减	真武附苓术芍姜
心阳欲脱	心悸，喘息不能卧，面色苍白，四肢厥冷，舌淡润，脉微细	回阳固脱	独参汤或四味回阳饮加减	人参煎取稠黏汁，专任方知气力宏；四味回阳饮固脱，参附姜草四味酌

考点 11★★★ 心律失常

1. 快速心律失常

【诊断】

（1）过早搏动

房性：①提早出现的 P′ 波，形态与窦性 P 波不同。②P′－R 间期 > 0.12 秒。③QRS形态正常，亦可增宽或因房性激动未下传而不可见。④代偿间歇不完全。

房室交界性：①提前出现的 QRS 波，如有逆行 P 波，可出现在 QRS 之前或之后，也可见不到逆行 P′ 波。②QRS 形态正常，也可因发生差异性传导而增宽。③代偿间歇多完全。

室性：①QRS 提早出现，宽大、畸形或有切迹，时间 ≥0.12 秒，前无相关 P 波。②T 波亦宽大，其方向与 QRS 主波方向相反。③代偿间歇完全。

（2）室上性心动过速：①心率快而规则，阵发性室上性心动过速心率多在 160 ~ 220 次/分，非阵发性室上性心动过速心率在 70 ~ 130 次/分。②P 波形态与窦性不同，如房性 P′波存在，P′－R 间期 ≥0.12 秒，则为房性心动过速；如可见逆行 P′波，P′－R 间期 <0.12 秒，或逆行 P′波出现在 QRS 波群之后且 RP′间期 <0.20 秒，则为房室交界性心动过速。当 P 波无法辨认时，统称为室上性心动过速。③QRS 波群形态通常为室上型，亦可增宽、畸形。④ST－T 波无变化，发作中也可以倒置。

（3）室性心动过速：①连续 3 次或 3 次以上室性早搏，频率多在 100 ~ 250 次/分，节律大致规则，可略有不齐。②QRS 波群宽大畸形，时间 ≥0.12 秒，T 波与 QRS 波群主波方向相反。③可见房室分离，偶可见心室夺获与室性融合波。

（4）房颤：①P 波消失，代之以大小不等、形态不同、间隔不等的 f 波，频率为

350～600次/分。②QRS波、T波形态与室上性相同，但伴有室内差异传导或室内传导阻滞时，QRS波可增宽；③R－R间期绝对不齐，即心室律绝对不规则。

【西医治疗】

（1）药物治疗

①房性过早搏动：症状十分明显者用β受体阻滞剂；可诱发诸如室上速、房颤的房性过早搏动者用维拉帕米、普罗帕酮、胺碘酮。

②室性过早搏动：无器质性心脏病，但室性过早搏动频发，引起明显心悸症状影响工作及生活，可用美西律、普罗帕酮，心率偏快、血压偏高者可用β受体阻滞剂。以下情况均需治疗，急性心肌梗死发病早期出现频发室性过早搏动、室性过早搏动落在前一个心搏的T波上、多源性室性过早搏动、成对的室性过早搏动，均宜静脉使用利多卡因（利多卡因无效者，可用普鲁卡因酰胺或胺碘酮）；急性肺水肿或严重心力衰竭并发室性过早搏动，治疗应针对改善血流动力学障碍。

③阵发性室上速：急性发作：维拉帕米、普罗帕酮、腺苷、β受体阻滞剂、洋地黄制剂（西地兰）等。

④室性心动过速：有血流动力学障碍的持续性室性心动过速，应施直流电复律；无血流动力学障碍的持续性室性心动过速，可用利多卡因、索他洛尔或普罗帕酮，无效时选胺碘酮；持续性室速伴心功能不全者，首选胺碘酮。

⑤房颤：抗凝治疗。控制心室率，常用地高辛、β受体阻滞剂。若无效可用地尔硫草或维拉帕米。心律转复常用Ⅰa、Ⅰc及Ⅲ类抗心律失常药，包括胺碘酮、普罗帕酮、索他洛尔等。

（2）非药物治疗：①心脏电复律。②埋藏式心脏复律除颤器。③导管射频消融术。④外科治疗。

【中医辨证论治】

证型	证候	治法	方剂	组成
心虚胆怯	心悸不宁，善惊易恐，坐卧不安，恶闻声响，失眠多梦，苔薄白，脉虚数	镇惊定志，养心安神	安神定志丸加减	安神定志用远志，人参菖蒲合龙齿，茯苓茯神二皆用，心虚胆怯用此治
心血不足	心悸气短，眩晕乏力，失眠健忘，面色无华，舌淡苔薄白，脉细弱	补血养心，益气安神	归脾汤加减	归脾汤用术参芪，归草茯神远志随，酸枣木香龙眼肉，煎加姜枣益心脾
阴虚火旺	心悸不宁，心烦少寐，手足心热，盗汗，耳鸣，舌红少苔，脉细数	滋阴清火，养心安神	天王补心丹加减	补心地归二冬仁，远茯味砂桔三参

证型	证候	治法	方剂	组成
气阴两虚	心悸气短，少气懒言，自汗盗汗，五心烦热，舌红少苔，脉虚数	益气养阴，养心安神	生脉散加减	生脉麦味与人参
痰火扰心	心悸时作，胸闷烦躁，失眠多梦，便干尿赤，舌苔黄腻，舌红，脉弦滑	清热化痰，宁心安神	黄连温胆汤加减	温胆夏茹枳陈助，佐以茯草姜枣煮 + 黄连
心脉瘀阻	心悸不安，胸闷，心痛时作，唇甲青紫，舌紫暗，脉涩	活血化瘀，理气通络	桃仁红花煎加减	桃红四物汤 + 丹参、延胡索、青皮、香附
心阳不振	心悸不安，神疲乏力，面色苍白，形寒肢冷，舌淡白，脉虚弱	温补心阳，安神定悸	参附汤合桂枝甘草龙骨牡蛎汤加减	人参、附子；桂枝、炙甘草、煅龙骨、煅牡蛎

2. 房室传导阻滞

【诊断】

（1）一度房室传导阻滞：①窦性 P 波，每个 P 波后都有相应的 QRS 波群。②P－R 间期延长至 0.20 秒以上（老人 P－R 间期 > 0.22 秒）。

（2）二度房室传导阻滞

①二度Ⅰ型：P－R 间期逐渐延长；R－R 间期相应地逐渐缩短，直到 P 波后无 QRS 波群出现，如此周而复始。

②二度Ⅱ型：P－R 间期固定（正常或延长）；P 波突然不能下传而 QRS 波群脱漏。

（3）三度房室传导阻滞：①窦性 P 波，P 波与 QRS 波群无固定关系。②心房速率快于心室率。③出现交界性逸搏心率（QRS 形态正常，频率一般为 40～60 次/分）或室性逸搏心率（QRS 波宽大畸形，频率一般为 20～40 次/分）。

【西医治疗】

（1）病因治疗。

（2）药物治疗

①一度房室传导阻滞与二度Ⅰ型房室传导阻滞心室率不太慢者，可观察，无须接受治疗。

②阿托品可用于窦性心动过缓、窦性停搏、二度Ⅰ型房室传导阻滞，不宜用于二度Ⅱ型房室传导阻滞、三度房室传导阻滞伴室性逸搏心律、老年前列腺肥大者。

③多巴胺、肾上腺素、异丙肾上腺素可用于阿托品无效或不适用的症状性心动过

缓者，以及起搏治疗前的过渡。

（3）人工心脏起搏。

【中医辨证论治】

证型	证候	治法	方剂	组成
心阳不足	心悸气短，汗出倦怠，面色苍白，形寒肢冷，舌淡苔白，脉虚弱	温补心阳，通脉定悸	参附汤合桂枝甘草龙骨牡蛎汤加减	附子、人参；桂枝、炙甘草、煅龙骨、煅牡蛎
心肾阳虚	心悸气短，面白肢冷，腰膝酸软，下肢浮肿，舌淡胖，脉沉迟	温补心肾，温阳利水	参附汤合真武汤加减	人参、附子；真武附苓术芍姜
气阴两虚	心悸气短，乏力，失眠多梦，自汗盗汗，五心烦热，舌淡红少津，脉虚弱	益气养阴，养心通脉	炙甘草汤加减	炙甘草汤参桂姜，麦冬生地麻仁襄，大枣阿胶加酒服，桂枝生姜为佐药
痰浊阻滞	心悸气短，心胸痞胀，痰多，食少腹胀，舌苔滑腻，脉弦滑	理气化痰，宁心通脉	涤痰汤加减	参苓橘半连茹草，枳实菖枣星麦冬
心脉痹阻	心悸，胸闷憋气，心痛时作，舌暗，脉结代	活血化瘀，理气通络	桃仁红花煎加减	桃红四物汤＋丹参、延胡索、青皮、香附

考点 12★★★ 原发性高血压

【诊断】

（1）按血压水平分类

分类	收缩压（mmHg）		舒张压（mmHg）
正常血压	<120	和	<80
正常高值	120~139	和（或）	80~89
高血压	≥140	和（或）	≥90
1级高血压（轻度）	140~159	和（或）	90~99
2级高血压（中度）	160~179	和（或）	100~109
3级高血压（重度）	≥180	和（或）	≥110
单纯收缩期高血压	≥140	和	<90

（2）按心血管风险分层

其他心血管危险因素和疾病史	血压（mmHg）			
	收缩压	130～139	140～159	160～179	≥180
	和（或）			
	舒张压	85～89	90～99	100～109	≥110
无		低危	中危	高危
1～2个其他危险因素	低危	中危	中/高危	很高危
≥3个其他危险因素，靶器官损害，或CKD3期，无并发症的糖尿病	中/高危	高危	高危	很高危
临床并发症，或CKD≥4期，有并发症的糖尿病	高/很高危	很高危	很高危	很高危

注：CKD，慢性肾脏疾病。

（3）检查

①基本项目：血生化、全血细胞计数、血红蛋白和血细胞比容、尿液分析、心电图。

②推荐项目：24小时动态血压监测、超声心动图、颈动脉超声、餐后2小时血糖等。

【西医治疗】

（1）治疗原则：①改善生活行为：减轻体重、精神压力；减少钠盐、脂肪摄入；补充钾盐；戒烟、限制饮酒；增加运动。必要时补充叶酸制剂。②注意降压药物治疗的时机。③控制血压至140/90mmHg以下。

（2）降压药物

①利尿剂：氢氯噻嗪和氯噻酮。

②钙通道阻滞剂：硝苯地平、维拉帕米。

③ACEI：卡托普利、依那普利等。

④血管紧张素Ⅱ受体拮抗剂：氯沙坦、缬沙坦。

⑤β受体阻滞剂：美托洛尔、阿替洛尔。

（3）高血压急症的处理

①治疗原则：及时降低血压；控制性降压；合理选择降压药。

②降压药的应用：硝普钠、硝酸甘油、尼卡地平、拉贝洛尔。

【中医辨证论治】

证型	证候	治法	方剂	组成
肝阳上亢	头晕头痛，口干口苦，面红目赤，烦躁易怒，舌红苔薄黄，脉弦细有力	平肝潜阳	天麻钩藤饮加减	天麻钩藤石决明，栀杜寄生膝与芩，夜藤茯神益母草，主治眩晕与耳鸣

续表

证型	证候	治法	方剂	组成
痰湿内盛	头晕头痛,头重如裹,困倦乏力,腹胀痞满,呕吐痰涎,舌胖苔腻,脉濡滑	祛痰降浊	半夏白术天麻汤加减	半夏白术天麻汤,苓草橘红枣生姜
瘀血阻窍	头痛固定不移,偏身麻木,时有心前区痛,舌紫,脉弦细涩	活血化瘀	通窍活血汤加减	通窍全凭好麝香,桃红大枣葱白姜,川芎黄酒赤芍药,表里通经第一方
肝肾阴虚	头晕耳鸣,目涩咽干,五心烦热,盗汗,腰膝酸软,舌红少苔,脉细数	滋补肝肾,平潜肝阳	杞菊地黄丸加减	地八山山四,丹苓泽泻三 + 枸杞子、菊花
肾阳虚衰	头晕耳鸣,形寒肢冷,腰膝酸软,夜尿频多,便溏,舌淡胖,脉沉弱	温补肾阳	济生肾气丸加减	地八山山四,丹苓泽泻三 + 肉桂、附子、牛膝、车前子

考点13★★★ 冠状动脉粥样硬化性心脏病

1. 心绞痛

【诊断】

(1) 诊断要点:根据典型的发作特点和体征,结合存在的冠心病危险因素,除外其他原因所致的心绞痛,一般即可确立诊断。

(2) 检查

①心电图:发作时见 ST 段压低≥0.1mV,发作缓解后恢复。

②多层螺旋 CT 冠状动脉成像:有较高阴性预测价值。

③冠状动脉造影:对冠心病有确诊价值。

④超声:发作时有节段性室壁收缩活动减弱。

【西医治疗】

(1) 发作时的治疗:①休息。②药物治疗:硝酸甘油、硝酸异山梨酯。

(2) 缓解期的治疗:①β 受体阻滞剂。②硝酸酯制剂。③钙通道阻滞剂。④曲美他嗪。

(3) 不稳定型心绞痛的治疗:①卧床休息,吸氧,持续心电监测。②抗血小板(阿司匹林、氯吡格雷)和抗凝药(低分子肝素)。③缓解症状,用硝酸酯类、β 受体阻滞剂、钙通道阻滞剂。④参照非 ST 段抬高型急性冠状动脉综合征的危险分层,确定介入和外科手术治疗策略。

【中医辨证论治】

证型	证候	治法	方剂	组成
心血瘀阻	胸痛较剧，如刺如绞，痛有定处，入夜为甚，舌质紫暗，脉结代	活血化瘀，通脉止痛	血府逐瘀汤加减	血府当归生地桃，红花枳壳膝芎饶，柴胡赤芍甘桔梗，血化下行不作痨
痰浊内阻	胸闷痛如窒，气短痰多，肢重形胖，舌苔浊腻，脉滑	通阳泄浊，豁痰宣痹	瓜蒌薤白半夏汤合涤痰汤加减	瓜蒌薤白半夏汤，祛痰宽胸效显彰；清心涤痰汤效灵，补正除邪两收功，参苓橘半连茹草，枳实菖枣星麦冬
阴寒凝滞	猝然胸痛如绞，感寒痛甚，形寒，冷汗自出，心悸短气，舌淡红苔白，脉沉细	辛温通阳，散寒止痛	枳实薤白桂枝汤合当归四逆汤加减	枳实、薤白、桂枝、芍药、甘草、大枣；当归四逆用桂芍，细辛通草甘大枣
气虚血瘀	胸痛隐隐，神疲乏力，气短懒言，心悸自汗，舌质淡暗，苔薄白，脉缓弱无力	益气活血，通脉止痛	补阳还五汤加减	补阳还五赤芍芎，归尾通经佐地龙，四两黄芪为主药，血中瘀滞用桃红
气阴两虚	胸闷隐痛，心悸气短，倦怠懒言，头晕目眩，手足心热，舌红少津，脉细弱	益气养阴，活血通络	生脉散合炙甘草汤加减	生脉麦味与人参；炙甘草汤参桂姜，麦冬生地麻仁襄，大枣阿胶加酒服，桂枝生姜为佐药
心肾阴虚	胸闷痛，心悸盗汗，虚烦不寐，腰酸膝软，舌红少苔，脉沉细数	滋阴清热，养心和络	左归丸加减	左归丸内山药地，萸肉枸杞与牛膝，菟丝龟鹿二胶合，补阴填精功效奇
心肾阳虚	心悸而痛，胸闷气短，面白肢冷，下肢浮肿，腰酸无力，舌淡白，脉沉细	温补阳气，振奋心阳	参附汤合右归丸加减	人参、附子；右归丸中地附桂，山药茱萸菟丝归，杜仲鹿胶枸杞子，益火之源此方魁

2. 急性心肌梗死

【诊断】

（1）具备下列 3 条标准中的 2 条：①缺血性胸痛的临床病史。②心电图的动态演变。③血清心肌坏死标记物浓度的动态改变。

（2）检查

①心电图：ST 段抬高性 AMI 者：至少两个相邻导联新出现 ST 段抬高呈弓背向上

型；宽而深的 Q 波；T 波倒置。非 ST 段抬高性 AMI 者：无病理性 Q 波，有普遍性 ST 段压低≥0.1mV，但 aVR 导联 ST 段抬高，或有对称性 T 波倒置；无病理性 Q 波，也无 ST 段变化，仅有 T 波倒置改变。

②血清心肌坏死标志物：肌钙蛋白 I（cTnI）或 T（cTnT）是诊断心肌坏死最特异和敏感的首选标志物。

③超声心动图：了解心室壁的运动和左心室功能等。

【西医治疗】

（1）监护和一般治疗：卧床休息，监测心电图、血压、血氧饱和度，建立静脉通道，吸氧，饮食和通便。

（2）抗心绞痛治疗：硝酸酯类药物，吗啡，β 受体阻滞剂。

（3）抗栓治疗：抗血小板，抗凝。

（4）他汀类药物。

（5）ACEI/ARB。

（6）心肌再灌注治疗：①溶栓疗法，常用溶栓药物有尿激酶、瑞替普酶、阿替普酶等。②介入治疗。

（7）并发症治疗：①消除心律失常。②控制休克。③治疗心力衰竭。

【中医辨证论治】

证型	证候	治法	方剂	组成
气滞血瘀	胸闷痛气促，烦躁易怒，脘腹胀满，舌质紫暗，脉结代	活血化瘀，通络止痛	血府逐瘀汤加减	血府当归生地桃，红花枳壳膝芎饶，柴胡赤芍甘桔梗，血化下行不作痨
寒凝心脉	胸痛彻背，心痛如绞，形寒畏冷，冷汗自出，舌紫暗苔薄白，脉沉细	散寒宣痹，芳香温通	当归四逆汤合苏合香丸加减	当归四逆用桂芍，细辛通草甘大枣；苏合香丸麝息香，木丁熏陆荜檀襄，犀冰术沉河香附，衣用朱砂中恶尝
痰瘀互结	胸痛剧烈，如割如刺，气短痰多，心悸不宁，腹胀纳呆，苔浊腻，脉滑	豁痰活血，理气止痛	瓜蒌薤白半夏汤合桃红四物汤加减	瓜蒌薤白半夏汤，祛痰宽胸效显彰；桃仁、红花+芎地芍归
气虚血瘀	胸闷心痛，气短懒言，心悸自汗，舌质暗，苔薄白，脉结代	益气活血，祛瘀止痛	补阳还五汤加减	补阳还五赤芍芎，归尾通经佐地龙，四两黄芪为主药，血中瘀滞用桃红
气阴两虚	胸闷心痛，心悸气短，心烦少寐，自汗盗汗，口干耳鸣，舌红苔少，脉细数	益气滋阴，通脉止痛	生脉散合左归饮加减	生脉麦味与人参；左归饮用地药黄，茯苓炙草于枸杞，真阴不足舌光红，纯阳壮水好方剂

证型	证候	治法	方剂	组成
阳虚水泛	胸痛胸闷，喘促心悸，气短乏力，畏寒肢冷，面白肢肿，舌淡胖，苔滑，脉沉细	温阳利水，通脉止痛	真武汤合葶苈大枣泻肺汤加减	真武附苓术芍姜；葶苈子、大枣
心阳欲脱	胸闷憋气，四肢厥逆，大汗淋漓，面白口绀，舌青紫，脉微欲绝	回阳救逆，益气固脱	参附龙牡汤加减	人参、附子、龙骨、牡蛎、白芍、炙甘草

考点 14★★ 病毒性心肌炎

【诊断】

（1）诊断要点：在上呼吸道感染、腹泻等病毒感染后 3 周内出现与心脏相关的表现，如不能用一般原因解释的感染后严重乏力、胸闷头晕（心排血量降低）、心尖第一心音明显减弱、舒张期奔马律、心包摩擦音、心脏扩大、充血性心力衰竭或阿 - 斯综合征等。

（2）临床分期

临床分期	临床表现
急性期	新发病，临床症状明显而多变，病程多在 3 个月以内
恢复期	临床症状和心电图改变等逐渐好转，但尚未痊愈，病程 3 个月 ~1 年
慢性期	临床症状反复出现，心电图和 X 线改变无改善，实验室检查有病情活动的表现，病程在 1 年以上

（3）临床分型

临床分型	临床表现
轻型	一般无明显症状，心界不大，心脏听诊正常，但有心电图变化，病程一般数周至数月，预后较好
中等型	多有胸闷、心前区不适、心悸、乏力等症状，心率增快，心音低钝并有奔马律，心脏轻度或中度扩大，部分患者可发生急性心力衰竭，多有明显的心电图改变
重型	发病迅速，多出现急性心衰或心源性休克、严重心律失常或晕厥等，病情危重且急剧恶化，可在数小时或数日内死亡，预后较差

（4）检查

①血液：早期白细胞计数可升高，常有血沉增快；心肌酶学和肌钙蛋白：急性期或慢性心肌炎活动期可有肌酸磷酸激酶（CK）、肌酸激酶同工酶（CK - MB）等心肌酶学检查指标增高；血清肌钙蛋白 I（TNI）和肌钙蛋白 T（TNT）对心肌损伤的诊断有

较高的特异性和敏感性。

②病毒学检查：咽拭子或粪便中分离出病毒；心内膜下心肌活检可检测出病毒、病毒基因片段或特异性病毒蛋白抗原；病理学检查可见心肌炎性细胞浸润伴心肌细胞变性或坏死，对本病的诊断和预后判断有决定意义。

③心电图：常见 ST－T 改变，包括 ST 段轻度移位和 T 波倒置。合并急性心包炎者可有 aVR 导联以外 ST 段广泛抬高，少数可出现病理性 Q 波。可出现各型心律失常，特别是室性心律失常和房室传导阻滞等。

④X 线：弥漫性心肌炎或合并心包炎者，心影增大，搏动减弱。

⑤超声心动图：少数患者心腔稍扩大，极少数明显扩大。室间隔或心室壁稍增厚。左室收缩功能下降，弥漫性室壁运动减低，重症者可表现为蠕动样搏动，早期变化和加重很快。部分患者可出现心室壁节段性或区域性运动异常。心包积液提示病变累及心包。

⑥核素检查：左室射血分数减低，心肌显像可了解心肌损伤或坏死的有无及范围。

【西医治疗】

（1）一般治疗：休息，进食易消化，富含维生素、蛋白质的食物。保持大便通畅。

（2）抗感染治疗：①流感病毒致心肌炎可试用吗啉胍、金刚烷胺等。②疱疹病毒性心肌炎可试用阿糖腺苷、三氮唑核苷等。③继发细菌感染主张使用广谱抗生素。

（3）调节细胞免疫功能：α－干扰素、胸腺素、转移因子等。

（4）肾上腺糖皮质激素：泼尼松、氢化可的松、地塞米松等。

（5）改善心肌细胞营养与代谢：三磷酸腺苷等；极化液疗法；大剂量维生素 C；1,6－二磷酸果糖。

（6）治疗并发症：心律失常、心力衰竭、心源性休克。

【中医辨证论治】

证型	证候	治法	方剂	组成
热毒侵心	头身疼痛，咽痛口渴，小便黄赤，心悸气短，舌红苔薄黄，脉浮数	清热解毒，宁心安神	银翘散加减	竹叶荆蒡豉薄荷，甘桔芦根凉解法
湿毒犯心	恶心欲呕，腹胀痛，大便稀溏，心悸胸闷，舌红苔黄腻，脉濡数	解毒化湿，宁心安神	葛根芩连汤合甘露消毒丹加减	葛根黄芩黄连汤，甘草四般治二阳；甘露消毒蔻藿香，茵陈滑石木通菖，芩翘贝母射干薄，湿热时疫是主方
心阴虚损	心悸胸闷，低热盗汗，手足心热，舌红少苔，脉细数	滋阴清热，养心安神	天王补心丹加减	补心地归二冬仁，远茯味砂桔三参

证型	证候	治法	方剂	组成
气阴两虚	心悸怔忡，胸闷，气短乏力，自汗盗汗，舌红少苔，脉细数无力	益气养阴，宁心安神	炙甘草汤合生脉散加减	炙甘草汤参桂姜，麦冬生地麻仁襄，大枣阿胶加酒服，桂枝生姜为佐药；生脉麦味与人参
阴阳两虚	心悸气短，面色晦暗，口唇发绀，肢冷畏寒，舌淡红苔白，脉沉细无力	益气温阳，滋阴通脉	参附养荣汤加味	当归、白芍、生地黄、人参、炮附子、炒干姜

考点 15 ★★★ 慢性胃炎

【诊断】

（1）确诊必须依靠胃镜检查及胃黏膜活组织病理学检查。幽门螺杆菌检测有助于病因诊断。怀疑自身免疫性胃炎应检测相关自身抗体及血清胃泌素。

（2）检查：①胃镜及组织学检查：浅表性胃炎：黏膜充血、色泽较红、边缘模糊，多为局限性，水肿与充血区共存，形成红白相间征象，黏膜粗糙不平，有出血点，可有小的糜烂。萎缩性胃炎：黏膜失去正常颜色，呈淡红、灰色，弥散性，黏膜变薄，皱襞变细平坦，黏膜血管暴露，有上皮细胞增生或明显的肠化生。②幽门螺杆菌检测。

【西医治疗】

（1）根除幽门螺杆菌。

（2）不良症状的治疗：①饱胀为主要症状者，给予胃复安、吗丁啉、西沙必利等。②有恶性贫血时，给予维生素 B_{12} 肌注。③胃痛明显可用抑酸分泌药物（H_2 受体拮抗剂，质子泵抑制剂）或碱性抗酸药（氢氧化铝等）。

（3）胃黏膜保护药：胶体次枸橼酸铋、硫糖铝等。

（4）异型增生的治疗：内镜下胃黏膜切除术。

【中医辨证论治】

证型	证候	治法	方剂	组成
肝胃不和	胃脘胀痛，随情志变化而变化，得嗳气后稍缓，舌淡红苔薄白，脉弦	疏肝理气，和胃止痛	柴胡疏肝散加减	柴胡疏肝芍川芎，枳壳陈皮草香附
脾胃虚弱	胃脘隐痛，喜温喜按，食后胀闷，便溏，神疲乏力，舌淡红苔薄白，脉沉细	健脾益气，温中和胃	四君子汤加减	参术苓草

证型	证候	治法	方剂	组成
脾胃湿热	胃脘热痛，腹脘痞闷，口干不欲饮，身重肢倦，舌红苔黄腻，脉滑	清利湿热，醒脾化浊	三仁汤加减	三仁杏蔻薏苡仁，朴夏通草滑竹伦
胃阴不足	胃脘隐痛，嘈杂，口干咽燥，五心烦热，大便干结，舌红少津，脉细	养阴益胃，和中止痛	益胃汤加减	益胃汤能养胃阴，冰糖玉竹与沙参，麦冬生地同煎服，温病须虑热伤津
胃络瘀阻	胃脘刺痛，痛有定处，拒按，入夜尤甚，舌紫暗，脉弦涩	化瘀通络，和胃止痛	失笑散合丹参饮加减	五灵脂、蒲黄；檀香砂仁丹参饮，心胃瘀滞诸痛平

考点16★★★ 消化性溃疡

【诊断】

（1）长期反复发生的周期性、节律性、慢性上腹部疼痛，应用制酸药物可缓解；上腹部可有局限深压痛；X线钡餐造影见溃疡龛影，有确诊价值；内镜检查见到活动期溃疡可确诊。

（2）检查：①胃镜检查：最直接。溃疡镜下见圆形、椭圆形或线形，边缘光整，底部覆灰黄色或灰白色渗出物，周围黏膜充血、水肿，皱襞向溃疡集中。②X线钡餐：龛影。有确诊价值。③幽门螺杆菌检测。④胃液分析和血清胃泌素测定。

【西医治疗】

（1）一般治疗：注意饮食和休息，戒烟。

（2）根除幽门螺杆菌：①三联疗法。PPI或胶体铋剂（选一种）：奥美拉唑、兰索拉唑、枸橼酸铋钾；抗菌药物（选两种）：克拉霉素、阿莫西林、甲硝唑。②四联疗法。质子泵抑制剂与铋剂合用，再加任两种抗生素。

（3）抑制胃酸分泌：①H_2受体拮抗剂。西咪替丁、雷尼替丁、法莫替丁等。②质子泵抑制剂。奥美拉唑、兰索拉唑、泮托拉唑。

（4）保护胃黏膜：硫糖铝、胶体次枸橼酸铋和前列腺素类药物。

（5）非甾体类抗炎药相关溃疡：若病情需要继续服用非甾体类抗炎药，尽可能选用对胃肠黏膜损害较少的药物，或合用质子泵抑制剂或米索前列醇。

（6）治疗方案及疗程：抑酸药物的疗程通常为4~6周，DU为4周，GU为6~8周。根除幽门螺杆菌所需的时间为1~2周，可重叠在疗程内，也可结束后进行。

（7）手术治疗。

【中医辨证论治】

证型	证候	治法	方剂	组成
肝胃不和	胃脘胀痛，痛引两胁，情志不遂而诱发，口苦，舌淡红苔薄白，脉弦	疏肝理气，健脾和胃	柴胡疏肝散合五磨饮子加减	柴胡疏肝芍川芎，枳壳陈皮草香附；四磨饮子七情侵，人参乌药及槟沉，去参加入木香枳，五磨饮子白酒斟
脾胃虚寒	胃痛隐隐，喜温喜按，畏寒肢冷，泛吐清水，便溏，舌淡胖苔白，脉迟缓	温中散寒，健脾和胃	黄芪建中汤加减	小建中汤芍药多，桂枝甘草姜枣和，更加饴糖补中气，虚劳腹痛服之瘥＋黄芪
胃阴不足	胃脘隐痛，饥不欲食，口干不欲饮，手足心热，舌红少津、少苔，脉细数	健脾养阴，益胃止痛	益胃汤加味	益胃汤能养胃阴，冰糖玉竹与沙参，麦冬生地同煎服，温病须虑热伤津
肝胃郁热	胃脘热痛，胸胁胀满，口苦口干，烦躁易怒，便秘	清胃泄热，疏肝理气	化肝煎合左金丸加减	化肝煎将肝气化，青陈白芍效不差，泽泻利浊土贝母，丹皮栀子结热下；黄连、吴茱萸
瘀血停胃	胃痛如刺，痛处固定，肢冷，汗出，黑便，舌紫暗，脉涩	活血化瘀，通络和胃	失笑散合丹参饮加减	五灵脂、蒲黄；丹参、檀香、砂仁

考点17★★ 上消化道出血

【诊断】

（1）上消化道出血诊断的确立：根据呕血、黑便和失血性周围循环衰竭的典型临床表现，呕吐物或黑粪潜血试验呈强阳性，血红蛋白浓度、红细胞计数及血细胞比容下降的实验室证据，排除消化道以外的出血因素，即可确诊。

（2）出血严重程度的估计和周围循环状态的判断：出血量 >5mL 可见粪便潜血试验阳性，50～100mL 可见黑便，胃内蓄积血量在 250～300mL 可引起呕血。一次出血量 <400mL 时，一般无全身症状；出血量达 400～500mL，可见乏力、心慌等全身症状；超过 1000mL，可见周围循环衰竭表现。

（3）检查：①血常规：正细胞正色素性贫血，白细胞计数升高。②肾功能：氮质血症，BUN上升。③胃镜检查：首选。

【西医治疗】

（1）一般急救措施：卧床休息，保持呼吸道通畅，必要时给氧，出血期间禁食。

（2）积极补充血容量：输血。

（3）止血措施：

①食管、胃底静脉曲张破裂出血：奥曲肽；气囊压迫止血，三腔二囊管；内镜治疗；外科手术或颈静脉肝内门体静脉分流术。

②非静脉曲张性上消化道出血：抑制胃酸分泌，静脉用 H_2 受体拮抗剂和质子泵抑制剂；内镜治疗；手术治疗；介入治疗。

【中医辨证论治】

证型	证候	治法	方剂	组成
胃中积热	吐血紫暗，甚则鲜红，常混食物残渣，黑便，口干喜冷饮，胃脘灼痛，舌红苔黄，脉滑数	清胃泻火，化瘀止血	泻心汤合十灰散加减	大黄、黄芩、黄连；十灰散用十般灰，柏茜茅荷丹棕随，二蓟栀黄皆妙黑，凉将止血此方推
肝火犯胃	吐血鲜红或紫暗，口苦目赤，胸胁胀痛，心烦易怒，舌红苔黄，脉弦数	泻肝清胃，降逆止血	龙胆泻肝汤加减	龙胆泻肝栀芩柴，生地车前泽泻偕，木通甘草当归合，肝经湿热力能排
脾不统血	吐血暗淡，大便漆黑稀溏，面白乏力，头晕心悸，纳少，舌淡红苔薄白，脉细弱	益气健脾，养血止血	归脾汤加减	归脾汤用术参芪，归草茯神远志随，酸枣木香龙眼肉，煎加姜枣益心脾
气随血脱	吐血倾盆盈碗，大便溏黑，甚则紫暗，面白肢冷，大汗淋漓，昏迷，舌淡红，脉微细	益气摄血，回阳固脱	独参汤或四味回阳饮加减	人参煎取稠黏汁，专任方知气力宏；四味回阳饮固脱，参附姜草四味酌

考点18★★★ 胃癌（助理医师不考）

【诊断】

（1）凡有下列情况者，应高度警惕并及时检查以确诊：①40岁以后开始出现中上腹不适或疼痛，无明显节律性并伴明显食欲不振和消瘦者。②胃溃疡患者，经严格内科治疗而症状仍无好转者。③慢性萎缩性胃炎伴有肠上皮化生及轻度不典型增生，经内科治疗无效者。④X线检查显示胃息肉＞2cm者。⑤中年以上患者，出现不明原因贫血、消瘦和粪便潜血持续阳性者。

（2）检查：①X线钡餐检查：局部胃壁僵硬、皱襞中断，蠕动波消失，凸入胃腔内的充盈缺损。②内镜检查：胃镜结合黏膜活检是确诊最可靠的手段。

【西医治疗】

①内镜治疗。②手术治疗。③化学治疗：常用氟尿嘧啶（5－FU）。

【中医辨证论治】

证型	证候	治法	方剂	组成
痰气交阻	胃脘满闷作胀，纳少，吞咽不顺，呕吐痰涎，苔白腻，脉弦滑	理气化痰，消食散结	启膈散加减	沙参、丹参、茯苓、川贝母、郁金、砂仁

证型	证候	治法	方剂	组成
肝胃不和	胃脘痞满作痛，窜及两胁，嗳气频繁或进食发噎，舌红苔薄白，脉弦	疏肝和胃，降逆止痛	柴胡疏肝散合旋覆代赭汤加减	柴胡疏肝芍川芎，枳壳陈皮草香附；旋覆代赭用人参，半夏甘姜大枣临
脾胃虚寒	胃脘隐痛，喜按喜暖，食冷痛剧，进热食则舒，便溏肢凉，舌淡胖苔白润，脉沉细	温中散寒，健脾益气	理中汤合四君子汤加减	理中汤主温中阳，人参甘草术干姜，呕哕腹痛阴寒盛，再加附子更扶阳；参术苓草
胃热伤阴	胃脘嘈杂灼热，口干喜冷饮，五心烦热，便结尿赤，舌红绛苔黄糙，脉细数	清热和胃，养阴润燥	玉女煎加减	玉女石膏熟地黄，知母麦冬牛膝襄
瘀毒内阻	脘痛剧烈，痛处固定，拒按，肌肤甲错，眼眶暗黑，舌紫暗，脉弦涩	理气活血，软坚消积	膈下逐瘀汤加减	膈下逐瘀桃牡丹，赤芍乌药玄胡甘，归芎灵脂红花壳，香附开郁血亦安
痰湿阻胃	胸膈痞闷，呕吐痰涎，大便时结时溏，舌体胖大有齿痕，苔白厚腻，脉滑	燥湿健脾，消痰和胃	开郁二陈汤加减	陈皮、茯苓、苍术、香附、川芎、半夏、青皮、莪术、槟榔、甘草、木香
气血两虚	神疲乏力，面色无华，少气懒言，动则气促、自汗，消瘦，舌淡白苔薄白，脉沉细无力	益气养血，健脾和营	八珍汤加减	四君子汤＋四物汤

考点19★★★ 溃疡性结肠炎（助理医师不考）

【诊断】

（1）符合以下3条，可确诊：①持续或反复发作腹泻、黏液脓血便及腹痛，伴（或不伴）全身症状。②排除细菌性痢疾、阿米巴痢疾、慢性血吸虫病、克罗恩病等。③具有结肠镜检查特征性改变中至少1项，以及黏膜活检，或具有X线钡剂灌肠检查征象中至少1项。

（2）检查

①血液：轻、中度贫血。重症患者白细胞计数增高及红细胞沉降率加速。严重者血清白蛋白及钠、钾、氯降低。

②粪便：黏液脓血便。

③结肠镜：黏膜血管纹理模糊、紊乱，黏膜充血、水肿、易脆、出血及脓性分泌物附着，亦常见黏膜粗糙，呈细颗粒状；病变明显处可见弥漫性多发糜烂或溃疡。

④X线钡剂灌肠：黏膜粗乱和（或）颗粒样改变；肠管边缘呈锯齿状或毛刺样，肠壁有多发性小充盈缺损；肠管短缩，袋囊消失呈铅管样。

⑤黏膜组织学检查：活动期固有膜内有弥漫性慢性炎症细胞及中性粒细胞、嗜酸性粒细胞浸润；隐窝有急性炎症细胞浸润，尤其是上皮细胞间有中性粒细胞浸润及隐窝炎，甚至形成隐窝脓肿，可有脓肿溃入固有膜；隐窝上皮增生，杯状细胞减少；可见黏膜表层糜烂、溃疡形成和肉芽组织增生。

【西医治疗】

（1）一般治疗：休息，注意饮食和营养，心理治疗。

（2）药物治疗：

活动期处理：①轻型：可选用5-氨基水杨酸制剂，如柳氮磺胺吡啶、美沙拉嗪等。②中型：水杨酸类，反应不佳者改用泼尼松。③重型：激素、抗生素、环孢素、输血、卧床休息、补充电解质。

缓解期处理：氨基水杨酸制剂维持治疗至少3年。

（3）手术治疗。

【中医辨证论治】

证型	证候	治法	方剂	组成
湿热内蕴	腹泻，脓血便，里急后重，腹痛、肛门灼热，溲赤，舌红苔黄腻，脉滑数	清热利湿	白头翁汤加味	秦连白柏（秦连伯伯）
脾胃虚弱	大便时溏时泻，粪便带黏液，食少腹胀，神疲懒言，舌淡胖苔薄白，脉细弱	健脾渗湿	参苓白术散加减	参苓白术扁豆陈，山药甘莲砂薏仁，桔梗上浮兼保肺，枣汤调服益脾神
脾肾阳虚	腹泻迁延日久，腹痛喜温喜按，腰酸膝软，形寒肢冷，舌淡苔白润，脉沉细	健脾温肾止泻	理中汤合四神丸加味	理中汤主温中阳，人参甘草术干姜，呕哕腹痛阴寒盛，再加附子更扶阳；四神故纸吴茱萸，肉蔻五味四般齐，大枣生姜同煎合，五更肾泻最相宜
肝郁脾虚	腹泻前抑郁恼怒，腹痛即泻，泻后痛减，食少，嗳气，神疲懒言，舌淡苔白，脉弦	疏肝健脾	痛泻要方加味	痛泻要方用陈皮，术芍防风共成剂
阴血亏虚	大便秘结，腹痛隐隐，午后发热，盗汗，五心烦热，舌红少苔，脉细数	滋阴养血，清热化湿	驻车丸	驻车丸方出千金，湿热久郁而伤阴，阿胶炮姜归黄连，止痢要求寒热均

续表

证型	证候	治法	方剂	组成
气滞血瘀	腹痛，腹泻，便血色紫暗，胸胁胀满，肌肤甲错，舌紫，脉弦涩	化瘀通络	膈下逐瘀汤加减	膈下逐瘀桃牡丹，赤芍乌药玄胡甘，归芎灵脂红花壳，香附开郁血亦安

考点20★ 肝硬化

【诊断】

（1）主要指征：①内镜或食管吞钡X线检查发现食管静脉曲张。②B超提示肝回声明显增强、不均、光点粗大；或肝表面欠光滑，凹凸不平或呈锯齿状；或门静脉内径>13mm；或脾脏增大，脾静脉内径>8mm。③腹水伴腹壁静脉怒张。④CT显示肝外缘结节状隆起，肝裂扩大，尾叶/右叶比例>0.05，脾大。⑤腹腔镜或肝穿刺活组织检查诊为肝硬化。以上除⑤外，其他任何一项结合次要指征，可以确诊。

（2）次要指征：①化验：一般肝功能异常（A/G倒置、蛋白电泳A降低、γ-G升高、血清胆红素升高、凝血酶原时间延长等），或HA、PⅢP、MAO、ADA、LN增高。②体征：肝病面容（脸色晦暗无华），可见多个蜘蛛痣，色暗，肝掌，黄疸，下肢水肿，肝脏质地偏硬，脾大，男性乳房发育。以上化验及本征所列，不必悉具。

（3）检查

①血常规：失代偿期有不同程度的贫血。脾功能亢进时，白细胞及血小板计数均见减少。

②尿常规：失代偿期有时可有蛋白、管型和血尿。

③肝功能试验：GGT及ALP可有轻至中度升高。蛋白质代谢肝功能受损时，A/G降低或倒置。凝血酶原时间肝功能失代偿期则有不同程度延长。胆红素代谢失代偿期血清胆红素半数以上增高，有活动性肝炎或胆管阻塞时，直接胆红素可以增高。

④腹水检查：腹水呈淡黄色漏出液，外观透明。腹水呈血性应高度怀疑癌变，应做细胞学检查。

⑤影像学检查：X线检查食管静脉曲张时，呈现虫蚀状或蚯蚓状充盈缺损，以及纵行黏膜皱襞增宽。胃底静脉曲张时，可见菊花样缺损。CT和MRI检查早期肝大，晚期缩小，肝左、右叶比例失调，右叶萎缩，左叶代偿性增大，肝表面不规则，脾肿大，腹水等。B型超声检查可显示肝大小、外形改变和脾肿大，门静脉高压时门静脉主干内径增宽，有腹水时可在腹腔内见到液性暗区。彩色多普勒可显示肝内血流动力学改变。

⑥内镜检查：纤维胃镜可直接观察食管及胃底静脉曲张的程度与范围，其准确率较X线高。

⑦腹腔镜检查：可直接观察肝脏表面、色泽、边缘及脾脏情况，并可在直视下进行有选择性的穿刺活检。

⑧肝活组织检查：有确诊价值。

【西医治疗】

（1）一般治疗：休息，高热量、高蛋白、富含维生素、易消化饮食，支持治疗。

（2）药物治疗：水飞蓟素、维生素类、慎用损伤肝脏药物、抗病毒治疗。

（3）腹水的治疗：①限制钠、水的摄入。②利尿剂：螺内酯联合呋塞米。③提高血浆胶体渗透压。④放腹水同时补充白蛋白。⑤腹水浓缩回输。⑥外科治疗：腹腔－颈静脉引流、经颈静脉肝内门体分流术、脾切除等。

（4）治疗并发症：上消化道出血、肝性脑病（使用导泻、降氨药）、肝肾综合征（右旋糖酐、白蛋白）、自发性腹膜炎（早期、联合、足量的抗感染药物治疗）。

【中医辨证论治】

证型	证候	治法	方剂	组成
气滞湿阻	腹大胀满，胁下胀痛，纳少，得嗳气稍减，苔白腻，脉弦	疏肝理气，健脾利湿	柴胡疏肝散合胃苓汤加减	柴胡疏肝芍川芎，枳壳陈皮草香附；术泽猪苓茯桂枝，苍术陈朴甘草施
寒湿困脾	腹大胀满，下肢浮肿，怯寒懒动，食少便溏，苔白滑，脉缓	温中散寒，行气利水	实脾饮加减	实脾苓术与木瓜，附尊木香大腹加，草果二姜兼厚朴，虚寒阴水效堪夸
湿热蕴脾	腹大坚满，烦热口苦，渴不欲饮，面目肌肤发黄，舌红苔黄腻，脉弦滑数	清热利湿，攻下逐水	中满分消丸合茵陈蒿汤加减	中满分消砂朴姜，芩连夏陈知泽襄，二苓参术姜黄草，枳实为丸效力彰；茵陈、栀子、大黄
肝脾血瘀	腹大胀满，胁腹刺痛，面色晦暗，口干不欲饮，舌紫暗，脉细涩	活血化瘀，化气行水	调营饮加减	调营莪术麦用瞿，归芎白芷草葶苈，元胡苓桂芍三皮，大黄槟榔辛要细
脾肾阳虚	腹大胀满，神疲怯寒，面白肢肿，脘闷纳呆，舌淡胖苔白滑，脉沉迟	温肾补脾，化气利水	附子理中汤合五苓散加减	附子理中温中阳，人参干姜术草帮；五苓散治太阳腑，白术泽泻猪茯苓
肝肾阴虚	腹大胀满，口干舌燥，心烦失眠，舌红绛少津，少苔，脉弦细数	滋养肝肾，化气利水	一贯煎合膈下逐瘀汤加减	一贯煎中生地黄，沙参归杞麦冬藏；膈下逐瘀桃牡丹，赤芍乌药玄胡甘，归芎灵脂红花壳，香附开郁血亦安

考点21★★ 肝癌（助理医师不考）

【诊断】

（1）影像学标准：两种影像学检查均显示有 >2cm 的肝癌特征性占位病变。

（2）影像学结合甲胎蛋白（AFP）标准：一种影像学检查显示有 >2cm 的肝癌特征性占位病变，同时伴 AFP≥400μg/L。

（3）组织学诊断标准：对影像学尚不能确定诊断的≤2cm的肝内结节应通过肝穿刺活检证实本病组织学特征。

（4）检查

①肿瘤标记物检测：AFP是特异性的标记物和主要诊断指标。

②超声显像：目前肝癌筛查的首选检查方法。

③CT：诊断小肝癌和微小肝癌的最佳方法。

④肝穿刺活检：阳性者即可确诊。

【西医治疗】

（1）手术治疗：最好方法。

（2）介入治疗：经导管动脉灌注化学治疗和栓塞治疗。

（3）局部消融治疗：以射频、微波消融和无水酒精注射最为常用。

（4）靶向治疗。

【中医辨证论治】

证型	证候	治法	方剂	组成
气滞血瘀	两胁胀痛，腹部结块、胀闷，纳呆乏力，嗳气泛酸，舌红苔薄白，脉弦	疏肝理气，活血化瘀	逍遥散合桃红四物汤加减	逍遥散中当归芍，柴苓术草加姜薄；桃仁、红花＋芎地芍归
湿热瘀毒	胁下结块，痛如锥刺，目肤黄染，高热烦渴，舌红有瘀斑，苔黄腻，脉涩	清利湿热，化瘀解毒	茵陈蒿汤合鳖甲煎丸加减	茵陈、栀子、大黄；鳖甲煎丸疟母方，虫鼠妇及蜣螂伍，蜂窠石韦人参射，桂朴紫葳丹芍姜，瞿麦柴苓胶半夏，桃仁葶苈和硝黄，疟疾日久胁下硬，癥消积化保安康
肝肾阴虚	腹大胀满，潮热盗汗，头晕耳鸣，腰膝酸软，两胁隐痛，舌红少苔，脉弦细	养阴柔肝，软坚散结	滋水清肝饮合鳖甲煎丸加减	滋水清肝六味增，柴胡山栀归芍撑，滋阴降火清肝热，阴虚齿衄此方珍；鳖甲煎丸同上

考点22★★★ 急性胰腺炎

【诊断】

（1）胆石症、大量饮酒和暴饮暴食等病史及典型的临床表现，如上腹痛或恶心呕吐，伴有上腹部压痛或腹膜刺激征；血清淀粉酶大于正常值上限3倍；超声等显示有胰腺炎症或手术所见胰腺炎病变；能除外其他类似临床表现的病变。

（2）检查：①白细胞增多及中性粒细胞核左移。②血清淀粉酶超过正常值3倍可确诊为本病。③血清脂肪酶的敏感性和特异性均优于淀粉酶。④CRP有助于检测病情的严重性，胰腺坏死时CRP明显增高。⑤暂时性血糖升高。⑥影像学检查：X线腹部平片可排除其他急腹症；B超可见胰腺肿大。

【西医治疗】

（1）轻症：①低脂流质饮食。②止痛：哌替啶。③静脉输液。④抗生素。⑤抑酸治疗：H_2 受体拮抗剂或质子泵抑制剂。

（2）重症：①内科治疗：监护；维持水、电解质平衡，保持血容量；营养支持；抗菌药物（抗生素）；抑制胰酶分泌（生长抑素）；抑制胰酶活性。②内镜下 Oddi 括约肌切除术。③外科治疗：腹膜灌洗。

【中医辨证论治】

证型	证候	治法	方剂	组成
肝郁气滞	两胁胀痛，恶心呕吐，大便不畅，发热，口苦，纳呆，舌淡红苔薄，脉弦	疏肝利胆，行气止痛	柴胡疏肝散合清胰汤加减	柴胡疏肝芍川芎，枳壳陈皮草香附；清胰汤方用黄芩，柴芍元胡和胡连，木香大黄加芒硝，胰腺炎用此方良
肝胆湿热	上腹疼痛，脘腹胀满拒按，口苦呕恶，纳呆，身目尿黄，舌红润苔黄腻，脉弦滑	清热化湿，疏肝利胆	清胰汤合龙胆泻肝汤加减	龙胆泻肝栀芩柴，生地车前泽泻偕，木通甘草当归合，肝经湿热力能排；清胰汤方同上
热毒内结	高热不退，神志昏迷，腹痛拒按，面目红赤，皮肤瘀斑，舌红苔燥黄，脉细数	清热泻火解毒	黄连解毒汤加减	芩连柏栀

考点 23 ★★★ 慢性肾小球肾炎

【诊断】

（1）起病缓慢，随病情发展，出现肾功能减退、贫血、电解质紊乱等。有水肿、高血压、蛋白尿、血尿及管型尿等表现中的一种（如血尿或蛋白尿）或数种。病程中可有肾炎急性发作，常因感染（如呼吸道感染）诱发，发作时有类似急性肾炎的表现。可自动缓解或病情加重。

（2）检查

①尿液检查：尿蛋白每天 $1 \sim 3g$，尿沉渣镜检红细胞可增多。

②肾功能检查：肾功能不全时，肾小球滤过率下降，肌酐清除率降低。

【西医治疗】

（1）限制食物中蛋白及磷的摄入量。

（2）控制高血压和减少尿蛋白：蛋白尿 $\geq 1g/d$，血压控制在 125/75mmHg 以下；蛋白尿 $<1g/d$，血压控制在 130/80mmHg 以下。肾素依赖型高血压首选 ACEI。

（3）应用血小板解聚药：双嘧达莫、阿司匹林。

（4）避免对肾脏有害的因素：劳累、感染、妊娠和应用肾毒性药物。

【中医辨证论治】

证型		证候	治法	方剂	组成
本证	脾肾气虚	腰脊酸痛，神疲乏力，脘胀，便溏，尿频，舌淡苔薄白，脉细	补气健脾益肾	异功散加味	四君子汤中和义，参术茯苓甘草比，益以夏陈名六君，祛痰补益气虚饵，除却半夏名异功，或加香砂气滞使
	肺肾气虚	肢体肿胀，疲倦乏力，自汗，易感冒，腰脊酸痛，舌淡苔白，脉细弱	补益肺肾	玉屏风散合金匮肾气丸加减	玉屏风散用防风，黄芪相畏效相成，白术益气更实卫，表虚自汗服之应；肾气丸补肾阳虚，地黄山药及茱萸，苓泽丹皮合桂附，水中生火在温煦
	脾肾阳虚	全身浮肿，面白肢冷，腰脊冷痛，纳少便溏，阳痿，舌淡胖，脉沉细	温补脾肾	附子理中丸或济生肾气丸加减	附子理中温中阳，人参干姜术草帮，呕利腹痛阴寒盛，温中散寒健脾忙；地八山山四，丹苓泽泻三＋肉桂、附子、牛膝、车前子
	肝肾阴虚	目睛干涩，头晕耳鸣，五心烦热，腰脊酸痛，舌红少苔，脉弦细	滋养肝肾	杞菊地黄丸加减	地八山山四，丹苓泽泻三＋枸杞子、菊花
	气阴两虚	面色无华，少气乏力，易感冒，午后低热，口干咽燥，舌红少苔，脉细	益气养阴	参芪地黄汤加减	地八山山四，丹苓泽泻三＋人参、黄芪
标证	水湿	肢体浮肿，舌苔白腻，脉细	利水消肿	五苓散合五皮饮加减	五苓散治太阳腑，白术泽泻猪茯苓；五皮散用五般皮，陈茯姜桑大腹齐
	湿热	面浮肢肿，身热汗出，口干不欲饮，舌红苔黄腻，脉滑数	清热利湿	三仁汤加减	三仁杏蔻薏苡仁，朴夏通草滑竹伦
	血瘀	面色黧黑，腰部刺痛，肌肤甲错，舌紫暗，脉细涩	活血化瘀	血府逐瘀汤加减	血府当归生地桃，红花枳壳膝芎饶，柴胡赤芍甘桔梗，血化下行不作痨

考点24★★★ 肾病综合征（助理医师不考）

【诊断】

（1）大量蛋白尿（＞3.5g/24h）；低蛋白血症（血浆白蛋白≤30g/L）；明显水肿；高脂血症。"大量蛋白尿"和"低蛋白血症"为诊断 NS 的必备条件。

（2）检查

①尿常规及24小时尿蛋白定量：尿蛋白定性为（＋＋＋）～（＋＋＋＋），定量＞3.5g/24h。

②血清蛋白测定：低蛋白血症（≤30g/L）。

③血脂测定：血清胆固醇、甘油三酯、低密度脂蛋白和极低密度脂蛋白浓度增加，高密度脂蛋白可以增加、正常或减少。

④肾功能测定：肾功能多数正常或肾小球滤过功能减退。

⑤肾B超、双肾ECT：有助于诊断。

⑥肾活检：确定肾组织病理类型的唯一手段。

【西医治疗】

（1）一般治疗：①休息。②饮食治疗：正常量优质蛋白饮食，多食富含多聚不饱和脂肪酸及富含可溶性纤维的饮食；水肿时低盐饮食。

（2）对症治疗：①利尿消肿：噻嗪类（氢氯噻嗪）、潴钾利尿剂（氨苯蝶啶）、袢利尿剂（呋塞米）、渗透性利尿剂（右旋糖酐40）、提高血浆胶体渗透压。②减少尿蛋白：ACEI、血管紧张素Ⅱ受体拮抗剂。

（3）免疫调节治疗：①糖皮质激素（泼尼松）。②细胞毒药物（环磷酰胺、环孢素、他克莫司、麦考酚吗乙酯）。

【中医辨证论治】

证型	证候	治法	方剂	组成
风水相搏	眼睑浮肿，继则四肢、全身亦肿，皮肤光泽，按之凹陷易恢复，苔薄白，脉浮	疏风解表，宣肺利水	越婢加术汤加减	越婢汤中有石膏，麻黄生姜加枣草，风水恶风一身肿，水道通调肿自消
热毒浸淫	眼睑浮肿，延及全身，身发痈疡，恶风发热，小便不利，舌红苔薄黄，脉浮数	宣肺解毒，利湿消肿	麻黄连翘赤小豆汤合五味消毒饮加减	麻黄连翘小豆汤，梓白杏仁枣草姜；五味消毒疗诸疗，银花野菊蒲公英，紫花地丁天葵子，煎加酒服效非轻
水湿浸渍	全身水肿，按之没指，伴胸闷腹胀，身重困倦，纳呆泛恶，苔白腻，脉濡缓	健脾化湿，通阳利水	五皮饮合胃苓汤加减	五皮散用五般皮，陈茯姜桑大腹齐；术泽猪苓茯桂枝，苍术陈朴甘草施
湿热内蕴	浮肿明显，肌肤绷急，胸闷烦热，口苦口干，便干尿赤，舌红苔黄腻，脉沉数	清热利湿，利水消肿	疏凿饮子加减	疏凿饮子泻水方，木通泽泻与槟榔，羌芫苓腹椒商陆，赤豆姜皮退肿良

证型	证候	治法	方剂	组成
脾虚湿困	浮肿，腹胀纳少，面色萎黄，神疲乏力，尿少色清，舌淡苔白腻，脉沉缓	温运脾阳，利水消肿	实脾饮加减	实脾苓术与木瓜，附草木香大腹加，草果二姜兼厚朴，虚寒阴水效堪夸
肾虚水泛	面浮身肿，心悸，气促，腰部冷痛酸重，尿少，形寒神疲，舌淡胖苔白，脉沉细	温肾助阳，化气行水	济生肾气丸合真武汤加减	地八山山四，丹苓泽泻三＋肉桂、附子、牛膝、车前子；真武附苓术芍姜

考点 25 ★★★ 尿路感染

【诊断】

（1）尿路感染的诊断：实验室诊断标准如下：①正规清洁中段尿细菌定量培养，菌落≥10^5/mL。②清洁离心中段尿沉渣白细胞数≥10 个/高倍视野，或有尿路感染症状者。具备此 2 项可确诊。如无②应再做尿菌计数复查，如仍≥10^5/mL，且两次的细菌相同者，可确诊。③进行膀胱穿刺尿培养，细菌阳性。④进行尿细菌培养计数有困难者，可用治疗前清晨清洁中段尿正规方法的离心尿沉渣革兰染色找细菌，如细菌 >1 个/油镜视野，结合临床有尿路感染症状。具备③④任意一项可确诊。⑤尿细菌数在10^4 ~ 10^5/mL者，应复查，如仍为 10^4 ~ 10^5/mL，应结合临床表现来诊断或进行膀胱穿刺尿培养来确诊。

（2）尿路感染的定位诊断

1）根据临床表现定位：上尿路感染（急性肾盂肾炎）常有发热、寒战，甚至出现毒血症症状，伴明显腰痛、输尿管点和（或）肋脊点压痛、肾区叩击痛等；下尿路感染（膀胱炎）则常以膀胱刺激征为突出表现，一般少有发热、腰痛等。

2）根据实验室检查定位：出现下列情况提示上尿路感染：①膀胱冲洗后尿细菌培养阳性。②尿沉渣镜检有白细胞管型，并排除间质性肾炎、狼疮性肾炎等疾病。③肾小管功能不全的表现。④复杂性尿路感染。⑤无症状性细菌尿。

3）慢性肾盂肾炎的诊断：反复发作的尿频、尿急、尿痛 1 年以上，多次尿细菌培养为阳性，影像学检查见肾外形不规则或肾盂肾盏变形，并有持续性肾小管功能损害。

（3）检查

①尿常规检查：白细胞尿、血尿、蛋白尿。尿沉渣镜检白细胞 >5/HP 为白细胞尿。

②尿白细胞排泄率：白细胞计数 >3×10^5/h 为阳性，介于（2 ~ 3）× 10^5/h 为可疑。

③尿涂片细菌检查：若每个高倍镜视野下见 1 个或更多细菌，提示尿路感染。

④尿细菌培养：中段尿细菌定量培养≥10^5/mL，为真性菌尿，可确诊尿路感染；

尿细菌定量培养 $10^4 \sim 10^5/mL$,为可疑阳性,需复查;如 $<10^4/mL$,可能为污染。

⑤亚硝酸盐还原试验:诊断尿路感染的敏感性差,特异性高。

⑥血常规:急性肾盂肾炎时血白细胞常升高,中性粒细胞增多,核左移。

⑦肾功能:慢性肾盂肾炎肾功能受损时可出现肾小球滤过率(GFR)下降,血肌酐(Cr)升高等。

⑧影像学检查:尿路感染急性期不宜做静脉肾盂造影,可做 B 超检查。

【西医治疗】

(1)一般治疗:休息,多饮水,勤排尿。

(2)抗感染治疗

①急性膀胱炎:单剂量疗法(常用羟氨苄青霉素、环丙沙星、氧氟沙星、复方新诺明、阿莫西林);3 日疗法(磺胺类、喹诺酮类、半合成青霉素或头孢类等抗生素,任选一种药物,连用 3 天)。

②肾盂肾炎:病情较轻者,口服喹诺酮类(氧氟沙星、环丙沙星),半合成青霉素类(阿莫西林),头孢菌素类(头孢呋辛等)。严重感染者,常用氨苄西林、头孢噻肟钠等。

③无症状性菌尿:一般认为有下述情况者应予治疗:妊娠期无症状性菌尿;学龄前儿童;曾出现有症状感染者;肾移植、尿路梗阻及其他尿路有复杂情况者。

【中医辨证论治】

证型	证候	治法	方剂	组成
膀胱湿热	小便频数、灼热刺痛,色黄赤,口苦、便秘,舌苔黄腻,舌红,脉滑数	清热利湿通淋	八正散加减	八正木通与车前,萹蓄大黄栀滑研,草梢瞿麦灯心草,湿热诸淋宜服煎
肝胆郁热	少腹胀痛,小便灼痛,偶见血尿,烦躁易怒,舌暗红、有瘀点,脉弦	清肝泻火,利水通淋	龙胆泻肝汤加减	龙胆泻肝栀芩柴,生地车前泽泻偕,木通甘草当归合,肝经湿热力能排
脾肾亏虚,湿热屡犯	小便淋沥不已,劳累后发作,尿热,腰膝酸软,食欲不振,口干不欲饮,舌淡苔薄白,脉沉细	健脾补肾	无比山药丸加减	局方无比山药丸,六味地黄要去丹,苁蓉菟丝仲巴戟,牛膝五味石脂全
肾阴不足,湿热留恋	小便频数,尿黄赤浑浊,腰膝酸软,手足心热,头晕耳鸣,舌红少苔,脉细数	滋阴益肾,清热通淋	知柏地黄丸加减	地八山山四,丹苓泽泻三 + 知母、黄柏

考点 26 ★★★ 慢性肾衰竭

【诊断】

（1）诊断要点：慢性肾衰竭的诊断是 Ccr < 80mL/min，Scr > 133μmol/L，肾小球滤过率 < 90mL/(min·1.73m^2)，有慢性原发或继发性肾脏疾病病史。

（2）检查

①肾功能检查：血尿素氮、血肌酐上升，肾小球滤过率 < 90mL/(min·1.73m^2)，二氧化碳结合力下降，血尿酸升高。

②尿常规检查：蛋白尿、血尿、管型尿或低比重尿。

③血常规检查：不同程度贫血。

④电解质检查：高钾、高磷、低钙。

⑤B 超检查：双肾明显缩小、结构模糊。

【西医治疗】

（1）饮食治疗：①优质低蛋白、富含维生素饮食。②低蛋白饮食加必需氨基酸或 α-酮酸治疗。

（2）药物治疗

①纠正酸中毒和水、电解质紊乱：代谢性酸中毒，口服碳酸氢钠；水钠紊乱，限制钠摄入；高钾血症，限制钾摄入。

②高血压的治疗：ACEI、血管紧张素 Ⅱ 受体拮抗剂、钙通道拮抗剂等。

③贫血的治疗和 rHuEPO 的应用：如有缺铁，应补铁，必要时可应用 rHuEPO、罗沙司他等。

④低钙血症、高磷血症和肾性骨病的治疗：当 GFR < 30mL/min 时，在限制磷摄入的同时，须应用碳酸钙。对明显低钙血症者，可口服骨化三醇。

⑤防治感染：抗生素。

⑥高脂血症的治疗。

⑦口服吸附疗法和导泻疗法：口服氧化淀粉或活性炭制剂；口服大黄制剂或甘露醇等。

（3）尿毒症的替代治疗：①血液透析。②腹膜透析。③肾移植。

【中医辨证论治】

	证型	证候	治法	方剂	组成
本虚证	脾肾气虚	倦怠乏力，气短懒言，纳呆腹胀，腰膝酸软，便溏，舌淡苔白，脉沉细	补气健脾益肾	六君子汤加减	四君子汤中和义，人参苓术甘草比，益以夏陈名六君，健脾化痰又理气
	脾肾阳虚	面色萎黄，下肢浮肿，纳差便溏，腰膝酸痛，畏寒肢冷，舌淡胖嫩，脉沉弱	温补脾肾	济生肾气丸加减	地八山山四，丹苓泽泻三 + 肉桂、附子、牛膝、车前子

续表

证型		证候	治法	方剂	组成
本虚证	气阴两虚	面色少华，神疲乏力，腰膝酸软，手足心热，舌淡，脉沉细	益气养阴，健脾补肾	参芪地黄汤加减	地八山山四，丹苓泽泻三 + 人参、黄芪
	肝肾阴虚	头晕头痛，耳鸣眼花，两目干涩，渴而喜饮，腰膝酸软，舌淡红少苔，脉弦	滋肾平肝	杞菊地黄汤加减	地八山山四，丹苓泽泻三 + 枸杞子、菊花
	阴阳两虚	畏寒肢冷，手足心热，口干欲饮，腰膝酸软，五更泄泻，小便黄赤，舌胖润苔白，脉沉细	温扶元阳，补益真阴	金匮肾气丸加减	肾气丸补肾阳虚，地黄山药及茱萸，苓泽丹皮合桂附，水中生火在温煦
标实证	湿浊	恶心呕吐，胸闷纳呆，口淡黏腻	和中降逆，化湿泄浊	小半夏加茯苓汤加减	半夏、生姜、茯苓
	湿热	中焦湿郁化热，口干口苦，舌苔黄腻，下焦见小溲黄赤，尿频、尿急、尿痛	中焦湿热宜清化和中；下焦湿热宜清利湿热	中焦湿热者用黄连温胆汤加减；下焦湿热者用四妙丸加减	温胆夏茹枳陈助，佐以苓草姜枣煮 + 黄连；二妙散中苍柏兼，若云三妙牛膝添，四妙再加薏苡仁，湿热下注痿痹瘥
	水气	面、肢浮肿，甚有胸水、腹水	利水消肿	五皮饮或五苓散加减	五皮散用五般皮，陈茯姜桑大腹齐；五苓散治太阳腑，白术泽泻猪茯苓
	血瘀	面色晦暗，腰痛固定，舌紫暗，脉涩	活血化瘀	桃红四物汤加减	桃仁、红花 + 芎地芍归
	肝风	头痛头晕，手足蠕动，筋惕肉瞤，抽搐痉厥	镇肝息风	天麻钩藤饮加减	天麻钩藤石决明，栀杜寄生膝与苓，夜藤茯神益母草，主治眩晕与耳鸣

考点27★★★ 缺铁性贫血

【诊断】

（1）诊断标准：①小细胞低色素性贫血，男性 Hb<120g/L，女性 Hb<110g/L，孕妇 Hb<100g/L，MCV<80fL，MCH<27pg，MCHC<32%。②有明确的缺铁病因和临床表现。③血清铁浓度常<8.95μmol/L，总铁结合力>64.44μmol/L。④转铁蛋白饱和度<15%。⑤血清铁蛋白<12μg/L。⑥骨髓铁染色显示骨髓小粒可染铁消失，铁粒幼红细胞<15%。⑦红细胞内游离原卟啉>0.9μmol/L。⑧铁剂治疗有效。

符合第①条和第②~⑧条中任何两条以上者，可确诊。

（2）检查

①血象：男性 Hb<120g/L，女性 Hb<110g/L，孕妇 Hb<100g/L；MCV<80fL，

MCHC < 32%，MCH < 27pg。网织红细胞计数大多正常，亦可减低或轻度升高。

②骨髓象：骨髓铁染色显示骨髓小粒可染铁消失，铁粒幼红细胞消失或减少（< 15%）。

③血清铁、总铁结合力及铁蛋白：缺铁性贫血时血清铁浓度常 < 8.95μmol/L，总铁结合力 > 64.44μmol/L，转铁蛋白饱和度 < 15%。

④红细胞内游离原卟啉：浓度增高，> 0.9μmol/L（50μg/dL）。

【西医治疗】

（1）病因治疗：①防治寄生虫、驱除钩虫。②积极治疗慢性失血。③积极治疗慢性胃肠疾病。④改变偏食习惯。⑤婴幼儿及时添加辅食。⑥生长期儿童、孕妇及哺乳期妇女宜给予含铁较多的食物。

（2）铁剂治疗

①口服铁剂：琥珀酸亚铁、多糖铁复合物、富马酸亚铁片。口服铁剂要先从小剂量开始，渐达足量。进餐时或饭后吞服，可减少恶心、呕吐、上腹部不适等胃肠道不良反应。口服铁剂有效者 3 ~ 4 天后网织红细胞开始升高，1 周后血红蛋白开始上升，一般 2 个月可恢复正常。贫血纠正后仍要继续治疗 3 ~ 6 个月以补充体内应有的贮存铁。

②注射铁剂：右旋糖酐铁或山梨醇枸橼酸铁。

（3）辅助治疗：①输血或输入红细胞。②加用维生素 E。③补充高蛋白及含铁丰富的饮食。

【中医辨证论治】

证型	证候	治法	方剂	组成
脾胃虚弱	面色萎黄，口唇色淡，爪甲无泽，神疲乏力，食少便溏，舌淡苔薄腻，脉细弱	健脾和胃，益气养血	香砂六君子汤合当归补血汤加减	六君子汤 + 木香、砂仁；黄芪、当归
心脾两虚	面色苍白，倦怠乏力，头晕目眩，心悸失眠，少气懒言，舌淡苔薄，脉濡细	益气补血，养心安神	归脾汤或八珍汤加减	归脾汤用术参芪，归草茯神远志随，酸枣木香龙眼肉，煎加姜枣益心脾；四君子汤 + 四物汤
脾肾阳虚	面色苍白，形寒肢冷，腰膝酸软，腹水，便溏，男子阳痿，女子经闭，舌淡，脉沉细	温补脾肾	八珍汤合无比山药丸加减	八珍汤同上；局方无比山药丸，六味地黄要去丹，苁蓉菟丝仲巴戟，牛膝五味石脂全
虫积	面黄少华，腹胀，善食易饥，恶心呕吐，嗜食生米、泥土，舌淡苔白，脉虚弱	杀虫消积，补益气血	化虫丸合八珍汤加减	化虫鹤虱与使君，槟榔芜夷苦楝群，白矾铅粉糊丸服，肠中诸虫皆能除；八珍汤同上

考点28★★★ 再生障碍性贫血

【诊断】

(1) 全血细胞减少,网织红细胞绝对值减少,淋巴细胞比例增高;一般无肝、脾肿大;骨髓检查显示至少一个部位增生减低或重度减低,骨髓小粒成分中应见非造血细胞增多;能除外其他引起全血细胞减少的疾病;一般抗贫血药物治疗无效。

(2) 检查

①血象:全血细胞减少。急性型血红蛋白可低于 $20 \sim 30g/L$,网织红细胞 $< 0.5\%$,绝对值 $< 20 \times 10^9/L$,白细胞数 $(1.0 \sim 2.0) \times 10^9/L$,中性粒细胞绝对值 $< 0.5 \times 10^9/L$,淋巴细胞 $> 60\%$,血小板常 $< 20 \times 10^9/L$。慢性型血红蛋白 $30 \sim 50g/L$,网织红细胞 $> 1\%$,但绝对值均低于正常,白细胞数 $(2.0 \sim 3.0) \times 10^9/L$,中性粒细胞绝对值 $< 1.0 \times 10^9/L$,淋巴细胞 $50\% \sim 60\%$,血小板 $(20 \sim 50) \times 10^9/L$。

②骨髓象:急性型多呈部位增生减低或重度减低。

③骨髓活检:红骨髓显著减少,红细胞、白细胞、血小板均减少,巨核细胞多有变性。

【西医治疗】

(1) 一般治疗:防止患者与任何对骨髓造血有毒性的物质接触,禁用对骨髓有抑制作用的药物,注意休息,防止交叉感染等。

(2) 支持疗法:控制感染、止血、输血。

(3) 刺激骨髓造血功能的药物:①雄激素:丙酸睾酮、司坦唑。②免疫调节剂:左旋咪唑。③免疫抑制剂:抗胸腺球蛋白和抗淋巴细胞球蛋白、环孢素 A、大剂量丙种球蛋白。④骨髓移植。

【中医辨证论治】

证型	证候	治法	方剂	组成
肾阴虚	面色苍白,心悸乏力,颧红盗汗,手足心热,腰膝酸软,舌红少苔,脉细数	滋阴补肾,益气养血	左归丸合当归补血汤加减	左归丸内山药地,萸肉枸杞与牛膝,菟丝龟鹿二胶合,补阴填精功效奇;黄芪、当归
肾阳虚	形寒肢冷,面白气短,唇甲色淡,便溏,面浮肢肿,舌淡苔薄白,脉细无力	补肾助阳,益气养血	右归丸合当归补血汤加减	右归丸中地附桂,山药茱黄菟丝归,杜仲鹿胶枸杞子,益火之源此方魁;黄芪、当归
肾阴阳两虚	面色苍白,倦怠乏力,手足心热,腰膝酸软,畏寒肢冷,舌淡苔白,脉细无力	滋阴助阳,益气补血	左归丸、右归丸合当归补血汤加减	左归丸内山药地,萸肉枸杞与牛膝,菟丝龟鹿二胶合,补阴填精功效奇;右归丸同上;黄芪、当归

证型	证候	治法	方剂	组成
肾虚血瘀	心悸气短，周身乏力，头晕耳鸣，腰膝酸软，皮肤紫斑，肌肤甲错，舌紫暗，脉涩	补肾活血	六味地黄丸或金匮肾气丸合桃红四物汤加减	地八山山四，丹苓泽泻三；肾气丸补肾阳虚，地黄山药及茱萸，苓泽丹皮合桂附，水中生火在温煦；桃仁、红花＋芎地芍归
气血两虚	面白无华，唇淡，头晕心悸，气短乏力，舌淡苔薄白，脉细弱	补益气血	八珍汤加减	四君子汤＋四物汤
热毒壅盛	壮热，口渴，咽痛，鼻衄，皮下紫癜，舌红苔黄，脉洪数	清热凉血，解毒养阴	清瘟败毒饮加减	清瘟败毒生石膏，知母生地桔牛角，芩连栀子丹竹叶，玄参赤芍翘甘草

考点29★★ 急性白血病（助理医师不考）

【诊断】

（1）根据临床表现、血象和骨髓象特点，不难诊断。

（2）检查

①血象：贫血。白细胞增多，$10 \times 10^9/L$ 以上者称为白细胞增多性白血病。低者可 $< 1.0 \times 10^9/L$，称为白细胞不增多性白血病。血涂片分类检查可见原始和幼稚细胞，半数患者血小板低于 $60 \times 10^9/L$，晚期极度减少。

②骨髓象：骨髓原始细胞≥20％为诊断标准。多数病例见核细胞显著增生，以原始细胞为主，而较成熟中间阶段细胞缺如，并残留少量成熟粒细胞，形成"裂孔"现象。Auer 小体仅见于 AML，有独立诊断意义。

【西医治疗】

（1）一般治疗：①高白细胞血症紧急处理：白细胞 $> 100 \times 10^9/L$ 时，立即使用血细胞分离机清除过高白细胞，同时予以化疗和水化。②防治感染。③纠正贫血。④控制出血。⑤防治高尿酸血症肾病。⑥维持营养。

（2）抗白血病治疗：化疗、造血干细胞移植。

【中医辨证论治】

证型	证候	治法	方剂	组成
热毒炽盛	壮热，口渴多汗，头痛面赤，口舌生疮，衄血，舌红绛苔黄，脉大	清热解毒，凉血止血	黄连解毒汤合清营汤加减	芩连柏栀；犀地银翘玄连竹，丹麦清热更护阴

续表

证型	证候	治法	方剂	组成
痰热瘀阻	颈部有痰核，发热，肢体困倦，口渴不欲饮，舌紫暗，苔黄腻，脉滑数	清热化痰，活血散结	温胆汤合桃红四物汤加减	温胆夏茹枳陈助，佐以茯草姜枣煮；桃仁、红花＋芎地芍归
阴虚火旺	皮肤瘀斑，鼻衄，齿龈出血，五心烦热，口干苦，盗汗，舌红苔黄，脉细数	滋阴降火，凉血解毒	知柏地黄丸合二至丸加减	地八山山四，丹苓泽泻三＋知母、黄柏；二至丸用女贞子，配伍旱莲等分比
气阴两虚	自汗盗汗，气短乏力，腰膝酸软，手足心热，舌淡，脉沉细	益气养阴，清热解毒	五阴煎加减	熟地黄、山药、扁豆、炙甘草、茯苓、芍药、五味子、人参、白术
湿热内蕴	发热，头身困重，大便不爽，小便黄赤而不利，舌红苔黄腻，脉滑数	清热解毒，利湿化浊	葛根芩连汤加减	葛根黄芩黄连汤，甘草四般治二阳

考点30★★ 慢性髓细胞白血病（助理医师不考）

【诊断】

（1）凡有不明原因的持续性白细胞数增高，根据典型的血象、骨髓象改变，脾肿大，Ph 染色体阳性，BCR－ABL 融合基因阳性即可诊断。

（2）检查

1）慢性期：①血象：白细胞数明显增多，>20×10^9/L，可达 100×10^9/L。血片中粒细胞显著增多，以中性中幼、晚幼和杆状核粒细胞居多，原始细胞<10%，嗜酸性及嗜碱性粒细胞增多。血小板多正常，部分患者增多。晚期血小板减少，出现贫血。②中性粒细胞碱性磷酸酶测定：活性减低或呈阴性反应。③骨髓：增生活跃，以粒细胞为主，粒红比例明显增高，其中中性中幼、晚幼和杆状核粒细胞明显增多，原始细胞<10%。嗜酸性和嗜碱性粒细胞增多。红细胞相对减少。巨核细胞增多或正常，晚期减少。④细胞遗传学及分子生物学改变。⑤血液生化：血清及尿中尿酸浓度增高。血清乳酸脱氢酶增高。

2）加速期：外周血或骨髓原始细胞≥10%，外周血嗜碱性粒细胞>20%，不明原因的血小板进行性减少或增加。

3）急变期：外周血或骨髓中原始细胞>20%或出现髓外原始细胞浸润，CFU－GM 培养呈小簇生长或不生长。

【西医治疗】

（1）白细胞淤滞症：紧急处理见急性白血病，应并用羟基脲和别嘌呤醇。

（2）化学治疗：羟基脲、白消安（马利兰）等。

（3）其他治疗：干扰素－α、甲磺酸伊马替尼、异基因造血干细胞移植。

【中医辨证论治】

证型	证候	治法	方剂	组成
阴虚内热	低热，盗汗，虚烦，口干口苦，手足心热，鼻衄，舌红少苔，脉细数	滋阴清热，解毒祛瘀	青蒿鳖甲汤加减	青蒿鳖甲知地丹，热伏阴分仔细看，夜热早凉无汗出，养阴透热服之安
瘀血内阻	形体消瘦，面色晦暗，按之坚硬，刺痛，皮肤瘀斑，舌紫暗，脉细涩	活血化瘀	膈下逐瘀汤加减	膈下逐瘀桃牡丹，赤芍乌药玄胡甘，归芎灵脂红花壳，香附开郁血亦安
气血两虚	面色萎黄或苍白，头晕眼花，疲乏无力，自汗，舌淡苔薄白，脉细弱	补益气血	八珍汤加减	四君子汤（参术苓草）＋四物汤（芎地芍归）
热毒壅盛	发热甚或壮热，汗出，口渴喜冷饮，衄血、发斑，消瘦，舌红苔黄，脉数	清热解毒为主，佐以扶正祛邪	清营汤合犀角地黄汤加减	犀地银翘玄连竹，丹麦清热更护阴；犀角地黄芍药丹，血升胃热火邪干

考点 31★★★ 原发免疫性血小板减少症

【诊断】

（1）至少 2 次检查血小板计数减少，血细胞形态无异常；脾不大或轻度大；骨髓巨核细胞增多或正常，有成熟障碍；排除其他继发性血小板减少症。

（2）检查

①血小板：血小板计数减少。

②骨髓象：骨髓巨核细胞数量增加或正常；巨核细胞体积变小，胞浆内颗粒减少，幼稚巨核细胞增加；有产板型巨核细胞减少。

③血小板抗体的检测：可鉴别免疫性与非免疫性血小板减少，有助于 ITP 诊断。

④其他：90% 以上患者血小板生存时间明显缩短。

【西医治疗】

（1）一般治疗：卧床休息，注意止血药的应用及局部止血。

（2）糖皮质激素：首选，常用泼尼松。

（3）脾切除。

（4）免疫抑制剂治疗：长春新碱、环磷酰胺、硫唑嘌呤、环孢素。

（5）其他治疗：达那唑、氨肽素。

（6）急症处理：①血小板悬液输注。②静脉注射丙种球蛋白。③促血小板生成药。④大剂量甲泼尼龙。

【中医辨证论治】

证型	证候	治法	方剂	组成
血热妄行	皮肤紫癜，发热，口渴，便秘，尿黄，鼻衄，舌红苔薄黄，脉弦数	清热凉血	犀角地黄汤加减	犀角地黄芍药丹
阴虚火旺	紫斑较多，目眩，耳鸣，低热颧红，心烦盗汗，舌红少津，脉细数	滋阴降火，清热止血	茜根散或玉女煎加减	芩连地黄与地榆，栀子当归犀牛角；玉女石膏熟地黄，知母麦冬牛膝襄
气不摄血	斑色暗淡，时起时消，过劳加重，心悸气短，面色苍白，舌淡苔白，脉弱	益气摄血，健脾养血	归脾汤加减	归脾汤用术参芪，归草茯神远志随，酸枣木香龙眼肉，煎加姜枣益心脾
瘀血内阻	肌衄，吐血，便血，月经有血块，面色黧黑，舌紫暗，脉细涩	活血化瘀止血	桃红四物汤加减	桃仁、红花＋芎地芍归

考点 32★ 甲状腺功能亢进症

【诊断】

（1）诊断要点：根据典型临床表现（怕热、易激动、多食易饥、消瘦、眼征、甲状腺肿大等）、体征（甲状腺部位闻及血管杂音和触到震颤）、实验室检查（血清甲状腺激素升高，TSH 降低），即可诊断。在确诊甲亢的基础上，排除其他原因所致的甲亢，结合患者眼征、弥漫性甲状腺肿、TRAb 阳性，即可诊断为 GD。

（2）检查

①FT_3 与 FT_4：两者直接反映甲状腺功能状态。

②血清 TSH 测定：反映甲状腺功能最有价值的指标。

③甲状腺摄 ^{131}I 率测定：甲亢时增高，3 小时 >25%，24 小时 >45%，且高峰前移。

④甲状腺抗体检查：TRAb 已成为诊断 CD 的第一线指标，对随访疗效、判断能否停药及治疗后复发的可能性等有一定的指导意义。

【西医治疗】

（1）一般治疗：休息，避免精神刺激和劳累过度。忌食辛辣及含碘丰富的食物，少喝浓茶、咖啡。

（2）抗甲状腺药物治疗：丙基硫氧嘧啶（PTU）、甲基硫氧嘧啶（MTU）、甲巯咪唑（他巴唑）、卡比马唑（甲亢平），首选甲巯咪唑。

（3）辅助药物治疗：β 受体阻滞剂（普萘洛尔）；碘化物。

（4）放射性 ^{131}I 治疗：甲状腺功能减退症为主要并发症。

（5）手术治疗：甲状腺次全切除术。

（6）甲状腺危象的治疗：针对诱因治疗，如控制感染等。抑制甲状腺素的合成与释放（首选丙基硫氧嘧啶），联合使用碘剂；使用普萘洛尔减轻交感神经兴奋症状；静滴氢化可的松；予以物理降温等。

【中医辨证论治】

证型	证候	治法	方剂	组成
气滞痰凝	颈前肿胀，烦躁易怒，胸闷胁胀，善太息，舌苔白腻，舌淡红，脉弦	疏肝理气，化痰散结	逍遥散合二陈汤加减	逍遥散中当归芍，柴苓术草加姜薄；二陈汤用半夏陈，苓草梅姜一并存
肝火旺盛	颈前肿胀，眼突，烦躁易怒，恶热多汗，口苦咽干，舌红苔黄，脉弦数	清肝泻火，消瘿散结	龙胆泻肝汤加减	龙胆泻肝栀芩柴，生地车前泽泻偕，木通甘草当归合，肝经湿热力能排
阴虚火旺	颈前肿大，眼突，易饥多食，口干咽燥，五心烦热，舌红少苔，脉细数	滋阴降火，消瘿散结	天王补心丹加减	补心地归二冬仁，远茯味砂桔三参
气阴两虚	颈前肿大，眼突，心悸失眠，消瘦，神疲乏力，气短汗多，手足心热，舌红少苔，脉细	益气养阴，消瘿散结	生脉散加味	生脉麦味与人参

考点 33★★ 甲状腺功能减退症

【诊断】

（1）本病可有甲状腺手术、放射治疗或抗甲状腺药物应用史，有自身免疫性甲状腺炎或垂体疾患。诊断的主要依据是甲状腺功能检查，如 FT_4 降低，TSH 明显升高为原发性甲减；亚临床期仅 TSH 升高；FT_4 降低，TSH 正常，考虑为继发性甲减。TRH 兴奋试验可助鉴别。

（2）检查

①甲状腺功能检查：血清 TSH 增高、FT_4 降低是诊断原发性甲减的必备指标；TT_3 和 FT_3 可在正常范围，严重甲减时降低；只有 TSH 升高而 T_3、T_4 正常，为亚临床甲减。

②甲状腺自身抗体：如甲状腺微粒体抗体、甲状腺球蛋白抗体等增高，表明甲减由自身免疫性甲状腺炎所致。

③其他：患者可有轻、中度贫血，血清总胆固醇升高，血清心肌酶 CK、LDH 可升高。心电图可见低电压，心脏彩超可见心包积液。

【西医治疗】

（1）甲状腺激素补充或替代：不论何种甲减均需要，永久性者需终身服用。左甲状腺素（L-T_4）为首选药。

（2）亚临床甲减的处理：高胆固醇血症患者，血清 TSH > 10mU/L，需要给予 L－T$_4$ 治疗。

（3）对症治疗：贫血者补充铁剂、维生素 B$_{12}$、叶酸等。胃酸不足者给予稀盐酸。

（4）黏液性水肿昏迷的治疗：①即刻补充 TH，首选左三碘甲腺原氨酸（L－T$_3$）静脉注射。②静脉滴注氢化可的松，患者清醒及血压稳定后减量。③保温，供氧，保持呼吸道通畅，必要时行气管切开。④根据需要补液，但补液量不宜过多。⑤控制感染，防治休克，治疗原发病。

【中医辨证论治】

证型	证候	治法	方剂	组成
脾肾气虚	神疲乏力，少气懒言，纳呆腹胀，腰膝酸软，舌淡，脉沉弱	益气健脾补肾	四君子汤合大补元煎加减	参术苓草；大补元煎益精方，人参草药培脾安，归地山萸滋真水，杜仲枸杞冲任藏
脾肾阳虚	神疲乏力，少气懒言，畏寒肢冷，腰膝酸软，	温补脾肾	脾阳虚为主者，附子理中丸加减；肾阳虚为主者，右归丸加减	附子理中温中阳，人参干姜术草帮；右归丸中地附桂，山药萸黄菟丝归，杜仲鹿胶枸杞子，益火之源此方魁
心肾阳虚	形寒肢冷，面浮肢肿，心悸胸闷，腰膝酸软，舌淡暗苔白，脉迟缓	温补心肾，利水消肿	真武汤合苓桂术甘汤加减	真武附苓术芍姜；苓桂术甘痰饮主，桂枝甘草加苓术
阳气衰微	嗜睡、昏睡、肢软体凉，呼吸微弱，舌淡，脉迟微弱	益气回阳救逆	四逆加人参汤。同时应用大剂量参附注射液	附草姜＋人参

考点 34 ★★★ 糖尿病

【诊断】

（1）空腹血糖（FPC）≥7.0mmol/L；OGTT 2 小时血糖≥11.1mmol/L；有高血糖的典型症状或高血糖危象，随机血糖≥11.1mmol/L；如无明确的高血糖症状，结果应重复检测确认。

（2）检查

①尿糖测定：尿糖阳性。

②血糖测定：反映瞬间血糖状态。

③葡萄糖耐量试验（OGTT）：适用于血糖高于正常范围而又未达到诊断糖尿病标准者。

④糖化血红蛋白和糖化血浆白蛋白测定：前者反映采血前 2 ~ 3 个月内平均血糖控制水平，后者可反映患者近 2 ~ 3 周血糖总的水平。

⑤血浆胰岛素和 C 肽测定：了解胰岛 β 细胞功能。

【西医治疗】

（1）饮食治疗：补充足够的热量，碳水化合物、蛋白质、脂肪合理分配。

（2）口服药治疗：①磺脲类：T2DM 经饮食及运动治疗后病情未能控制者。②双胍类（二甲双胍）：2 型糖尿病起始的治疗，尤其是无明显消瘦者以及伴血脂异常、高血压或高胰岛素血症者。③α‐糖苷酶抑制剂：空腹血糖正常而餐后血糖高者。④噻唑烷二酮：使用其他降糖药物效果不佳的 T2DM 患者，特别是胰岛素抵抗者。⑤格列奈类：T2DM 早期餐后高血糖阶段，或以餐后高血糖为主的老年患者。⑥二肽基肽酶‐4抑制剂。⑦钠‐葡萄糖协同转运蛋白2抑制剂。

（3）胰高血糖素样肽‐1 受体激动剂：需皮下注射。

（4）胰岛素治疗：①适应证：T1DM 替代治疗；T2DM 患者经饮食及口服降糖药治疗未获得良好控制；T2DM 糖尿病无明显诱因出现体重显著下降者，应该尽早使用胰岛素治疗；新诊断的 T2DM，GHbA1c ＞9% 或空腹血糖 ＞11.1mmol/L，首选胰岛素；糖尿病酮症酸中毒、高渗高血糖综合征和乳酸性酸中毒伴高血糖者；糖尿病的各种其他严重急性或慢性并发症；糖尿病手术、妊娠和分娩；某些特殊类型糖尿病。②不良反应：低血糖反应、过敏反应、胰岛素性水肿、屈光不正、注射部位脂肪营养不良等。

（5）并发症的治疗

①糖尿病酮症酸中毒：补液、应用胰岛素、纠酸、补钾、处理诱发病和防治并发症。

②高渗高血糖综合征：补液、应用胰岛素、补钾、积极治疗诱发病和防治并发症。

③低血糖反应及昏迷：采血样检测血糖明确诊断；迅速提高血糖水平；低血糖昏迷长达6小时以上，需给予脱水治疗。

【中医辨证论治】

（1）症状期

	证型	证候	治法	方剂	组成
阴虚燥热	上消（肺热伤津）	烦渴多饮，口干舌燥，尿频量多，多汗，舌红苔薄黄，脉洪数	清热润肺，生津止渴	消渴方加减	消渴方可将阴补，藕汁姜蜜鲜牛乳，花粉地黄鸡瓜连，益血润燥把火侮
	中消（胃热炽盛）	多食易饥，口渴多尿，形体消瘦，大便干燥，苔黄，脉滑实有力	清胃泻火，养阴增液	玉女煎加减	玉女石膏熟地黄，知母麦冬牛膝襄
	下消（肾阴亏虚）	尿频量多，浑浊如脂膏，腰膝酸软，头晕耳鸣，舌红少苔，脉细数	滋阴固肾	六味地黄丸加减	地八山山四，丹苓泽泻三

续表

证型	证候	治法	方剂	组成
气阴两虚	口渴引饮，能食与便溏并见，精神不振，乏力体瘦，舌淡红，苔白而干，脉弱	益气健脾，生津止渴	七味白术散加减	白术人参甘茯苓，藿木二香合葛根
阴阳两虚	小便频数，面色黧黑，腰膝酸软，形寒畏冷，阳痿，舌淡苔白，脉沉细无力	滋阴温阳，补肾固摄	金匮肾气丸加减	肾气丸补肾阳虚，地黄山药及茱萸，苓泽丹皮合桂附，水中生火在温煦
痰瘀互结	形体肥胖，肌肉酸胀，四肢刺痛，舌暗，苔厚腻，脉滑	活血化瘀祛痰	平胃散合桃红四物汤加减	平胃散用苍术朴，陈皮甘草四般施；桃仁、红花＋芎地芍归
脉络瘀阻	面色晦暗，消瘦乏力，胸中闷痛，肢体刺痛，舌暗少苔，脉弦	活血通络	血府逐瘀汤加减	血府当归生地桃，红花枳壳膝芎饶，柴胡赤芍甘桔梗，血化下行不作痨

（2）并发症

病名	治法	方剂	组成
疮痈	清热解毒	五味消毒饮合黄芪六一散加减	五味消毒疗诸疗，银花野菊蒲公英，紫花地丁天葵子，煎加酒服效非轻；甘草、黄芪、大枣
白内障、雀目、耳聋	滋补肝肾，益精养血	杞菊地黄丸、羊肝丸、磁朱丸	地八山山四，丹苓泽泻三＋枸杞子、菊花；木贼、夜明砂、蝉蜕、羊肝、当归；磁朱丸中有神曲，安神潜阳指目疾，心悸失眠皆可用，癫狂痫证服之宜

考点35★★ 血脂异常

【诊断】

（1）病史：原发性血脂异常者部分有家族史。继发性血脂异常者常有糖尿病、肾病、肝胆系统疾病史或不良饮食习惯及引起高脂血症的药物应用史。

（2）体征：①形体肥胖。②出现黄斑瘤、腱黄瘤、皮下结节状黄色瘤。③高脂血症性眼底病变、角膜环。

（3）检查：无论有无临床表现，血脂异常主要依据患者血脂水平做出诊断。

①血脂：TC $5.2 \sim 6.19$mmol/L 为边缘升高，TC ≥ 6.2mmol/L 为升高；TG ≥ 2.3mmol/L 为升高。

②脂蛋白：LDL－C $3.4 \sim 4.09$mmol/L 为边缘升高，≥ 4.1mmol/L 为升高；HDL－C < 1.0mmol/L 为降低。

【西医治疗】

（1）生活方式干预：饮食控制、增加运动、戒烟限酒等。

（2）药物治疗：①HMG－CoA还原酶抑制剂（他汀类）：阿托伐他汀、辛伐他汀、普伐他汀、瑞舒伐他汀。②胆酸螯合剂：考来烯胺、考来替泊。③贝特类：非诺贝特、苯扎贝特。④烟酸类：烟酸。⑤普罗布考。⑥肠道胆固醇吸收抑制剂：依折麦布。⑦高纯度鱼油制剂。

【中医辨证论治】

证型	证候	治法	方剂	组成
胃热滞脾	多食，消谷善饥，脘腹胀满、胃脘灼痛、嘈杂、得食则缓，舌红苔黄腻，脉弦滑	清胃泄热	保和丸合小承气汤加减	保和山楂莱菔曲，夏陈茯苓连翘齐；大黄、厚朴、枳实
气滞血瘀	胸部憋气，固定不移，动则尤甚，舌紫暗苔薄白，脉弦	活血祛瘀，行气止痛	血府逐瘀汤合失笑散加减	血府逐瘀生地桃，红花当归草赤芍，桔梗枳壳柴芎膝；五灵脂、蒲黄
痰浊中阻	形体肥胖，肢体困重，食少纳呆，腹胀，胸腹满闷，舌胖边有齿痕，苔白腻，脉滑	健脾化痰降浊	导痰汤加减	二陈去梅加枳星，方名导痰消积饮，胸膈痞塞肋胀满，坐卧不安服之宁
肝肾阴虚	头目胀痛，视物昏眩，耳鸣健忘，五心烦热，腰膝酸软，颧红盗汗，舌红苔少，脉细数	滋养肝肾	杞菊地黄汤加减	地八山山四，丹苓泽泻三＋枸杞子、菊花
脾肾阳虚	畏寒肢冷，腰膝腿软，面色淡白，大便溏薄，腹胀纳呆，舌淡胖苔白滑，脉沉细	温补脾肾	附子理中汤加减	附子理中温中阳，人参干姜术草帮
肝郁脾虚	心烦易怒，胸胁闷痛，脘腹胀满吐酸，纳食不香，舌红苔白，脉弦细	疏肝解郁，健脾和胃	逍遥散加减	逍遥散中当归芍，柴苓术草加姜薄

考点36★★ 高尿酸血症与痛风（助理医师不考）

【诊断】

（1）血尿酸 >420μmol/L（7.0mg/dL）可诊断为高尿酸血症。

（2）中老年男性如出现特征性关节炎表现、尿路结石或肾绞痛发作，伴有高尿酸血症应考虑痛风。关节液穿刺或痛风石活检证实为尿酸盐结晶可做出诊断。X线检查、CT或MRI扫描对明确诊断具有一定的价值。急性关节炎期诊断有困难者，秋水仙碱试验性治疗有诊断意义。

（3）检查

①血尿酸测定：正常男性218~416μmol/L(3.5~7.0mg/dL)，女性149~358μmol/L(2.5~6.0mg/dL)。

②尿尿酸测定：低嘌呤饮食5天后，24小时尿尿酸>3.6mmol（600mg），为尿酸生成过多；如<3.6mmol而血尿酸≥416μmol/L，为尿酸排泄减少。

③滑囊液检查：急性关节炎期，行关节穿刺抽取滑液，在偏振光显微镜下，滑液中或白细胞内有负性双折光针状尿酸盐结晶，阳性率约为90%。穿刺或活检痛风石内容物，可发现同样形态的尿酸盐结晶。本项检查具有确诊意义，为痛风诊断的"金标准"。

④X线检查：急性期可见软组织肿胀；慢性期可见关节间隙狭窄、关节面不规则、痛风石沉积，典型者骨质呈类圆形穿凿样或虫噬样缺损、边缘呈尖锐的增生钙化，为尿酸盐侵蚀骨质所致。严重者出现脱位、骨折。

⑤超声检查：X线检查对尿酸性结石不能显影，但超声检查对尿酸性结石及混合性结石均能显影。

【西医治疗】

（1）一般治疗：避免高嘌呤食物，戒酒；避免暴食酗酒、受凉受潮、过度疲劳、防止关节损伤，慎用影响尿酸排泄的药物等；防治伴发疾病如血脂异常、糖尿病、高血压病、冠心病、脑血管病等。

（2）急性期治疗：①卧床休息，抬高患肢，避免关节负重，立即给予抗炎药物治疗。②秋水仙碱是治疗痛风急性发作的特效药。③非甾体抗炎药：吲哚美辛、萘普生、布洛芬、保泰松等。活动性消化性溃疡者禁用。④糖皮质激素：用于秋水仙碱和非甾体抗炎药无效或不能耐受者。

（3）发作间歇期和慢性期治疗：①促进尿酸排泄药：丙磺舒、磺吡酮及苯溴马隆等。②抑制尿酸合成药：别嘌醇和非布司他。③关节活动障碍者，可进行理疗或体疗。

（4）肾脏病变的治疗：在积极控制血尿酸水平的基础上，碱化尿液，多饮多尿。利尿剂可选择螺内酯（安体舒通）等。降压可用血管紧张素转化酶抑制剂。

【中医辨证论治】

证型	证候	治法	方剂	组成
风寒湿阻	肢体关节疼痛，屈伸不利，呈游走性疼痛，肌肤麻木，阴雨天加重，苔薄白，脉弦紧	祛风散寒，除湿通络	蠲痹汤加减	酒当归、羌活、炙黄芪、白芍、防风、生姜、甘草

证型	证候	治法	方剂	组成
风湿热郁	关节红肿热痛，痛不可触，遇热痛甚，得冷则舒，舌红苔黄，脉滑数	清热除湿，祛风通络	白虎加桂枝汤加减	知母、石膏、甘草、粳米、桂枝
痰瘀痹阻	关节肿痛，时轻时重，皮下结节，破溃流浊，舌紫暗苔白腻，脉细涩	化痰祛瘀，通络止痛	桃红饮加减	桃仁、红花、川芎、当归尾、威灵仙
肝肾亏虚	关节肿痛，酸楚重着，麻木不仁，腰膝酸痛，神疲乏力，舌淡苔白，脉细	补益肝肾，祛风通络	独活寄生汤加减	独活寄生芃防辛，归芎地芍桂苓均，杜仲牛膝人参草，冷风顽痹屈能伸

考点 37 ★★★ 类风湿关节炎

【诊断】

（1）下列符合 4 项即可诊断：①晨僵至少 1 小时（≥6 周）。②3 个或 3 个以上的关节肿胀（≥6 周）。③腕、掌指关节或近端指间关节肿胀（≥6 周）。④对称性关节肿胀（≥6 周）。⑤有类风湿皮下结节。⑥手和腕关节的 X 线片有关节端骨质疏松和关节间隙狭窄。⑦类风湿因子阳性。

（2）检查

①血象：轻度至中度贫血，血小板多增高。

②红细胞沉降率：增快。

③C 反应蛋白：增高。

④RF：70% 患者 IgM 型类风湿因子（RF）阳性。

⑤抗瓜氨酸化蛋白抗体：对早期诊断有一定意义。

⑥X 线检查：诊断和观察疗效的重要指标。

【西医治疗】

（1）药物治疗：①非甾体抗炎药：布洛芬、萘普生、双氯芬酸等。②改善病情的抗风湿药及免疫抑制剂：甲氨蝶呤（首选）、柳氮磺吡啶、来氟米特、抗疟药（氯喹、羟氯喹）、青霉胺、金诺芬、环孢素 A。③糖皮质激素。④植物药制剂：雷公藤总苷、白芍总苷、青藤碱。⑤生物制剂：TNF-α 拮抗剂等。

（2）外科治疗：急性期采用滑膜切除术。晚期可采用关节成形术或关节置换术。

【中医辨证论治】

	证型	证候	治法	方剂	组成
活动期	湿热痹阻	发热，口苦，纳呆，下肢关节肿痛，全身乏力，苔黄腻，脉滑数	清热利湿，祛风通络	四妙丸加减	二妙散中苍柏兼，若云三妙牛膝添，四妙再加薏苡仁，湿热下注痿痹痊
	阴虚内热	午后发热，盗汗，口干咽燥，手足心热，关节肿胀疼痛，舌干红少苔，脉细数	养阴清热，祛风通络	丁氏清络饮加减	清络祛暑六药鲜，银扁翠衣瓜络添，佐以竹叶荷叶边，暑热伤肺轻症安
	寒热错杂	关节灼热疼痛，形寒肢凉，阴雨天夭痛加重，得温则舒，舌红苔白，脉数	祛风散寒，清热化湿	桂枝芍药知母汤加减	桂枝芍药知母汤，甘草麻黄与生姜，白术防风与附子，主治阴虚郁热证
缓解期	痰瘀互结	关节肿痛且变形，肌肉刺痛，面色黧黑，肢体顽麻，舌暗红苔薄白，脉弦滑	活血化瘀，祛痰通络	身痛逐瘀汤合指迷茯苓丸加减	身痛逐瘀膝地龙，香附羌秦草归芎，黄芪苍柏量加减，要紧五灵桃没红；指迷茯苓丸最精，风化芒硝枳实并
	肝肾亏损	形体消瘦，关节变形，肌肉萎缩，屈伸不利，筋惕肉瞤，腰膝酸软，舌淡苔薄，脉细弱	益肝肾，补气血，祛风湿，通经络	独活寄生汤加减	独活寄生尤防辛，归芎地芍桂苓均，杜仲牛膝人参草，冷风顽痹屈能伸

考点 38★★ 系统性红斑狼疮（助理医师不考）

【诊断】

（1）下列符合 4 项或 4 项以上者，除外感染、肿瘤和其他结缔组织病后，即可确诊：①颧部红斑。②盘状红斑。③光过敏。④口腔溃疡。⑤关节炎。⑥浆膜炎。⑦肾脏病变。⑧神经系统病变：癫痫等。⑨血液学疾病：溶血性贫血或血白细胞减少或淋巴细胞绝对值减少或血小板减少。⑩免疫学异常：狼疮细胞阳性或抗双链 DNA 或抗 Sm 抗体阳性或梅毒血清试验假阳性。⑪抗核抗体阳性。

（2）检查

①一般检查：血沉在活动期常增高。

②抗核抗体：敏感性高，特异性差；抗双链 DNA 抗体：对确诊 SLE 和判断狼疮的活动性参考价值大，本抗体滴度高者常有肾损害；抗 Sm 抗体：特异性高，敏感性较低。

③CH50、C3、C4 降低，有助于 SLE 的诊断，提示疾病处于进展期，常伴有严重的系统损害。

④免疫病理检查：狼疮带试验、肾活检。

⑤影像学检查：头颅 MRI、CT 可发现患者脑部梗死性或出血性病灶；高分辨率 CT 可发现早期肺间质性病变。超声心动图有助于诊断心包积液，心肌、心瓣膜病变，肺动脉高压等。

【西医治疗】

（1）一般治疗：急性活动期卧床休息，缓解期适当工作，避免过劳；避免日晒或其他紫外线照射；预防和治疗感染等。

（2）药物治疗

①轻型 SLE：对症治疗、小剂量糖皮质激素治疗。

②重型 SLE：糖皮质激素（强的松等）、免疫抑制剂（环磷酰胺或硫唑嘌呤）。

③狼疮危象：大剂量甲泼尼龙冲击治疗、对症治疗和支持治疗

④妊娠生育：患者无重要脏器损害、病情稳定 1 年以上，细胞毒免疫抑制剂（环磷酰胺、甲氨蝶呤等）停用半年以上，泼尼松维持量＜10mg/d，可以妊娠。有习惯性流产史或抗磷脂抗体阳性者，应加服低剂量阿司匹林 50～100mg/d。

【中医辨证论治】

证型	证候	治法	方剂	组成
气营热盛	高热不恶寒，满面红赤，皮肤红斑，口渴喜冷饮，舌红绛苔黄，脉洪数	清热解毒，凉血化斑	清瘟败毒饮加减	清瘟败毒生石膏，知母生地桔牛角，芩连栀子丹竹叶，玄参赤芍翘甘草
阴虚内热	长期低热，手足心热，口渴喜冷饮，齿衄，舌红少苔，脉细数	养阴清热	玉女煎合增液汤加减	玉女石膏熟地黄，知母麦冬牛膝襄；增液麦地与玄参
热郁积饮	胸闷胸痛，咽干口渴，红斑皮疹，舌红苔厚腻，脉滑数	清热蠲饮	葶苈大枣泻肺汤合泻白散加减	葶苈子、大枣；泻白桑皮地骨皮，甘草粳米四般宜
瘀热痹阻	手足瘀点，两手白紫相继，鼻衄，血尿，低热，舌红苔薄，脉细弦	清热凉血，活血散瘀	犀角地黄汤加减	犀角地黄芍药丹，血升胃热火邪干
脾肾两虚	面色不华，神疲乏力，畏寒肢冷，午后烘热，两腿浮肿，舌淡胖苔薄白，脉弦细	滋肾填精，健脾利水	济生肾气丸加减	地八山山四，丹苓泽泻三＋肉桂、附子、牛膝、车前子

续表

证型	证候	治法	方剂	组成
气血两亏	心悸征仲，健忘失眠，面色不华，肢体麻木，舌淡苔薄白，脉细缓	益气养血	八珍汤加减	四君子汤＋四物汤
脑虚瘀热	病情危笃，身热肢厥，神昏谵语，痰壅气粗，舌绛，脉细数	清心开窍	清宫汤送服或鼻饲安宫牛黄丸或至宝丹	清宫汤用莲子心，犀角麦冬与玄参，竹叶连翘透心热，或加沥胆菖郁金；安宫牛黄开窍方，芩连栀郁朱雄黄，犀角珍珠冰麝箔，热闭心包功效良；至宝朱砂麝息香，雄黄犀角与牛黄，金银二箔兼龙脑，琥珀还同玳瑁良
瘀热伤肝	低热，两胁胀痛，月经提前，经血暗紫，烦躁易怒，黄疸，舌紫暗，脉弦	疏肝清热，凉血活血	茵陈蒿汤合柴胡疏肝散加减	茵陈、栀子、大黄；柴胡疏肝芍川芎，枳壳陈皮草香附

考点 39★★★ 脑梗死

1. 动脉硬化性脑梗死

【诊断】

（1）起病急，多于安静状态下发病。多见于有动脉硬化、高血压、糖尿病及心脏病病史的中老年人；有颈内动脉系统和（或）椎－基底动脉系统体征和症状，如偏瘫、偏身感觉障碍、失语、共济失调等；头颅 CT、MRI 发现梗死灶，或排除脑出血、瘤卒中和炎症性疾病等。

（2）检查

①颅脑 CT：示低密度梗死灶。

②颅 MRI：早期发现大面积梗死灶，清晰显示小病灶及后颅凹的梗死灶。

③血管造影：显示血管狭窄和闭塞的部位。

④脑脊液检查：大面积脑梗死压力可增高，出血性脑梗死可见红细胞。

⑤其他：彩色多普勒超声检查可发现颈动脉及颈内动脉的狭窄，动脉粥样硬化斑或血栓形成。

【西医治疗】

（1）一般治疗：①卧床休息，监测生命体征。②吸氧与呼吸支持。③进行心电监护。④治疗脑水肿。⑤控制体温、血压、血糖。

（2）溶栓治疗：常用尿激酶、重组的组织型纤溶酶原激活剂。

（3）抗凝治疗：常用肝素、低分子肝素。

（4）脑保护治疗：钙通道阻滞剂、镁离子等。

（5）降纤治疗：降纤酶、巴曲酶等。

（6）抗血小板聚集治疗：阿司匹林。

（7）手术治疗：颈动脉内膜切除术、颅内外动脉吻合术、开颅减压术、脑室引流术等。

（8）高压氧治疗。

（9）康复治疗。

（10）预防性治疗。

【中医辨证论治】

证型	证候	治法	方剂	组成
肝阳暴亢，风火上扰	头晕头痛，耳鸣目眩，突然发生口眼歪斜，舌强语謇，舌红苔黄，脉弦	平肝潜阳，活血通络	天麻钩藤饮加减	天麻钩藤石决明，栀杜寄生膝与芩，夜藤茯神益母草，主治眩晕与耳鸣
风痰瘀血，痹阻脉络	肌肤不仁，突然口眼歪斜，口角流涎，舌强语謇，手足拘挛，苔薄白，脉浮数	祛风化痰通络	真方白丸子加减	真方白丸半夏附，南星天麻与川乌，全蝎木香枳壳合，祛风化痰通经络
痰热腑实，风痰上扰	半身不遂，舌强语謇，偏身麻木，口黏痰多，腹胀便秘，舌红苔黄腻，脉弦滑	通腑泄热，化痰理气	星蒌承气汤加减	全瓜蒌、胆南星、石菖蒲、地龙、丹参、郁金、枳壳、厚朴、大黄
气虚血瘀	肢体不遂，软弱无力，形体肥胖，气短声低，面色萎黄，舌淡暗苔薄，脉细弱	益气养血，化瘀通络	补阳还五汤加减	补阳还五赤芍芎，归尾通经佐地龙，四两黄芪为主药，血中瘀滞用桃红
阴虚风动	口眼歪斜，舌强语謇，半身不遂，耳鸣目眩，膝酸腿软，舌红苔黄，脉弦滑	滋阴潜阳，镇肝息风	镇肝息风汤加减	张氏镇肝息风汤，龙牡龟牛治亢阳，代赭天冬元芍草，茵陈川楝麦芽襄
脉络空虚，风邪入中	突然口眼歪斜，语言不利，口角流涎，半身不遂，苔薄白，脉浮弦	祛风通络，养血和营	大秦艽汤加减	大秦艽羌独防，芎芷辛芩二地黄，石膏归芍苓甘术，风邪散见可通尝

续表

证型	证候	治法	方剂	组成
痰热内闭清窍	突然昏仆，口噤目张，气粗息高，口眼歪斜，昏不知人，舌苔黄腻，舌红，脉弦滑数	清热化痰，醒神开窍	首先灌服（或鼻饲）至宝丹或安宫牛黄丸以辛凉开窍，继以羚羊角汤加减	至宝朱砂麝息香，雄黄犀角与牛黄，金银二箔兼龙脑，琥珀还同玳瑁良；安宫牛黄开窍方，芩连栀郁朱雄黄，犀角珍珠冰麝箔，热闭心包建功效良；龟蝉生石羚羊角，夏菊丹芍柴薄枣
痰湿壅闭心神	突然昏仆，不省人事，口噤不开，痰涎壅盛，苔白滑而腻，舌淡，脉沉	辛温开窍，豁痰息风	涤痰汤加减	参苓橘半连茹草，枳实菖枣星麦冬
元气败脱，心神涣散	突然昏仆，不省人事，目合口开，鼻鼾息微，手撒肢冷，舌痿，脉微欲绝	益气回阳，救阴固脱	大剂参附汤合生脉散加减	人参、附子；生脉麦味与人参

2. 脑栓塞

【诊断】

（1）无前驱症状，突然发病，病情进展迅速且多在几分钟内达高峰。

（2）局灶性脑缺血症状明显，伴有周围皮肤、黏膜和（或）内脏和肢体栓塞症状。

（3）明显的原发疾病和栓子来源。

（4）脑CT和MRI能明确脑栓塞的部位、范围、数目及性质（出血性与缺血性）。

【西医治疗】

（1）积极进行脱水、降颅压治疗；大颅瓣切除减压。

（2）溶栓治疗，栓子摘除术。气栓应采取头低位、左侧卧位；脂肪栓可用扩容剂、血管扩张剂、5%碳酸氢钠注射液250mL静脉滴注；感染性栓塞选用有效足量的抗生素抗感染治疗。

（3）防止栓塞复发，房颤患者尽可能恢复正常心律，如不能则应采取预防性抗凝治疗。可选用华法林或抗血小板聚集药物阿司匹林、氯吡格雷等。

（4）血管扩张剂，烟酸羟丙茶碱等。

【中医辨证论治】

参见"动脉硬化性脑梗死"的中医治疗。

考点40★★★ 脑出血

【诊断】

（1）50岁以上，多有高血压史，体力劳动或情绪激动时突然起病，发病迅速；早期有意识障碍及头痛、呕吐等颅内压增高症状，并有脑膜刺激征及偏瘫、失语等；头颅 CT 示高密度阴影。

（2）检查

①CT 检查：临床上脑出血疑诊病例的首选检查。

②MRI 检查：急性期对幕上及小脑出血的诊断价值不如 CT，但对脑干出血优于 CT。

③脑脊液检查：压力一般均增高，多呈洗肉水样均匀血性。

【西医治疗】

（1）内科治疗：①卧床休息，保持呼吸通畅；给氧；昏迷或吞咽困难者鼻饲；对症治疗。②水、电解质平衡和营养。③控制脑水肿，降低颅内压：立即使用脱水剂，快速静滴甘露醇；利尿剂：静脉注射呋塞米，常与甘露醇合用，亦可使用甘油、10%血清白蛋白等。④控制高血压：根据患者年龄、病前血压水平、病后血压情况及颅内压高低，确定最适当的血压水平。⑤止血药和凝血药：6-氨基己酸，抗血纤溶芳酸、凝血酶、仙鹤草素等。⑥并发症的防治。

（2）手术治疗。

【中医辨证论治】

参见"动脉硬化性脑梗死"的中医治疗。

考点 41★★★ 癫痫

【诊断】

（1）根据患者的发作病史、发作过程和表现，辅以脑电图痫性放电即可诊断。

（2）检查

①脑电图：40%～50%患者在发作间歇期的首次 EEG 检查可见棘波、尖波或棘-慢波、尖-慢波等痫性放电波形。

②神经影像学检查：可确定脑结构性异常或损害。

【西医治疗】

（1）药物治疗

①抗癫痫药物的选择：GTCS 首选苯妥英钠、卡马西平，次选丙戊酸钠。典型失神发作及肌阵挛发作首选丙戊酸钠，次选乙琥胺、氯硝西泮；非典型失神发作首选乙琥胺或丙戊酸钠，次选氯硝西泮。部分性发作和继发全面性发作首选卡马西平，次选苯妥英钠、丙戊酸钠或苯巴比妥。儿童肌阵挛发作首选丙戊酸钠，次选乙琥胺或氯硝西泮。

②癫痫持续状态的处理：地西泮（安定）为首选；苯妥英钠；苯巴比妥钠（鲁米那）；异戊巴比妥钠；对症处理。

（2）神经外科治疗。

【中医辨证论治】

证型		证候	治法	方剂	组成
发作期	阳痫	突然仆倒，不省人事，面色潮红，牙关紧闭，两目上视，四肢抽搐，舌红苔白腻，脉弦数	急以开窍醒神，继以泄热涤痰息风	黄连解毒汤合定痫丸加减	芩连柏栀；定痫二茯贝天麻，丹麦陈远菖蒲夏，胆星蝎蚕草竹沥，姜汁琥珀与朱砂
	阴痫	突然昏仆，不省人事，面色晦暗萎黄，手足清冷，双眼半开半闭，舌淡苔白厚腻，脉沉细	急以开窍醒神，继以温化痰涎，顺气定痫	五生饮合二陈汤加减	生南星、生半夏、生白附子、川乌、黑豆；二陈汤用半夏陈，苓草梅姜一并存
休止期	肝火痰热	性情急躁，口苦咽干，时吐痰涎，大便秘结，昏仆抽搐，舌红苔黄，脉弦滑数	清肝泻火，化痰息风	龙胆泻肝汤合涤痰汤加减	龙胆泻肝栀芩柴，生地车前泽泻偕，木通甘草当归合，肝经湿热力能排；参苓橘半连茹草，枳实菖枣星麦冬
	脾虚痰湿	痫病日久，神疲乏力，胸闷痰多，纳少便溏，舌淡胖苔白腻，脉濡弱	健脾和胃，化痰息风	醒脾汤加减	白术、黄芪、人参、茯神、酸枣仁、地骨皮、远志、柴胡、甘草、桔梗、黄连、木香、香附、龙眼肉
	肝肾阴虚	痫病久发，头晕目眩，心烦失眠，腰膝酸软，舌红少苔，脉细数	补益肝肾，育阴息风	左归丸加减	左归丸内山药地，萸肉枸杞与牛膝，菟丝龟鹿二胶合，补阴填精功效奇
	瘀阻清窍	猝然昏仆、抽搐，颜面口唇青紫，舌紫暗，脉涩	活血化瘀，通络息风	通窍活血汤加减	通窍全凭好麝香，桃红大枣葱白姜，川芎黄酒赤芍药，表里通经第一方

考点42★★★ 帕金森病（助理医师不考）

【诊断】

（1）中老年发病，缓慢进行性病程。必须具备动作迟缓，静止性震颤、肌强直至少具备其中之一，症状左右肢体不对称。左旋多巴治疗有效。患者无眼外肌麻痹、小脑体征、直立性低血压、锥体系损害和肌萎缩等。

（2）检查

①血常规、脑脊液检查、尿常规及血液生化等检查均无异常。

②CT、MRI检查无特征性所见。

③脑电图的基础波形稍呈慢波化。

④尿中多巴胺的代谢产物高香草酸（HVA）减少。

⑤基因检测：DNA印迹技术、PCR、DNA序列分析等在少数家族性PD患者可能会发现基因突变。

⑥正电子发射断层扫描（PET）或单光子发射计算机断层（SPECT）：对早期诊断、鉴别诊断及病情进展监测均有一定的价值。

【西医治疗】

（1）药物治疗：①抗胆碱能药物：苯海索。②金刚烷胺。③单胺氧化酶 B 抑制剂。④DA 受体激动剂。⑤复方左旋多巴和左旋多巴（最基本、最有效）。⑥儿茶酚 - 氧位 - 甲基转移酶抑制剂。

（2）手术治疗：苍白球、丘脑底核毁损术和脑深部电刺激术。

【中医辨证论治】

证型	证候	治法	方剂	组成
风阳内动	肢体颤动粗大，不能自制，头晕耳鸣，面赤烦躁，易激动，心情紧张时颤动加重，舌红苔黄，脉弦	镇肝息风，舒筋止颤	天麻钩藤饮合镇肝息风汤加减	天麻钩藤石决明，栀杜寄生膝与芩，夜藤茯神益母草，主治眩晕与耳鸣；张氏镇肝息风汤，龙牡龟牛治亢阳，代赭天冬元芍草，茵陈川楝麦芽襄
痰热风动	头摇不止，肢麻震颤，头晕目眩，胸脘痞闷，口苦口黏，舌红苔黄腻，脉弦滑数	清热化痰，平肝息风	导痰汤合羚角钩藤汤加减	二陈去梅加枳星，方名导痰消积饮，胸膈痞塞肋胀满，坐卧不安服之宁；羚角钩藤菊花桑，地芍贝茹茯草襄
气血亏虚	头摇肢颤，面色白，表情淡漠，神疲乏力，动则气短，心悸健忘，舌淡红苔薄白，脉沉细弱	益气养血，濡养筋脉	人参养荣汤加减	人参养荣本十全，去芎陈志五味添，食少神衰心气怯，养荣益气损能填
髓海不足	头摇肢颤，持物不稳，腰膝酸软，失眠心烦，头晕，耳鸣，善忘，舌红苔薄白，脉细数	填精补髓，育阴息风	龟鹿二仙膏加减	龟鹿二仙最守真，补人三宝气精神，人参枸杞和龟鹿，益寿延年实可珍
阳气虚衰	头摇肢颤，筋脉拘挛，畏寒肢冷，四肢麻木，心悸懒言，动则气短，自汗，小便清长，舌淡苔薄白，脉沉迟无力	补肾助阳，温煦筋脉	地黄饮子加减	地黄饮子山茱斛，麦味菖蒲远志茯，苁蓉桂附巴戟天，少入薄荷姜枣服

考点 43 ★ 有机磷杀虫药中毒

【诊断】

（1）急性中毒：根据有机磷杀虫药接触史结合呼出大蒜刺激性气味、瞳孔针尖样缩小、大汗淋漓、腺体分泌增多、肌纤维颤动和意识障碍等中毒表现,结合实验室检查即可做出诊断。慢性中毒:根据长期少量接触有机磷杀虫药史,且全血胆碱酯酶活力下降至50%以下,便可确诊。

(2) 检查

①全血胆碱酯酶活力测定:诊断的特异性指标。急性有机磷杀虫药中毒时,胆碱酯酶活力降至50%~70%为轻度中毒,30%~50%为中度中毒,30%以下为重度中毒。

②呕吐物或胃内容物的有机磷浓度测定:具有诊断意义。

③尿中有机磷杀虫药分解产物测定:作为毒物接触与吸收的指标。

【西医治疗】

(1) 急性中毒:①迅速清除毒物。②抗毒药的使用:抗毒蕈碱药(阿托品)、胆碱酯酶复活剂(氯解磷定、碘解磷定、双复磷)。③对症治疗:维持正常呼吸;肺水肿时用阿托品,必要时可用地塞米松、呋塞米、西地兰等;脑水肿时注射甘露醇及地塞米松;中毒性心肌损害者,给予能量合剂、地塞米松及抗心律失常药物。抽搐者,可注射地西泮和可乐定。

(2) 慢性中毒:脱离接触有机磷杀虫药,予小剂量阿托品。

【中医辨证论治】

治疗以扶正解毒为主,根据不同情况,辨证论治。

考点44★★★ 病毒性肝炎

【诊断】

(1) 流行病学资料:有肝炎接触史,或饮食不洁史(甲、戊型肝炎)、输血或应用血制品史(乙、丙、丁型肝炎)。

(2) 临床诊断

肝炎分型	临床表现
急性肝炎	起病急,常见畏寒、发热、乏力、头痛、纳差、恶心、呕吐等,肝大,质偏软,ALT显著升高。黄疸型肝炎血清胆红素<17μmol/L,尿胆红素阳性
慢性肝炎	常见乏力、厌油、肝区不适、肝病面容、肝掌、蜘蛛痣、胸前毛细血管扩张、肝大质偏硬、脾大等
重型肝炎	极度疲乏,严重消化道症状,黄疸加深,胆酶分离,肝脏缩小,出血,PTA<40%等
淤胆型肝炎	黄疸持续时间长,症状轻,肝内梗阻
肝炎肝硬化	慢性肝炎病史。常见乏力、腹胀、尿少、肝掌、蜘蛛痣、脾大、腹水、下肢水肿、胃底和食管下段静脉曲张、白蛋白下降、A/G倒置等

(3) 检查

①肝功能检查:血清酶测定:丙氨酸转氨酶(ALT)、天门冬氨酸转氨酶(AST)、γ-谷氨酰转肽酶(γ-GT)、碱性磷酸酶(ALP)升高。

②血清蛋白:急性肝炎时不变,慢性肝炎中度以上、肝硬化、重型肝炎时出现白

蛋白下降，γ球蛋白升高，白/球（A/G）下降甚至倒置。

③胆红素：急性或慢性黄疸性肝炎时升高。

④凝血酶原活动度（PTA）：<40%是诊断重型肝炎的重要依据。

⑤甲胎蛋白（AFP）：肝炎活动和肝细胞修复时有不同程度的升高。

⑥乙型肝炎病原学诊断：HBsAg与抗-HBs：HBsAg阳性就可诊断HBV感染；HBsAg阴性不能排除HBV感染；抗-HBs为保护性抗体，阳性表示对HBV有免疫力，见于乙型肝炎恢复期、过去感染及乙肝疫苗接种后；HBeAg与抗-HBe：HBeAg的存在表示病毒复制活跃且有较强的传染性；HBcAg与抗-HBc：只要感染过HBV，无论病毒是否被清除，抗-HBc多为阳性；HBVDNA：是病毒复制和具有传染性的直接标志。

【西医治疗】

肝炎分型	治疗方法
急性肝炎	①一般治疗：清淡饮食，进食易消化食物，补充维生素、热量。②病原治疗：急性肝炎一般为自限性，多可完全康复，一般不用抗病毒治疗。病毒性肝炎干扰素或长效干扰素+利巴韦林。③对症治疗：非特异性护肝药（维生素类、还原型谷胱甘肽、肝泰乐等）；降酶药（甘草甜素、联苯双酯、苦参碱等）；退黄药物（丹参注射液、苯巴比妥等）
慢性肝炎	①一般治疗：休息，高蛋白、高热量、高维生素饮食，心理平衡。②病原治疗：干扰素、核苷类似物。③免疫调节：如胸腺肽或胸腺素、转移因子、特异性免疫核糖核酸。④抗纤维化。⑤对症治疗：非特异性护肝药（维生素类、还原型谷胱甘肽、肝泰乐等）；降酶药（甘草甜素、联苯双酯、苦参碱等）；退黄药物（丹参注射液、苯巴比妥等）
重型肝炎	①一般支持疗法：休息，重症监护，补充维生素B、维生素C、维生素K，输注新鲜血浆、白蛋白等。②促进肝细胞再生：肝细胞生长因子；胰高血糖素-胰岛素疗法。③并发症防治
淤胆型肝炎	早期治疗同急性黄疸型肝炎，黄疸持续不退时，可加用泼尼松或静脉滴注地塞米松
肝炎肝硬化	可参照慢性肝炎和重型肝炎，有脾功能亢进或门脉高压明显时可手术或介入治疗

【中医辨证论治】

证型		证候	治法	方剂	组成
急性黄疸型肝炎	阳黄	尿黄，身目俱黄，色泽鲜明，恶心，便干，尿黄赤，苔黄腻，脉弦滑数	清热解毒，利湿退黄	茵陈蒿汤合甘露消毒丹加减	茵陈、栀子、大黄；甘露消毒蔻藿香，茵陈滑石木通菖，芩翘贝母射干薄，湿热时疫是主方
	阴黄	身目发黄，色泽晦暗，形寒肢冷，大便溏薄，舌淡胖苔白滑，脉沉缓无力	健脾和胃，温化寒湿	茵陈术附汤加减	茵陈术附寒湿伤，乃是四逆巧梳妆，肉桂加之热更壮，此治阴黄不粗伧

续表

	证型	证候	治法	方剂	组成
急性无黄疸型肝炎	湿阻脾胃	脘闷不饥,肢体困重,口中黏腻,便溏,舌淡有齿痕,苔腻,脉濡缓	清热利湿,健脾和胃	茵陈五苓散加减	五苓散治太阳腑,白术泽泻猪茯苓,桂枝化气兼解表,小便通利水饮逐
	肝郁气滞	胁肋胀痛,胸闷不舒,善太息,不欲饮食,舌淡红苔白滑	疏肝理气	柴胡疏肝散加减	柴胡疏肝芍川芎,枳壳陈皮草香附
慢性病毒性肝炎	湿热中阻	右胁胀痛,身目黄,小便黄赤,大便黏滞臭秽,舌红苔黄腻,脉弦滑数	清利湿热,凉血解毒	茵陈蒿汤合甘露消毒丹加减	茵陈蒿汤同上;甘露消毒蔻藿香,茵陈滑石木通菖,芩翘贝母射干薄,湿热时疫是主方
	肝郁脾虚	胁肋胀满,精神抑郁,面黄纳呆,口淡,便溏,舌淡苔白,脉沉弦	疏肝解郁,健脾和中	逍遥散加减	逍遥散中当归芍,柴苓术草加姜薄
	肝肾阴虚	头晕耳鸣,目涩,失眠多梦,五心烦热,腰膝酸软,舌红少津,脉细数	养血柔肝,滋阴补肾	一贯煎加减	一贯煎中生地黄,沙参归杞麦冬藏
	脾肾阳虚	畏寒喜暖,腰膝冷痛,食少便溏,食谷不化,舌淡胖,脉迟	健脾益气,温肾扶阳	附子理中汤合五苓散或四君子汤合肾气丸加减	附子理中温中阳,人参干姜术草帮;五苓散治太阳腑,白术泽泻猪茯苓;参术苓草;肾气丸补肾阳虚,地黄山药及茱萸,苓泽丹皮合桂附,水中生火在温煦
	瘀血阻络	面色晦暗,肝脾肿大,或有蜘蛛痣、肝掌,舌紫暗,脉沉细	活血化瘀,散结通络	膈下逐瘀汤加减	膈下逐瘀桃牡丹,赤芍乌药玄胡甘,归芎灵脂红花壳,香附开郁血亦安
重型肝炎	毒热炽盛	高热烦渴,胸腹胀满,黄疸迅速加深,神昏谵语,舌红绛苔黄腻,脉弦数	清热解毒,凉血救阴	神犀丹加减	神犀丹中犀玄参,芩蒲地银板蓝根,翘豉金汁天花粉,紫草合治热毒深
	脾肾阳虚,痰湿蒙闭	黄疸色不鲜,面白神倦,喉中有痰声,腰膝冷痛,便溏,舌淡胖,脉细小	健脾温肾,化痰开窍	茵陈四逆汤合菖蒲郁金汤加减	茵陈、干姜、甘草、附子;石菖蒲、炒栀子、鲜竹叶、牡丹皮、郁金、连翘、灯心草、木通、淡竹沥、紫金片
	气阴两虚,脉络瘀阻	极度乏力,面色黧黑,黄疸晦暗,两胁胀痛,舌质暗红,苔少,脉弦细涩	益气救阴,活血化瘀	生脉饮合桃红四物汤加减	生脉麦味与人参;桃仁、红花+芎地芍归

Ⅱ外科疾病

考点 45 ★★ 乳腺增生病

【诊断】

（1）患者多为中青年妇女，常伴月经不调；乳房胀痛，有周期性，常发生或加重于月经前期，经后可减轻或消失，也可随情志的变化而加重或减轻；双侧或单侧乳房内有肿块，常为多发性，呈数目不等、大小不一、形态不规则的结节状，质韧而不硬，推之能移，有压痛；部分患者可有乳头溢液，呈黄绿色、棕色或血性，少数为无色浆液。

（2）检查

①X 线钼靶摄片：边缘模糊不清的阴影或有条索状组织穿越其间。

②B 超：不均匀的低回声区以及无回声囊肿。

③切除（或切取）活检：最确切的诊断。

【西医治疗】

（1）药物治疗

①维生素类药物：口服维生素 B_6、维生素 E，或维生素 A。

②激素类药物：常用黄体酮、达那唑、丙酸睾丸素等。

（2）手术治疗。

【中医辨证论治】

证型	证候	治法	方剂	组成
肝郁气滞	乳房胀痛，经行前疼痛加重，情绪抑郁，失眠多梦，舌淡红苔薄白，脉细涩	疏肝理气，散结止痛	逍遥散加减	逍遥散中当归芍，柴苓术草加姜薄
痰瘀凝结	乳中结块，边界不清，质地较韧，乳房刺痛，舌有瘀斑，苔薄白，脉弦	活血祛瘀，软坚化痰	失笑散合开郁散加减	五灵脂、蒲黄；开郁散中郁金开，乳癖乳痈并乳癌，白芥天葵全蝎待，香附逍遥薄荷裁
气滞血瘀	乳房刺痛，肿块坚韧，经行不畅，少腹疼痛，舌淡红，脉涩	行气活血，散瘀止痛	桃红四物汤合失笑散加减	桃仁、红花＋芎地芍归；五灵脂、蒲黄
冲任失调	乳房轻微胀痛，月经紊乱，量少色淡，腰酸乏力，舌淡红苔薄白，脉弦细	调理冲任，温阳化痰，活血散结	二仙汤加减	二仙汤将癥症医，仙茅巴戟仙灵脾，方中知柏当归合，调补冲任贵合机

考点46★★ 急性乳腺炎

【诊断】

（1）初起时患乳肿大，胀痛或触痛，翻身或吮乳时痛甚，疼痛部位多在乳房外下象限。乳汁排泄不畅。恶寒发热，骨节酸痛、胸闷、呕吐、恶心等。

（2）成脓时，患乳呈持续性搏动性疼痛或刺痛。高热、寒战、口渴、纳差、小便黄、大便干结等。若感染严重，并发败血症者，常在突发剧烈寒战后发热高达40～41℃。

（3）脓成溃破后，脓流通畅，则肿消痛止；脓流不畅，多有袋脓现象或脓液波及其他乳腺叶而引起病变。

（4）检查：①血常规检查：白细胞总数及中性粒细胞比例明显增高。②患部穿刺抽脓：病变部位较深者，必要时在局麻下行穿刺抽脓，确定脓肿的存在。③B超：脓肿部位较深者，可明确脓肿的位置，有利于准确切开排脓。

【西医治疗】

（1）应用足量广谱抗菌药物：青霉素、红霉素、头孢类抗生素等。

（2）脓肿形成后宜及时切开排脓。

（3）感染非常严重或脓肿切开引流损伤乳管者，可终止乳汁分泌。口服己烯雌酚、苯甲酸雌二醇。

【中医辨证论治】

证型	证候	治法	方剂	组成
肝胃郁热	乳房胀痛，乳汁排泄不畅，畏寒发热，胸闷不舒，舌红苔薄黄，脉弦	疏肝清胃，通乳散结	瓜蒌牛蒡汤加减	瓜蒌仁、牛蒡子、天花粉、黄芩、生栀子、金银花、连翘、皂角刺、青皮、柴胡、生甘草
热毒炽盛	肿块逐渐增大，壮热不退，口渴喜饮，舌红苔黄腻，脉弦数	清热解毒，托里透脓	五味消毒饮合透脓散	五味消毒疗诸疗，银花野菊蒲公英，紫花地丁天葵子；透脓散内用黄芪，山甲芎归总得宜，加上角针自破，何妨脓毒隔千皮
正虚毒恋	溃后乳房肿痛减轻，疮口脓水不断，收口迟缓，易疲劳，低热不退，舌淡苔薄，脉细	益气活血养营，清热托毒	托里消毒散	人参、黄芪、当归、川芎、芍药、白术、茯苓、金银花、白芷、甘草
气血凝滞	大量使用抗生素或过用寒凉中药后，乳房结块，质硬不消，微痛不热，舌质瘀紫，苔薄白，脉弦涩	疏肝活血，温阳散结	四逆散加减	四逆散里用柴胡，芍药枳实甘草须，此是阳邪成郁逆，敛阴泄热平剂扶

考点 47★★ 急性阑尾炎

【诊断】

（1）根据转移性右下腹疼痛的病史，以及右下腹局限性压痛的典型阑尾炎的特点，一般即可做出诊断。

（2）检查

①血常规：多数患者白细胞升高，中性粒细胞比例不同程度升高。

②尿常规：部分患者尿中可出现少量红细胞与白细胞。

【西医治疗】

（1）手术治疗：阑尾切除术。

（2）急性化脓性或坏疽性阑尾炎，同时行腹腔引流。

（3）阑尾周围脓肿如有扩散趋势，可行脓肿切开引流。

（4）较大和脓液多的阑尾周围脓肿，除药物治疗外，可进行脓肿穿刺抽脓，或在合适位置放入引流管。

【中医辨证论治】

证型	证候	治法	方剂	组成
瘀滞	转移性右下腹痛，右下腹局限性压痛或拒按，伴恶心纳差，轻度发热，苔白腻，脉弦滑	行气活血，通腑泄热	大黄牡丹汤合红藤煎剂加减	金匮大黄牡丹汤，桃仁芒硝瓜子襄；红藤、延胡索、乳香、没药
湿热	腹痛加剧，右下腹或全腹压痛、反跳痛，壮热，便秘，舌红苔黄腻，脉弦数	通腑泄热，利湿解毒	复方大柴胡汤加减	柴胡、黄芩、枳壳、川楝子、大黄、玄胡、白芍、蒲公英、木香、丹参、甘草
热毒	腹痛剧烈，全腹压痛、反跳痛，腹皮挛急，高热不退，恶心纳差，便秘，舌红绛苔黄厚，脉洪数	通腑排毒，养阴清热	大黄牡丹汤合透脓散加减	金匮大黄牡丹汤，桃仁芒硝瓜子襄；透脓散内用黄芪，山甲芎归总得宜，加上角针头自破，何妨脓毒隔千皮

考点 48★★ 肠梗阻

【诊断】

（1）具有痛、吐、胀、闭四大症状，腹部可见肠型及肠蠕动波，肠鸣音亢进，可出现全身脱水等体征，结合腹部 X 线检查，可确诊。

（2）检查

①血液：严重失水，血液浓缩时，血红蛋白及红细胞压积升高；肠绞窄伴腹膜炎时，白细胞总数及中性粒细胞比例升高。

②尿液：脱水时尿量减少，尿比重升高。

③呕吐物及粪便检查：如有大量红细胞或潜血试验阳性，多表示肠管有血运障碍或出血性的病变。

④X线检查：腹部立位X线透视或平片检查是肠梗阻常用的检查方法，肠管的气液平面是特有表现。

【西医治疗】

（1）非手术治疗：①禁食与胃肠减压。②纠正水、电解质紊乱及酸碱失衡。③防治感染和脓毒症。④灌肠疗法。⑤颠簸疗法。⑥穴位注射阿托品，嵌顿疝的手法复位回纳，腹部推拿按摩等。

（2）手术治疗：①解除梗阻病因：粘连松解术、束带切断术、肠套叠和肠扭转复位术等。②切除病变肠管行肠吻合术。③短路手术。④肠造口术或肠外置术。

【中医辨证论治】

证型	证候	治法	方剂	组成
气滞血瘀	腹痛阵作，胀满拒按，恶心呕吐，无排气排便，舌淡红苔薄白，脉涩	行气活血，通腑攻下	桃仁承气汤加减	桃仁承气五般施，甘草硝黄并桂枝，瘀热互结小腹胀，蓄血如狂最相宜
肠腑热结	腹痛腹胀，痞满拒按，恶心呕吐，无排气排便，发热口渴，舌红苔黄燥，脉洪数	活血清热，通里攻下	复方大承气汤加减	大承气汤枳朴硝，大黄后下硝冲调，今有复方大承气，此加赤芍莱子桃
肠腑寒凝	腹痛剧烈，遇冷加重，腹胀，呕吐，无排气排便，畏寒，舌淡红苔薄白，脉弦紧	温中散寒，通里攻下	温脾汤加减	温脾附子大黄硝，当归干姜人参草
水结湿阻	腹痛加剧，肠鸣辘辘有声，腹胀拒按，恶心呕吐，口渴不欲饮，无排气排便，舌淡红苔白腻，脉弦缓	理气通下，攻逐水饮	甘遂通结汤加减	甘遂末、桃仁、木香、生牛膝、川朴、赤芍、大黄
虫积阻滞	腹痛绕脐阵作，腹胀不甚，腹部有条索状团块，恶心呕吐，吐蛔，舌淡红苔薄白，脉弦	消导积滞，驱蛔杀虫	驱蛔承气汤加减	大黄、元明粉、槟榔、川楝子、乌梅、木香、苦参、川椒

考点49★★ 胆石症

【诊断】

（1）胆囊结石：有典型的胆绞痛病史，右上腹有轻度压痛，提示胆囊结石可能。影像学检查可确诊。B超阳性率可高达95%。

（2）肝外胆管结石：胆绞痛发作伴黄疸时，除考虑胆囊结石外还需考虑肝外胆管结石，主要依据影像学检查。结石位于肝总管触不到胆囊，结石在胆总管可触到肿大的胆囊。合并胆道感染时，有寒战、高热及右上腹和剑突下压痛，出现腹膜刺激征者较少。B超可见到扩张的肝内、外胆管及结石影像。CT、MRI、ERCP 检查有助于诊断。

（3）肝内胆管结石：有典型的胆石梗阻和急性胆管炎的病史。如不合并感染，常有肝区、胸背部的深在而持续性的疼痛。如肝内胆管结石脱落，成为继发肝外胆管结石，其临床症状和体征同肝外胆管结石。肝区可有叩击痛，合并感染时临床表现和体征同胆管炎，影像学可确定诊断。

【西医治疗】

（1）胆囊结石：①手术治疗：腹腔镜胆囊切除术。②非手术治疗：等待观察，解痉，止痛，消炎利胆，应用抗生素，纠正水、电解质紊乱及酸碱失衡等。

（2）肝外胆管结石：①非手术治疗：同胆囊结石非手术治疗。②手术治疗：胆总管切开取石、T 管引流术；胆肠吻合术。

（3）肝内胆管结石：胆管切开取石、胆肠吻合术和肝脏切除术。

【中医辨证论治】

证型	证候	治法	方剂	组成
肝郁气滞	右上腹间歇性绞痛，局限性压痛，低热，口苦，食欲减退，舌淡红苔薄白，脉弦紧	疏肝利胆，理气开郁	金铃子散合大柴胡汤加减	金铃子、延胡索；大柴胡汤用大黄，枳芩夏芍枣生姜
肝胆湿热	右上腹有持续性胀痛，有时可摸到肿大之胆囊，高热口苦，舌苔黄腻，舌红，脉弦滑	疏肝利胆，清热利湿	茵陈蒿汤合大柴胡汤加减	茵陈、栀子、大黄；大柴胡汤同上
肝胆脓毒	右上腹硬满灼痛，痛而拒按，或可触及肿大的胆囊，壮热不止，舌红绛苔黄燥，脉弦数	泻火解毒，养阴利胆	茵陈蒿汤合黄连解毒汤加减	茵陈、栀子、大黄；芩连柏栀
肝阴不足	胁肋隐痛，可向右肩背部放射，口干咽燥，心中烦热，头晕目眩，舌红少苔，脉弦细	滋阴柔肝，养血通络	一贯煎加减	一贯煎中生地黄，沙参归杞麦冬藏

考点50★ 良性前列腺增生症

【诊断】

（1）男性 50 岁后出现进行性尿频、排尿困难，应考虑前列腺增生的可能。有的患者可出现急性尿潴留、充溢性尿失禁、血尿。部分老年患者虽无明显排尿困难，但有膀胱炎、膀胱结石、肾功能不全时，也应注意有无前列腺增生。结合其他体征、直肠指检、实验室检查可明确诊断。

（2）检查

①尿流率检查：可判断下尿路有无梗阻及梗阻的程度。

②血清前列腺特异抗原（PSA）测定：排除前列腺肿瘤。如异常增高，应考虑癌肿。

③B超检查：观察前列腺，测定残余尿。

④膀胱镜检查：观察后尿道、膀胱颈形态、腔内前列腺增生情况。

⑤尿流动力学检查：可鉴别逼尿肌、尿道括约肌失调和不稳定膀胱逼尿肌引起的排尿困难，还有助于确定手术适应证及判断手术后的疗效。

【西医治疗】

（1）一般治疗：戒烟禁酒，忌食辛辣，避免受凉，预防感染，保持心态平和，多饮水，不憋尿。

（2）药物治疗

①5α-还原酶抑制剂：非那雄胺。

②α受体阻滞剂：特拉唑嗪、阿夫唑嗪、坦索罗辛。

③植物药：包括花粉制剂和植物提取物。

（3）手术治疗：①开放性手术：手术经耻骨上前列腺摘除术、耻骨后前列腺摘除术、经会阴前列腺摘除术。②非开放性腔内手术：为首选的手术方式。

【中医辨证论治】

证型	证候	治法	方剂	组成
湿热下注	小便频数，排尿不畅，尿黄而热，伴小腹拘急胀痛，口苦而黏，舌红苔黄腻，脉弦数	清热利湿，通闭利尿	八正散加减	八正木通与车前，萹蓄大黄栀滑研，草梢瞿麦灯心草，湿热诸淋宜服煎
气滞血瘀	小便不畅，尿道闭塞不通，小腹拘急胀痛，舌质紫暗，脉弦	行气活血，通窍利尿	沉香散加减	沉香散将结石摧，橘皮白芍滑石飞，甘草冬葵和石韦，当归不留谁还追
脾肾气虚	尿频不爽，排尿无力，尿线变细，倦怠乏力，气短懒言，食欲不振，舌淡苔白，脉细弱	健脾温肾，益气利尿	补中益气汤加减	补中益气芪术陈，升柴参草当归身
肾阳衰微	小便频数，夜间尤甚，排尿无力，畏寒肢冷，面色㿠白，舌淡苔薄白，脉沉细	温补肾阳，行气化水	济生肾气丸加减	地八山山四，丹苓泽泻三+肉桂、附子、牛膝、车前子
肾阴亏虚	小便频数不爽，滴沥不尽，五心烦热，腰膝酸软，咽干口燥，舌红少苔，脉细数	滋补肾阴，清利小便	知柏地黄丸加减	地八山山四，丹苓泽泻三+知母、黄柏

考点 51 ★ 下肢动脉硬化性闭塞症（助理医师不考）

【诊断】

（1）45 岁以上发病，男性多见，常伴有高血压病、冠心病、糖尿病或脑血管硬化疾病等；可有眼底动脉硬化以及血胆固醇、甘油三酯、β-脂蛋白增高；X 线可有高血压心脏病改变及动脉钙化斑点；心电图检查有冠状动脉供血不足、心律失常、陈旧性心梗等；超声多普勒肢体血流检查提示动脉内管腔狭窄或闭塞，动脉腔内有硬化斑块形成；磁共振血管造影或数字减影检查可直观地显示动脉闭塞改变；肢体远端缺血改变，如皮肤颜色苍白、潮红，皮温降低，足背及胫后动脉搏动减弱或消失等。

（2）检查

①一般检查：心电图、心功能、眼底检查及血脂、血糖检查。判定患者的动脉硬化和高脂血症的情况以及是否患有糖尿病等。

②无创伤性血管检查：超声多普勒肢体血流检查或光电容积血流描记（PPG）检查。

③踝肱指数：<0.9。

④影像学检查：数字减影（DSA）动脉造影和磁共振血管造影（MRA）检查。

【西医治疗】

（1）药物治疗

①降血脂：他汀类药物及烟酸等。

②扩血管：选用丁咯地尔、前列地尔、贝前列素钠、占替诺等。

③抗凝祛聚：阿司匹林、潘生丁、安步乐克（沙格雷酯）、华法林等。

④去纤溶栓：溶栓药有尿激酶，降纤药有降纤酶、蕲蛇酶、东菱巴曲酶等。

⑤凝血酶抑制剂：诺保思泰（阿加曲班）等。

⑥对症治疗：抗生素，补充体液。

（2）手术治疗：①经皮腔内血管成形术。②动脉旁路转流术。③动脉内膜剥膜术。④截肢（趾）术。

【中医辨证论治】

证型	证候	治法	方剂	组成
寒凝血脉	肢体肢端发凉，肤色苍白，肢体疼痛，舌淡苔白，脉沉迟	温经散寒，活血化瘀	阳和汤加减	阳和熟地鹿角胶，姜炭肉桂麻芥草
血瘀脉络	肢体刺痛，病位有瘀点，舌有瘀斑，脉弦涩	活血化瘀，通络止痛	桃红四物汤加减	桃仁、红花+芎地芍归
热毒蕴结	肢体坏疽，局部红肿疼痛，伴瘀点、瘀斑，甚者神志失常，舌红绛苔黄腻，脉洪数	清热解毒，利湿通络	四妙勇安汤加减	四妙勇安用当归，玄参银花甘草随

续表

证型	证候	治法	方剂	组成
脾肾阳虚	全身怕冷,肌肉枯萎,神疲乏力,阳痿,食少纳呆,舌淡苔白,脉沉细	补肾健脾,益气活血	八珍汤合右归丸加减	参术茯草+芎地芍归;右归丸中地附桂,山药茱萸菟丝归,杜仲鹿胶枸杞子,益火之源此方魁

考点52★★ 下肢深静脉血栓形成

【诊断】

(1) 发病急骤,患肢胀痛,股三角区或小腿有明显压痛,Homans 征可呈阳性;患肢广泛性肿胀,可有广泛性浅静脉怒张;患肢皮肤可呈暗红色,温度升高;慢性期具有下肢回流障碍和静脉逆流征,即活动后肢体凹陷性肿胀,浅静脉怒张或曲张,出现营养障碍表现,如色素沉着、淤积性皮炎、溃疡等;多普勒肢体血流检查或静脉造影显现静脉回流障碍;排除动脉栓塞、淋巴管炎、盆腔肿瘤、淋巴水肿及肾病性、心源性水肿等疾病。

(2) 检查

①超声多普勒检查:无创检查中较理想的方法。

②放射性核素检查:判断有无血栓形成。

③数字减影血管造影检查:临床多采用顺行造影。

④凝血系列指标检查:包括出凝血时间、凝血酶原时间及纤维蛋白原等测定。

【西医治疗】

(1) 非手术疗法:①卧床,抬高患肢,适当活动,离床活动应用弹力袜或弹力绷带保护患肢。②溶栓疗法:尿激酶静脉滴注。③抗凝疗法:肝素和华法林。④祛聚疗法:阿司匹林、双嘧达莫等。⑤祛纤疗法:巴曲酶等。

(2) 手术疗法:Fogarty 导管取栓术。术后要辅用抗凝、祛聚疗法。

【中医辨证论治】

证型	证候	治法	方剂	组成
湿热蕴阻,气滞血瘀	患肢肿胀,皮色紫绀,扪之灼热,固定不移,舌紫暗有瘀斑,苔腻,脉数	理气活血,清热利湿	桃红四物汤合萆薢渗湿汤加减	桃仁、红花+芎地芍归;萆薢渗湿湿作怪,赤苓苡米水气败,丹皮滑石川黄柏,泽泻通草渗透快
气虚血瘀,寒湿凝滞	肿胀久不消退,皮色苍白,青筋露出,舌淡有齿痕,苔薄白,脉沉涩	益气活血,通阳利水	补阳还五汤合阳和汤加减	补阳还五赤芍芎,归尾通经佐地龙,四两黄芪为主药,血中瘀滞用桃红;阳和熟地鹿角胶,姜炭肉桂麻芥草

考点 53★★ 直肠癌（助理医师不考）

【诊断】

（1）根据病史、体检、直肠指诊、影像学及内镜检查，95%以上的患者可做出准确诊断。直肠指诊是诊断直肠癌的最重要方法，对有便血、黏液便、大便习惯改变及大便变形者均应做直肠指诊。检查时应注意癌肿部位、大小、范围、固定程度、与周围器官关系、距肛缘的距离等。

（2）检查

①大便潜血检查：大规模普查或对高危人群结、直肠癌初筛的手段。

②内镜检查：根据需要做直肠镜、乙状结肠镜、纤维结肠镜或电子肠镜检查。

③影像学检查：钡剂或气钡灌肠 X 线检查；腹部或腔内 B 超检查；CT 检查；肿瘤标记物；根据需要做膀胱镜检查、阴道检查或腹股沟淋巴结检查。

【西医治疗】

（1）手术治疗：无手术禁忌证、可以切除的直肠癌应尽可能早期实施根治术。

（2）放射治疗：术前放疗可提高手术切除率；术后放疗用于手术不能达到目的、术后局部复发或晚期的患者。

（3）化疗：常用方案为 5－FU 加左旋咪唑或亚叶酸钙或联合铂类。

【中医辨证论治】

证型	证候	治法	方剂	组成
脾虚湿热	腹胀，食欲不振，便下脓血，里急后重，舌胖嫩苔黄腻，脉滑数	清热利湿，理气健脾	四妙散合白头翁汤加减	黄柏、苍术、牛膝、薏苡仁；秦连白柏（秦连伯伯）
湿热瘀毒	腹胀痛，拒按，矢气胀减，黏液脓血便，排便困难，舌红有瘀斑，苔黄，脉弦数	清热解毒，通腑化瘀，攻积祛湿	木香分气丸加减	木香、砂仁、丁香、檀香、香附、广藿香、陈皮、厚朴、枳实、豆蔻、莪术、山楂、白术、甘松、槟榔、甘草
脾肾寒湿	黏液血便，形体消瘦，面色㿠白，腹痛喜热，形寒肢冷，舌淡苔白，脉细	祛寒胜湿，健脾温肾	参苓白术散合吴茱萸汤加减	参苓白术扁豆陈，山药甘莲砂薏仁，桔梗上浮兼保肺，枣汤调服益脾神；吴茱萸、人参、生姜、大枣
肾阳不固，痰湿凝聚	腰膝酸软，四肢沉重，痰多，脓血黏液便，甚至脱肛，舌淡胖苔白滑腻，脉细濡	益肺补肾，祛湿化痰	导痰汤加减	二陈去梅加枳星，方名导痰消积饮，胸膈痞塞肋胀满，坐卧不安服之宁

考点 54 ★★ 湿疹

【诊断】

（1）急性湿疹：皮损呈多形性，对称分布，以头、面、四肢远端、阴囊等处多见，可泛发全身。自觉灼热、剧烈瘙痒。

（2）亚急性湿疹：皮损渗出较少，以丘疹、丘疱疹、结痂、鳞屑为主。有轻度糜烂，颜色较暗红。自觉瘙痒剧烈。

（3）慢性湿疹：皮损多局限于某一部位，境界清楚，有明显的肥厚浸润，表面粗糙，或呈苔藓样变，颜色褐红或褐色，常伴有丘疱疹、痂皮、抓痕。常反复发作，时轻时重，有阵发性瘙痒。

（4）血常规：嗜酸性粒细胞比例可增加。

【西医治疗】

（1）全身治疗：①抗组胺类药物：如扑尔敏、赛庚啶等。②镇静剂：如 5% 溴化钠、冬眠灵等。③非特异性脱敏疗法：10% 葡萄糖酸钙或 10% 硫代硫酸钠、维生素 C。④皮质类固醇激素。⑤抗生素应用：青霉素、大环内酯类抗生素、喹诺酮类抗生素。

（2）局部治疗

①急性湿疹：急性红肿，有大量浆液或脓液、或多或少的痂皮糜烂面和溃破面，宜用药湿敷，如醋酸铅、3% 硼酸溶液、高锰酸钾溶液等；急性红肿，有丘疹、水疱，甚至脓疱疹，但无糜烂面或溢液，用干燥疗法，如用炉甘石洗剂或粉剂外搽。

②亚急性湿疹：炎症不显著或稍有溢液，宜用糊剂，如 3%~5% 糠馏油糊剂或含有 2%~5% 的硫黄煤焦油糊剂，3% 黑豆馏油等。

③慢性湿疹：常用 5%~10% 复方松馏油软膏、10%~20% 黑豆馏油软膏、皮质类固醇激素乳剂等。

【中医辨证论治】

（1）内治法

证型	证候	治法	方剂	组成
湿热浸淫	皮损潮红灼热，瘙痒无休，身热、口渴，便干尿赤，舌红苔黄，脉滑	清热利湿	萆薢渗湿汤合三妙丸加减	萆薢渗湿湿作怪，赤苓苡米水气败，丹皮滑石川黄柏，泽泻通草渗透快；二妙散中苍柏兼，若云三妙牛膝添
脾虚湿蕴	皮损潮红，瘙痒，抓后糜烂渗出，纳少，便溏，舌淡胖苔白，脉弦缓	健脾利湿	除湿胃苓汤加减	除湿胃苓厚朴苍，陈泽赤苓猪苓尝；木通肉桂草灯心，白术防风滑栀襄
血虚风燥	皮损色暗或色素沉着，剧痒，皮损粗糙肥厚，口干不欲饮，舌淡苔白，脉弦细	养血润肤，祛风止痒	当归饮子加减	当归饮子治血燥，病因皆是血虚耗，四物荆防与芪草，首乌蒺藜最重要

（2）外治法

1）急性湿疹：①初期仅有潮红、丘疹，或少数水疱而无渗液时，外治宜清热利湿，避免刺激，可用苦参、黄柏、地肤子、荆芥等煎汤温洗以清热止痒。或用10%黄柏溶液、炉甘石洗剂外搽。②若水疱糜烂、渗出明显时，外治宜收敛、消炎，促进表皮恢复，可选用黄柏、生地榆、马齿苋、野菊花等煎汤外洗；或10%黄柏溶液、三黄洗剂等外洗、湿敷；或用青黛散麻油调敷。③后期滋水减少时，可选用黄连软膏、青黛膏外搽。

2）亚急性湿疹：外治以消炎、止痒、干燥、收敛为治疗原则，可用三黄洗剂、氧化锌油、10%生地榆氧化锌油、2%冰片外搽。

3）慢性湿疹：可用青黛膏、5%硫黄软膏、2%冰片等外搽。

考点55★★ 荨麻疹

【诊断】

（1）突然发作，皮损为大小不等、形状不一的风团及水肿性斑块。皮疹时隐时现，发无定处，剧烈瘙痒，消退后不留痕迹。部分患者可有腹痛、腹泻、发热、关节痛等症状。严重者可有呼吸困难，甚至窒息。

（2）检查

①血液中嗜酸性粒细胞比例升高。

②梅毒血清试验、冷球蛋白和冷纤维蛋白原、冷溶血素和冰块试验对冷荨麻疹的诊断有帮助。

③血沉、抗核抗体与血清补体测定、直接免疫荧光检查对有补体活化参与所致的荨麻疹诊断有帮助。

④血原虫、丝虫、尿液常规及培养、大便找虫卵或寄生虫等对荨麻疹的诊断有帮助。

【西医治疗】

（1）全身治疗

①抗组胺类药物：一般可选用扑尔敏、赛庚定、苯海拉明或息斯敏。慢性荨麻疹可选用安太乐，冷性荨麻疹可选用安替根等。

②肾上腺皮质激素：急性严重或顽固性病例可选用氢化可的松、氟美松等。一般不用于慢性荨麻疹。

③拟交感神经药：0.1%肾上腺素等用于严重的急性荨麻疹、喉头水肿及过敏性休克。

④维生素类：维生素C、P常与抗组胺类药同用，口服维生素K或维生素B_{12}对慢性荨麻疹有效。

⑤组胺球蛋白及肽酶可治疗慢性荨麻疹。

（2）局部治疗：外搽止痒洗剂如荷酚液、1%麝香草酚、2%碳酸等。

【中医辨证论治】

证型	证候	治法	方剂	组成
风寒束表	皮疹色白，遇风寒加重，恶寒怕冷，口不渴，舌淡红苔薄白，脉浮紧	疏风散寒，调和营卫	麻黄桂枝各半汤加减	麻黄、桂枝、芍药、杏仁、生姜、大枣、甘草
风热犯表	风团鲜红，灼热剧痒，遇热加重，得冷则减，舌红苔薄黄，脉浮数	疏风清热止痒	消风散加减	消风散内用荆防，蝉脱胡麻苦参苍，石知牛蒡通归地草，风疹湿疹服之康
胃肠湿热	皮疹色红片大，瘙痒剧烈，腹痛，恶心呕吐，神疲纳呆，舌红苔黄腻，脉弦滑数	疏风解表，通腑泄热	防风通圣散加减	防风通圣大黄硝，荆芥麻黄栀芍翘，甘桔芎归膏滑石，薄荷芩术力偏饶
血虚风燥	反复发作，迁延日久，口干，手足心热，舌淡红少津，苔薄白，脉沉细	养血祛风，润燥止痒	当归饮子加减	当归饮子治血燥，病因皆是血虚耗，四物荆防与芪草，首乌蒺藜最重要

考点56★★ 甲状腺腺瘤

【诊断】

多以颈前无痛性肿块为首发症状，常偶然发现。颈部出现圆形或椭圆形结节，质韧有弹性，表面光滑，边界清楚，无压痛，多为单发，随吞咽上下移动。多数患者无任何症状。腺瘤生长缓慢。当乳头状囊性腺瘤因囊壁血管破裂发生囊内出血时，肿瘤可在短期内迅速增大，局部出现胀痛，触痛，因张力较大，肿瘤质地较硬。肿物较大时可有压迫感，有时可压迫气管移位，但很少造成呼吸困难，罕见喉返神经受压表现。可引起甲亢及发生恶性变。

【西医治疗】

手术治疗。原则上应早期切除，行包括腺瘤的患侧甲状腺大部或部分切除。切除标本必须立即行冰冻切片检查，以判定有无恶变。

【中医辨证论治】

证型	证候	治法	方剂	组成
肝郁气滞	颈部肿块不红不热、不痛，烦躁易怒，胸胁胀满，苔白，脉弦	疏肝解郁，软坚化痰	逍遥散与海藻玉壶汤加减	逍遥散中当归芍，柴苓术草加姜薄；海藻玉壶带昆布，青陈半夏草贝母，川芎独活当归翘，化痰散结瘿瘤除

续表

证型	证候	治法	方剂	组成
痰凝血瘀	颈部肿物疼痛，坚硬，气急气短，吞咽不利，舌暗红有瘀斑，脉细涩	活血化瘀，软坚化痰	海藻玉壶汤与神效瓜蒌散加减	海藻玉壶汤同上；瓜蒌、当归、乳香、没药、甘草
肝肾亏虚	颈部肿块柔韧，急躁易怒，手颤，月经不调，舌红苔薄，脉弦	养阴清火，软坚散结	知柏地黄丸与海藻玉壶汤加减	地八山山四，丹苓泽泻三＋知母、黄柏；海藻玉壶汤同上

Ⅲ 骨科疾病

考点 57 ★ 桡骨下端骨折（助理医师不考）

【诊断】

（1）根据受伤史、临床症状、体征及 X 线检查可做出诊断。

（2）检查

①伸直型骨折 X 线征象：骨折远端向背侧、桡侧移位；骨折处向掌侧成角，骨折端重叠，骨折处背侧骨质嵌入或粉碎骨折，掌倾角和尺偏角减小或呈负角。

②屈曲型骨折 X 线征象：骨折线斜行，自背侧关节面的边缘斜向近侧和掌侧，骨折远端连同腕骨向掌侧、近侧移位。

【治疗方法】

（1）手法整复

骨折类型	整复方法
伸直型骨折	①骨折线未进入关节、骨折段完整者，一助手把住上臂，术者两拇指并列置于骨折远端背侧，其他四指置于其腕掌部，扣紧大小鱼际肌，先顺势拔伸 2～3 分钟，待重叠移位完全矫正后，将骨折远段旋前，并利用牵引力，骤然猛抖，同时迅速尺偏、掌屈，使之复位。若仍未完全复位，则由两助手维持牵引，术者用两拇指迫使骨折远端尺偏、掌屈，即可达到解剖对位。 ②骨折线进入关节或骨折块粉碎者，则在助手和术者拔伸牵引纠正重叠移位后，术者双手拇指在背侧按压骨折远端，双手余指置于近端的掌侧，按压远端向掌侧、端提近端向背侧，以矫正掌侧、背侧移位，恢复其掌倾角，同时使腕掌屈、尺偏，以矫正侧方移位，恢复其尺倾角
屈曲型骨折	由两助手拔伸牵引，术者双手拇指置于骨折远端的掌侧，余指置于骨折近端的背侧，相对用力挤压、端提，以矫正骨折远端的掌侧移位及恢复其掌倾角；然后术者捏住骨折部，牵引手指的助手徐徐将腕关节背伸，使屈肌腱紧张，防止复位的骨折块移位

(2) 固定方法

骨折类型	固定方法
伸直型骨折	在维持牵引下,先在骨折远端的背侧和近端的掌侧分别放一平垫,然后放置夹板。夹板上端达前臂中、上1/3,桡侧、背侧夹板下端应超过腕关节,置腕关节于轻度掌屈、尺偏位固定,限制腕关节的桡偏和背伸活动。压垫夹板置妥后用3条布带捆扎固定,将前臂悬挂胸前,固定4~6周
屈曲型骨折	在维持牵引下,先在骨折远端的掌侧和近端的背侧分别放一平垫,然后放置夹板。桡侧、掌侧夹板下端应超过腕关节,置关节于轻度背伸位固定,限制腕关节的桡偏和掌屈活动。压垫夹板置妥后用3条布带捆扎固定,将前臂悬挂胸前,固定4~6周

(3) 手术治疗。

(4) 药物治疗:①儿童骨折,初期治宜活血祛瘀、消肿止痛,中后期内服药可减免。②中年人骨折,按三期辨证用药。③老年人骨折,中后期着重养气血、壮筋骨、补肝肾。④解除固定后,均应用中药熏洗以舒筋活络、通利关节。

(5) 练功活动。

考点58★★★ 颈椎病

【诊断】

(1) 诊断要点:①有慢性劳损或外伤史,或有颈椎先天性畸形、颈椎退行性病变,多发于40岁以上的中年人、长期低头工作者,往往呈慢性发病。②颈、肩背疼痛,头痛头晕,颈部板硬,上肢麻木。③颈部活动受限,病变颈椎棘突、患侧肩胛骨内上角常有压痛,可摸到条索状硬块,可有上肢肌力减弱和肌肉萎缩。④臂丛牵拉试验阳性,颈椎间孔挤压试验阳性。⑤X线正位摄片显示钩椎关节增生,张口位可有齿状突偏歪。⑥侧位片显示颈椎曲度变直,椎间隙变窄,有骨质增生或钙化。⑦斜位片可见椎间孔变小等改变;CT和MRI检查可进行定性、定位诊断。

(2) 检查

分型	X线	CT	MRI
神经根型	颈椎生理弧度平直或呈反弓,第3~7颈椎骨质增生,椎间隙变窄,项韧带钙化等;伸屈运动颈椎侧位片上会出现病变节段过度松动,斜位片上可看到骨刺突入椎间孔	颈椎间盘突出,侧隐窝狭窄,或神经根、硬膜囊受压等	颈椎某节段脊髓有压迹现象
脊髓型	颈椎生理弧度变直或向后成角,颈椎骨质增生,椎间隙狭窄,椎间孔缩小。后纵韧带骨化者,侧位片上椎体后有钙化阴影,呈点状、条状,连续型者可自颈2至颈7连成一长条	骨质增生占位在椎体后椎管前壁,使椎管明显狭窄	对脊髓、椎间盘组织显示清晰,对椎间盘脱出、脊髓受压的诊断和治疗均有帮助
椎动脉型	钩椎关节有骨质增生,向侧方隆突,以及椎间孔变小	—	—

续表

分型	X 线	CT	MRI
交感神经型	与神经根型相似	与神经根型相似	与神经根型相似

【治疗方法】

（1）手法治疗：①患者取坐位，头部前屈至适当的角度，医生一手用拇指按住患椎棘突，一手用肘部托住患者颌部，向前上方牵引，同时向患侧旋转头部，此时可听到整复的弹响声。②患者仰卧时，肩后用枕垫高。医生立于床头，右手紧托患者枕部，左手托住颌部，将患者头部自枕上拉起，使颈与水平面呈45°，牵引持续1～2分钟，然后轻轻将头向左右旋转和前后摆动，此时可听到整复时的弹响声。

（2）牵引治疗：①轻者采用坐位间断牵引，牵引姿势以头部略向前倾为宜，牵引悬重从3kg开始，可增至12kg。每次20～30分钟，每日1～2次，15天为1个疗程。②重者采用卧位牵引，根据患者性别、年龄、体质强弱、颈部肌肉情况和临床症状酌情处理。

（3）中药治疗

证型	证候	治法	方剂	组成
风寒湿阻	颈、肩、上肢疼痛麻木，以痛为主，头沉重，颈僵硬，活动不利，恶寒畏风，舌淡红苔薄白，脉弦紧	祛风除湿，温经通络	羌活胜湿汤加减	羌活胜湿独防风，蔓荆秦本草川芎
气滞血瘀	颈肩部、上肢刺痛，痛处固定，肢体麻木，舌质暗，有瘀斑，脉弦	行气活血，化瘀通络	活血舒筋汤加减	归尾、赤芍、片姜黄、伸筋草、松节、海桐皮、落得打、路路通、羌（独）活、防风、续断、甘草
痰湿阻络	头晕目眩，头重如裹，四肢麻木，纳呆，舌苔厚腻，舌暗红，脉弦滑	除湿化痰，蠲痹通络	天麻钩藤饮加减	天麻钩藤石决明，栀杜寄生膝与芩，夜藤茯神益母草，主治眩晕与耳鸣
肝肾不足	眩晕头痛，耳鸣耳聋，失眠多梦，肢体麻木，舌红少津，少苔，脉弦	补益肝肾，活血通络	六味地黄丸加减	地八山山四，丹苓泽泻三
气血亏虚	头晕目眩，面色苍白，心悸气短，四肢麻木，倦怠乏力，舌淡苔少，脉细弱	益气养血，活血通络	黄芪桂枝五物汤加减	黄芪桂枝五物汤，芍药大枣与生姜

（4）针灸治疗：主穴为华佗夹脊、后溪。

（5）西药治疗：①非甾体类抗炎药、肌肉松弛剂及镇静剂对症治疗。②局部有固定且范围较小的压痛时，可局部封闭治疗。

（6）手术治疗：①前路椎间盘及骨刺切除、椎体间植骨融合术：适用于神经根型和脊髓型颈椎病。②侧方减压和椎间融合术：适用于椎动脉型和神经根型颈椎病。③颈椎后路减压术或椎管扩大术：适用于经前路手术后效果不佳，多节段椎管狭窄者。

考点59★ 腰椎间盘突出症

【诊断】

（1）根据有腰痛加腿痛、压痛和放射痛等症状，结合病史、临床表现与体征、配合影像学检查，可做出诊断。

（2）检查

①X线检查：部分患者可显示腰椎间盘突出的生理前凸平浅或消失等。

②CT扫描：可显示硬膜囊和（或）神经根受压变形、移位、消失的压迫征象等。

③MRI检查：能清楚地显示椎间盘退变、突出状态和椎管内硬膜囊、神经根受压状态，对本病的诊断价值较大。

④肌电图检查：根据异常肌电图的分布范围，可判定受累神经根的节段及其对所支配肌群影响的程度。

【治疗方法】

（1）基础治疗：急性期、症状重者，卧硬板床休息。慢性期或症状缓解后可与功能锻炼交替进行。

（2）手法治疗

治疗方法	操作要点
循经按揉法	患者取俯卧位，术者先以揉法沿脊柱两侧自上而下数次放松骶棘肌，力度适中，侧重腰部肌肉的放松；继以大鱼际或掌根循两侧足太阳膀胱经反复按揉3遍；再以双手叠掌，掌根自胸腰椎督脉向下逐次移动按压，以患者能耐受为度
穴位点压法	以两手拇指指腹对应，在腰椎横突上及秩边、环跳、殷门、承山等穴按压，至患者感觉酸胀时止，再以掌根轻柔按摩
脊柱斜扳法	患者取侧卧位，术者面向患者，术者一手按肩后部，一手按髂前上棘，两手同时做相反方向斜扳，通常可闻及一清脆的弹响声
拔伸按腰法	患者取俯卧位，双手上举拉住床头，一助手双手握患者双踝做拔伸牵引，术者叠掌按压突出部位棘突，在助手持续拔伸牵引下骤然向上抖动时用力下压掌根，要配合默契，动作协调
屈膝屈髋法	患者取仰卧位，屈膝屈髋，术者两手扶患者双膝关节做正、反方向环转后用力下按，尽量使膝关节贴近胸壁，然后将患肢由屈膝屈髋位拉向伸直位，反复3次
俯卧扳腿法	患者取俯卧位，术者一手按压突出部位棘突，一手托住患者对侧膝部，使下肢尽量后伸，双手同时协调用力，左右各1次

治疗方法	操作要点
直腿抬高法	患者取仰卧位，嘱尽量抬高患侧下肢，术者以一手推膝部，另一手握足前部，使踝关节尽量背伸
坐位旋转法	患者取坐位，下肢相对固定，术者一手拇指按压突出部位偏歪的棘突旁，一手穿过偏歪一侧的腋下按颈后部，双手相对用力，使脊柱做顺时针或逆时针方向旋转

（3）牵引治疗：骨盆牵引多采用仰卧、略微屈膝屈髋位，每侧牵引悬重在 10 ~ 15kg 之间，牵引方向一般在水平线向上 15°左右。

（4）针灸治疗：以循经取穴与局部取穴为主，亦可取患椎旁华佗夹脊穴。

（5）封闭疗法。

（6）药物治疗：①常用身痛逐瘀汤、大活络丹、独活寄生汤等。②西药治疗：急性期，静滴塞米松与脱水剂；常用口服药有芬必得、苯丙氨酯、维生素 B_{12}。

（7）功能锻炼。

（8）手术治疗。

Ⅳ 妇产科疾病

考点 60 ★★★ 排卵障碍性异常子宫出血

【诊断】

（1）详细了解相关病史；表现为月经周期、经期、经量异常；检查是否有贫血、甲减、甲亢、多囊卵巢综合征、出血性疾病的阳性体征，完善妇科检查以确诊。

（2）检查：①血液测定。②尿妊娠试验或血 HCG 检测：应除外妊娠及妊娠相关疾病。③盆腔超声检查：明确有无宫腔内占位病变及其他生殖道器质性病变等。④基础体温测定：基础体温呈单相型提示无排卵，黄体功能不足时显示双相型，高温相 9 ~ 11 天，子宫内膜不规则脱落时呈双相型但下降缓慢。⑤刮宫或子宫内膜活组织检查：止血；明确子宫内膜病理诊断。⑥宫腔镜检查：诊断宫腔病变。⑦激素测定：黄体中期测孕酮呈卵泡期水平为无排卵；在早卵泡期测定血 LH、FSH、PRL、TSH 等水平，以了解无排卵的病因。⑧宫颈细胞学检查：排除子宫颈癌及癌前病变。

【西医治疗】

（1）治疗原则：出血期止血并纠正贫血，血止后调整周期预防子宫内膜增生和 AUB 复发，有生育要求者促排卵治疗。青春期以止血，调整周期为主；生育期以止血、调整周期和促排卵为主；绝经过渡期患者以止血、调整周期、减少经量、防止子宫内膜病变为原则。

（2）一般治疗：贫血者应补充铁剂、维生素 C、蛋白质，严重者需输血。流血时间长者，给予抗生素预防感染。

（3）药物治疗

无排卵性异常子宫出血：①止血：复方短效口服避孕药，雌激素，孕激素，GnRH - a 等。②调整月经周期：雌、孕激素序贯法，复方短效口服避孕药，孕激素后半周期疗法，宫内孕激素释放系统。③促进排卵：氯米芬，来曲唑，促性腺激素。④手术治疗：刮宫术，子宫内膜切除术，子宫切除术。

排卵性异常子宫出血：①黄体功能不足：促进卵泡发育（低剂量雌激素如妊马雌酮或戊酸雌二醇）、氯米芬，促进 LH 峰形成（肌注 HCG），黄体功能刺激疗法（肌注 HCG），黄体功能补充疗法（肌注黄体酮），口服避孕药。②子宫内膜不规则脱落：孕激素，绒促性素，复方短效口服避孕药。

【中医辨证论治】

（1）无排卵性异常子宫出血（崩漏）

证型		证候	治法	方剂	组成
血热	虚热	经乱无期，量少淋漓不净，色鲜红质稠，便干，舌红，苔薄黄，脉细数	养阴清热，止血调经	上下相资汤	人参、沙参、玄参、玉竹、五味子、熟地黄、山茱萸、车前子、牛膝
	实热	经血非时暴下，色深质稠，口渴烦热，舌红苔黄，脉滑数	清热凉血，止血调经	清热固经汤	清热固经棕炭芩，焦栀三地藕龟寻；牡蛎胶草清血热，淋漓血崩热盛因
肾虚	肾阳虚	经量多，色淡质清，畏寒肢冷，腰腿酸软，小便清长，舌淡苔薄白，脉沉细	温肾固冲，止血调经	右归丸去肉桂，加补骨脂、淫羊藿	右归丸中地附桂，山药茱萸菟丝归，杜仲鹿胶枸杞子，益火之源此方魁；去肉桂，加补骨脂、淫羊藿
	肾阴虚	经乱无期，淋漓不净，色鲜红质稠，头晕耳鸣，腰膝酸软，舌红少苔，脉细数	滋肾益阴，止血调经	左归丸去牛膝合二至丸	左归丸内山药地，萸肉枸杞与牛膝，菟丝龟鹿二胶合，补阴填精功效奇；二至丸用女贞子，配伍旱莲等分比；去牛膝
脾虚		经血非时暴下，淋漓不止，色淡质稀，气短神疲，面白肢肿，舌淡苔薄白，脉弱或沉细	补气摄血，止血调经	举元煎合安冲汤加炮姜炭	黄芪、白术、生地黄、白芍、续断、海螵蛸、茜草、龙骨、牡蛎、炮姜炭
血瘀		经血非时而下，色紫黑，夹有血块，小腹不适，舌紫，苔薄白，脉涩或细弦	活血化瘀，止血调经	逐瘀止崩汤	当归、川芎、三七、没药、五灵脂、牡丹皮、炭炒丹参、炒艾叶、阿胶、龙骨、牡蛎、海螵蛸

（2）排卵性异常子宫出血（月经不调）

	证型	证候	治法	方剂	组成
排卵性月经过多（月经过多）	气虚	经行量多，色淡红，质稀，肢倦神疲，气短懒言，面色白，小腹空坠，舌淡苔薄，脉缓弱	补气升提，固冲止血	安冲汤加升麻	白术、生黄芪、生龙骨、生牡蛎、生地黄、生杭芍、海螵蛸、茜草、川续断＋升麻
	血热	经行量多，色深红，质黏稠，口渴心烦，溲黄便结，舌红苔黄，脉滑数	清热凉血，固冲止血	保阴煎加炒地榆	保阴煎中两地芩，柏草山药续断行＋炒地榆
	血瘀	经行量多，色紫暗，质稠，有血块，经行腹痛，块下痛减，舌紫暗，脉涩	活血化瘀，固冲止血	桃红四物汤加三七、茜草、蒲黄	芎地芍归＋三七、茜草、蒲黄
黄体功能不足（月经先期）	脾气虚	月经提前，色淡质稀，神疲肢倦，面色萎黄，气短懒言，小腹空坠，食少纳差，舌淡，脉缓弱	健脾益气，固冲调经	补中益气汤	补中益气芪术陈，升柴参草当归身
	肾气虚	月经周期提前，量少，色淡暗，质稀薄，腰膝酸软，头晕耳鸣，夜尿频多，舌淡暗苔薄白，脉沉细	补肾益气，固冲调经	固阴煎	人参、熟地黄、山药、山茱萸、远志、炙甘草、五味子、菟丝子
	阳盛血热	月经提前，量多，经色深红，质稠，面红赤，心烦口渴，溲黄便结，舌红苔黄，脉滑数	清热降火，凉血调经	清经散	牡丹皮、地骨皮、白芍、青蒿、黄柏、熟地黄、茯苓
	肝郁血热	月经提前，量或多或少，色深红，质稠有块，经行不畅，乳房胀痛，胸胁胀满，舌红苔薄黄，脉弦数	疏肝解郁，清热调经	丹栀逍遥散	逍遥散中当归芍，柴苓术草加姜薄＋牡丹皮、栀子
	阴虚血热	月经先期，量少，色鲜红，手足心热，咽干口燥，潮热盗汗，舌红少苔，脉细数	养阴清热，固冲调经	两地汤	生地黄、玄参、白芍药、麦冬肉、地骨皮、阿胶
子宫内膜不规则脱落（经期延长）	气虚	行经时间延长，量多，色淡质稀，气短懒言，小腹空坠，面白，舌淡苔薄白，脉缓弱	补气摄血，固冲调经	举元煎	举元煎中用参芪，白术升麻炙草宜

续表

	证型	证候	治法	方剂	组成
子宫内膜不规则脱落（经期延长）	虚热	行经时间延长，量少，色鲜红，质稍稠，口燥咽干，手足心热，两颧潮红，舌红少苔，脉细数	养阴清热，凉血调经	两地汤合二至丸	生地黄、玄参、白芍药、麦冬肉、地骨皮、阿胶；二至丸用女贞子，配伍旱莲等分比
	湿热蕴结	行经时间延长，量少，色深红，质稠，平时带下量多、色黄臭秽，小便短赤，大便黏滞，舌红苔黄腻，脉滑数	清热利湿，止血调经	固经丸	黄芩、白芍、龟甲、黄柏、椿树根皮、黄柏
	血瘀	经来淋漓不净，经量时多时少，经行不畅，色暗有块，小腹疼痛拒按，舌紫暗，脉弦涩	活血化瘀，固冲调经	桃红四物汤合失笑散	芎地芍归；五灵脂、蒲黄

（3）排卵期出血（经间期出血）

证型	证候	治法	方剂	组成
肾阴虚	经间期少量出血，色鲜红，质稠，腰膝酸软，头晕耳鸣，手足心热，舌红少苔，脉细数	滋肾养阴，固冲止血	加减一阴煎	一阴煎是景岳方，麦冬芍药二地黄，丹参膝草或杜仲，滋阴清热保安康
湿热	经间期少量阴道流血，色深红，质稠，平时带下量多、色黄，质黏腻，小腹时痛，小便短赤，舌红苔黄腻，脉滑数	清热除湿，凉血止血	清肝止淋汤去阿胶、红枣，加茯苓、炒地榆	白芍、当归、生地黄、牡丹皮、黄柏、牛膝、香附、黑豆+茯苓、炒地榆
脾气虚	经间期少量出血，色淡，质稀，神疲肢倦，气短懒言，食少腹胀，舌淡苔薄，脉缓弱	健脾益气，固冲摄血	归脾汤	归脾汤用术参芪，归草茯神远志随，酸枣木香龙眼肉，煎加姜枣益心脾
血瘀	经间期少量出血，血色紫暗，有块，小腹疼痛拒按，舌紫暗，脉涩有力	活血化瘀，理血归经	逐瘀止血汤	生地黄、大黄、赤芍、牡丹皮、当归尾、枳壳、龟甲、桃仁

（4）稀发排卵（月经后期，月经过少）

参照"闭经"治疗。

考点61★★ 阴道炎症

【诊断】

（1）**滴虫性阴道炎**：有不洁性交史或滴虫污染源接触史。白带多，呈灰黄色稀薄泡沫状。阴道分泌物中找到滴虫即可确诊。

（2）外阴阴道假丝酵母菌病：有长期服用避孕药及抗生素史，妊娠期妇女，有糖尿病史及不洁性接触史等。白带多，呈凝乳状或豆渣样。阴道分泌物镜检找到芽胞或假菌丝即可诊断。

（3）细菌性阴道病：灰白色、均质、稀薄、腥臭味白带。阴道 pH > 4.5。胺臭味试验阳性或分泌物加生理盐水见到 > 20% 的线索细胞。

（4）萎缩性阴道炎：多见于自然绝经、人工绝经的妇女，或其他原因引起的雌激素水平不足者。阴道分泌物增多及外阴瘙痒、灼热感。阴道分泌物 pH 值增高，雌激素水平明显低下。

【西医治疗】

	全身用药	局部用药/性伴侣的治疗
滴虫性阴道炎	甲硝唑片；初次可单次口服甲硝唑或替硝唑 2g	性伴侣应同时治疗。治愈前避免无保护性行为
外阴阴道假丝酵母菌病	氟康唑口服	克霉唑、咪康唑、制霉菌素栓等局部外用
细菌性阴道病	甲硝唑、替硝唑	甲硝唑栓或 2% 克林霉素软膏
萎缩性阴道炎	替勃龙，或联合应用其他雌孕激素制剂	雌三醇软膏；诺氟沙星栓

【中医辨证论治】

证型	证候	治法	方剂	组成
肝经湿热	带下量多，色白，呈泡沫状，头晕目胀，少腹胀痛，舌红苔黄腻，脉弦数	清热利湿，杀虫止痒	龙胆泻肝汤加苦参、百部、蛇床子	龙胆泻肝栀芩柴，生地车前泽泻偕，木通甘草当归合，肝经湿热力能排 + 苦参、百部、蛇床子
湿虫滋生	阴部瘙痒，灼热疼痛，带下量多，色黄呈泡沫状，小便黄赤，舌红苔黄腻，脉滑数	清热利湿，解毒杀虫	萆薢渗湿汤加苦参、防风	萆薢渗湿湿作怪，赤苓苡米水气败，丹皮滑石川黄柏，泽泻通草渗透快 + 苦参、防风

考点 62 ★ 先兆流产

【诊断】

（1）诊断要点：有无停经史，有无阴道流血及腹痛。

（2）检查

①盆腔超声：子宫大小与停经周数相符，宫内可见妊娠囊或胚胎，可观察到胎动和胎心搏动等，胚胎或胎儿存活。

②尿血 HCG 测定：HCG 试纸检测尿液，可快速明确是否妊娠。血 β-HCG 动态测定，有助于妊娠的诊断及判断预后。

【西医治疗】

（1）适当休息，禁止性生活。

（2）黄体功能不全的患者，肌注黄体酮、绒毛膜促性腺激素，也可口服维生素 E。甲状腺功能低下者，可口服小剂量甲状腺片。

（3）经治疗症状不缓解或加重者，应进行 B 超及血 HCG 测定，根据情况，给予相应处理。

【中医辨证论治】

证型	证候	治法	方剂	组成
肾虚	妊娠期，阴道少量出血，色淡红，腰酸腹坠痛，头晕耳鸣，小便清长，舌淡苔白，脉沉滑尺弱	补肾益气，固冲安胎	寿胎丸加党参、白术	寿胎丸中用菟丝，寄生续断阿胶施＋党参、白术
气血虚弱	妊娠期，阴道少量出血，色淡质稀，面色㿠白，心悸气短，舌淡苔薄白，脉细滑	益气养血，固肾安胎	胎元饮	人参归芍胎元饮，杜仲熟地白术迎，再加陈皮炙甘草，固肾补胎功效灵
血热	妊娠期，阴道少量出血，色深红，渴喜冷饮，便秘溲赤，舌红苔黄，脉滑数	清热养血，固冲安胎	保阴煎加苎麻根	保阴煎中两地芩，柏草山药续断行＋苎麻根
血瘀	妊娠期，阴道少量流血，色暗质黏，小腹疼痛拒按，舌有瘀斑；脉弦滑	活血消癥，补肾安胎	桂枝茯苓丸合寿胎丸加减	金匮桂枝茯苓丸，桃仁芍药和牡丹；寿胎丸中用菟丝，寄生续断阿胶施
外伤	妊娠期，跌仆闪挫，或劳累过度，致阴道少量出血，腰酸，小腹坠痛，脉滑无力	益气养血，固肾安胎	加味圣愈汤	东垣方中有圣愈，四物汤内加参芪，气虚血弱均能补，经期量多总能医

考点 63★★ 异位妊娠

【诊断】

（1）输卵管妊娠未发生流产或破裂前，临床表现不明显，应结合辅助检查以确诊。

（2）检查

①血 β-HCG 定量：异位妊娠时该值通常低于同期正常宫内妊娠。

②血孕酮测定：对预测异位妊娠意义不大。

③超声检查：有助于诊断异位妊娠，阴道超声优于腹部超声。超声与血 β-HCG 结合对确诊帮助很大。

④阴道后穹隆穿刺：适用于疑有腹腔内出血的患者，可抽出不凝血液。

⑤腹腔镜检查术：不再是诊断的"金标准"。目前很少作为检查手段，更多作为手

术治疗。

【西医治疗】

（1）手术治疗：保守手术（保留患侧输卵管）和根治手术（切除患侧输卵管）。

（2）化学药物治疗：常用甲氨蝶呤。常用剂量0.4mg/（kg·d），肌内注射，5天一疗程。

【中医辨证论治】

证型		证候	治法	方剂	组成
未破损期		停经后可有早孕反应，双合诊可触及一侧附件有软性包块，有压痛，尿妊娠试验为阳性，脉弦滑	活血祛瘀，消癥杀胚	宫外孕Ⅱ号方加紫草、蜈蚣、水蛭、天花粉	丹参、赤芍、桃仁、三棱、莪术、蜈蚣、紫草、水蛭、天花粉
已破损期	休克型	停经后突发下腹一侧剧痛，面色苍白，四肢厥逆，恶心呕吐，血压下降，脉细数无力	回阳救逆，益气固脱	参附汤合生脉散加黄芪、柴胡、炒白术	人参、制附片；生脉麦味与人参+黄芪、柴胡、炒白术
	不稳定型	停经后下腹一侧轻微疼痛反复发作，一侧附件混合性囊性占位，宫内未见孕囊，舌淡暗苔薄白，脉细滑	益气化瘀，消癥杀胚	宫外孕Ⅰ号方加党参、黄芪、紫草、蜈蚣、天花粉	赤芍、丹参、桃仁+党参、黄芪、紫草、蜈蚣、天花粉
	包块型	妊娠破损日久，腹痛减轻或消失，一侧附件混合性囊性占位，舌暗苔薄白，脉涩	活血化瘀，消癥散结	理冲汤加土鳖虫、水蛭、炙鳖甲	黄芪、党参、白术、山药、天花粉、知母、三棱、莪术、鸡内金+土鳖虫、水蛭、炙鳖甲

考点64★★ 产褥感染（助理医师不考）

【诊断】

（1）详询病史及分娩经过，排除其他疾病；全身及局部体检，确定感染的部位和严重程度；确定病原体。

（2）B超、彩色超声多普勒、CT、磁共振成像等能对产褥感染形成的炎性包块、脓肿以及静脉血栓做出定位及定性诊断。血、尿常规检查，血清C反应蛋白检测，有助于早期感染的诊断。

【西医治疗】

（1）支持疗法：加强营养，纠正贫血、水及电解质紊乱。

（2）处理感染灶。

（3）应用抗生素。

（4）适量选用抗凝药物。

（5）手术治疗。

【中医辨证论治】

证型	证候	治法	方剂	组成
感染邪毒	产后高热寒战，小腹疼痛拒按，恶露量多，色紫暗，有臭气，心烦口渴，便燥溲赤，舌红苔黄，脉数	清热解毒，凉血化瘀	五味消毒饮合失笑散加味	五味消疗诸疗，银花野菊蒲公英，紫花地丁天葵子，煎加酒服效非轻；五灵脂、蒲黄
热入营血	高热汗出，心烦不安，斑疹隐隐，舌红绛，苔黄燥，脉弦细数	清营解毒，散瘀泄热	清营汤加味	犀地银翘玄连竹，丹麦清热更护阴
热入心包	壮热不退，神昏谵语，面色苍白，四肢厥冷，舌红绛，脉微而数	凉血托毒，清心开窍	清营汤送服安宫牛黄丸，或紫雪丹	犀地银翘玄连竹，丹麦清热更护阴；安宫牛黄开窍方，芩连栀郁朱雄黄，犀角珍珠冰麝箔，热闭心包功效良；紫雪犀羚朱朴硝，硝磁寒水滑和膏，丁沉木麝升玄草，更用赤金法亦超

考点65★★ 子宫肌瘤

【诊断】

（1）根据病史、体征及辅助检查可确诊。

（2）盆腔超声能区分子宫肌瘤与其他盆腔肿块。MRI 可准确判断肌瘤大小、数目和位置。如有需要，还可选择宫腔镜、腹腔镜、子宫输卵管造影术等协助诊断。

【西医治疗】

（1）药物：促性腺激素释放激素类似物、米非司酮。

（2）手术治疗：肌瘤摘除术，子宫切除术。

（3）其他治疗：子宫动脉栓塞术，高能聚集超声子宫内膜切除术。

【中医辨证论治】

证型	证候	治法	方剂	组成
气滞血瘀	小腹包块坚硬，经行不畅，经前乳房胀痛，小腹刺痛，舌有瘀点，苔薄，脉弦涩	行气活血，化瘀消癥	膈下逐瘀汤	膈下逐瘀桃牡丹，赤芍乌药玄胡甘，归芎灵脂红花壳，香附开郁血亦安
痰湿瘀阻	小腹有包块，月经，量多有块，色紫暗，脘痞多痰，形体肥胖，舌胖紫苔白腻，脉沉滑	化痰除湿，活血消癥	苍附导痰丸加丹参、水蛭	苍附导痰叶氏方，陈苓神曲夏姜南，甘草枳壳行气滞，痰浊经闭此方商＋丹参、水蛭

证型	证候	治法	方剂	组成
湿热瘀阻	小腹包块，疼痛拒按，经行量多，色红有血块，腰骶酸痛，发热，带下色黄臭，舌红苔黄腻，脉滑数	清热利湿，活血消癥	大黄牡丹汤加红藤、败酱草、石见穿、赤芍	金匮大黄牡丹汤，桃仁芒硝瓜子襄＋红藤、败酱草、石见穿、赤芍
气虚血瘀	小腹包块，小腹空坠，月经量多，色淡质稀有块，面色无华，气短懒言，舌淡暗有瘀点，脉细涩	益气养血，消癥散结	理冲汤加桂枝、山慈姑、煅龙骨、煅牡蛎	黄芪、党参、白术、山药、天花粉、知母、三棱、莪术、鸡内金＋桂枝、山慈姑、煅龙骨、煅牡蛎
肾虚血瘀	小腹包块，月经量少，色紫暗，有血块，腰酸膝软，头晕耳鸣，舌淡暗有瘀点，脉沉涩	补肾活血，消癥散结	金匮肾气丸合桂枝茯苓丸	肾气丸补肾阳虚，地黄山药及茱萸，苓泽丹皮合桂附，水中生火在温煦；金匮桂枝茯苓丸，桃仁芍药和牡丹

考点66★★ 子宫内膜异位症（2025版大纲新增考点）

【诊断】

（1）根据临床表现可作出初步诊断，影像学检查、CA125检查有助于诊断，腹腔镜检查可以明确诊断。

（2）检查

①实验室检查：血清CA125可升高，重度患者更明显，多用于重度内异症和疑有深部异位病灶者。

②影像学检查：包括盆腔超声、盆腔CT、MRI。

③腹腔镜检查：是目前诊断内膜异位症的最佳方法。

【西医治疗】

（1）**药物治疗**：非甾体抗炎药、孕激素、口服避孕药、促性腺激素释放激素激动剂（GnRH－a）、孕激素受体拮抗剂、雄激素衍生物。

（2）**手术治疗**：保留生育功能手术、保留卵巢功能手术、根治性手术、手术与药物联合治疗。

【中医辨证论治】

证型	证候	治法	方剂	组成
气滞血瘀	经前、经行小腹胀痛、拒按，甚或前后阴坠胀欲便，经血紫暗有块，块下痛减，经量或多或少，腹中积块，固定不移，胸闷乳胀，或不孕，舌紫暗或有瘀点、瘀斑，脉弦或涩	理气活血，祛瘀散结	膈下逐瘀汤	当归、川芎、赤芍、桃仁、红花、枳壳、延胡索、五灵脂、牡丹皮、乌药、香附、甘草
寒凝血瘀	经前或经行小腹冷痛、绞痛，拒按得热痛减，经行量少，色紫暗，或经血淋漓不净，或月经延期，不孕，下腹结块，固定不移形寒肢冷，面色青白，舌紫暗，苔薄白，脉沉弦或紧	温经散寒，活血祛瘀	少腹逐瘀汤	小茴香、干姜、肉桂、当归、川芎、赤芍、没药、蒲黄、五灵脂、延胡索
瘀热互结	经前或经期小腹疼痛，有灼热感，拒按，遇热痛增，月经先期、量多、经色深红、质黏稠夹血块，心烦口渴，溲黄便结，或不孕，性交疼痛，盆腔结节包块触痛明显，舌红有瘀点或舌暗红，苔黄，脉弦数	清热凉血，活血祛瘀	清热调血汤加红藤、薏苡仁、败酱草	牡丹皮、黄连、当归、川芎、生地黄、白芍、红花、桃仁、莪术、香附、延胡索、红藤、薏苡仁、败酱草
痰瘀互结	下腹结块，经前、经期小腹掣痛，拒按，婚久不孕，平时形体肥胖，头晕沉重，胸闷纳呆，呕恶痰多，带下量多，色白质黏，无味，舌淡胖而紫暗，或舌边尖有瘀斑、瘀点，苔白滑或白腻，脉细	理气化痰，活血逐瘀	苍附导痰汤合桃红四物汤	茯苓、法半夏、陈皮、苍术、香附、胆南星、枳壳、生姜、神曲、川芎、滑石、桂枝、茯苓、牡丹皮、赤芍、桃仁
气虚血瘀	经行腹痛，喜按喜温，经量或多或少，色淡质稀，婚久不孕，面色少华，神疲乏力，纳差便溏，盆腔结节包块，舌淡暗，边有齿痕，苔薄白或白腻，脉细无力或细涩	益气活血，化瘀散结	理冲汤	黄芪、党参、白术、山药、天花粉、知母、三棱、莪术、生鸡内金
肾虚血瘀	经行腹痛，痛引腰骶，月经先后不定期，经量或多或少，色淡暗质稀，或有血块，不孕或易流产，头晕耳鸣，腰膝酸软，性欲减退，盆腔可及结节或包块，舌淡暗或有瘀点，苔薄白，脉沉细而涩	补肾益气，活血化瘀	归肾丸合桃红四物汤	熟地黄、山药、山茱萸、茯苓、当归、枸杞子、杜仲、菟丝子、白芍、川芎、桃仁、红花

考点 67★★ 子宫腺肌病（2025 版大纲新增考点）

【诊断】

根据典型的继发性痛经和月经过多史，结合妇科检查可初步诊断，盆腔超声和磁共振成像及 CT，对诊断有一定帮助，血清 CA125 可能升高，诊断金标准是病理诊断。

【西医治疗】

（1）药物治疗：症状较轻、有生育要求及近绝经期患者可试用非甾体抗炎药、避孕药、孕激素类药物、GnRH－a 或左炔诺孕酮宫内缓释系统等治疗，注意副作用，停药后症状可复发。

（2）手术治疗：年轻或希望生育的子宫腺肌病患者，可试行病灶切除术；症状严重、无生育要求或药物治疗无效者，可行全子宫切除术。保留子宫意愿强烈、药物治疗依从性差、拒绝手术且排除恶性肿瘤者，可试行介入治疗。

【中医辨证论治】

参见"子宫内膜异位症"。

考点 68★★ 闭经（助理医师不考）

【诊断】

（1）详细询问月经史、闭经诱因、生育史；检查全身发育状况，完善妇科相关检查以确诊。

（2）检查

①功能试验：孕激素试验、雌孕激素序贯试验、垂体兴奋试验等。

②激素测定：血生殖内分泌激素测定如性激素六项，胰岛素、OGTT、胰岛素释放试验等确定是否存在胰岛素抵抗、高雄激素血症或先天性 21－羟化酶功能缺陷等。库欣综合征可测定 24 小时尿皮质醇或 1mg 地塞米松抑制试验排除。

③影像学检查：盆腔超声检查、子宫输卵管造影等。

④宫腔镜检查：排除宫腔粘连。

【西医治疗】

（1）积极治疗全身疾病，供给足够营养。

（2）激素治疗、促排卵、溴隐亭，其他药物治疗。

（3）辅助生殖技术。

（4）手术治疗。

【中医辨证论治】

证型	证候	治法	方剂	组成
气血虚弱	月经周期延迟，量少，色淡红，质薄，渐至经闭不行，神疲肢倦，心悸气短，舌淡苔薄，脉缓弱	益气健脾，养血调经	人参养荣汤	人参养荣本十全，去芎陈志五味添，食少神衰心气怯，养荣益气损能填

续表

证型	证候	治法	方剂	组成
肾气亏损	月经初潮延迟,渐至经闭,腰膝酸软,头晕耳鸣,夜尿频多,舌淡暗苔薄白,脉沉细	补益肾气,养血调经	加减苁蓉菟丝子丸加淫羊藿、紫河车	加减苁蓉菟丝子,熟地当归枸杞子,桑寄艾叶覆盆子,补肾益气血即止+淫羊藿、紫河车
阴虚血燥	月经周期延后,量少,色红质稠,渐至经闭不行,五心烦热,颧红唇干,舌红少苔,脉细数	养阴清热,养血调经	加减一阴煎加丹参、黄精、女贞子、香附	生地黄、熟地黄、白芍、麦冬、知母、地骨皮、炙甘草、丹参、黄精、女贞子、香附
气滞血瘀	月经停闭不行,胸胁、乳房胀痛,精神抑郁,舌紫暗,脉沉弦或沉涩	行气活血,祛瘀通经	血府逐瘀汤	血府当归生地桃,红花枳壳膝芎饶,柴胡赤芍甘桔梗,血化下行不作痨
痰湿阻滞	月经延后,量少,色淡质黏腻,渐至经闭,形体肥胖,胸闷泛恶,倦怠嗜睡,苔腻,脉滑	燥湿化痰,活血通经	丹溪治湿痰方或苍附导痰丸合佛手散	苍术、半夏、滑石、茯苓、白术、香附、川芎、当归
肝肾阴虚	年满16周岁尚未行经,月经量少色鲜红,头晕耳鸣,腰腿酸软,两目干涩,面色少华,舌质红,苔少,脉弦细	滋补肝肾,养血调经	育阴汤去海螵蛸、牡蛎,加当归、菟丝子	熟地黄、白芍、续断、桑寄生、杜仲、山茱萸、山药、龟甲、阿胶、当归、菟丝子
寒凝血瘀	月经停闭,小腹冷痛拒按,得热痛减,形寒肢冷,面色青白,舌紫暗,苔白,脉沉紧	温经散寒,活血通经	温经汤	温经汤用桂萸芎,归芍丹皮姜夏冬,参草阿胶调气血,暖宫祛瘀在温通

考点 69★ 盆腔炎性疾病

【诊断】

(1) 最低标准:子宫颈举痛或子宫压痛或附件压痛。

(2) 附加标准:体温>38.3℃;子宫颈异常黏液脓性分泌物;阴道分泌物涂片见到大量白细胞;红细胞沉降率升高;血C反应蛋白升高;实验室证实的子宫颈淋病奈瑟菌或衣原体阳性。

(3) 特异标准:子宫内膜活检组织学证实子宫内膜炎;阴道超声或磁共振检查显示输卵管增粗、输卵管积液,伴或不伴有盆腔积液、输卵管卵巢肿块,以及腹腔镜检查发现 PID 征象。

【西医治疗】

(1) 药物治疗:抗生素。

(2) 手术治疗。

(3) 盆腔炎性疾病后遗症的治疗:不孕患者,多需辅助生殖助孕;慢性盆腔痛可对症处理或理疗；输卵管积水者需手术治疗；PID 反复发作者，抗生素治疗，手术治疗。

（1）盆腔炎性疾病

证型	证候	治法	方剂	组成
热毒炽盛	高热腹痛，恶寒或寒战，下腹疼痛拒按，咽干口苦，便秘尿赤，舌红苔黄腻，脉滑数	清热解毒，凉血化瘀	五味消毒饮合大黄牡丹汤	五味消毒疗诸疗，银花野菊蒲公英，紫花地丁天葵子，煎加酒服效非轻；金匮大黄牡丹汤，桃仁芒硝瓜子襄
湿热瘀结	下腹部疼痛拒按，带下量多，色黄、质稠、味臭秽，舌红有瘀点，苔黄厚，脉弦滑	清热利湿，化瘀止痛	仙方活命饮加薏苡仁、冬瓜仁	仙方活命金银花，防芷归陈草芍加，贝母天花兼乳没，穿山皂刺酒煎佳＋薏苡仁、冬瓜仁

（2）盆腔炎性疾病后遗症

证型	证候	治法	方剂	组成
寒湿瘀阻	少腹冷痛，得温则舒，月经延后，量少色暗，有块，白带量多，舌暗苔白腻，脉沉迟	温经散寒，化瘀散结	少腹逐瘀汤	少腹茴香与炒姜，元胡灵脂没芎当，蒲黄官桂赤芍药，调经种子第一方
气滞血瘀	少腹胀痛，带下量多，经行腹痛，血块排出则痛减，情志抑郁，舌边有瘀点，苔薄，脉弦涩	理气活血，消癥散结	膈下逐瘀汤	膈下逐瘀桃牡丹，赤芍乌药玄胡甘，归芎灵脂红花壳，香附开郁血亦安
气虚血瘀	下腹部疼痛，缠绵日久，痛连腰骶，经血量多有块，带下量多，精神不振，食少纳呆，舌边有瘀点，苔薄，脉弦涩无力	益气健脾，化瘀散结	理冲汤	理中汤主温中阳，人参甘草术干姜，呕哕腹痛阴寒盛，再加附子更扶阳
肾虚血瘀	下腹坠痛或刺痛，腰骶酸痛，喜温喜按，经行腰腹疼痛加重，带下量多，色白或黄，经血色暗有块，神疲乏力，面色晦暗，舌质暗，或有瘀斑、瘀点，脉沉涩	化瘀止痛，补肾益气	温胞饮	温胞巴戟与杜仲，参术山药芡实增，菟丝桂附补骨脂，改汤为丸亦见功

证型	证候	治法	方剂	组成
温热瘀结	少腹部隐痛,痛连腰骶,低热起伏,经行或劳累时加重,带下量多,色黄,质黏稠;胸闷纳呆,口干不欲饮,大便溏,或秘结,小便黄赤;舌体胖大,色红,苔黄腻,脉弦数或滑数	清热利湿,化瘀止痛	银甲丸	银甲银翘升麻藤,公英鳖甲紫地丁,椿蒲青叶并琥珀,茵桔湿热带下停

V 儿科疾病

考点70★★★ 小儿肺炎

【诊断】

(1) 根据临床有发热、咳嗽、气促或呼吸困难,肺部有较固定的中、细湿啰音,一般不难诊断。胸片有斑片影,可协助诊断。

(2) 检查

①外周血检查:细菌性肺炎时,白细胞总数和中性粒细胞多增高,甚至可见核左移,胞浆有中毒颗粒;病毒性肺炎时,白细胞总数正常或降低,淋巴细胞增高,偶见异型淋巴细胞。细菌感染时,C反应蛋白(CRP)浓度上升。

②病原学检查:细菌培养可明确病原菌;病毒分离阳性率高,但时间长,不能做早期诊断;急性期特异性IgM测定有早期诊断价值;急性期与恢复期双份血清特异性IgG检测4倍以上增高或降低,对诊断有重要意义。

③血气分析:重症肺炎有呼吸困难的患儿,可做PaO_2、$PaCO_2$及血pH测定。

④X线检查:支气管肺炎可见点状或小斑片状肺实质浸润阴影;也可见大片状浸润影。肺不张可见均匀致密的阴影,肺纹理消失;肺气肿可见病侧肋间距较大,透明度增强;并发脓胸可见肋膈角变钝,积液多可见一片致密阴影,肋间隙增大,纵隔、心脏向健侧移位;肺大泡可见完整的薄壁,多无液平面的大泡影。

【西医治疗】

(1) 病因治疗

病因	治疗
细菌感染	①肺炎球菌感染,首选青霉素或羟氨苄青霉素。②金黄色葡萄球菌感染,甲氧西林敏感者首选苯唑西林钠或氯唑西林钠,耐药者用万古霉素或联用利福平。③流感嗜血杆菌感染,首选阿莫西林加克拉维酸(或加舒巴坦)。④大肠杆菌和肺炎杆菌感染,首选头孢曲松或头孢噻肟。⑤若绿脓杆菌肺炎首选替卡西林加克拉维酸。⑥肺炎支原体、衣原体感染,选用大环内酯类抗生素,如红霉素、罗红霉素、阿奇霉素等

续表

病因	治疗
病毒感染	三氮唑核苷（病毒唑）

（2）对症治疗：①氧疗。②保持呼吸道通畅。③腹胀的治疗：低钾血症引起者及时补钾。中毒性肠麻痹者应禁食，胃肠减压，用酚妥拉明加 10% 葡萄糖液。④肺炎合并心力衰竭的治疗：镇静，给氧，增强心肌收缩力，减慢心率，增加心搏出量，减轻心脏负荷。⑤糖皮质激素的应用。⑥治疗并发症。

【中医辨证论治】

	证型	证候	治法	方剂	组成
常证	风寒闭肺	恶寒发热，无汗，痰白而稀，口不渴，舌苔薄白，脉浮紧	辛温开闭，宣肺止咳	华盖散加减	华盖杏甘配麻黄，苏子陈皮茯苓桑
	风热闭肺	发热恶风，微汗出，咳嗽气急，口渴咽红，舌红苔薄黄，脉浮数	辛凉开闭，清肺止咳	银翘散合麻杏石甘汤加减	银翘散主上焦疴，竹叶荆蒡豉薄荷，甘桔芦根凉解法；麻杏甘石
	痰热闭肺	发热，烦躁，咳嗽喘促，面赤口渴，胸闷胀满，泛吐痰涎，舌红苔黄腻，脉弦滑	清热涤痰，开肺定喘	五虎汤合葶苈大枣泻肺汤加减	五虎汤清热定喘，细茶入麻杏石甘；葶苈子、大枣
	温热闭肺	身热不扬，咳嗽，咳痰不爽，食少腹胀，大便黏腻，舌红，苔黄腻，脉濡数	清热祛湿，化痰开闭	甘露消毒丹合三仁汤加减	甘露消毒蔻藿香，茵陈滑石木通菖，芩翘贝母射干薄，湿热时疫是主方；三仁杏蔻薏苡仁，朴夏通草滑竹伦
	毒热闭肺	高热持续，咳嗽剧烈，气急鼻扇，喘憋，面赤唇红，烦躁口渴，舌红苔黄，脉滑数	清热解毒，泻肺开闭	黄连解毒汤合麻杏石甘汤加减	芩连柏栀；麻杏甘石
	阴虚肺热	干咳少痰，低热盗汗，面色潮红，五心烦热，舌红乏津，少苔，脉细数	养阴清肺，润肺止咳	沙参麦冬汤加减	沙参麦冬扁豆桑，玉竹花粉甘草襄，秋燥耗津伤肺胃，咽痛干咳最堪尝
	肺脾气虚	咳嗽无力，喉中痰鸣，面白少华，动辄汗出，食欲不振，便溏，舌淡苔薄白，脉细无力	补肺健脾，益气化痰	人参五味子汤加减	人参五味汤法良，苓术甘草姜枣藏，再加麦冬养肺胃，敛肺止咳保安康
变证	心阳虚衰	面色苍白，口唇青紫，呼吸困难，四肢厥冷，烦躁不安	温补心阳，救逆固脱	参附龙牡救逆汤加减	参附龙牡救逆汤，白芍炙草合成方，心阳虚衰肢厥冷，回阳救逆效速良

续表

	证型	证候	治法	方剂	组成
变证	邪陷厥阴	壮热烦躁,神昏谵语,口噤项强,指纹青紫可达命关	平肝息风,清心开窍	羚角钩藤汤合牛黄清心丸加减	羚角钩藤菊花桑,地芍贝茹茯草襄,凉肝息风又养阴,肝热生风急煎尝;牛黄清心丸最精,芩连栀子郁砂用,热入心包神昏迷,清热开窍亦治惊

考点71★★★ 小儿腹泻病

【诊断】

(1) 根据发病季节、病史、临床表现和大便性状易于做出诊断。

(2) 检查

①大便常规检查:大便显微镜检查,注意有无脓细胞、白细胞、红细胞及吞噬细胞,有无虫卵、寄生虫、真菌孢子和菌丝。

②血常规检查:病毒性肠炎白细胞总数一般不增高,50%以上的患儿有杆状核增高,杆状核>10%,有助于细菌感染的诊断。

③大便培养:对确定腹泻病原有重要意义。

④大便乳胶凝集实验:对某些病毒性肠炎有诊断价值,如轮状病毒、肠道腺病毒。

⑤血生化检查:对腹泻较重的患儿,应及时检查 pH、二氧化碳结合力等。

【西医治疗】

(1) 饮食疗法:母乳喂养的患儿可继续母乳喂养;混合喂养或人工喂养的患儿,用稀释牛奶或奶制品喂养,逐渐恢复正常饮食;儿童则采用半流质易消化饮食,然后恢复正常饮食;严重呕吐者暂禁食,但不禁水,后由少到多、由稀到稠逐渐恢复正常饮食。病毒性肠炎可采用去乳糖饮食。

(2) 液体疗法:①口服补液。②静脉补液:定性,定量,定速,纠正酸中毒,补钾。

(3) 药物治疗:①控制感染:病毒性及非侵袭性细菌所致,选微生态制剂和肠黏膜保护剂;重症患儿、新生儿、小婴儿和免疫功能低下的患儿选抗生素;黏液、脓血便患者选第三代头孢菌素类、氨基糖苷类抗生素。②微生态疗法:常用双歧杆菌、嗜乳酸杆菌等菌制剂。③肠黏膜保护剂:如蒙脱石粉。④补锌治疗。

(4) 迁延性和慢性腹泻病的治疗:①饮食管理。②静脉营养。

【中医辨证论治】

	证型	证候	治法	方剂	组成
常证	风寒泻	大便清稀,夹有泡沫,肠鸣腹痛,恶寒发热,咳嗽,舌淡苔薄白,脉浮紧	疏风散寒,化湿和中	藿香正气散加减	藿香正气大腹苏,甘桔陈苓芷术朴,夏曲加入姜枣煎,外寒内湿均能除

证型		证候	治法	方剂	组成
常证	湿热泻	大便水样，泻下急迫，气味秽臭，纳呆，呕恶，发热口渴，舌红苔黄腻，脉滑数	清肠解热，化湿止泻	葛根黄芩黄连汤加减	葛根黄芩黄连汤，甘草四般治二阳
	伤食泻	大便稀溏，夹有食物残渣，气味酸臭，脘腹胀满，不思乳食，苔厚腻，脉滑实	消食化滞，运脾和胃	保和丸加减	保和山楂莱菔曲，夏陈茯苓连翘齐
	脾虚泻	大便稀溏，食后作泻，神疲倦怠，面色萎黄，纳呆，舌淡苔白，脉缓弱	健脾益气，助运止泻	参苓白术散加减	参苓白术扁豆陈，山药甘莲砂薏仁，桔梗上浮兼保肺，枣汤调服益脾神
	脾肾阳虚泻	久泻不止，大便清稀，澄澈清冷，完谷不化，形寒肢冷，舌淡苔白，脉细弱	温补脾肾，固涩止泻	附子理中汤合四神丸加减	附子理中温中阳，人参干姜术草帮；四神故纸吴茱萸，肉蔻五味四般齐，大枣生姜同煎合，五更肾泻最相宜
变证	气阴两伤	泻下过度，质稀如水，精神不振，皮肤干燥，舌红少津，少苔，脉细数	益气养阴，酸甘敛阴	人参乌梅汤加减	人参乌梅怀山药，木瓜莲肉炙甘草；气阴两伤因泻迫，酸甘并用补中焦
	阴竭阳脱	泻下不止，次频量多，面色苍白，精神萎靡，四肢厥冷，舌淡无津，脉沉细欲绝	挽阴回阳，救逆固脱	生脉散合参附龙牡救逆汤加减	生脉麦味与人参；参附龙牡救逆汤，白芍炙草合成方，心阳虚衰肢厥冷，回阳救逆效速良

考点72★★★ 肾病综合征（助理医师不考）

【诊断】

（1）大量蛋白尿［尿蛋白（+++ ～ ++++），24 小时尿蛋白定量≥50mg/kg］；血浆白蛋白低于 25g/L；血浆胆固醇高于 5.7mmol/L；不同程度的水肿。以上四项中以大量蛋白尿和低白蛋白血症为必要条件。

（2）检查

①尿液分析：尿蛋白明显增多，定性检查≥（+++），24 小时尿蛋白定量≥50mg/kg。少数有短暂镜下血尿。大多可见透明管型、颗粒管型和卵圆脂肪小体。

②血清蛋白：血清总蛋白低于正常，白蛋白≤25g/L。

③血脂：血清胆固醇 >5.7mmol/L。

④肾功能检查：一般正常，单纯性肾病尿量极少时可有暂时性氮质血症，少数肾炎性肾病可伴氮质血症。

⑤血清补体测定：微小病变型 NS 或单纯性 NS 血清补体正常，肾炎性 NS 补体可下降。

⑥肾穿刺活组织检查：指征包括难治性肾病（激素耐药、频繁复发、激素依赖）；临床或实验室证据支持肾炎性肾病或继发性肾病综合征者。

⑦基因检测。

【西医治疗】

（1）一般治疗

①休息：除高度水肿、并发感染或严重高血压者外，一般不需绝对卧床。病情缓解后活动量逐渐增加，但避免过劳。

②饮食：显著水肿和严重高血压时短期限制水钠摄入，病情缓解后不必继续限制。活动期供盐 1~2g/d。蛋白质摄入 1.5~2g/(kg·d)，供给高生物效价的动物蛋白。补充足够的钙剂和维生素 D。

（2）对症治疗：①利尿：水肿严重、合并高血压者可给予利尿剂。②防治感染。

（3）肾病综合征初治病例治疗：诊断确定后尽早选用泼尼松治疗。

（4）非频复发肾病复发的治疗。

（5）频复发、激素依赖及激素耐药性肾病的治疗。

（6）其他治疗：①抗凝治疗。②血管紧张素转换酶抑制剂。③免疫调节剂。

【中医辨证论治】

	证型	证候	治法	方剂	组成
本证	肺脾气虚	全身浮肿，面目为著，尿量减少，气短乏力，纳呆便溏，自汗出，易喘，舌淡胖，苔薄白，脉虚弱	益气健脾，宣肺利水	防己黄芪汤合五苓散加减	黄芪防己金匮方，术甘姜枣共煎尝；五苓散治太阳腑，白术泽泻猪茯苓
	脾肾阳虚	全身明显浮肿，按之深陷难起，下肢尤甚，畏寒肢冷，神疲倦卧，小便短少不利，舌淡胖，苔白滑，脉沉细无力	温肾健脾，化气行水	真武汤合黄芪桂枝五物汤加减	真武汤壮肾中阳，茯苓术芍附生姜；黄芪桂枝五物汤，芍药大枣与生姜
	肝肾阴虚	浮肿，头痛头晕，心烦躁扰，口干咽燥，手足心热，痤疮，失眠多汗，舌红苔少，脉弦细数	滋阴补肾，平肝潜阳	知柏地黄丸加减	六味地黄丸加知母、黄柏

	证型	证候	治法	方剂	组成
本证	气阴两虚	面色无华，神疲乏力，汗出，易感冒，头晕耳鸣，口干咽燥，手足心热，舌稍红，苔少，脉细弱	益气养阴，化湿清热	六味地黄丸加黄芪加减	六味地黄益肾肝，茱薯丹泽地苓专
标证	外感风邪	发热，恶风，无汗或有汗，头身疼痛，流涕，咳嗽，乳蛾肿痛，舌苔薄，脉浮	外感风寒，辛温宣肺祛风；外感风热，辛凉宣肺祛风	外感风寒，麻黄汤加减；外感风热，银翘散加减	麻黄汤中用桂枝，杏仁甘草四般施；银翘散主上焦医，竹叶荆牛薄荷豉，甘桔芦根凉解法，风温初感此方宜
	水湿	全身广泛浮肿，肿甚者可见皮肤光亮，水聚肠间，辘辘有声，小便短少，舌暗，苔白腻，脉沉	补气健脾，利水消肿	五苓散合己椒苈黄丸加减	五苓散治太阳腑，白术泽泻猪茯苓；防己、椒目、葶苈、大黄
	湿热	皮肤脓疱疮、疖肿、疮疡、丹毒等；或口黏口苦，口干不欲饮，脘闷纳差，舌红，苔黄腻，脉滑数	上焦湿热，清热解毒燥湿；中焦湿热，和胃降浊化湿；下焦湿热，清热利水渗湿	上焦湿热，五味消毒饮加减；中焦湿热，甘露消毒丹加减；下焦湿热，八正散加减	五味消毒疗诸疔，银花野菊蒲公英，紫花地丁天葵子，煎加酒服效非轻；甘露消毒蔻藿香，茵陈滑石木通菖，芩翘贝母射干薄，湿热时疫是主方；八正木通与车前，萹蓄大黄栀滑研，草梢瞿麦灯心草，湿热诸淋宜服煎
	血瘀	面色紫暗，眼睑下青暗，肌肤甲错，唇舌紫暗，舌有瘀点或瘀斑，舌苔少，脉弦涩	活血化瘀	桃红四物汤加减	桃仁、红花＋地芍归芎
	湿浊	纳呆，恶心，身重困倦，水肿加重，舌苔厚腻，血尿素氮、肌酐升高	利湿降浊	温胆汤加减	温胆夏茹枳陈助，佐以茯草姜枣煮

考点73★★ 过敏性紫癜（助理医师不考）

【诊断】

（1）具备典型皮疹紫癜，同时伴有弥漫性腹痛、关节炎或关节痛、任何部位活检显示 IgA 免疫复合物沉积、肾损害四项之一者，可以确诊。

（2）检查

①血常规：白细胞正常或增加，嗜酸性粒细胞可增高；血小板计数正常或升高。

②尿常规：肾脏受累时可出现镜下血尿及蛋白尿，重症有肉眼血尿。

③大便常规：有消化道症状，如腹痛患儿大便潜血试验可阳性。

④免疫学检查：约半数患儿 IgA 水平升高，IgG、IgM 水平升高或正常，补体 C_3、C_4 正常或升高。抗核抗体及类风湿因子阴性。

【西医治疗】

（1）对症治疗：有腹痛时应用 654-2、阿托品等；有消化道症状时应限制粗糙饮食，应用大剂量维生素 C、钙剂及抗组胺药；有消化道出血时应禁食并考虑输血，可用西咪替丁。

（2）肾上腺皮质激素与免疫抑制剂：急性发作时应用泼尼松，或甲基泼尼松龙。并发肾炎且经激素治疗无效者，可考虑联合用硫唑嘌呤、环磷酰胺或雷公藤多苷片等。

（3）抗凝治疗：阿司匹林，潘生丁，以过敏性紫癜肾炎为主时可用肝素钠。

【中医辨证论治】

证型	证候	治法	方剂	组成
风热伤络	紫癜颜色鲜红，呈丘疹，融合成片，发热恶风，咳嗽咽痛，舌红苔薄黄，脉浮数	祛风清热，凉血安络	银翘散加减	银翘散主上焦疴，竹叶荆蒡豉薄荷，甘桔芦根凉解法
血热妄行	面赤咽干，皮肤瘀点瘀斑成片，腹痛，便血尿血，发热，舌红绛苔黄燥，脉弦数	清热解毒，凉血止血	犀角地黄汤加减	犀角地黄芍药丹，血升胃热火邪干
湿热痹阻	皮肤紫癜多见于关节周围，关节肿胀灼痛，舌红苔黄腻，脉滑数	清热利湿，通络止痛	四妙丸加减	二妙散中苍柏兼，若云三妙牛膝添，四妙再加薏苡仁，湿热下注痿痹痊
阴虚火旺	紫癜时发时隐，五心烦热，潮热盗汗，尿血便血，舌红少苔，脉细数	滋阴降火，凉血止血	知柏地黄丸加减	地八山山四，丹苓泽泻三＋知母、黄柏
气虚血瘀	斑疹紫暗，腹痛绵绵，神疲倦怠，面色少华，舌有瘀斑，苔薄白，脉细弱	补中益气，化瘀止血	补中益气汤加减	补中益气芪术陈，升柴参草当归身

考点74★ 水痘

【诊断】

（1）典型水痘根据流行病学资料、临床表现，尤其皮疹形态、分布特点，即可确诊。

（2）检查

①血常规：白细胞总数正常或稍低。

②疱疹刮片：瑞氏染色见多核巨细胞，苏木素－伊红染色可见细胞核内包涵体。

③病毒分离：仅用于非典型病例。

④血清学检测：水痘病毒特异性IgM抗体或双份血清特异性IgG抗体4倍以上升高可协助诊断。

【西医治疗】

（1）对症治疗：皮肤瘙痒可局部应用炉甘石洗剂。

（2）抗病毒治疗：阿昔洛韦、α－干扰素。继发皮肤细菌感染时加用抗菌药物。禁用糖皮质激素。

【中医辨证论治】

证型	证候	治法	方剂	组成
邪郁肺卫	微热，鼻塞流涕，偶有轻咳，疱疹壁薄，疱浆清亮，痘疹稀疏，舌淡苔薄白，脉浮数	疏风清热，解毒利湿	银翘散加减	银翘散主上焦疴，竹叶荆蒡豉薄荷，甘桔芦根凉解法
毒炽气营	壮热烦躁，口渴引饮，口舌生疮，痘疹密布，便结溲赤，舌红绛苔黄糙，脉洪数	清气凉营，化湿解毒	清胃解毒汤加减	清胃解毒升麻连，生地丹皮膏芩掺

考点75★ 流行性腮腺炎

【诊断】

（1）根据流行病学史、接触史以及腮腺肿大疼痛的表现，不难诊断。

（2）检查

①血清和尿液中淀粉酶测定：90%患儿发病早期有血清淀粉酶和尿淀粉酶增高，有助于诊断。

②血清学检查：IgM抗体可作为近期感染的诊断依据；应用PCR技术检测腮腺炎病毒RNA，可提高可疑患者的诊断率。

（3）病毒分离：可分离出腮腺炎病毒。

【西医治疗】

（1）对高热患儿可采用物理降温或使用解热药。

（2）严重头痛和并发睾丸炎者可酌情使用止痛药。

（3）合并睾丸炎时，用丁字带托住阴囊。

（4）对并发脑膜脑炎、心肌炎的患儿，可短期应用氢化可的松。

（5）合并胰腺炎时应禁食，静脉输液加用抗生素，也可使用干扰素。

【中医辨证论治】

	证型	证候	治法	方剂	组成
常证	邪犯少阳	轻微发热，一侧或双侧耳下腮部漫肿疼痛，边缘不清，咀嚼不便，舌红苔薄白，脉浮数	和解少阳，散结消肿	柴胡葛根汤加减	柴胡、天花粉、干葛、黄芩、桔梗、连翘、牛蒡子、石膏、甘草、升麻
	热毒壅盛	高热不退，两侧腮部肿胀疼痛，口渴引饮，烦躁不安，舌红苔黄，脉滑数	清热解毒，软坚散结	普济消毒饮加减	普济消毒芩连鼠，玄参甘桔蓝根侣，升柴马勃连翘陈，僵蚕薄荷为末咀，或加人参及大黄，大头天行力能御
变证	邪陷心肝	腮肿，壮热不退，头痛项强，嗜睡，重者昏迷，惊厥，舌绛苔黄，脉数	清热解毒，息风开窍	清瘟败毒饮加减	清瘟败毒生石膏，知母生地桔牛角，芩连栀子丹竹叶，玄参赤芍翘甘草
	毒窜睾腹	腮部肿胀渐消，男性一侧或两侧睾丸肿胀疼痛，女性一侧或两侧少腹疼痛，伴发热，舌红苔黄，脉数	清肝泻火，活血止痛	龙胆泻肝汤加减	龙胆泻肝栀芩柴，生地车前泽泻偕，木通甘草当归合，肝经湿热力能排

考点76★★ 手足口病

【诊断】

（1）病前1～2周有手足口病接触史。急性起病，发热，口腔黏膜出现散在疱疹，手、足和臀部出现斑丘疹、疱疹，疱疹周围可有炎性红晕，疱内液体较少。伴咳嗽、流涕、食欲不振等。部分病例仅表现为皮疹或疱疹性咽峡炎。当患儿出现持续高热不退，精神差，呕吐，肢体抖动，倦怠乏力，呼吸、心率增快，出冷汗，末梢循环不良时即为重症病例。

（2）检查

①血常规：淋巴细胞和单核细胞比值相对增高。

②病原学：肠道病毒（CoxA16、EV71等）特异性核酸检测阳性，或分离出肠道病毒。急性期与恢复期血清CoxA16、EV71等肠道病毒抗体有4倍以上升高。

【西医治疗】

（1）普通病例：①注意隔离，避免交叉感染。适当休息，清淡饮食，做好口腔和皮肤护理。②对症治疗：高热者给予物理降温，必要时给予解热镇痛剂。

（2）重症病例

①神经系统受累：控制颅高压；糖皮质激素治疗（甲基泼尼松龙、氢化可的松）；静脉注射丙种球蛋白；降温、镇静、止惊。

②呼吸、循环衰竭：保持呼吸道通畅，吸氧；监测呼吸、心率、血压和血氧饱和度；机械通气；米力农、多巴胺、多巴酚丁胺等药物治疗；酌情应用利尿剂。

【中医辨证论治】

	证型	证候	治法	方剂	组成
常证	邪犯肺脾	流涕咳嗽，纳差恶心，口腔内有疱疹，手足心部斑丘疹、疱疹，疹色红润，疱液清亮，舌红苔薄黄腻，脉浮数	宣肺解表，清热化湿	甘露消毒丹加减	甘露消毒蔻藿香，茵陈滑石木通菖，芩翘贝母射干薄，湿热时疫是主方
	心脾积热	手掌、足跖、口腔疱疹，分布稀疏，疹色红润，疱液清亮，心烦躁扰，口舌干燥，小便黄赤，大便干结，舌质红，苔薄黄，脉数有力	清热泻脾，泻火解毒	清热泻脾散合导赤散加减	栀子芩连灯心草，石膏茯苓生地黄，心脾积热循经发，清热泻脾鹅口疮；导赤生地与木通，草梢竹叶四般攻
	湿热蒸盛	身热持续，烦躁口渴，口腔、手足、四肢、臀部疱疹，分布稠密，疹色紫暗，疱液浑浊，口臭流涎，灼热疼痛，小便黄赤，大便秘结，舌质红绛，苔黄厚腻或黄燥，脉滑数	清热凉营，解毒祛湿	清瘟败毒饮加减	清瘟败毒生石膏，知母生地桔牛角，芩连栀子丹竹叶，玄参赤芍翘甘草
	正虚邪恋	疱疹渐退，食欲不振，神疲乏力，唇干口燥，舌淡红，苔少或薄腻，脉细	益气健脾，养阴生津	生脉散加减	生脉麦味与人参，保肺清心治暑淫
变证	邪陷心肝	高热不退，烦躁谵语，疹点稠密，色浊紫暗，甚至神昏抽搐，舌暗红或红绛，苔黄起刺，脉数有力	凉营解毒，息风开窍	清瘟败毒饮合羚角钩藤汤加减	清瘟败毒生石膏，知母生地桔牛角，芩连栀子丹竹叶，玄参赤芍翘甘草；羚角钩藤菊花桑，地芍贝茹茯草襄
	邪伤心肺	身热不退，频咳气急，胸闷心悸，烦躁不宁，手足厥冷，面色苍白，口唇发绀，舌质暗紫，苔白腻，脉沉细无力	泻肺逐水，温阳扶正	己椒苈黄丸合参附汤加减	防己、椒目、葶苈、大黄；人参、附子

Ⅵ 中医常见疾病

考点77★ 喘证（2025版大纲新增考点）

【诊断】

以喘促短气、呼吸困难、甚至张口抬肩、鼻翼扇动、不能平卧、口唇发绀为特征。多有慢性咳嗽、哮病、肺痨、心悸等病史，每遇外感及劳累而诱发。

【辨证论治】

（1）辨证要点

辨证首辨虚实。实喘者呼吸深长有余，呼出为快，气粗声高，伴有痰鸣咳嗽，脉数有力，病势多急；虚喘者呼吸短促难续，深吸为快，气怯声低，少有痰鸣咳嗽，脉象微弱或浮大中空，病势徐缓，时轻时重，遇劳则甚。实喘又当辨外感内伤。虚喘应辨病变脏腑。

（2）治疗原则

喘证的治疗应分清虚实邪正。实喘治肺，以祛邪利气为主，区别寒、热、痰、气的不同，分别采用温化宣肺、清化肃肺、化痰理气的方法。虚喘以培补摄纳为主，或补肺，或健脾，或补肾，阳虚则温补，阴虚则滋养。至于虚实夹杂、寒热互见者，又当根据具体情况分清主次，权衡标本，辨证选方用药。

（3）证治分类

证型		证候	治法	方剂	组成
实喘	风寒壅肺	喘逆胸胀，痰黏色白，恶寒发热无汗，口不渴，舌苔薄白而滑，脉浮紧	宣肺散寒	麻黄汤合华盖散加减	麻黄汤中臣桂枝，杏仁甘草四般施；华盖杏甘配麻黄，苏子陈皮茯苓桑
	表寒肺热	喘逆胸胀，息粗鼻扇，痰黏，形寒身热，口渴，舌边红，苔薄白，脉浮数	解表清里，化痰平喘	麻杏石甘汤加减	麻黄、杏仁、石膏、甘草、黄芩、桑白皮、苏子、半夏、款冬花
	痰热郁肺	喘逆胸胀，痰黏色黄，身热有汗，渴喜冷饮，舌红，苔薄黄，脉滑数	清热化痰，宣肺平喘	桑白皮汤加减	桑皮汤治肺热喘，芩栀贝杏苏连半
	痰浊阻肺	喘逆胸胀，痰黏难咳，呕恶食少，舌苔白腻，脉滑	祛痰降逆，宣肺平喘	二陈汤合三子养亲汤加减	二陈汤用半夏陈，苓草梅姜一并存；白芥子、紫苏子、莱菔子
	肺气郁痹	遇情志刺激而诱发，息粗气憋，咽中如窒，苔薄，脉弦	开郁降气平喘	五磨饮子加减	四磨饮子七情侵，人参乌药及槟沉，去参加入木香枳，五磨饮子白酒斟
虚喘	肺气虚耗	气怯声低，咳声低弱，自汗畏风，舌淡红，脉细数	补肺益气养阴	生脉散合补肺汤加减	生脉麦味与人参；补肺五味与参芪，熟地紫菀配桑皮
	肾虚不纳	呼多吸少，气不得续，汗出肢冷，口咽干燥，舌红少津，脉细数	补肾纳气	金匮肾气丸合参蛤散加减	附子、肉桂、山茱萸、胡桃肉、紫河车、熟地、山药、当归；人参、蛤蚧

证型	证候	治法	方剂	组成
虚喘 正虚喘脱	张口抬肩，鼻扇气促，端坐不能平卧，汗出如珠，脉浮大无根	扶阳固脱，镇摄肾气	参附汤送服黑锡丹	人参、黄芪、炙甘草、山茱萸、五味子、蛤蚧（粉）、龙骨、牡蛎

考点78★ 不寐

【诊断】

轻者入寐困难或寐而易醒，醒后不寐，连续3周以上，重者彻夜难眠，伴头痛、头昏、心悸、健忘等症。常有饮食不节，情志失常，劳倦，思虑过度，病后体虚等病史。

【辨证论治】

（1）辨证要点

辨证首分虚实。虚证，多属阴血不足，心失所养，临床特点为体质瘦弱，面色无华，神疲懒言，心悸健忘。实证为邪热扰心，临床特点为心烦易怒，口苦咽干，便秘溲赤。次辨病位，病位主要在心。

（2）治疗原则

治疗当以补虚泻实，调整脏腑阴阳为原则。实证泻其有余，如疏肝泻火、清化痰热、消导和中；虚证补其不足，如益气养血、健脾补肝益肾。在此基础上安神定志，如养血安神、镇惊安神、清心安神。

（3）证治分类

证型	证候	治法	方剂	组成
肝火扰心	不寐多梦，急躁易怒，头晕头胀，口干而苦，舌红苔黄，脉弦数	疏肝泻火，镇心安神	龙胆泻肝汤加减	龙胆泻肝栀芩柴，生地车前泽泻偕，木通甘草当归合，肝经湿热力能排
痰热扰心	心烦不寐，胸闷脘痞，泛恶嗳气，口苦，舌红苔黄腻，脉滑数	清化痰热，和中安神	黄连温胆汤加减	温胆夏茹枳陈助，佐以茯草姜枣煮＋黄连
心脾两虚	多梦易醒，心悸健忘，神疲食少，腹胀便溏，面色少华，舌淡苔薄，脉细无力	补益心脾，养血安神	归脾汤加减	归脾汤用术参芪，归草茯神远志随，酸枣木香龙眼肉，煎加姜枣益心脾

续表

证型	证候	治法	方剂	组成
心肾不交	心烦不寐，心悸多梦，头晕耳鸣，腰膝酸软，潮热盗汗，五心烦热，舌红少苔，脉细数	滋阴降火，交通心肾	六味地黄丸合黄连阿胶汤加减	地八山山四，丹苓泽泻三；黄连阿胶鸡子黄，黄芩白芍合成方，水亏火炽烦不卧，滋阴降火自然康
心胆气虚	虚烦不寐，触事易惊，胆怯心悸，气短自汗，倦怠乏力，舌淡，脉弦细	益气镇惊，安神定志	安神定志丸合酸枣仁汤加减	安神定志用远志，人参菖蒲合龙齿，茯苓茯神二皆用，心虚胆怯用此治；酸枣仁汤治失眠，川芎知草茯苓煎

考点79★ 胃痞（2025版大纲新增考点）

【诊断】

临床以胃脘痞塞、满闷不舒为主症，并有按之柔软、压之不痛、望无胀形的特点。发病缓慢，时轻时重，反复发作，病程漫长。多由饮食、情志、起居、寒温等因素诱发。

【辨证论治】

（1）治疗原则

胃痞的基本病机是中焦气机不利，脾胃升降失宜。治疗总以调理脾胃升降、行气除痞消满为基本法则。

（2）证治分类

证型		证候	治法	方剂	组成
实痞	饮食内停	脘腹痞闷而胀，进食尤甚，拒按，嗳腐吞酸，恶食呕吐，矢气频作，味臭如败卵，舌苔厚腻，脉滑	消食和胃，行气消痞	保和丸加减	保和神曲与山楂，苓夏陈翘菔子加，曲糊为丸白汤下，亦可方中用麦芽
	痰湿中阻	脘腹痞塞不舒，头晕目眩，身重困倦，呕恶纳呆，口淡不渴，小便不利，舌苔白厚腻，脉沉滑	除湿化痰，理气和中	二陈平胃汤加减	半夏、橘红、白茯苓、甘草、苍术、厚朴、陈皮
	湿热阻胃	脘腹痞闷，或嘈杂不舒，口干不欲饮，口苦，纳少，舌红，苔黄腻，脉滑数	清热化湿，和胃消痞	泻心汤合连朴饮加减	大黄、黄连、黄芩；连朴饮用香豆豉，菖蒲半夏焦山栀，芦根厚朴黄连入，湿热霍乱此方施
	肝胃不和	脘腹痞闷，胸胁胀满，心烦易怒，善太息，呕恶嗳气，大便不爽，舌质淡红，苔薄白，脉弦	疏肝解郁，和胃消痞	越鞠丸合枳术丸加减	越鞠丸治六般郁，气血痰火湿食因，芎苍香附兼栀曲，气畅郁舒痛闷伸；枳实、白术

证型		证候	治法	方剂	组成
虚痞	脾胃虚弱	脘腹满闷，时轻时重，喜温喜按，纳呆便溏，神疲乏力，少气懒言，语声低微，舌质淡，苔薄白，脉细弱	补气健脾，升清降浊	补中益气汤加减	补中益气芪术陈，升柴参草当归身，虚劳内伤功独擅，亦治阳虚外感因
	胃阴不足	脘腹痞闷，嘈杂，饥不欲食，恶心嗳气，大便秘结，舌红少苔，脉细数	养阴益胃，调中消痞	益胃汤加减	益胃汤能养胃阴，冰糖玉竹与沙参，麦冬生地同煎服，甘凉滋润生胃津

考点80★★ 腹痛

【诊断】

以胃脘以下、耻骨毛际以上部位的疼痛为主要表现，若病因外感，突然剧痛，伴发症状明显者，属于急性腹痛；若病因内伤，起病缓慢，痛势缠绵者，则为慢性腹痛。

【辨证论治】

（1）**辨证要点**

①辨腹痛性质：腹痛拘急，得热则减，为寒痛；痛在脐腹，痛处有热感，便秘，为热痛；痛处不定，嗳气后痛减，为气滞痛；少腹刺痛，痛处拒按，面色晦暗，为血瘀痛；脘腹胀痛，痛甚欲便，便后痛减，为伤食痛。

②辨腹痛部位：胁腹、两侧少腹痛多属肝经病证；大腹疼痛，多为脾胃病证；脐腹疼痛多为大小肠病证；脐以下小腹痛多属肾、膀胱、胞宫病证。

（2）**治疗原则**

在通法的基础上，审证求因，标本兼治。属实证者，重在祛邪疏导；对虚痛，应温中补虚，益气养血，不可滥施攻下。对于久痛入络，绵绵不愈之腹痛，可采取辛润活血通络之法。

（3）**证治分类**

证型	证候	治法	方剂	组成
寒邪内阻	腹痛拘急，遇寒痛甚，得温痛减，形寒肢冷，舌淡苔白腻，脉沉紧	散寒温里，理气止痛	良附丸合正气天香散加减	高良姜、香附；正气天香台乌，半夏香附陈苏
湿热壅滞	腹痛拒按，烦渴引饮，大便溏滞不爽，小便短黄，舌红苔黄腻，脉滑数	泄热通腑，行气导滞	大承气汤加减	大承气汤用硝黄，配伍枳朴泻力强

证型	证候	治法	方剂	组成
饮食积滞	脘腹胀满,嗳腐吞酸,痛而欲泻,泻后痛减,苔厚腻,脉滑	消食导滞,理气止痛	枳实导滞丸加减	枳实导滞重大黄,芩连白术与茯苓,泽泻蒸饼糊丸服,湿热积滞力能攘
肝郁气滞	腹痛胀闷,痛窜两胁,得矢气则舒,遇怒则剧,舌红苔薄白,脉弦	疏肝解郁,理气止痛	柴胡疏肝散加减	柴胡疏肝芍川芎,枳壳陈皮草香附
瘀血内停	腹痛较剧,痛如针刺,痛处固定,舌紫暗,脉细涩	活血化瘀,和络止痛	少腹逐瘀汤加减	少腹茴香与炒姜,元胡灵脂没芎当,蒲黄官桂赤芍药,调经种子第一方
中虚脏寒	腹痛绵绵,喜温喜按,形寒肢冷,气短懒言,舌淡苔薄白,脉沉细	温中补虚,缓急止痛	小建中汤加减	小建中汤芍药多,桂姜甘草大枣和,更加饴糖补中脏,虚劳腹冷服之瘥

考点81★★ 泄泻

【诊断】

以排便次数增多,粪质稀溏或完谷不化,甚至泻出如水样为主症的病证。古有将大便溏薄而势缓者称为泄,大便清稀如水而势急者称为泻,现临床一般统称泄泻。

【辨证论治】

(1) 辨证要点

①辨暴泻与久泻:暴泻者起病较急,病程较短,泄泻次数频多;久泻者起病较缓,病程较长,泄泻呈间歇性发作。

②辨寒热:便色黄褐而臭,泻下急迫,肛门灼热者,多属热证;大便清稀,或完谷不化者,多属寒证。

③辨虚实:急性暴泻,泻下腹痛,痛急拒按,泻后痛减,多属实证;慢性久泻,病程较长,反复发作,腹痛不甚,喜温喜按,神疲肢冷,多属虚证。

④辨证候特征:外感泄泻,多兼表证;食滞泄泻,以腹痛肠鸣,粪便臭如败卵,泻后痛减为特点;肝气乘脾之泄泻,每因情志郁怒而诱发,伴胸胁胀闷,嗳气食少;脾虚泄泻,大便时溏时稀,伴神疲肢倦;肾阳虚衰之泄泻,多发于五更,大便稀溏,完谷不化,伴形寒肢冷。

(2) 治疗原则

治疗原则为运脾化湿。急性泄泻多以湿盛为主,重在化湿,佐以分利,再根据寒湿和湿热的不同,分别采用温化寒湿与清化湿热之法。久泻以脾虚为主,当以健脾。

中气下陷者，宜升提。久泻不止者，宜固涩。暴泻不可骤用补涩，以免关门留寇；久泻不可分利太过，以防劫其阴液。

（3）证治分类

证型	证候	治法	方剂	组成
寒湿内盛	泄泻清稀，甚如水样，腹痛肠鸣，肢体酸痛，苔白，脉濡缓	芳香化湿，解表散寒	藿香正气散加减	藿香正气大腹苏，甘桔陈苓芷术朴，夏曲加入姜枣煎，外寒内湿均能除
湿热伤中	泻下急迫，粪色黄褐，肛门灼热，烦热口渴，舌红苔黄腻，脉滑数	清热利湿，分利止泻	葛根芩连汤加减	葛根黄芩黄连汤，甘草四般治二阳
食滞肠胃	腹痛肠鸣，泻后痛减，脘腹胀满，嗳腐酸臭，苔厚腻，脉滑	消食导滞，和中止泻	保和丸加减	保和山楂莱菔曲，夏陈茯苓连翘齐
脾胃虚弱	时溏时泻，食后脘闷不舒，稍进油腻则大便次数增加，舌淡苔白，脉细弱	健脾益气，化湿止泻	参苓白术散加减	参苓白术扁豆陈，山药甘莲砂薏仁，桔梗上浮兼保肺，枣汤调服益脾神
肾阳虚衰	黎明前脐腹痛，肠鸣即泻，完谷不化，腹部喜暖，形寒肢冷，舌淡苔白，脉沉细	温肾健脾，固涩止泻	四神丸加减	四神故纸吴茱萸，肉蔻五味四般齐，大枣生姜同煎合，五更肾泻最相宜
肝气乘脾	泄泻肠鸣，腹痛攻窜，矢气频作，情志诱发，舌淡红，苔薄白，脉弦	抑肝扶脾	痛泻要方加减	痛泻要方用陈皮，术芍防风共成剂

考点82★★ 便秘

【诊断】

粪便在肠内滞留过久，秘结不通，排便周期延长，或周期不长，但粪质干结，排出艰难，或粪质不硬，虽有便意，但便而不畅的病证。

【辨证论治】

（1）辨证要点

辨证当分清虚实，实者包括热秘、气秘和冷秘，虚者当辨气虚、血虚、阴虚和阳虚的不同。

（2）治疗原则

应针对不同的病因采取相应的治法，但以通下为主。实秘以祛邪为主，治以泄热、温散、通导，使邪去便通；虚秘以扶正为先，治以益气温阳、滋阴养血，使正盛便通。

（3）证治分类

证型		证候	治法	方剂	组成
实秘	热秘	大便干结，腹胀腹痛，口干口臭，面红心烦，舌红苔黄燥，脉滑数	泄热导滞，润肠通便	麻子仁丸加减	麻子仁丸治脾约，枳朴大黄麻杏芍
	气秘	大便干结，肠鸣矢气，腹中胀痛，嗳气频作，苔薄腻，脉弦	顺气导滞	六磨汤加减	木香、乌药、沉香、大黄、槟榔、枳实
	冷秘	大便艰涩，手足不温，呃逆呕吐，苔白腻，脉弦紧	温里散寒，通便止痛	大黄附子汤加减	大黄、附子、细辛
虚秘	气虚秘	排便困难，努挣则汗出短气，便后乏力，肢倦懒言，舌淡苔白，脉弱	益气润肠	黄芪汤加减	黄芪、麻仁、白蜜、陈皮
	血虚秘	大便干结，面色无华，头晕目眩，健忘，口唇色淡，舌淡苔白，脉细	养血润燥	润肠丸加减	润肠丸用归羌活，大黄桃麻两仁合
	阴虚秘	便干如羊屎状，形体消瘦，头晕耳鸣，潮热盗汗，舌红少苔，脉细数	滋阴通便	增液汤加减	增液麦地与玄参
	阳虚秘	便干难排，面色㿠白，四肢不温，腰膝酸冷，舌淡苔白，脉沉迟	温阳通便	济川煎加减	济川归膝肉苁蓉，泽泻升麻枳壳从

考点83★★ 胁痛（助理医师不考）

【诊断】

以一侧或两侧胁肋部疼痛为主症，有饮食不节、情志不遂、感受外湿、跌仆闪挫或劳欲久病等病史。

【辨证论治】

（1）辨证要点

首辨气血，胀痛多属气郁，刺痛多属血瘀。次辨虚实，实证之中以气滞、血瘀、湿热为主，症见重痛拒按，脉实有力；虚证多为阴血不足，脉络失养，症见隐痛，绵绵不休。

（2）治疗原则

治疗上当根据"痛则不通"的理论，以疏肝和络止痛为基本治则。实证宜理气活血、清利湿热；虚证宜补中寓通，采用滋阴、养血、柔肝之法。

（3）证治分类

证型	证候	治法	方剂	组成
肝郁气滞	胁肋胀痛，走窜不定，因情志变化而增减，嗳气频作，苔薄白，脉弦	疏肝理气	柴胡疏肝散加减	柴胡疏肝芍川芎，枳壳陈皮草香附
肝胆湿热	胁肋胀痛或灼热，口苦黏，小便黄赤，身目发黄，苔黄腻，舌红，脉弦滑数	清热利湿	龙胆泻肝汤加减	龙胆泻肝栀芩柴，生地车前泽泻偕，木通甘草当归合，肝经湿热力能排
瘀血阻络	胁肋刺痛，痛有定处，痛处拒按，入夜痛甚，舌质紫暗，脉沉涩	祛瘀通络	血府逐瘀汤或复元活血汤加减	血府当归生地桃，红花甘草壳赤芍，柴胡芎桔牛膝等，血化下行不作劳；复原活血用柴胡，大黄花粉桃红入，当归山甲与甘草，损伤瘀血酒煎去
肝络失养	胁肋隐痛，悠悠不休，遇劳加重，头晕目眩，舌红少苔，脉细弦数	养阴柔肝	一贯煎加减	一贯煎中用地黄，沙参杞子麦冬襄，当归川楝水煎服，阴虚肝郁是妙方

考点84★★ 黄疸

【诊断】

黄疸是指以身黄、目黄、小便发黄为特征的病证，其中目睛黄染尤为本病的重要特征。

【辨证论治】

（1）治疗原则

黄疸的辨证，应以阴阳为纲，分清阳黄与阴黄。由于黄疸是湿邪为患，故化湿邪、利小便是其重要治则。阳黄应配以清热解毒，必要时还应通利腑气；阴黄应配以健脾温化；急黄则当以清热解毒、凉营开窍为主。

（2）证治分类

证型		证候	治法	方剂	组成
阳黄	热重于湿	身目俱黄，色泽鲜明，口干口苦，小便黄赤，大便秘结，舌红苔黄腻，脉弦滑	清热利湿	茵陈蒿汤加减	茵陈、栀子、大黄

续表

证型		证候	治法	方剂	组成
阳黄	湿重于热	身目俱黄，其色不甚鲜明，无发热，头重身困，胸脘痞满，舌苔厚腻微黄，脉濡缓	利湿化浊	茵陈四苓散加减	茵陈蒿、茯苓、白术、泽泻、猪苓
	胆腑郁热	身目黄染，右胁疼痛，牵引肩背，发热，舌红苔黄腻，脉弦数	清泄胆热	大柴胡汤加减	大柴胡汤用大黄，枳芩夏芍枣生姜
	热毒炽盛（急黄）	黄疸迅速加深，其色金黄鲜明，高热烦渴，神昏谵语，舌红绛苔黄燥，脉弦数	清热解毒	犀角散加减	犀角、黄连、升麻、山栀、茵陈
阴黄	寒湿困脾	身目俱黄，黄色晦暗，头重身困，脘痞腹胀，舌淡苔白腻，脉濡缓	温中散寒，健脾渗湿	茵陈术附汤加减	茵陈术附寒湿伤，乃是四逆巧梳妆，肉桂加之热更壮，此治阴黄不粗伧
	脾虚血亏	面色萎黄，身体虚弱，肌肤不荣，纳食日少，大便溏薄，舌淡瘦小，脉虚	健脾益气	黄芪建中汤加减	小建中汤芍药多，桂枝甘草姜枣和，更加饴糖补中气，虚劳腹痛服之瘥＋黄芪

考点 85★★ 头痛

【诊断】

头痛是临床上常见的自觉症状，凡由外感六淫或内伤杂病引起的以头痛为主症的病证，均可称为头痛。

【辨证论治】

（1）治疗原则

外感头痛属实证，以风邪为主，故治疗主以疏风，兼以散寒、清热、祛湿。内伤头痛多属虚证或虚实夹杂证。虚者以补养气血，益肾填精为主；实证当平肝、化痰、行瘀；虚实夹杂者，酌情兼顾并治。

（2）证治分类

证型	证候	治法	方剂	组成
风寒头痛	痛连项背，恶风畏寒，遇风加重，口不渴，喜裹头，苔薄白，脉浮紧	疏散风寒止痛	川芎茶调散加减	川芎茶调散荆防，辛芷薄荷甘草羌

证型	证候	治法	方剂	组成
风热头痛	头痛而胀，发热恶风，面红目赤，口渴喜饮，舌红苔黄，脉浮数	疏风清热和络	芎芷石膏汤加减	芎芷石膏汤芎芷，石膏藁本菊羌使
风湿头痛	头痛如裹，肢体困重，胸闷纳呆，便溏，苔白腻，脉濡	祛风胜湿通窍	羌活胜湿汤加减	羌活胜湿独防风，蔓荆秦本草川芎
肝阳头痛	头昏胀痛，心烦易怒，口苦面红，胁痛，舌红苔黄，脉弦数	平肝潜阳息风	天麻钩藤饮加减	天麻钩藤石决明，栀杜寄生膝与芩，夜藤茯神益母草，主治眩晕与耳鸣
肾虚头痛	头痛且空，腰痛酸软，滑精带下，眩晕耳鸣，舌红少苔，脉细无力	养阴补肾，填精生髓	大补元煎加减	大补元煎益精方，人参草药培脾安，归地山萸滋真水，杜仲枸杞冲任藏
血虚头痛	头痛而晕，心悸不宁，面色少华，神疲乏力，舌淡苔薄，脉细弱	养血滋阴，和络止痛	加味四物汤加减	当归、生地黄、白芍、何首乌、川芎、菊花、蔓荆子、五味子、远志、炒枣仁
痰浊头痛	头痛昏蒙，胸脘满闷，纳呆呕恶，苔白腻，脉滑	健脾燥湿，化痰降逆	半夏白术天麻汤加减	半夏白术天麻汤，苓草橘红枣生姜
瘀血头痛	头痛经久不愈，痛处固定，痛如锥刺，舌紫，苔薄白，脉细涩	活血化瘀，通窍止痛	通窍活血汤加减	通窍全凭好麝香，桃红大枣葱白姜，川芎黄酒赤芍药，表里通经第一方
气虚头痛	头痛隐隐，遇劳加重，纳食减少，神疲乏力，气短懒言，舌淡，苔薄白，脉细弱	健脾益气升清	益气聪明汤加减	黄芪、甘草、芍药、黄柏、人参、升麻、葛根、蔓荆子

考点86★★ 眩晕

【诊断】

眩晕轻者闭目可止，重者如坐车船，旋转不定，不能站立，甚则仆倒。

【辨证论治】

（1）治疗原则

治疗原则是补虚泻实，调整阴阳。补虚以滋肾养肝、益气补血、健脾和胃为主。泻实以燥湿祛痰、重镇潜降、清肝泻火、活血通窍为主。本证多属本虚标实之证，故一般常需标本兼顾，或者在标证缓解后，再考虑治本。

（2）证治分类

证型	证候	治法	方剂	组成
肝阳上亢	眩晕耳鸣，头胀痛，急躁易怒，失眠多梦，口苦，舌红苔黄，脉弦数	平肝潜阳，清热息风	天麻钩藤饮加减	天麻钩藤石决明，栀杜寄生膝与芩，夜藤茯神益母草，主治眩晕与耳鸣
气血亏虚	眩晕劳累即发，面白少华，心悸失眠，唇甲淡白，舌淡胖，苔薄白，脉细	补益气血，健运脾胃	八珍汤加减	四君子汤+四物汤
肾精不足	眩晕，精神萎靡，腰酸膝软，遗精，耳鸣，舌嫩红少苔，脉弱	补益肾精，充养脑髓	河车大造丸加减	河车大造膝苁蓉，二地天冬杜柏从，五味锁阳归杞子，真元虚弱此方宗
痰浊内蕴	眩晕，头重如蒙，胸闷恶心，呕吐痰涎，舌胖苔白腻，脉弦滑	燥湿祛痰，健脾和胃	半夏白术天麻汤加减	半夏白术天麻汤，苓草橘红枣生姜
瘀血阻窍	眩晕，头痛，失眠，心悸，耳鸣耳聋，面唇紫暗，舌暗有瘀斑，脉涩	祛瘀生新，活血通窍	通窍活血汤加减	通窍全凭好麝香，桃红大枣葱白姜，川芎黄酒赤芍药，表里通经第一方

考点87★★ 水肿

【诊断】

以眼睑、头面、四肢、腹背，甚至全身浮肿为主症，严重者还可伴有胸水、腹水等症，多由外邪、饮食、劳倦等引起。

【辨证论治】

（1）辨证要点

首辨阳水、阴水。阳水发病急，肿多由面目开始，继及全身，肿处皮肤绷急光亮，按之凹陷即起，兼发热恶寒等表证；或烦渴，便干溲赤，皮肤疮疡等毒热证。阴水发病缓慢，肿多由足踝开始，继及全身，肿处皮肤松弛，按之凹陷不易恢复，兼见神疲便溏，腰酸冷痛等脾肾两虚之证。

（2）治疗原则

《素问·汤液醪醴论》提出"开鬼门""洁净府""去菀陈莝"三条基本原则，具体视阴阳虚实不同而异。阳水以祛邪为主，应发汗、利水或攻逐，同时配合清热解毒、理气化湿等；阴水当以扶正为主，健脾、温肾，同时配以利水、养阴、活血、祛瘀等。对于虚实夹杂者，则当兼顾，或先攻后补，或攻补兼施。

（3）证治分类

	证型	证候	治法	方剂	组成
阳水	风水泛滥	全身皆肿，来势迅速，恶风发热，肢节酸楚，小便不利，舌红，脉浮滑数	散风解表，宣肺行水	越婢加术汤加减	越婢汤中有石膏，麻黄生姜加枣草，风水恶风一身肿，水道通调肿自消
	湿毒浸淫	眼睑头面浮肿，延及全身，尿少色赤，身发疮痍，舌红苔薄黄，脉浮数	宣肺解毒，利湿消肿	麻黄连翘赤小豆汤合五味消毒饮加减	麻黄连翘小豆汤，梓白杏仁枣草姜；五味消毒疗诸疗，银花野菊蒲公英，紫花地丁天葵子，煎加酒服效非轻
	水湿浸渍	全身水肿，按之没指，身体困重，纳呆，泛恶，苔白腻，脉沉缓	健脾化湿，通阳利水	五皮饮合胃苓汤加减	五皮散用五般皮，陈茯姜桑大腹齐；术泽猪苓茯桂枝，苍术陈朴甘草施
	湿热壅盛	遍体浮肿，皮肤绷急光亮，胸脘痞闷，烦热口渴，舌红苔黄腻，脉沉数	分利湿热	疏凿饮子加减	疏凿饮子泻水方，木通泽泻与槟榔，羌艽苓腹椒商陆，赤豆姜皮退肿良
阴水	脾阳虚衰	水肿日久，脘腹胀闷，纳呆便溏，神疲乏力，舌淡苔白腻，脉沉缓	健脾温阳，化湿利水	实脾饮加减	实脾苓术与木瓜，附草木香大腹加，草果二姜兼厚朴，虚寒阴水效堪夸
	肾阳衰微	水肿日久，腰冷酸重，四肢厥冷，怯寒神疲，舌淡胖苔白，脉沉细	温肾助阳，化气行水	济生肾气丸合真武汤加减	地八山山四，丹苓泽泻三＋肉桂、附子、牛膝、车前子；真武附苓术芍姜
	瘀水互结	身肿日久，皮肤瘀斑，腰部刺痛，舌紫暗，苔白，脉沉细涩	活血祛瘀，化气行水	桃红四物汤合五苓散加减	桃仁、红花＋芎地芍归；五苓散治太阳腑，白术泽泻猪茯苓

考点88★ 郁证

【诊断】

以心情抑郁、情绪不宁、胸部满闷、胁肋胀痛，或易怒善哭，或咽中如有异物梗塞为主症。病情与情志因素密切相关。

【辨证论治】

（1）治疗原则

基本治则为理气开郁、调畅气机、怡情易性。实证首当理气开郁，并应根据是否兼有血瘀、火郁、痰结、湿滞、食积等而分别采用活血、降火、祛痰、化湿、消食等法。虚证则应根据伤及的脏腑及气血阴精亏虚的不同情况而补之，或养心安神，或补益心脾，或滋养肝肾。虚实夹杂者，当视虚实的偏重而虚实兼顾。

（2）证治分类

证型	证候	治法	方剂	组成
肝气郁结	精神抑郁，情绪不宁，胁肋胀痛，脘闷嗳气，舌淡红苔薄腻，脉弦	疏肝解郁，理气畅中	柴胡疏肝散加减	柴胡疏肝芍川芎，枳壳陈皮草香附
气郁化火	急躁易怒，胸胁胀满，口苦而干，目赤，舌红苔黄脉弦数	疏肝解郁，清肝泻火	丹栀逍遥散加减	逍遥散＋牡丹皮、栀子
痰气郁结	精神抑郁，胸部闷塞，咽中如有物梗塞，苔白腻，脉弦滑	行气开郁，化痰散结	半夏厚朴汤加减	半夏厚朴与紫苏，茯苓生姜共煎服
心神失养	精神恍惚，多疑易惊，悲忧善哭，喜怒无常，舌淡苔薄白，脉弦	甘润缓急，养心安神	甘麦大枣汤加减	甘草、小麦、大枣、郁金、合欢花
心脾两虚	多思善疑，头晕神疲，心悸胆怯，失眠健忘，舌淡苔薄白，脉细	健脾养心，补益气血	归脾汤加减	归脾汤用术参芪，归草茯神远志随，酸枣木香龙眼肉，煎加姜枣益心脾
心阴亏虚	情绪不宁，心悸健忘，五心烦热，盗汗咽干，舌红少津，脉细数	滋养心肾，养心安神	天王补心丹加减	补心地归二冬仁，远茯味砂桔三参（人参、丹参、玄参）

考点89★★★ 血证

【诊断】

（1）鼻衄、齿衄：血液不循经脉运行而溢于口、鼻、眼、耳诸窍者。

（2）咯血：因损伤肺及气道络脉而引起痰血相兼，唾液与血液同出。

（3）吐血：血从胃或食道而来，从口中吐出。

（4）便血：血从肛门而下，在大便前或大便后下血。

（5）尿血：从尿道尿出血液或尿中夹有血丝、血块而无疼痛。

（6）紫斑：血溢于肌肤之间，皮肤出现青紫瘀斑、瘀点。

【辨证论治】

（1）治疗原则

临证多以治火、治气和治血为基本原则。实火当清热泻火，虚火当滋阴降火；实证当清气降气，虚证当补气益气；实火亢盛，扰动血脉者当凉血止血；气虚失摄，出血不止者当补血摄血；瘀血阻滞，血难归经者当活血止血。同时在血证的不同阶段，可采用止血、祛瘀、宁血和补虚四大治法。

（2）证治分类

	证型	证候	治法	方剂	组成
鼻衄	热邪犯肺	鼻燥而衄，血色鲜红，恶寒发热，口干咽燥，咳嗽痰黄，舌红苔薄，脉数	清泄肺热，凉血止血	桑菊饮加减	桑菊饮中桔杏翘，芦根甘草薄荷饶
	肝火上炎	鼻衄目赤，烦躁易怒，头痛晕眩，口苦耳鸣，舌红苔黄，脉弦数	清肝泻火，凉血止血	栀子清肝汤加减	栀子清肝耳疮疡，归草丹皮芩连凉，通窍菖蒲风牛蒡，柴胡引经入耳旁
	胃热炽盛	鼻衄色红，鼻燥口臭，胃脘不适，口渴引饮，便秘，舌红苔黄，脉数	清胃泻火，凉血止血	玉女煎加减	玉女石膏熟地黄，知母麦冬牛膝襄
	气血亏虚	鼻衄，血色淡红，神疲乏力，心悸气短，面白难寐，舌淡苔白，脉细	补气摄血	归脾汤加减	归脾汤用术参芪，归草茯神远志随，酸枣木香龙眼肉，煎加姜枣益心脾
齿衄	胃火炽盛	血色鲜红，齿龈红肿疼痛，口渴欲饮，舌红苔黄，脉洪数	清胃泻火，凉血止血	清胃散合泻心汤加减	清胃散用升麻连，当归生地牡丹全，或益石膏平胃热，口疮吐衄与牙宣；大黄、黄芩、黄连
	阴虚火旺	血色淡红，齿摇龈浮，头晕目眩，舌红少苔，脉细数	滋阴降火，凉血止血	六味地黄丸合茜根散加减	地八山山四，丹苓泽泻三；芩连地黄与地榆，栀子当归犀牛角
咯血	燥热伤肺	喉痒咳嗽，痰中带血，口干鼻燥，咯痰不爽，舌红苔薄黄，脉数	清热润肺，宁络止血	桑杏汤加减	桑叶汤中浙贝宜，沙参栀豉与梨皮
	阴虚肺热	咳嗽少痰，痰中带血，潮热盗汗，舌红少苔，脉细数	滋阴润肺，宁络止血	百合固金汤加减	百合固金二地黄，玄参贝母桔甘藏，麦冬芍药当归配，喘咳痰血肺家伤
	肝火犯肺	咳嗽阵作，痰中带血，烦躁易怒，舌红苔薄黄，脉弦数	清肝泻火，凉血止血	泻白散合黛蛤散加减	泻白桑皮地骨皮，甘草粳米四般宜；青黛、蛤壳

续表

	证型	证候	治法	方剂	组成
吐血	胃热壅盛	吐血鲜红,夹食物残渣,便秘,口臭,舌红苔黄腻,脉滑数	清胃泻火,化瘀止血	泻心汤合十灰散加减	大黄、黄芩、黄连;十灰散用十般灰,柏茜茅荷丹栀随,二蓟栀黄皆妙黑,凉将止血此方推
	气虚血溢	吐血缠绵不止,体倦神疲,面色苍白,舌淡苔白,脉细弱	健脾益气摄血	归脾汤加减	归脾汤用术参芪,归草茯神远志随,酸枣木香龙眼肉,煎加姜枣益心脾
	肝火犯胃	吐血色红,目赤口干,烦躁易怒,舌红苔黄,脉弦数	泻肝清胃,凉血止血	龙胆泻肝汤加减	龙胆泻肝栀芩柴,生地车前泽泻偕,木通甘草当归合,肝经湿热力能排
便血	肠道湿热	便血鲜红,大便不畅,口苦,舌苔黄腻,舌红,脉滑数	清热化湿,凉血止血	地榆散合槐角丸加减	地榆散方用多验,地榆茜根黄芩连,山栀茯苓六味配,清热化湿凉血专;槐角丸有地榆防,当归黄芩枳壳匡
	脾胃虚寒	便血紫暗,脘腹隐痛,喜温喜按,便溏,舌淡苔白,脉细	健脾温中,养血止血	黄土汤加减	黄土汤中芩地黄,术附阿胶甘草尝
尿血	下焦湿热	尿血鲜红,心烦口渴,面赤口疮,舌红苔黄腻,脉数	清热利湿,凉血止血	小蓟饮子加减	小蓟生地藕蒲黄,滑竹通栀归草襄
	脾不统血	久病尿血,体倦食少,气短声低,舌淡,脉细弱	补中健脾,益气摄血	归脾汤加减	归脾汤用术参芪,归草茯神远志随,酸枣木香龙眼肉,煎加姜枣益心脾
	肾虚火旺	尿赤带血,头晕耳鸣,颧红潮热,腰膝酸软,舌红少苔,脉细数	滋阴降火,凉血止血	知柏地黄丸加减	地八山山四、丹苓泽泻三＋知母、黄柏
	肾气不固	久病尿血,头晕耳鸣,腰脊酸痛,神疲乏力,舌淡,脉弱	补益肾气,固摄止血	无比山药丸加减	局方无比山药丸,六味地黄要去丹,苁蓉菟丝仲巴戟,牛膝五味石脂全
紫斑	血热妄行	皮肤见青紫斑点,发热口渴,便秘,舌红苔薄黄,脉弦数	清热解毒,凉血止血	犀角地黄汤加减	犀角地黄芍药丹
	气不摄血	久病不愈,神疲乏力,面色苍白,舌淡苔白,脉细弱	补气摄血	归脾汤加减	归脾汤用术参芪,归草茯神远志随,酸枣木香龙眼肉,煎加姜枣益心脾
	阴虚火旺	皮肤青紫斑点,手足心热,潮热盗汗,舌红少苔,脉细数	滋阴降火,宁络止血	茜根散加减	芩连地黄与地榆,栀子当归犀牛角

考点90★★ 内伤发热

【诊断】

起病缓，病程长，以发热为主症，多为低热或自觉发热而体温并不升高。

【辨证论治】

证型	证候	治法	方剂	组成
阴虚发热	午后潮热，或夜间发热，不欲近衣，手足心热，舌红少苔，脉细数	滋阴清热	清骨散加减	清骨散用银柴胡，胡连秦艽鳖甲辅，地骨青蒿知母草，骨蒸劳热保无虞
血虚发热	低热，头晕眼花，体倦乏力，面白少华，唇甲色淡，舌淡，脉细弱	益气养血	归脾汤加减	归脾汤用术参芪，归草茯神远志随，酸枣木香龙眼肉，煎加姜枣益心脾
气虚发热	劳累后发热，倦怠乏力，气短懒言，自汗，易感冒，舌淡苔薄白，脉细弱	益气健脾，甘温除热	补中益气汤加减	补中益气芪术陈，升柴参草当归身
阳虚发热	发热而欲近衣，形寒怯冷，四肢不温，腰膝酸软，舌淡胖苔白润，脉沉细无力	温补阳气，引火归元	金匮肾气丸加减	肾气丸补肾阳虚，地黄山药及茱萸，苓泽丹皮合桂附，水中生火在温煦
气郁发热	热势随情绪波动起伏，胁肋胀满，烦躁易怒，口干而苦，舌红苔黄，脉弦数	疏肝理气，解郁泄热	丹栀逍遥散加减	逍遥散＋牡丹皮、栀子
痰湿郁热	午后热甚，心内烦热，胸闷脘痞，纳呆，渴不欲饮，苔白腻，脉濡数	燥湿化痰，清热和中	黄连温胆汤合中和汤加减	温胆夏茹枳陈助，佐以茯草姜枣煮＋黄连；四君子汤（参术苓草）＋厚朴、黄芪
血瘀发热	夜晚发热，口干不多饮，肢体痛有定处，舌质青紫，脉涩	活血化瘀	血府逐瘀汤加减	血府逐瘀生地桃，红花当归草赤芍，桔梗枳壳柴芎膝

考点91★★ 痿证（助理医师不考）

【诊断】

以肢体筋脉弛缓，软弱无力，日久不能随意运动为主症。

【辨证论治】

（1）辨证要点

重在辨脏腑病位，审标本虚实。痿证初起症见发热，咳嗽，或热病后见肢体软弱不用者，病多在肺；凡见食少便溏，面浮肢肿，病多在脾胃；凡下肢痿软无力明显，腰脊酸软，头晕耳鸣者，病位多在肝肾。

痿证以虚为本，或本虚标实。因感受温热毒邪或湿热浸淫者，多发病急，病程发展较快，属实证。热邪最易耗津伤正，故疾病早期常见虚实错杂。内伤积损，久病不愈，主要为肝肾阴虚或脾胃虚弱，多属虚证，但又常兼夹郁热、湿热、痰浊、瘀血，而虚中有实。

（2）治疗原则

①"治痿者独取阳明"，指补脾胃、清胃火、去湿热。②"泻南方，补北方"，指清内热、滋肾阴，达到金水相生、滋润五脏的方法。③总的治法"不外补中祛湿、养阴清热而已"。

（3）证治分类

证型	证候	治法	方剂	组成
热毒炽盛，气血两燔	四肢痿软无力，颜面红斑赤肿，壮热，烦渴，舌质红绛，苔黄燥，脉洪数	清热解毒，凉血活血	清瘟败毒饮加减	清瘟败毒生石膏，知母生地桔牛角，芩连栀子丹竹叶，玄参赤芍翘甘草
肺热津伤，筋失濡润	热病后肢体软弱无力，皮肤枯燥，烦渴，咽干不利，舌红苔黄，脉细数	清热润燥，养肺生津	清燥救肺汤加减	清燥救肺桑麦膏，参胶胡麻杏杷草
湿热浸淫，气血不运	四肢痿软，身体困重麻木，足胫热气上腾，尿赤涩痛，苔黄腻，脉细数	清热利湿，通利筋脉	加味二妙散加减	二妙散中苍柏兼，若云三秒牛膝添，再加苡仁名四妙，湿热下注痿痹痊
脾胃亏虚，精微不运	肢体痿软无力，食少便溏，面浮不华，神疲乏力，苔薄白，脉细	补脾益气，健运升清	参苓白术散合补中益气汤加减	参苓白术扁豆陈，山药甘莲砂薏仁，桔梗上浮兼保肺，枣汤调服益脾神；补中益气芪术陈，升柴参草当归身
肝肾亏损，髓枯筋痿	下肢痿软，腰脊酸软，咽干耳鸣，遗精，步履全废，舌红少苔，脉细数	补益肝肾，滋阴清热	大补阴煎加减	大补阴煎益精方，人参草药培脾安，归地山萸滋真水，杜仲枸杞冲任藏

考点 92 ★ 痰饮（助理医师不考）

【诊断】

（1）痰饮：饮留胃肠。

（2）悬饮：饮流胁下。

（3）溢饮：饮溢肢体。

（4）支饮：聚于胸肺。

《金匮要略》曰："其人素盛今瘦，水走肠间，沥沥有声，谓之痰饮；饮后水流在胁下，咳唾引痛，谓之悬饮；饮水流行，归于四肢，当汗出而不汗出，身体疼痛重，谓之溢饮；咳逆倚息，短气不得卧，其形如肿，谓之支饮。"

【辨证论治】

（1）治疗原则

以温化为治则。还当根据表里虚实的不同，采取相应处理。水饮壅盛者，应祛饮以治标；阳微气虚者，宜温阳以治本；在表者，当温散发汗；在里者，应温化利水；正虚者补之，邪实者攻之；如属邪实正虚，则当消补兼施；饮热相杂者，又当温清并用。

（2）证治分类

	证型	证候	治法	方剂	组成
痰饮	脾阳虚弱	胃中有振水音，脘腹喜温，泛吐清水痰涎，食少便溏，苔白滑，脉弦细滑	温脾化饮	苓桂术甘汤合小半夏加茯苓汤加减	苓桂术甘痰饮主，桂枝甘草加苓术；半夏、生姜、茯苓
	饮留胃肠	心下坚满，水走肠间，沥沥有声，腹满，便秘，苔白腻，脉伏	攻下逐饮	甘遂半夏汤或己椒苈黄丸加减	甘遂半夏金匮方，遂夏芍蜜甘草襄；己椒苈黄治饮方，腹满便秘尿少当
悬饮	邪犯胸肺	寒热往来，汗少，咳嗽痰少，气急，胸胁刺痛，心下痞硬，苔薄白，脉弦数	和解宣利	柴枳半夏汤加减	柴枳半夏蒌黄芩，桔梗青皮草杏仁
	饮停胸胁	胸胁疼痛，咳唾引痛，咳逆气喘，息促不能平卧，苔白，脉沉弦	泻肺祛饮	椒目瓜蒌汤合十枣汤加减	椒目瓜姜苏苈子，桑白夏苓藜陈皮；十枣芫戟，大枣甘遂
	络气不和	胸胁疼痛，如灼如刺，胸闷不舒，呼吸不畅，闷咳，舌暗苔薄，脉弦	理气和络	香附旋覆花汤加减	香附旋覆出条辨，覆花香附苏夏添，苡仁茯苓陈皮合，和络理气擅化痰
	阴虚内热	咳呛时作，咳吐少量黏痰，口干咽燥，午后潮热，舌红少苔，脉小数	滋阴清热	沙参麦冬汤合泻白散加减	沙参麦冬扁豆桑，玉竹花粉甘草襄；泻白桑皮地骨皮，甘草粳米四般宜

证型		证候	治法	方剂	组成
溢饮		身体沉重而疼痛,甚则肢肿,恶寒无汗,痰多白沫,干呕,口不渴,苔白,脉弦紧	发表化饮	小青龙汤加减	小小青龙最有功,风寒束表饮停胸,细辛半夏甘和味,姜桂麻黄芍药同
支饮	寒饮伏肺	咳逆喘满不得卧,吐痰白沫量多,受寒加重,甚则面浮跗肿,苔白滑,脉弦紧	宣肺化饮	小青龙汤加减	小小青龙最有功,风寒束表饮停胸,细辛半夏甘和味,姜桂麻黄芍药同
	脾肾阳虚	喘促动则为甚,痰多食少,胸闷,怯寒肢冷,足跗浮肿,舌淡胖苔腻,脉沉细滑	温脾补肾	金匮肾气丸合苓桂术甘汤加减	肾气丸补肾阳虚,地黄山药及茱萸,苓泽丹皮合桂附,水中生火在温煦;苓桂术甘

考点93★★ 汗证

【诊断】

(1) 自汗:白昼时时汗出,动辄益甚者。

(2) 盗汗:寐中汗出,醒来自止者。

【辨证论治】

(1) 辨证要点

着重辨别阴阳虚实。

(2) 治疗原则

虚证当根据证候的不同而治以益气、养阴、补血、调和营卫;实证当清肝泄热、化湿和营;虚实夹杂者,则根据虚实的主次而适当兼顾。

(3) 证治分类

证型		证候	治法	方剂	组成
自汗	营卫不和	汗出恶风,周身酸楚,发热,头痛,苔薄白,脉浮	调和营卫	桂枝汤加减	桂枝汤治太阳风,桂芍甘草姜枣同,解肌发表调营卫,汗出恶风此方功
	肺气虚弱	汗出恶风,动则益甚,平时不耐风寒,易于感冒,体倦乏力,苔薄白,脉细弱	益气固表	玉屏风散加减	玉屏风散用防风,黄芪相畏效相成,白术益气更实卫,表虚自汗服之应

证型		证候	治法	方剂	组成
自汗	心肾亏虚	动则心悸汗出，腰酸腿软，面白唇淡，小便频数而色清，舌淡苔白，脉沉细	益气温阳	芪附汤加减	黄芪、附子、白术、薏苡仁、土茯苓、甘草
	热郁于内	蒸蒸汗出，发热，烦躁不安，大便干结，舌红苔黄厚，脉洪大	清泻里热	竹叶石膏汤加减	竹叶石膏汤人参，麦冬半夏甘草临，再加粳米同煎服，暑烦热渴脉虚寻
盗汗	心血不足	睡则汗出，醒则自止，心悸怔忡，失眠多梦，面色少华，口唇色淡，舌淡苔薄，脉虚	补血养心	归脾汤加减	归脾汤用术参芪，归草茯神远志随，酸枣木香龙眼肉，煎加姜枣益心脾
	阴虚火旺	寐则汗出，虚烦少寐，五心烦热，午后潮热，舌红少津少苔，脉细数	滋阴降火	当归六黄汤加减	当归六黄二地黄，芩连芪柏共煎尝，滋阴泻火兼固表，阴虚火旺盗汗良

考点94 ★ 厥证（助理医师不考）

【诊断】

以突然昏倒，不省人事，或伴有四肢厥冷为主症，发作时多无抽搐表现，轻者醒后无肢体不遂、语言謇涩之症，重者可一厥不醒而死。

【辨证论治】

（1）辨证要点

首辨虚实，虚者为气血亏虚，症见面色苍白，自汗肢冷等；实者为气滞、血瘀、痰阻、暑闭，症见口噤不开，喉中痰鸣等。次当分病因，如血厥虚证多见于大失血，实证多与精神刺激有关；痰厥多见素有咳喘宿痰，或恣食肥甘，多湿多痰之人；暑厥则多发于暑热夏季或高温环境。

（2）治疗原则

治以调和阴阳，调畅气机为主。发作时急宜回厥醒神，实证宜芳香开窍，虚证宜补虚固脱；缓解后调治气血以增强体质。

（3）证治分类

证型		证候	治法	方剂	组成
气厥	实证	突然昏倒，不省人事，或四肢厥冷，呼吸急促，口噤不开，舌淡红苔薄白，脉沉弦	顺气解郁，开窍醒神	先用通关散吹鼻醒神，继用五磨饮子	通关散妙，细辛牙皂；四磨饮子七情侵，人参乌药及槟沉，去参加入木香枳，五磨饮子白酒斟
	虚证	眩晕昏仆，面色苍白，汗出肢冷，气息低微，舌淡苔薄，脉沉弱	益气回阳固脱	独参汤或四味回阳饮加减	人参煎取稠黏汁，专任方知气力宏；四味回阳饮固脱，参附姜草四味酌
血厥	实证	突然昏倒，不省人事，牙关紧闭，面红目赤，舌红脉弦	开窍活血，顺气降逆	通瘀煎或羚角钩藤汤加减	通瘀煎中归红花，乌青香附泽山楂；羚角钩藤菊花桑，地芍贝茹茯草襄
	虚证	突然昏厥，面色苍白，呼吸低微，口唇无华，四肢震颤，舌淡，脉芤	补益气血	先服独参汤以固脱，继服人参养荣汤或当归补血汤	人参；人参养荣本十全，去芎陈志五味添，食少神衰心气怯，养荣益气损能填；黄芪、当归
痰厥		多湿多痰，突然昏仆，喉中痰鸣，呼吸气粗，苔白腻，脉沉滑	行气豁痰	导痰汤加减	二陈去梅加枳星，方名导痰消积饮，胸膈痞塞肋胀满，坐卧不安服之宁
暑厥		突然昏倒，面红身热，头晕头痛，汗出，舌红干，脉洪数	清暑益气，开窍醒神	先用紫雪丹醒神开窍，继用白虎加人参汤	紫雪犀羚朱朴硝，硝磁寒水滑和膏，丁沉木麝升玄草，更用赤金法亦超；白虎汤＋人参

附：中西医病名对应表

西医病名	中医病名
急性上呼吸道感染	感冒
慢性支气管炎	咳嗽，喘证
慢性阻塞性肺疾病	喘证
慢性肺源性心脏病	心悸，肺胀，喘证，水肿
支气管哮喘	哮病
肺炎	咳嗽，喘证，支饮
肺结核	肺痨
原发性支气管肺癌	肺癌，肺积
慢性呼吸衰竭	喘证，喘脱，厥证
心力衰竭	急性心力衰竭：喘脱，心水，水肿，亡阳，厥脱； 慢性心力衰竭：心悸，怔忡，喘证，水肿，心水
心律失常	心悸、怔忡、胸痹、喘证、眩晕、厥证

西医病名	中医病名
冠状动脉硬化性心脏病	心绞痛：胸痹，心痛；心肌梗死：真心痛
原发性高血压	眩晕，头痛
病毒性心肌炎	心悸，胸痹
慢性胃炎	胃痛，痞满，嘈杂
消化性溃疡	胃脘痛，反酸
上消化道出血	呕血，黑便，便血
胃癌	胃痛，反胃，积聚
溃疡性结肠炎	泄泻，肠风
肝硬化	单腹胀，鼓胀
原发性肝癌	肝积，肥气，鼓胀，癖黄
急性胰腺炎	腹痛，胃脘痛，结胸，胁痛
慢性肾小球肾炎	水肿，虚劳，腰痛，尿血
肾病综合征	水肿，虚劳，腰痛
尿路感染	淋证，虚劳，腰痛
慢性肾衰竭	癃闭，关格，溺毒，肾劳
缺铁性贫血	萎黄，黄胖，虚劳
再生障碍性贫血	虚劳，血虚，血证
急性白血病	急劳，热劳，血证，瘟毒，虚劳，癥积
慢性髓细胞白血病	血证，虚劳
原发免疫性血小板减少症	血证，阴阳毒，发斑，肌衄，葡萄疫，紫癜，紫斑
甲状腺功能亢进症	瘿病，心悸，瘿瘤
甲状腺功能减退症	瘿病
糖尿病	消渴
血脂异常	脂浊
高尿酸血症与痛风	痹症
类风湿关节炎	痛痹，痛风，历节
系统性红斑狼疮	蝶疮流注
脑梗死	类中风，中风
脑出血	中风
癫痫	痫证
帕金森病	颤病
病毒性肝炎	黄疸，胁痛，郁证，鼓胀，癥积

西医病名	中医病名
乳腺增生病	乳癖
急性乳腺炎	乳痈
急性阑尾炎	肠痈
肠梗阻	关格，腹痛，肠结
胆石症	胆胀，胁痛，结胸，黄疸
良性前列腺增生症	癃闭，精癃
下肢动脉硬化性闭塞症	脱疽
下肢深静脉血栓形成	股肿
直肠癌	脏毒，肠蕈，积聚，锁肛痔
湿疹	湿疮
荨麻疹	瘾疹
甲状腺腺瘤	肉瘿
排卵障碍性异常子宫出血	无排卵性：崩漏；有排卵性：月经不调
闭经	闭经
阴道炎症	阴痒，带下病
盆腔炎性疾病	带下病，妇人腹痛，癥瘕，不孕，产后发热
先兆流产	胎漏，胎动不安，滑胎
产褥感染	产后发热，产后恶露不绝，产后腹痛，产后痉病
子宫肌瘤	癥瘕
小儿肺炎	肺炎喘嗽
小儿腹泻病	小儿泄泻
急性肾小球肾炎	水肿
过敏性紫癜	紫斑
流行性腮腺炎	痄腮
颈椎病	痹证
腰椎间盘突出症	腰痛，痹证

（三）实战演练

1.（2024、2022、2020、2019、2018、2017）李某，女，30岁，已婚，工人。2017年1月6日初诊。

患者13岁月经初潮。26岁结婚，有生育要求，近半年出现月经周期紊乱，有时半月一行，有时2个月一行，有时量多如崩，有时量少淋漓，持续10~30天不等，经色淡，质清稀，神疲乏力，倦怠懒言，肢体面目浮肿，大便溏薄。末次月经：2016年12月16日，持续至今。

查体：T 36.8℃，P 90次/分，R 24次/分，BP 120/80mmHg。基础体温：单相型。神志清，面色苍白，口唇色淡。舌质淡，边有齿痕，脉细弱。

辅助检查：血常规示血红蛋白80g/L，红细胞2.43×10^{12}/L。B超检查示子宫及双侧附件未见明显异常。诊刮病理提示子宫内膜简单型增生过长。尿妊娠试验阴性。

要求：根据上述摘要，在答题卡上完成书面分析。

【参考答案】

中医疾病诊断：崩漏。

中医证候诊断：脾虚证。

西医诊断：排卵障碍性异常子宫出血（无排卵性异常子宫出血）。

西医诊断依据：①月经周期紊乱，经期长短不一，经量不定。②基础体温：单相型。③中度贫血。B超检查：子宫及双侧附件未见明显异常。诊刮病理提示：子宫内膜简单型增生过长。尿妊娠试验阴性。

中医治法：补气摄血，固冲调经。

方剂：固本止崩汤加减。

药物组成、剂量及煎服法：熟地黄3g，白术3g，黄芪9g，当归15g，黑姜6g，人参9g，炙甘草6g，升麻3g。三剂，水煎服。日一剂，早晚分服。

西医治疗原则及方法：（1）治疗原则：出血期止血并纠正贫血，血止后调整周期预防子宫内膜增生和AUB突发，有生育要求者促排卵治疗。（2）一般治疗：补充铁剂、维生素C、蛋白质。加强营养，注意休息。给予抗生素预防感染。（3）药物治疗：①止血：性激素联合用药；雌激素；孕激素；雄激素等。②调整月经周期：雌、孕激素序贯法；雌、孕激素联合法；后半周期疗法；宫内孕激素释放系统。③促进排卵：氯米芬；促性腺激素；促性腺激素释放激素。

2.（2021、2019、2017、2016）崔某，男，35岁。2015年5月25日初诊。

患者于2010年2月15日无明显原因出现突然跌倒，意识丧失，牙关紧闭，口吐白沫，喉间痰鸣，四肢抽搐，发作时间持续1～2分钟，唤醒后，嗜睡无力。此后发作次数逐渐增多，每次发作症状与上述相似，来求系统诊治。

查体：T 36.4℃，P 80次/分，R 16次/分，BP 120/80mmHg。反应迟钝，精神不佳。舌苔白腻，脉弦滑。

辅助检查：头颅CT正常，脑电图广泛中度异常。

要求：根据上述摘要，在答题卡上完成书面分析。

【参考答案】

中医疾病诊断：痫证。

中医证候诊断：阳痫。

西医诊断：癫痫。

西医诊断依据：①突然跌倒，意识丧失，四肢抽搐，发作时间持续 1~2 分钟，唤醒后，嗜睡无力。反复发作。②反应迟钝，精神不佳。③头颅 CT 正常，脑电图广泛中度异常。

中医治法：急以开窍醒神，继以泄热涤痰息风。

方剂：黄连解毒汤合定痫丸加减。

药物组成、剂量及煎服法：黄连9g，黄芩6g，黄柏6g，栀子9g，明天麻3g，川贝母3g，半夏3g，茯苓3g，伏神3g，胆南星15g，石菖蒲15g，全蝎15g，僵蚕15g，琥珀15g，陈皮21g，远志21g，丹参6g，麦冬6g，朱砂（水飞）15g，人参9g。三剂，水煎服。日一剂，早晚分服。

西医治疗原则及方法：①药物控制：首选苯妥英钠、卡马西平，次选丙戊酸钠。②神经外科治疗。

3. （2020、2019、2018、2017）张某，女，7 岁。2016 年 10 月 10 日初诊。

患儿 3 天前出现双下肢皮疹，逐渐加重。现见双下肢及臀部较密集红色瘀点、瘀斑，色泽鲜艳，压之不褪色，伴瘙痒，有阵发性腹痛，舌质红，苔黄，脉数有力。

查体：T 36.8℃，P 90 次/分，R 22 次/分。双下肢及臀部皮肤可见较密集红色瘀点、瘀斑，呈对称性分布。心肺听诊（－），腹软，肝脾未触及，无明显压痛，肠鸣音活跃。舌质红，苔黄，脉数有力。

辅助检查：血常规：白细胞 9.0×10^9/L，中性粒细胞69%，淋巴细胞28%，血小板 180×10^9/L。

要求：根据上述摘要，在答题卡上完成书面分析。

【参考答案】

中医疾病诊断：紫斑。

中医证候诊断：血热妄行证。

西医诊断：过敏性紫癜。

西医诊断依据：①双下肢及臀部较密集红色瘀点、瘀斑，呈对称性分布，伴瘙痒，腹痛。心肺听诊（－），腹软，肝脾未触及，无明显压痛，肠鸣音活跃。②血常规：白细胞 9.0×10^9/L，中性粒细胞69%，淋巴细胞28%，血小板 180×10^9/L。

中医治法：清热凉血。

方剂：犀角地黄汤加减。

药物组成、剂量及煎服法：犀角（水牛角代）30g（先煎），生地黄24g，芍药12g，牡丹皮9g。三剂，水煎服。日一剂，早晚分服。

西医治疗原则及方法：①对症治疗：应用 654－2、阿托品等缓解腹痛，限制粗糙饮食，应用大剂量维生素C、钙剂及抗组胺药。②肾上腺皮质激素与免疫抑制剂：应用泼尼松，或甲基泼尼松龙。③抗凝治疗：阿司匹林、潘生丁。

4．（2019、2018、2017、2016）王某，男，70岁，退休工人。2016年8月19日初诊。

患者3年前开始出现尿频，排尿无力，尿线变细，滴沥不畅，近1个月来常有夜间遗尿，伴倦怠乏力，食欲不振。

查体：面色无华，气短懒言。直肠指诊：肛门松弛，前列腺Ⅱ度大，表面光滑，质地较韧，中度硬，中央沟变浅。舌淡，苔白，脉细弱无力。

辅助检查：B超提示前列腺增大，回声均匀。

要求：根据上述摘要，在答题卡上完成书面分析。

【参考答案】

中医疾病诊断：精癃。

中医证候诊断：脾肾气虚证。

西医诊断：良性前列腺增生症。

西医诊断依据：①尿频，排尿无力，尿线变细，滴沥不畅。②直肠指诊：肛门松弛，前列腺Ⅱ度大，表面光滑，质地较韧，中度硬，中央沟变浅。

中医治法：健脾温肾，益气利尿。

方剂：补中益气汤加减。

药物组成、剂量及煎服法：黄芪18g，甘草9g，人参9g，当归3g，橘皮6g，升麻6g，柴胡6g，白术9g。三剂，水煎服。日一剂，早晚分服。

西医治疗原则及方法：①一般治疗：戒烟禁酒，忌食辛辣，避免受凉，预防感染，保持心态平和，多饮水，不憋尿。②药物治疗：5α-还原酶抑制剂（非那雄胺）、α受体阻滞剂（特拉唑嗪、阿夫唑嗪、坦索罗辛）、植物药（太得恩）。

5．（2019、2017、2016）宋某，男，35岁，干部。2015年7月19日初诊。

患者长期劳累，饮食不节，时觉中上腹胀痛不适，未予重视。昨晚饮酒后开始上腹部胀痛加重，持续不止，今晨腹痛移至右下腹，急来就诊。现症：右下腹痛，痛势剧烈，按之尤甚，腹胀，恶心纳差，大便秘结，小便短赤。

查体：T 39.2℃，P 110次/分，R 22次/分，BP 120/80mmHg。神清，心率110次/分，律齐，两肺呼吸音清，未闻及干、湿性啰音。右下腹麦氏点压痛（＋），有反跳痛，腹肌紧张。舌红苔黄腻，脉弦数。

辅助检查：血常规示白细胞总数$13.5×10^9$/L，中性粒细胞85%。

要求：根据上述摘要，在答题卡上完成书面分析。

【参考答案】

中医疾病诊断：肠痈。

中医证候诊断：湿热证。

西医诊断：急性阑尾炎。

西医诊断依据：①高热，上腹部胀痛加重，持续不止，腹痛移至右下腹。②心率110次/分，律齐，两肺呼吸音清，未闻及干、湿性啰音。右下腹麦氏点压痛（＋），有反跳痛，腹肌紧张。③白细胞总数 $13.5 \times 10^9/L$，中性粒细胞85%。

中医治法：通腑泄热，利湿解毒。

方剂：复方大柴胡汤加减。

药物组成、剂量及煎服法：柴胡12g，黄芩9g，枳壳9g，川楝子9g，大黄9g，玄胡10g，白芍10g，蒲公英15g，木香6g，丹参6g，甘草6g。三剂，水煎服。日一剂，早晚分服。

西医治疗原则及方法：①一般治疗：卧床休息、清淡饮食，养成良好的排便习惯，避免饮食不节及食后剧烈运动。②对症治疗。③手术治疗：阑尾切除术。

6.（2021、2019、2017）徐某，女，3岁。2016年12月1日初诊。

患儿10天前出现发热，体温38℃左右，咳嗽，气促，就诊于外院，静脉滴注青霉素1天，现仍咳嗽而来诊。现症：咳嗽无力，动则汗出，喉中痰鸣，时有低热，食欲不振，大便溏。

查体：T 36.6℃，P 115次/分，R 25次/分。面白少华，双肺听诊呼吸音粗糙，可闻及少许中细湿啰音。舌质淡，苔薄白，脉细无力。

辅助检查：血常规示白细胞 $12.6 \times 10^9/L$，中性粒细胞73%，淋巴细胞20%。胸部X线片示双肺纹理增粗，右肺可见散在斑片状阴影。

要求：根据上述摘要，在答题卡上完成书面分析。

【参考答案】

中医疾病诊断：肺炎喘嗽。

中医证候诊断：肺脾气虚证。

西医诊断：小儿肺炎。

西医诊断依据：①患儿发热、咳嗽、气促。②双肺听诊呼吸音粗糙，可闻及少许中细湿啰音。③血常规：白细胞 $12.6 \times 10^9/L$，中性粒细胞73%，淋巴细胞20%。胸部X线片：双肺纹理增粗，右肺可见散在斑片状阴影。

中医治法：补肺健脾，益气化痰。

方剂：人参五味子汤加减。

药物组成、剂量及煎服法：人参15g，生犀角末6g，乌梅9g，生姜9g，黄连9g。三剂，水煎服。日一剂，早晚分服。

西医治疗原则及方法：①一般治疗：注意休息，清淡饮食。②病因治疗：抗生素。③对症治疗：保持呼吸道通畅、减慢心率等。

7.（2024、2020、2019、2018）潘某，男，31岁。2015年4月23日初诊。

患者5天前淋雨后出现发热，寒战，体温高达39℃，伴咳嗽、咳少量黄痰。自服感冒药未见好转，且痰色转为铁锈色，体温仍波动于38.5~40℃。现症：咳吐铁锈色痰，呼吸急促，高热不退，胸膈痞满，口渴烦躁，小便黄赤，大便干燥。

查体：T 39℃，P 110次/分，R 22次/分，BP 120/75mmHg。急性病容，神志清楚，无皮疹，浅表淋巴结无肿大。左下肺叩诊浊音，语颤增强，可闻及湿性啰音。舌红，苔黄，脉洪数。

辅助检查：血常规示白细胞 $15.6 \times 10^9/L$，中性粒细胞 82%，尿常规（–），粪便常规（–）。胸部 X 线示左下肺实变影。

要求：根据上述摘要，在答题卡上完成书面分析。

【参考答案】

中医疾病诊断：咳嗽。

中医证候诊断：痰热壅肺证。

西医诊断：肺炎（肺炎链球菌肺炎）。

西医诊断依据：①发热，寒战，咳嗽，咳铁锈色痰。②左下肺叩诊浊音，语颤增强，可闻及湿性啰音。③白细胞 $15.6 \times 10^9/L$，中性粒细胞 82%，胸部 X 线见左下肺实变影。

中医治法：清热化痰，宽胸止咳。

方剂：麻杏石甘汤合千金苇茎汤加减。

药物组成、剂量及煎服法：麻黄 9g，杏仁 9g，石膏 18g（先煎），甘草 6g，苇茎 60g，薏苡仁 30g，冬瓜子 24g，桃仁 9g。三剂，水煎服。日一剂，早晚分服。

西医治疗原则及方法：①一般治疗：注意休息、高蛋白饮食，保持空气流通，注意隔离消毒，多饮水。②病因治疗：首选青霉素 G。③支持疗法：适当用止咳化痰药；高热不退则物理降温或服用阿司匹林、扑热息痛等。④局部治疗：雾化吸入。

8.（2020、2019、2016）张某，男，71 岁，已婚，工人。2015 年 2 月 10 日初诊。

患者 10 天前出现咳嗽，咳黄脓痰，伴寒战、高热，体温最高达 39.5℃。自服"阿司匹林"无效，症状加重，家人送来就诊。现症：喘促气短，大汗，颜面苍白，四肢厥冷，唇甲青紫，神志恍惚。

查体：T 37.4℃，P 100 次/分，R 30 次/分，BP 85/50mmHg。意识模糊，表情淡漠，右肺呼吸音减弱，可闻及干湿啰音。舌淡青紫，脉微欲绝。

辅助检查：血常规示白细胞 $18.8 \times 10^9/L$，中性粒细胞 88%。胸部 X 线片示右肺叶实变阴影内有空洞。

要求：根据上述摘要，在答题卡上完成书面分析。

【参考答案】

中医疾病诊断：喘证。

中医证候诊断：阴竭阳脱证。

西医诊断：肺炎（肺炎链球菌肺炎）。

西医诊断依据：①咳嗽，咳黄脓痰，伴寒战、高热。②意识模糊，表情淡漠，右肺呼吸音减弱，可闻及干湿啰音。③白细胞 $18.8 \times 10^9/L$，中性粒细胞 88%。胸部 X 线片：右肺叶实变阴影内有空洞。

中医治法：益气养阴，回阳固脱。

方剂：生脉散合四逆汤加减。

药物组成、剂量及煎服法：人参9g，麦冬9g，五味子6g，甘草6g，干姜6g，附子15g（先煎）。三剂，水煎服。日一剂，早晚分服。

西医治疗原则及方法：①一般治疗：注意休息，高蛋白饮食，保持空气流通，注意隔离消毒，多饮水。②病因治疗。③支持疗法：适当用止咳化痰药。④局部治疗：雾化吸入。

9.（2024、2023、2020、2019）林某，男，68岁，已婚，退休教师。2015年12月7日初诊。

患者于10年前开始反复出现咳嗽，咳痰，每年发作2～3次。近日受凉后，咳嗽、咳痰加重，伴心悸、气急，双下肢浮肿，尿少，口唇发绀。现症：咳嗽，痰多，色白黏稠，短气喘息，稍劳即著，脘痞纳少，倦怠乏力。

查体：T 36℃，P 100次/分，R 32次/分，BP 90/60mmHg。口唇发绀，咽部充血。桶状胸，肋间隙增宽。双肺叩诊呈过清音，呼吸音低，呼气延长，可闻及干湿啰音。剑突下可见心尖搏动，心率100次/分，律齐。腹平软，肝肋缘下3cm，剑突下5cm，质中，轻度触痛。双下肢凹陷性水肿。舌质偏淡，苔浊腻，脉滑。

辅助检查：血常规示白细胞11×10^9/L，中性粒细胞80%。胸部X线片示两肺透亮度增加，肺纹理紊乱、增多。右肺下动脉干横径18mm，心影大小正常。

要求：根据上述摘要，在答题卡上完成书面分析。

【参考答案】

中医疾病诊断：肺胀。

中医证候诊断：痰浊壅肺证。

西医诊断：慢性肺源性心脏病。

西医诊断依据：①咳嗽、咳痰、心悸、气急，双下肢浮肿，尿少，口唇发绀。②桶状胸。双肺叩诊呈过清音，呼吸音低，呼气延长，可闻及干湿啰音。剑突下可见心尖搏动。③白细胞11×10^9/L，中性粒细胞80%。胸部X线片：两肺透亮度增加，肺纹理紊乱、增多。

中医治法：健脾益肺，化痰降气。

方剂：苏子降气汤加减。

药物组成、剂量及煎服法：紫苏子9g，半夏9g，川当归6g，甘草6g，前胡6g，厚朴6g，肉桂3g（后下）。三剂，水煎服。日一剂，早晚分服。

西医治疗原则及方法：①控制感染：抗生素。②氧疗。③控制心力衰竭：利尿药（氢氯噻嗪、螺内酯）、正性肌力药（西地兰）、血管扩张药（钙拮抗剂、一氧化氮、川芎嗪）。④抗凝治疗。⑤对症治疗。

10.（2022、2020、2019、2018、2016）张某，男，68岁，退休教师。2015年9月28日初诊。

患者尿频，夜尿次数增多3年。昨晚饮酒后，夜间排尿困难，尿液点滴而下，小腹拘急胀痛。

查体：小腹部膨隆，叩诊呈实音，按之疼痛，直肠指诊前列腺Ⅱ度大，质地中等，中央沟极浅。舌质紫暗，脉弦。

辅助检查：B超提示前列腺增大向膀胱颈部突出。

要求：根据上述摘要，在答题卡上完成书面分析。

【参考答案】

中医疾病诊断：精癃。

中医证候诊断：气滞血瘀证。

西医诊断：良性前列腺增生症。

西医诊断依据：①尿频，夜尿次数增多3年。夜间排尿困难，尿液点滴而下，小腹拘急胀痛。②小腹部膨隆，叩诊呈实音，按之疼痛，直肠指诊前列腺Ⅱ度大，质地中等，中央沟极浅。③B超提示前列腺增大向膀胱颈部突出。

中医治法：行气活血，通窍利尿。

方剂：沉香散加减。

药物组成、剂量及煎服法：沉香15g（后下），石韦15g，滑石15g（先煎），当归15g，瞿麦15g，白术23g，甘草7.5g，冬葵子23g，赤芍23g，王不留行15g。三剂，水煎服。日一剂，早晚分服。

西医治疗原则及方法：①一般治疗：戒烟禁酒，忌食辛辣，避免受凉，预防感染，保持心态平和，多饮水，不憋尿。②药物治疗：5α-还原酶抑制剂（非那雄胺）、α受体阻滞剂（特拉唑嗪、阿夫唑嗪、坦索罗辛）、植物药（太得恩）。

11.（2020、2019、2016）郭某，男，53岁，干部。2015年4月25日初诊。

患者2个月前开始出现频繁咳嗽，咳白黏痰，痰中有血丝。经口服"头孢类抗生素"等治疗，症状不能缓解，2个月来进行性体重下降。现症：咳嗽不畅，咳痰不爽，右胸胁刺痛，面青唇暗，大便秘结。既往吸烟史30年。

查体：T 37℃，P 70次/分，R 16次/分，BP 120/80mmHg。面色晦暗，神志清楚，形体消瘦，右锁骨上触及一枚淋巴结直径约为1.2cm，质硬，无压痛，活动性差。右中肺叩诊呈浊音，语颤减弱。舌质暗紫，脉涩。

辅助检查：血常规示白细胞8×10^9/L，中性粒细胞62%。胸部CT示近右肺门处类圆形阴影，边缘毛糙，有分叶，右中叶局限肺不张。

要求：根据上述摘要，在答题卡上完成书面分析。

【参考答案】

中医疾病诊断：肺癌。

中医证候诊断：气滞血瘀证。

西医诊断：原发性支气管肺癌。

西医诊断依据：①吸烟史30年。②咳嗽，咳痰，咯血。口服"头孢类抗生素"不能缓解。右锁骨上触及一枚淋巴结直径约为1.2cm，质硬，无压痛，活动性差。右中肺叩诊呈浊音，语颤减弱。③胸部 CT：近右肺门处类圆形阴影，边缘毛糙，有分叶，右中叶局限肺不张。

中医治法：化瘀散结，行气止痛。

方剂：血府逐瘀汤加减。

药物组成、剂量及煎服法：桃仁 12g，红花 9g，当归 9g，生地黄 9g，川芎 4.5g，赤芍 6g，牛膝 9g，桔梗 4.5g，柴胡 3g，枳壳 6g，甘草 6g。三剂，水煎服。日一剂，早晚分服。

西医治疗原则及方法：①手术治疗。②化学药物治疗。③其他如支气管动脉灌注化疗、经纤维支气管介导等。④生物缓解调节剂：干扰素、白细胞介素 2 等。⑤分子靶向治疗易瑞沙、厄勒替尼等。

12.（2024、2022、2021、2019）齐某，男，55 岁，工人。2016 年 4 月 18 日初诊。

患者有高血压病史。下肢肢端发凉、冰冷感半年。现症：下肢疼痛，行走中易发，受凉后加重。

查体：部分足趾皮肤苍白，皮温降低，足背及胫后动脉搏动减弱。舌质淡，苔白，脉沉迟。

辅助检查：血胆固醇 6.8mmol/L，低密度脂蛋白 4.2mmol/L；下肢动脉多普勒超声检查提示：下肢动脉粥样硬化伴管腔狭窄。

要求：根据上述摘要，在答题卡上完成书面分析。

【参考答案】

中医疾病诊断：脱疽。

中医证候诊断：寒凝血脉证。

西医诊断：下肢动脉硬化性闭塞症。

西医诊断依据：①患者有高血压病史。②下肢肢端发凉、冰冷感半年。部分足趾皮肤苍白，皮温降低，足背及胫后动脉搏动减弱。③血胆固醇、低密度脂蛋白升高；下肢动脉多普勒超声检查提示下肢动脉粥样硬化伴管腔狭窄。

中医治法：温经散寒，活血化瘀。

方剂：阳和汤加减。

药物组成、剂量及煎服法：熟地黄 30g，麻黄 2g，鹿角胶 9g（烊化兑服），白芥子 6g，肉桂 3g（后下），生甘草 3g，炮姜 2g。三剂，水煎服。日一剂，早晚分服。

西医治疗原则及方法：①改善血压。②药物治疗：扩血管（丁咯地尔等）、抗凝去聚（阿司匹林等）、去纤溶栓（尿激酶、降纤酶等）、凝血酶抑制剂（诺保思泰）等。③手术治疗。

13.（2020、2019、2018、2016）林某，男，48 岁，干部。2015 年 5 月 18 日初诊。

患者 1 周前过食辛辣刺激之物后，全身皮肤灼热，瘙痒剧烈，抓破渗液流脂水。现伴身热，心烦，口渴，大便干，尿短赤。

查体：皮损潮红，对称分布。舌质红，苔黄，脉数。

要求：根据上述摘要，在答题卡上完成书面分析。

【参考答案】

中医疾病诊断：湿疮。

中医证候诊断：湿热浸淫证。

西医诊断：湿疹。

西医诊断依据：①过食辛辣刺激之物。②全身皮肤灼热，瘙痒剧烈，抓破渗液流脂水。③皮损潮红，对称分布。

中医治法：清热利湿。

方剂：萆薢渗湿汤合三妙丸加减。

药物组成、剂量及煎服法：萆薢15g，薏苡仁30g，赤茯苓30g，滑石30g（先煎），牡丹皮12g，泽泻12g，通草12g，黄柏12g，苍术180g，黄柏120g，川牛膝60g。萆薢渗湿汤三剂，水煎服。日一剂，早晚分服；三妙丸面糊为丸，每服10~15g，空腹，姜、盐汤下。

西医治疗原则及方法：①全身治疗：抗组胺类药物、镇静剂、非特异性脱敏疗法、皮质类固醇激素、抗生素应用。②局部治疗：宜用药湿敷，如醋酸铅、3%硼酸溶液、高锰酸钾溶液等。

14.（2020、2019、2016）张某，男，64岁，退休工人。2016年2月18日初诊。

患者慢性肾小球肾炎病史5年，尿量减少，双下肢浮肿半月。现症：小便短少，胸闷纳呆，口有尿味，双下肢浮肿。

查体：T 36.3℃，P 84次/分，R 20次/分，BP 160/95mmHg。神志清，贫血貌，双下肢凹陷性水肿。舌淡，苔白腻，泳滑。

辅助检查：尿常规示蛋白（++），红细胞25~30个/高倍视野，透明管型3~5个/高倍视野。血常规示红细胞2.8×10^{12}/L，血红蛋白72g/L；肾功能示血肌酐540μmol/L，尿素氮20.9mmol/L，双肾彩超示双肾萎缩，皮、髓质界限不清，回声增强。

要求：根据上述摘要，在答题卡上完成书面分析。

【参考答案】

中医疾病诊断：关格。

中医证候诊断：湿浊证。

西医诊断：慢性肾衰竭。

西医诊断依据：①患者慢性肾小球肾炎病史5年。②尿量减少，双下肢浮肿。③出现蛋白尿、血尿、管型尿、贫血。肾功能：血肌酐540μmol/L，尿素氮20.9mmol/L。双肾彩超：双肾萎缩，皮、髓质界限不清，回声增强。

中医治法：和中降逆，化湿泄浊。

方剂：小半夏加茯苓汤加减。

药物组成、剂量及煎服法：半夏15g，生姜24g，茯苓10g。三剂，水煎服。日一剂，早晚分服。

西医治疗原则及方法：（1）饮食治疗：优质低蛋白、富含维生素饮食；低蛋白饮食加必需氨基酸或α－酮酸治疗。（2）药物治疗：①纠正酸中毒和水、电解质紊乱。②高血压的治疗：ACEI、血管紧张素Ⅱ受体拮抗剂、钙通道拮抗剂等。③贫血的治疗。④防治感染：抗生素。

15.（2019、2018、2016）赵某，男，51岁，已婚，工人。2015年6月7日初诊。

患者周身乏力2年，加重1周来诊。既往慢性肾炎病史9年。现症：周身乏力，畏寒肢冷，口干欲饮，腰膝酸软，大便稀溏，小便黄赤。

查体：T 36.5℃，P 95次/分，R 18次/分，BP 160/95mmHg。面色无华，双下肢指压痕阳性。舌胖润有齿痕，舌苔白，脉沉细。

辅助检查：血常规示血红蛋白96g/L，白细胞计数$4.7×10^9$/L。尿常规示尿蛋白（＋），红细胞8~10个/高倍视野，颗粒管型0~3个/高倍视野。肾功能示尿素氮26.2mmol/L，血肌酐420μmol/L。肝功能示血清白蛋白32g/L。

要求：根据上述摘要，在答题卡上完成书面分析。

【参考答案】

中医疾病诊断：癃闭。

中医证候诊断：阴阳两虚证。

西医诊断：慢性肾衰竭。

西医诊断依据：①患者慢性肾炎病史9年。②双下肢指压痕阳性。③贫血，蛋白尿，血尿，管型尿。肾功能：尿素氮26.2mmol/L，血肌酐420μmol/L。肝功能：血清白蛋白32g/L。

中医治法：温扶元阳，补益真阴。

方剂：金匮肾气丸加减。

药物组成、剂量及煎服法：干地黄24g，薯蓣12g，山茱萸12g，泽泻9g，茯苓9g，牡丹皮9g，桂枝3g，附子3g（先煎）。三剂，水煎服。日一剂，早晚分服。

西医治疗原则及方法：①限制蛋白及磷的摄入，给予高热量，控制蛋白尿。②应用必需氨基酸。③限制钠摄入量，2~3g/d。④治疗高血压（ACEI等）。⑤治疗贫血和应用rHuEPO。

16.（2020、2019、2018、2016）张某，女，50岁，已婚，职员。2016年1月12日初诊。

患者9个月前经期淋雨涉水后，连月来出现月经周期紊乱，经期5~20天，经行时间长短不一，经闭3个月后于2016年1月1日骤然而下，淋漓不断，色暗质稠，夹有血块，小腹胀痛，块下则痛减。

查体：T：36.8℃，P：90次/分，R：18次/分，BP：120/80mmHg。舌紫暗，

苔薄白，脉涩。

妇科检查：宫颈光滑，宫腔内流出暗红色血，子宫及双侧附件正常。

辅助检查：血常规：血红蛋白93g/L。B超检查：子宫附件未见明显异常。经前子宫内膜诊刮病理提示：子宫内膜简单型增生过长。基础体温呈单相型。

要求：根据上述摘要，在答题卡上完成书面分析。

【参考答案】

中医疾病诊断：崩漏。

中医证候诊断：血瘀证。

西医诊断：排卵障碍性异常子宫出血（无排卵性异常子宫出血）。

西医诊断依据：①淋雨后月经周期紊乱，经期延长，经行时间长短不一，不规则子宫出血。②妇科检查：宫颈光滑，宫腔内流出暗红色血，子宫及双侧附件正常。③贫血。经前子宫内膜诊刮病理提示：子宫内膜简单型增生过长。基础体温呈单相型。

中医治法：活血化瘀，止血调经。

方剂：逐瘀止崩汤。

药物组成、剂量及煎服法：生地黄（酒炒）30g，大黄9g，赤芍9g，牡丹皮3g，当归尾15g，枳壳15g，龟甲（醋炙）9g，桃仁10粒。三剂，水煎服。日一剂，早晚分服。

西医治疗原则及方法：（1）治疗原则：以止血、调整周期、减少经量、防止子宫内膜病变为原则。（2）一般治疗：补充铁剂、维生素C、蛋白质。给予抗生素预防感染。出血期间应加强营养，避免过劳，保证充分休息。（3）药物治疗：①止血：性激素联合用药，雄激素等。②调整月经周期：雄、孕激素联合法，后半周期疗法等。（4）手术治疗。

17. （2019、2016）赵某，男，45岁，已婚，个体。2015年8月5日初诊。

患者双下肢间断浮肿2年，尿常规检查蛋白尿，24小时尿蛋白定量1.2g。间断治疗未见明显改善。近1周因劳累症状加重，平素喜食辣厚味。现症：面浮肢肿，身热汗出，口干不欲饮，胸脘痞闷，腹部胀痛，纳食不香，尿黄短少，便溏不爽。

查体：T 36.5℃，P 95次/分，R 18次/分，BP 160/100mmHg。颜面及肢体水肿，舌红，苔黄腻。脉滑数。

辅助检查：血常规示血红蛋白105g/L，白细胞计数4.5×10^9/L。尿常规示尿蛋白（++），红细胞8~10个/高倍视野，颗粒管型1~2个/高倍视野。肾功能示尿素氮6.5mmol/L，血肌酐114μmol/L。

要求：根据上述摘要，在答题卡上完成书面分析。

【参考答案】

中医疾病诊断：水肿。

中医证候诊断：湿热证。

西医诊断：慢性肾小球肾炎。

西医诊断依据：①劳累致症状加重，平素喜食辣厚味。②颜面及肢体水肿，蛋白尿，血尿，管型尿。肾功能：尿素氮 6.5mmol/L，血肌酐 114μmol/L。

中医治法：清热利湿。

方剂：三仁汤加减。

药物组成、剂量及煎服法：杏仁15g，飞滑石18g（先煎），白通草6g，白蔻仁6g，竹叶6g，厚朴6g，生薏苡仁18g，半夏15g。三剂，水煎服。日一剂，早晚分服。

西医治疗原则及方法：①限制食物中蛋白及磷的入量。②控制高血压和减少尿蛋白。③应用血小板解聚药。④避免对肾脏有害的因素。

18.（2022、2020、2019、2018、2016、2015、2014）焦某，女，38岁，已婚，工人。2016年3月12日初诊。

患者1周前因连续加班，出现尿急，尿痛，尿频，小腹及腰部疼痛。现症：小便频数，灼热刺痛，色黄赤，小腹拘急胀痛，口苦，大便秘结。

查体：T 38.9℃，P 98 次/分，R 18 次/分，BP 120/80mmHg。双肾区叩痛（＋）。舌质红，苔薄黄腻，脉滑数。

辅助检查：血常规示白细胞 12×10^9/L，中性粒细胞75%。尿常规示白细胞 15～30 个/高倍视野，红细胞5～10 个/高倍视野，尿蛋白（＋）。尿培养示菌落计数 $\geq 10^5$/mL。

要求：根据上述摘要，在答题卡上完成书面分析。

【参考答案】

中医疾病诊断：淋证。

中医证候诊断：膀胱湿热证。

西医诊断：尿路感染（急性肾盂肾炎）。

西医诊断依据：①尿急，尿痛，尿频，小腹及腰部疼痛。②高热，双肾区叩痛（＋）。③白细胞、中性粒细胞增加。尿常规：白细胞 15～30 个/高倍视野，红细胞5～10 个/高倍视野，尿蛋白（＋）。尿培养：菌落计数 $\geq 10^5$/mL。

中医治法：清热利湿通淋。

方剂：八正散加减。

药物组成、剂量及煎服法：车前子9g（包煎），瞿麦9g，萹蓄9g，滑石9g（先煎），山栀子仁9g，甘草9g，木通9g，大黄9g。三剂，水煎服。日一剂，早晚分服。

西医治疗原则及方法：①一般治疗：休息，多饮水，勤排尿。②抗感染治疗：口服喹诺酮类、头孢菌素类等。

19.（2022、2021、2020、2019、2016）郭某，男，27岁，已婚，工人。2016年2月15日初诊。

患者发热伴鼻出血5天。患者一周前出现咽喉疼痛，发热，考虑为上呼吸道感染，口服抗生素，2天后鼻出血不止，乏力气短，遂到医院就诊。现症：壮热，口渴多汗，烦躁，头痛面赤，咽痛，鼻衄，皮下紫癜、瘀斑。

查体：T 39.4℃，P 96 次/分，R 24 次/分，BP 100/80mmHg。皮下瘀斑散布，胸骨压痛，肝脾淋巴结肿大。舌红绛，苔黄，脉大。

辅助检查：血常规示血红蛋白 64g/L，白细胞 22.4×10^9/L，原始和幼稚细胞占 21%，血小板 50×10^9/L。骨穿示骨髓有核细胞显著增生，原始细胞为 27%。

要求：根据上述摘要，在答题卡上完成书面分析。

【参考答案】

中医疾病诊断：血证。

中医证候诊断：热毒炽盛证。

西医诊断：急性白血病。

西医诊断依据：①患者发热伴鼻出血 5 天。②肝脾淋巴结肿大。③贫血，白细胞增多，血小板减少，原始和幼稚细胞占 21%，骨穿示骨髓有核细胞显著增生，原始细胞为 27%。

中医治法：清热解毒，凉血止血。

方剂：黄连解毒汤合清营汤加减。

药物组成、剂量及煎服法：黄连9g，黄芩6g，黄柏6g，栀子9g，犀角30g，生地黄15g，元参9g，竹叶心3g，麦冬9g，丹参6g，银花9g，连翘6g。三剂，水煎服。日一剂，早晚分服。

西医治疗原则及方法：①一般治疗：防治感染，纠正贫血，控制出血，防治高尿酸血症肾病，维持营养。②抗白血病治疗：化疗、造血干细胞移植。

20.（2019、2016）徐某，男，48 岁，已婚，公务员。2015 年 3 月 16 日初诊。

患者饮酒，嗜食肥甘厚味，有高血压病史 10 年，平时血压160/100mmHg，服药不详。上午会议中情绪激动，突然昏仆，口噤目张，气粗息高，口眼歪斜，肢体不遂，由同事送来急诊。

查体：T 37℃，P 98 次/分，R 22 次/分，BP 190/95mmHg。昏迷，面部潮红，颈软，瞳孔缩小，对光反射存在，心率 98 次/分，律齐，各瓣膜区未及杂音，两肺呼吸音稍粗，未闻及啰音，肝脾未及，左侧巴宾斯基征（＋）。舌红，苔黄腻，脉弦滑数。

辅助检查：头颅 CT 示右侧内囊高密度灶。

要求：根据上述摘要，在答题卡上完成书面分析。

【参考答案】

中医疾病诊断：中风。

中医证候诊断：痰热内闭清窍证。

西医诊断：脑出血。

西医诊断依据：①患者饮酒，嗜食肥甘厚味，有高血压病史 10 年。②昏迷，颈软，瞳孔缩小，对光反射存在，左侧巴宾斯基征（＋）。③头颅 CT：右侧内囊高密度灶。

中医治法：清热化痰，醒神开窍。

方剂：安宫牛黄丸合羚羊角汤加减。

药物组成、剂量及煎服法：牛黄30g，郁金30g，犀角（水牛角代）30g，黄连30g，朱砂30g（水飞），梅片7.5g，麝香7.5g，珍珠15g，黄芩30g，羚羊角6g（另煎），生地黄18g，菊花6g。三剂，水煎服。日一剂，早晚分服。

西医治疗原则及方法：①组织抢救，保持呼吸通畅；给氧；禁食。②维持水、电解质平衡和营养。③控制高血压。④止血药和凝血药。⑤加强护理，防治并发症。⑥手术治疗。

21.（2022、2019、2018、2016）张某，女，30岁，已婚，职员。2015年1月4日初诊。

患者剖腹产后10天，5天前出现高热恶寒，小腹疼痛拒按，恶露时多时少，色暗紫如败酱，气臭秽，烦躁口渴，尿少色黄，大便燥结。

查体：T 38.9℃，P 106次/分，R 26次/分，BP 112/80mmHg。面色红，痛苦面容，下腹部压痛（阳性）。舌红，苔黄而干，脉数有力。

辅助检查：血常规示白细胞14.5×10^9/L，中性粒细胞88%。超声提示子宫正常，子宫直肠窝可见游离积液（4.2cm×3.9cm）。

要求：根据上述摘要，在答题卡上完成书面分析。

【参考答案】

中医疾病诊断：产后发热。

中医证候诊断：感染邪毒证。

西医诊断：产褥感染。

西医诊断依据：①剖腹产后10天。②高热，小腹疼痛拒按，恶露时多时少，下腹部压痛（阳性）。③血常规：白细胞14.5×10^9/L，中性粒细胞88%。超声提示：子宫正常，子宫直肠窝可见游离积液。

中医治法：清热解毒，凉血化瘀。

方剂：五味消毒饮合失笑散加味。

药物组成、剂量及煎服法：银花30g，野菊花12g，蒲公英12g，紫花地丁12g，紫背天葵子12g，五灵脂6g（包煎），蒲黄6g（包煎）。三剂，水煎服。日一剂，早晚分服。

西医治疗原则及方法：①支持疗法：加强营养，增强抵抗力，纠正电解质紊乱。②处理感染灶。③应用抗生素。

22.（2019、2018、2016、2015、2013）辛某，男，60岁，已婚，经理。2015年3月11日初诊。

患者高血压史二十余年，近5年稍劳则感心悸、气急，甚则夜间不能平卧。近日饮食稍减，上述症状突然加重来诊。现症：心悸不宁，胸闷气短，夜间不得平卧，伴阵咳，呼吸急促，咳吐泡沫痰，面肢浮肿，脘痞腹胀，形寒肢冷，小便短少，大便溏泻。

查体：T 36.8℃，P 120 次/分，R 24 次/分，BP 130/70mmHg。端坐呼吸，两肺底细湿啰音，心浊音界向左下扩大，心率 120 次/分，律齐。舌暗淡，舌苔白滑，脉细数无力。

辅助检查：心电图示窦性心动过速，T 波低平。X 线胸片示心影增大，两肺淤血征象。

要求：根据上述摘要，在答题卡上完成书面分析。

【参考答案】

中医疾病诊断：心悸。

中医证候诊断：阳虚水泛证。

西医诊断：心力衰竭（慢性心力衰竭）。

西医诊断依据：①患者高血压史二十余年。②心悸、气急，夜间不能平卧。端坐呼吸，两肺底细湿啰音，心浊音界向左下扩大，心率 120 次/分。③心电图：窦性心动过速，T 波低平。X 线胸片：心影增大，两肺淤血征象。

中医治法：益气温阳，化瘀利水。

方剂：真武汤合葶苈大枣泻肺汤加减。

药物组成、剂量及煎服法：茯苓 9g，芍药 9g，白术 6g，生姜 9g，炮附子 9g（先煎），葶苈子 9g，大枣 4 枚。三剂，水煎服。日一剂，早晚分服。

西医治疗原则及方法：①一般治疗：控制高血压，改善生活方式。②药物治疗：抑制神经内分泌激活：ACEI、β 受体阻滞剂；改善血流动力学：利尿剂、地高辛。③非药物治疗：心脏再同步化治疗等。

23. （2019、2016）赵某，男，62 岁，已婚，农民。2015 年 6 月 12 日初诊。

患者既往有冠心病史二十余年，今日活动后突然感到心悸，伴胸闷，出冷汗，现症：心悸不安，胸闷不舒，胸中剧痛时作。

查体：BP 150/90mmHg，心率 100 次/分，心音低钝，闻及早搏 3～4 次/分钟，各瓣膜听诊区未闻及病理性杂音，唇甲青紫，舌质紫暗，脉促。

辅助检查：心电图示提早出现宽大、畸形 QRS 波形。

要求：根据上述摘要，在答题卡上完成书面分析。

【参考答案】

中医疾病诊断：心悸。

中医证候诊断：心脉瘀阻证。

西医诊断：心律失常（室性过早搏动）。

西医诊断依据：①既往有冠心病史。②心悸，胸闷，出冷汗。听诊闻及早搏，各瓣膜听诊区未闻及病理性杂音。③心电图：提早出现宽大、畸形 QRS 波形。

中医治法：活血化瘀，理气通络。

方剂：桃仁红花煎加减。

药物组成、剂量及煎服法：红花6g，当归6g，桃仁9g，香附6g，延胡索6g，赤芍6g，川芎6g，乳香3g，丹参12g，青皮6g，生地黄12g。三剂，水煎服。日一剂，早晚分服。

西医治疗原则及方法：①注意休息。②抗心律失常药物：美西律、普罗帕酮、β受体阻滞剂。③非药物治疗：外科手术治疗。

24.（2024、2020、2019、2018）朱某，男，8岁。2015年3月23日初诊。

患者1周来乏力，纳呆，低热，近2天感双侧耳下及颌下漫肿疼痛，触之痛甚，张口和咀嚼困难。2周前班内有多名学生有类似症状。

查体：T 37.9℃，P 100次/分，R 19次/分。双侧颊部可见以耳垂为中心的局部肿胀，边缘不清，表面皮肤不红，有触痛，浅表淋巴结无肿大，咽部轻度充血，双扁桃体无肿大，口腔第2白齿处颊黏膜可见腮腺口红肿，挤压颊部后未见液体流出。心率100次/分，律齐，两肺呼吸音清，腹平软，无压痛。舌红，苔薄黄，脉浮数。

辅助检查：血常规示白细胞4.5×10^9/L，中性粒细胞40%，淋巴细胞52%。血、尿淀粉酶轻度升高。

要求：根据上述摘要，在答题卡上完成书面分析。

【参考答案】

中医疾病诊断：痄腮。

中医证候诊断：邪犯少阳证。

西医诊断：流行性腮腺炎。

西医诊断依据：①乏力，纳呆，低热，双侧耳下及颌下漫肿疼痛，触之痛甚，张口和咀嚼困难。2周前班内有多名学生有类似症状。②口腔第2白齿处颊黏膜可见腮腺口红肿，挤压颊部后未见液体流出。③血常规：白细胞4.5×10^9/L，中性粒细胞40%，淋巴细胞52%。血、尿淀粉酶轻度升高。

中医治法：疏风清热，散结消肿。

方剂：柴胡葛根汤加减。

药物组成、剂量及煎服法：柴胡3g，天花粉3g，干葛3g，黄芩3g，桔梗3g，连翘3g，牛蒡子3g，石膏3g（先煎），甘草2g，升麻1g。三剂，水煎服。日一剂，早晚分服。

西医治疗原则及方法：①注意休息。②物理降温或使用解热药。

25.（2024、2021、2020、2019、2018、2016、2015）刘某，男，8岁。2015年7月18日初诊。

患儿今晨起在室外玩耍汗出后，进入空调室内纳凉，并喝冰镇冷饮1瓶，1小时后，脐周痛甚，肠鸣，恶心，大便初干后稀，呈水样夹有泡沫便，下午来院就诊。现症：大便清稀，无脓血，伴发热，头痛，流清涕，小便正常。

查体：T 37.8℃，P 90 次/分，R 20 次/分。神志清，皮肤弹性可，心肺未闻及杂音。剑突下及脐周压痛，麦氏点压痛（–）。舌质淡，苔薄白，脉浮紧。

辅助检查：血常规示白细胞 7.9×10^9/L，中性粒细胞 71%，淋巴细胞 27%。红细胞 2~3 个/高倍视野，脂肪球（++）。

要求：根据上述摘要，在答题卡上完成书面分析。

【参考答案】

中医疾病诊断：小儿泄泻。

中医证候诊断：风寒泻。

西医诊断：小儿腹泻病。

西医诊断依据：①患儿受凉、饮冷后脐周痛甚，肠鸣，恶心，大便初干后稀，呈水样夹有泡沫便。剑突下及脐周压痛，麦氏点压痛（–）。②血常规：白细胞 7.9×10^9/L，中性粒细胞 71%，淋巴细胞 27%。红细胞 2~3 个/高倍视野，脂肪球（++）。

中医治法：疏风散寒，化湿和中。

方剂：藿香正气散加减。

药物组成、剂量及煎服法：大腹皮 3g，白芷 3g，紫苏 3g，茯苓 3g，半夏曲 6g，白术 6g，陈皮 6g，厚朴 6g，苦桔梗 6g，藿香 9g，甘草 6g。三剂，水煎服。日一剂，早晚分服。

西医治疗原则及方法：①饮食疗法：半流质易消化饮食。②及时补液，纠正水、电解质紊乱及酸碱失衡。③药物治疗：选用微生态制剂和肠黏膜保护剂、补锌。

26.（2021、2019、2018、2016）患儿，女，7 岁。2015 年 10 月 2 日初诊。

患儿素体消瘦，7 天前无明显诱因出现发热，体温在 38.5℃ 左右，咳嗽、气促，用抗生素等治疗 5 天后，症状缓解，现症：低热，干咳少痰，五心烦热。

查体：T 37.6℃，P 115 次/分，R 30 次/分。面色潮红，肺部闻及呼吸音粗糙。舌红少津，舌苔少，脉细数。

辅助检查：血常规示白细胞 11.6×10^9/L，中性粒细胞 73%。X 线检查示两肺下野可见点状肺实质浸润阴影。

要求：根据上述摘要，在答题卡上完成书面分析。

【参考答案】

中医疾病诊断：肺炎喘嗽。

中医证候诊断：阴虚肺热证。

西医诊断：小儿肺炎。

西医诊断依据：①发热、咳嗽、气促，用抗生素治疗后症状缓解。②肺部闻及呼吸音粗糙。③白细胞总数和中性粒细胞增高。X 线检查：两肺下野可见点状肺实质浸润阴影。

中医治法：养阴清肺，润肺止咳。

方剂：沙参麦冬汤加减。

药物组成、剂量及煎服法：沙参9g，玉竹6g，生甘草3g，冬桑叶4.5g，麦冬9g，生扁豆4.5g，花粉4.5g。三剂，水煎服。日一剂，早晚分服。

西医治疗原则及方法：①一般治疗：注意休息，清淡饮食。②病因治疗：抗生素。③对症治疗：保持呼吸道通畅、减慢心率等。

27.（2024、2021、2019、2016、2013）李某，男，66岁，已婚，干部。2016年3月1日初诊。

患者近2年来经常出现胃脘疼痛，初发时表现为胀痛，部位不固定，未予重视，后逐步呈针刺样痛，固定于剑突下，伴有泛酸，嗳气，服用法莫替丁疼痛可缓解，但病情反复。近3天来症状加重，遂来就诊。现症：胃痛如刺，痛处固定，汗出。

查体：T 37.0℃，P 67次/分，R 16次/分，BP 120/70mmHg。腹平软，剑突下有压痛，无反跳痛及肌紧张，肝脾肋下未及，未触及包块。移动性浊音（－）。舌质紫暗，脉涩。

辅助检查：胃镜提示胃窦部见1.5cm×1.5cm溃疡，幽门螺杆菌（＋）。腹部B超示肝胆胰脾未见异常。

要求：根据上述摘要，在答题卡上完成书面分析。

【参考答案】

中医疾病诊断：胃脘痛。

中医证候诊断：瘀血停胃证。

西医诊断：消化性溃疡（胃溃疡）。

西医诊断依据：①胃脘胀痛，部位不固定，后逐步呈针刺样痛，固定于剑突下，伴有泛酸，嗳气，服用法莫替丁疼痛可缓解。②剑突下有压痛，无反跳痛及肌紧张，肝脾肋下未及，未触及包块。移动性浊音（－）。③胃镜：胃窦部见1.5cm×1.5cm溃疡，幽门螺杆菌（＋）。

中医治法：活血化瘀，通络和胃。

方剂：失笑散合丹参饮加减。

药物组成、剂量及煎服法：蒲黄6g（包煎），五灵脂6g（包煎），丹参30g，檀香4.5g，砂仁4.5g（后下）。三剂，水煎服。日一剂，早晚分服。

西医治疗原则及方法：①一般治疗：注意饮食和休息，避免服用对胃肠黏膜有损害的药物。②根除幽门螺杆菌：三联疗法、四联疗法。③抗酸药物治疗：H_2受体拮抗剂、质子泵抑制剂。④保护胃黏膜。

28.（2020、2019、2018、2016、2015、2014、2013）季某，男，41岁，已婚，工人。2016年2月27日初诊。

患者既往有胆结石病史。今日聚会进餐3小时后出现上腹胀痛，拒按，窜及两胁。现症：身目发黄，口干口苦，恶心呕吐，小便短黄，大便秘结。

查体：T 38.6℃，P 98次/分，R 22次/分，BP 120/80mmHg。神清，上腹部压

痛，无肌紧张及反跳痛，肝脾未及，墨菲征（－）。舌红苔黄腻，脉弦数。

辅助检查：血常规示白细胞 13.5×10^9/L，中性粒细胞83％，血清淀粉酶1100U/L，血清脂肪酶2100U/L。

要求：根据上述摘要，在答题卡上完成书面分析。

【参考答案】

中医疾病诊断：腹痛。

中医证候诊断：肝胆湿热证。

西医诊断：急性胰腺炎。

西医诊断依据：①患者有胆结石病史。②上腹胀痛，恶心、呕吐，发热。上腹部压痛，无肌紧张及反跳痛，肝脾未及，墨菲征（－）。③血常规：白细胞 13.5×10^9/L，中性粒细胞83％，血清淀粉酶1100U/L，血清脂肪酶2100U/L。

中医治法：清热化湿，疏肝利胆。

方剂：龙胆泻肝汤合清胰汤加减。

药物组成、剂量及煎服法：龙胆草6g，栀子9g，泽泻12g，木通6g，当归3g，生地黄9g，生甘草6g，车前子9g（包煎），柴胡9g，生大黄15g（后下），胡黄连9g，木香9g，芒硝9g。三剂，水煎服。日一剂，早晚分服。

西医治疗原则及方法：①低脂流质饮食。②止痛：哌替啶。③静脉输液。④抗生素。⑤抑酸治疗：H_2受体拮抗剂或质子泵抑制剂。

29.（2024、2021、2019、2018、2016）高某，女，45岁，已婚，工人。2016年2月8日初诊。

患者双侧乳房肿块伴胀痛6个月。肿块和胀痛月经前明显，经后肿块稍有缩小，疼痛减轻，乳头有时有白色溢液，月经量少色淡，腰酸乏力。月经史无异常。

查体：双侧乳房有结节样及片块样肿块，按之疼痛，肿块质韧不硬，表面不规则，与周围组织分界不清。舌质淡，苔薄白，脉沉细。

辅助检查：B超提示双侧乳房内散在多个不均匀的低回声区。

要求：根据上述摘要，在答题卡上完成书面分析。

【参考答案】

中医疾病诊断：乳癖。

中医证候诊断：冲任失调证。

西医诊断：乳腺增生病。

西医诊断依据：①双侧乳房肿块伴胀痛，乳头溢液。②肿块质韧不硬，表面不规则，与周围组织分界不清。③B超提示双侧乳房内散在多个不均匀的低回声区。

中医治法：调理冲任，温阳化痰，活血散结。

方剂：二仙汤加减。

药物组成、剂量及煎服法：仙茅9g，仙灵脾9g，巴戟天9g，当归9g，黄柏4.5g，知母4.5g。三剂，水煎服。日一剂，早晚分服。

西医治疗原则及方法：①疏导情志，配合药物局部外敷、针灸、激光照射、磁疗等。②药物治疗：维生素类药物（口服维生素 B_6、E，或维生素 A）、激素类药物（黄体酮、达那唑、丙酸睾丸素等）。③手术治疗。

30.（2024、2021、2020、2019、2018、2016、2013）梁某，女，45 岁，已婚，工人。2015 年 4 月 15 日初诊。

患者 2 周前自觉恶心，乏力，食欲减退，并逐渐出现皮肤、巩膜及小便发黄，遂来就诊。现症：身目发黄，色泽鲜明，口干苦，恶心，厌油，头身困重，胸脘痞满，大便干。

查体：T 36.6，P 95 分，R 16 次/分，BP 115/70mmHg。神清，面黄鲜明，巩膜及全身皮肤黄染，肝肋下 2cm 可及，质软，轻压痛，肝区叩痛（+）。舌苔黄腻，脉弦滑数。

辅助检查：肝功能示丙氨酸氨基转移酶（ALT）320U/L，天门冬氨酸氨基转移酶（AST）240U/L，总胆红素 52μmol/L，结合胆红素 23μmol/L。HBsAg 阳性，HBeAg 阳性，抗 - HBc 阳性。

要求：根据上述摘要，在答题卡上完成书面分析。

【参考答案】

中医疾病诊断：黄疸。

中医证候诊断：阳黄。

西医诊断：病毒性肝炎（急性黄疸型肝炎）。

西医诊断依据：①恶心，乏力，食欲减退，皮肤、巩膜及小便发黄。②肝肋下 2cm 可及，质软，轻压痛，肝区叩痛（+）。③肝功能：ALT、AST、总胆红素、结合胆红素均升高。HBsAg 阳性，HBeAg 阳性，抗 - HBc 阳性。

中医治法：清热解毒，利湿退黄。

方剂：茵陈蒿汤合甘露消毒丹加减。

药物组成、剂量及煎服法：茵陈 18g，栀子 12g，大黄 6g，飞滑石 15g（先煎），淡黄芩 10g，石菖蒲 6g，川贝母 5g，木通 5g，藿香 4g，连翘 4g，白蔻仁 4g，薄荷 4g（后下），射干 4g。三剂，水煎服。日一剂，早晚分服。

西医治疗原则及方法：①一般治疗：清淡饮食，进食易消化食物，补充维生素、热量。②病原治疗：急性肝炎一般为自限性，多可完全康复，一般不用抗病毒治疗。③对症治疗：非特异性护肝药（维生素类、还原型谷胱甘肽、肝泰乐等）；降酶药（甘草甜素、联苯双酯、苦参碱等）；退黄药物（丹参注射液、苯巴比妥等）。

31.（2019、2016）田某，男，55 岁，自由职业。2016 年 3 月 17 日初诊。

患者平素嗜食烟酒，肥甘厚味。近半年来，口干多饮，多食易饥，乏力，肌肉酸胀，四肢沉重，胸闷腹胀，困倦。

查体：T 36.8℃，P 78 次/分，R 16 次/分，BP 130/70mmHg。形体肥胖，舌质暗，苔厚腻，脉滑。

辅助检查：空腹血糖 9.1mmol/L，餐后 2 小时血糖 12.1mmol/L，糖化血红蛋白 8.2%。

要求：根据上述摘要，在答题卡上完成书面分析。

【参考答案】

中医疾病诊断：消渴。

中医证候诊断：痰瘀互结证。

西医诊断：糖尿病。

西医诊断依据：①患者平素嗜食烟酒，肥甘厚味。②口干多饮，多食易饥。③空腹血糖 9.1mmol/L，餐后 2 小时血糖 12.1mmol/L，糖化血红蛋白 8.2%。

中医治法：活血化瘀祛痰。

方剂：平胃散合桃红四物汤加减。

药物组成、剂量及煎服法：苍术120g，厚朴90g，陈橘皮60g，甘草30g，桃仁9g，红花6g，当归9g，川芎6g，白芍药9g，熟地黄15g。三剂，水煎服。日一剂，早晚分服。

西医治疗原则及方法：①饮食治疗：补充足够的热量，碳水化合物、蛋白质、脂肪合理分配。②口服药治疗：双胍类、噻唑烷二酮、格列奈类等。③胰岛素治疗。

32.（2024、2021、2019、2018）孙某，女，5 岁。2014 年 1 月 19 日初诊。

患儿 4 天前受凉后出现喷嚏，流涕，咳嗽，家长未予重视，昨日起咳嗽加重，出现发热，口服急支糖浆后，无明显好转，遂来就诊。现症：发热，咳嗽，气喘，喉间痰鸣，气急鼻扇，面赤口渴，大便干结。

查体：T 39.3℃，P 130 次/分，R 30 次/分。急性病容，口唇青紫。咽部充血，双肺呼吸音粗，可闻及中、细湿啰音，心腹无明显异常。舌质红，苔黄腻，脉弦滑。

辅助检查：血常规示白细胞 16.5×10^9/L，中性粒细胞 76%，淋巴细胞 20%。胸部 X 线片示右下肺可见斑片状阴影。

要求：根据上述摘要，在答题卡上完成书面分析。

【参考答案】

中医疾病诊断：肺炎喘嗽。

中医证候诊断：痰热闭肺证。

西医诊断：小儿肺炎。

西医诊断依据：①喷嚏、流涕、咳嗽、发热。②急性病容，口唇青紫。咽部充血，双肺呼吸音粗，可闻及中、细湿啰音。③白细胞、中性粒细胞、淋巴细胞增高。胸部 X 线片：右下肺可见斑片状阴影。

中医治法：清热涤痰，开肺定喘。

方剂：五虎汤合葶苈大枣泻肺汤加减。

药物组成、剂量及煎服法：麻黄9g，杏仁9g，石膏15g（先煎），甘草3g，桑白皮

3g, 生姜3片, 细辛3g, 葶苈子9g, 大枣4枚。三剂, 水煎服。日一剂, 早晚分服。

西医治疗原则及方法: ①一般治疗: 注意休息, 清淡饮食。②病因治疗: 抗生素。③对症治疗: 氧疗; 保持呼吸道通畅; 镇静、增强心肌收缩力, 减慢心率等。④应用糖皮质激素。

33. (2019、2018、2016) 孙某, 女, 50岁, 干部。2016年2月9日初诊。

患者近半年来多食, 消瘦, 现症: 胸中闷痛, 肢体麻木刺痛, 夜间加重, 乏力。

查体: T 36.4℃, P 72次/分, R 16次/分, BP 120/78mmHg。面色晦暗, 唇紫, 心肺 (-), 舌暗, 有瘀斑, 脉沉涩。

辅助检查: 空腹血糖10.8mmol/L, 餐后2小时血糖17.3mmol/L, 尿糖(++)。

要求: 根据上述摘要, 在答题卡上完成书面分析。

【参考答案】

中医疾病诊断: 消渴。

中医证候诊断: 脉络瘀阻证。

西医诊断: 糖尿病。

西医诊断依据: ①多食, 消瘦。②空腹血糖10.8mmol/L, 餐后2小时血糖17.3mmol/L, 尿糖 (++)。

中医治法: 活血通络。

方剂: 血府逐瘀汤加减。

药物组成、剂量及煎服法: 桃仁12g, 红花9g, 当归9g, 生地黄9g, 川芎4.5g, 赤芍6g, 牛膝9g, 桔梗4.5g, 柴胡3g, 枳壳6g, 甘草6g。三剂, 水煎服。日一剂, 早晚分服。

西医治疗原则及方法: ①饮食治疗: 补充足够的热量, 碳水化合物、蛋白质、脂肪合理分配。②口服药治疗: 磺脲类、噻唑烷二酮、格列奈类等。③胰岛素治疗。

34. (2024、2021、2020、2019、2016) 张某, 男, 45岁, 已婚, 工人。2015年12月6日初诊。

患者近年来逐渐出现怕热多汗, 以胸前、后背和腋下明显, 伴有兴奋失眠, 烦躁易怒, 心悸胸闷, 胁腹痛, 食欲增加, 腹胀, 大便次数增多, 体重2年内减轻10kg。

查体: T 37.5℃, P 105次/分, R 20次/分, BP 155/65mmHg。神清, 营养不良, 眼裂增宽, 双侧甲状腺中度肿大, 听诊有血管杂音, 心界不大, 心率105次/分, 心律不齐, 心尖区可闻及收缩期杂音, 两肺呼吸音清, 腹软。舌质淡红, 舌苔白腻, 脉弦滑。

辅助检查: 心电图示房型早搏, ST-T段改变。

要求: 根据上述摘要, 在答题卡上完成书面分析。

【参考答案】

中医疾病诊断：瘿病。

中医证候诊断：气滞痰凝证。

西医诊断：甲状腺功能亢进症。

西医诊断依据：①怕热多汗，以胸前、后背和腋下明显。低热，兴奋失眠，烦躁易怒，心悸胸闷，食欲增加，体重减轻。②眼裂增宽，双侧甲状腺中度肿大，听诊有血管杂音，心尖区可闻及收缩期杂音。③心电图示房型早搏，ST－T 段改变。

中医治法：疏肝理气，化痰散结。

方剂：逍遥散合二陈汤加减。

药物组成、剂量及煎服法：甘草4.5g，当归9g，茯苓9g，芍药9g，白术9g，柴胡9g，半夏15g，橘红15g。三剂，水煎服。日一剂，早晚分服。

西医治疗原则及方法：①一般治疗：休息，避免精神刺激和劳累过度。忌食辛辣及含碘丰富的食物，少喝浓茶、咖啡。②抗甲状腺药物治疗：丙基硫氧嘧啶（PTU）、甲基硫氧嘧啶（MTU）、甲巯咪唑（他巴唑）、卡比马唑（甲亢平）。③辅助药物治疗：β受体阻滞剂（普萘洛尔）；碘化物。④放射性^{131}I 治疗。⑤手术治疗：甲状腺次全切除术。

35.（2022、2021、2020、2019、2018、2015、2013）郝某，女，44 岁，已婚，农民。2014 年 7 月 9 日初诊。

患者5个月来经常出现低热，盗汗，咳嗽少痰伴纳呆，未引起注意。5天前痰中带血，于今日来诊。现症：咳嗽，咳声短促，痰少，时痰中夹血，色鲜红，口干咽燥，午后潮热，手足心热，皮肤干灼，夜寐盗汗。

查体：T 37.5℃，P 70 次/分，R 20 次/分，BP 120/75mmHg。神志清楚，形体偏瘦，左上肺闻及湿啰音。舌边尖红，少苔，脉细数。

辅助检查：血常规：白细胞6.0×10^9/L，中性粒细胞60%。胸部 X 线片：左上肺小片絮状阴影，密度较淡。血沉：90mm/h。结核菌素试验（＋＋＋）。痰涂片：抗酸杆菌阳性。

要求：根据上述摘要，在答题卡上完成书面分析。

【参考答案】

中医疾病诊断：肺痨。

中医证候诊断：肺阴亏损证。

西医诊断：肺结核。

西医诊断依据：①低热，盗汗，咳嗽少痰，痰中带血，纳呆，形体偏瘦。左上肺闻及湿啰音。②胸部 X 线片：左上肺小片絮状阴影，密度较淡。血沉：90mm/h。结核菌素试验（＋＋＋）。痰涂片：抗酸杆菌阳性。

中医治法：滋阴润肺。

方剂：月华丸加减。

药物组成、剂量及煎服法：天冬30g，麦冬30g，生地黄30g，熟地黄30g，山药30g，百部30g，沙参30g，川贝母30g，阿胶30g（烊化），茯苓15g，獭肝15g，三七15g，白菊花60g，桑叶60g。和药为丸，每服一丸，嚼化，日三服。

西医治疗原则及方法：（1）休息。（2）抗结核化学药物治疗：①早期、联合、适量、规律和全程使用敏感药物。②常用药：第一线杀菌药物异烟肼、利福平、链霉素、吡嗪酰胺，第二线抑菌药物乙胺丁醇、对氨基水杨酸钠。（3）对症治疗：①发热、盗汗等毒性症状：抗结核治疗，高热时可给小量退热药口服或物理降温等，睡前服阿托品。②痰中带血：维生素K、卡巴克络等。

36.（2019、2018、2014）陆某，女，65岁，已婚，农民。2014年3月14日初诊。

患者20年前出现双手腕关节、掌指关节、指间关节肿痛，活动不利，每天晨僵2小时。10年前出现关节变形，颈部疼痛。未系统治疗。现症：形体消瘦，肌肉萎缩，屈伸不利，僵硬，活动受限，筋脉拘急，腰膝酸软，眩晕，心悸气短。

查体：精神疲乏，双膝关节肿胀，压痛明显；双腕关节、双手掌指关节、近端指间关节肿痛，关节变形，活动受限，双肘关节尺骨鹰嘴下方可触及皮下结节。舌淡苔薄，脉细弱。

辅助检查：血象示Hb 100g/L；PLT 410×10^9/L。类风湿因子448IU/mL，血沉21mm/h，C反应蛋白2.68mg/dL。双手正位X线片示双腕关节间隙狭窄，双腕、手关节骨质疏松，部分关节面模糊不清。

要求：根据上述摘要，在答题卡上完成书面分析。

【参考答案】

中医疾病诊断：痹证。

中医证候诊断：肝肾亏损证。

西医诊断：类风湿关节炎。

西医诊断依据：①双手腕关节、掌指关节、指间关节肿痛，活动不利，晨僵20年；关节变形，颈部疼痛10年。②双膝关节肿胀，压痛明显，双肘关节尺骨鹰嘴下方可触及皮下结节。③轻度贫血，血小板增高，血沉增快，C反应蛋白增高。双手正位X线片：双腕关节间隙狭窄，双腕、手关节骨质疏松，部分关节面模糊不清。

中医治法：益肝肾，补气血，祛风湿，通经络。

方剂：独活寄生汤加减。

药物组成、剂量及煎服法：独活9g，桑寄生6g，杜仲6g，牛膝6g，细辛6g，秦艽6g，茯苓6g，肉桂心6g（后下），防风6g，川芎6g，人参6g，当归6g，甘草6g，芍药6g，干地黄6g。三剂，水煎服。日一剂，早晚分服。

西医治疗原则及方法：（1）药物治疗：①非甾体抗炎药：布洛芬、萘普生、双氯芬酸等。②改善病情抗风湿药：甲氨蝶呤、青霉胺等。③糖皮质激素。④植物药制剂：雷公藤总苷等。⑤生物制剂。（2）外科治疗：关节成形术或关节置换术。

37.（2021、2020、2019、2018、2013）万某，男，76岁，已婚，退休干部。2012年6月23日初诊。

患者头晕、头痛3年。1日前饭后散步期间与人争执后头痛，耳鸣目眩，突发右侧肢体活动以及言语不利，路人急送至医院。现症：口眼歪斜，舌强语謇，半身不遂，伴麻木。

查体：T 36.5℃，P 88次/分，R 20次/分，BP 130/80mmHg。面部潮红，颈软，瞳孔缩小，对光反射存在，心率88次/分，律齐，各瓣膜区未及杂音，两肺呼吸音稍粗，未闻及啰音，肝脾未及，右侧巴宾斯基征（＋）。舌质红，苔黄，脉弦。

辅助检查：CT示左侧内囊区高密度影。

要求：根据上述摘要，在答题卡上完成书面分析。

【参考答案】

中医疾病诊断：中风。

中医证候诊断：肝阳暴亢，风火上扰证。

西医诊断：脑出血。

西医诊断依据：①头晕、头痛3年。②情绪激动后耳鸣目眩，突发右侧肢体活动以及言语不利。瞳孔缩小，对光反射存在，各瓣膜区未及杂音，两肺呼吸音稍粗，未闻及啰音，肝脾未及，右侧巴宾斯基征（＋）。③CT示左侧内囊区高密度影。

中医治法：平肝潜阳，活血通络。

方剂：天麻钩藤饮加减。

药物组成、剂量及煎服法：天麻9g，钩藤12g（后下），石决明18g，山栀9g，黄芩9g，川牛膝12g，杜仲9g，益母草9g，桑寄生9g，夜交藤9g，朱茯神9g。三剂，水煎服。日一剂，早晚分服。

西医治疗原则及方法：①组织抢救，保持呼吸通畅；给氧；禁食。②水电解质平衡和营养。③控制脑水肿，降低颅内压。④控制高血压。⑤止血药和凝血药。⑥并发症的防治。

38.（2021、2020、2019、2018、2013）田某，女，28岁，已婚，职员。2012年12月29日初诊。

患者尿频、尿痛5年，抗生素治疗有效。近一周来反复尿频、尿痛发作，尿液浑浊有异味。现症：小便频数，滞涩疼痛，尿黄赤浑浊，腰膝酸软，手足心热，头晕耳鸣，四肢乏力，口干口渴。

查体：T 38.5℃，P 93次/分，R 20次/分，BP 120/80mmHg。双肾区叩痛（＋）。舌质红少苔，脉细数。

辅助检查：血常规：白细胞$11×10^9$/L，中性粒细胞75%。尿常规：白细胞15~30个/高倍视野，红细胞5~10个/高倍视野，尿蛋白（＋）。尿细菌培养：菌落计数$>10^5$/mL。

要求：根据上述摘要，在答题卡上完成书面分析。

【参考答案】

中医疾病诊断：淋证。

中医证候诊断：肾阴不足，湿热留恋证。

西医诊断：尿路感染（慢性肾盂肾炎）。

西医诊断依据：①尿频、尿痛，尿液浑浊有异味，抗生素治疗有效。②高热，双肾区叩痛（+）。③血常规：白细胞 11×10^9/L，中性粒细胞 75%。尿常规：白细胞 15～30 个/高倍视野，红细胞 5～10 个/高倍视野，尿蛋白（+）。尿细菌培养：菌落计数 $>10^5$/mL。

中医治法：滋阴益肾，清热通淋。

方剂：知柏地黄丸加减。

药物组成、剂量及煎服法：知母 6g，黄柏 6g，熟地黄 24g，山萸肉 12g，干山药 12g，泽泻 9g，牡丹皮 9g，茯苓 9g。炼蜜为丸，每服 6g，温开水送下。

西医治疗原则及方法：①一般治疗：休息，多饮水，勤排尿。②抗感染治疗：口服喹诺酮类、头孢菌素类等。

39.（2020、2018、2017）罗某，女，28 岁，已婚，干部。2016 年 8 月 14 日初诊。

患者于 2016 年 8 月 8 日停经 49 天在某医院门诊行人流术，手术顺利，见绒毛，出血量多，术后阴道流血 3 天。于 8 月 12 日开始下腹部疼痛拒按，自服抗生素无效，遂来就诊。现症：下腹部疼痛拒按，发热，带下量多，黄稠臭秽，大便溏，小便短赤。

查体：T 38.9℃，P 94 次/分，R 20 次/分，BP 100/70mmHg。神志清楚，痛苦面容，下腹压痛，轻度肌紧张，反跳痛阳性。舌红有瘀点，苔黄厚，脉弦滑。

妇科检查：外阴发育正常，阴道通畅，分泌物量多，色黄，味臭，子宫水平位，宫体稍大，活动度差，压痛明显，两侧附件片状增厚，压痛阳性。

辅助检查：血常规示白细胞 19.6×10^9/L，中性粒细胞 93%。B 超示：盆腔积液。

要求：根据上述摘要，在答题卡上完成书面分析。

【参考答案】

中医疾病诊断：带下病。

中医证候诊断：湿热瘀结证。

西医诊断：盆腔炎性疾病。

西医诊断依据：①患者有人流术史，术后阴道流血 3 天。②高热，下腹压痛，轻度肌紧张，反跳痛阳性。③妇科检查：外阴发育正常，阴道通畅，分泌物量多，色黄，味臭，子宫水平位，宫体稍大，活动度差，压痛明显，两侧附件片状增厚，压痛阳性。④辅助检查：血常规示白细胞 19.6×10^9/L，中性粒细胞 93%。B 超示盆腔积液。

中医治法：清热利湿，化瘀止痛。

方剂：仙方活命饮加薏苡仁、冬瓜仁。

药物组成、剂量及煎服法：白芷6g，贝母6g，防风6g，赤芍药6g，当归尾6g，甘草6g，皂角刺6g，穿山甲6g，天花粉6g，乳香6g，没药6g，金银花9g，陈皮9g，薏苡仁9g，冬瓜仁9g。三剂，水煎服。日一剂，早晚分服。

西医治疗原则及方法：①药物治疗：抗生素。②手术治疗。③及时治疗下生殖道感染，注意卫生，增强体质，防治后遗症。

40.（2018、2016、2013）闫某，男，36岁，工人。2015年10月18日初诊。

患者2天前因过食油腻，出现纳差、恶心、呕吐，脐周持续性疼痛，阵发性加剧，1天后转移至右下腹疼痛。现症：高热寒战，腹痛剧烈，以右下腹为著。

查体：T 39.8℃，P 100次/分，R 20次/分，BP 130/80mmHg。心肺（－），右下腹肌紧张，麦氏点压痛阳性，有反跳痛，肠鸣音减弱。舌红绛，苔黄厚，脉洪数。

辅助检查：血常规示白细胞18.6×10^9/L，中性粒细胞88%。立位X线腹平片未见膈下游离气体。

要求：根据上述摘要，在答题卡上完成书面分析。

【参考答案】

中医疾病诊断：肠痈。

中医证候诊断：热毒证。

西医诊断：急性阑尾炎。

西医诊断依据：①高热、纳差、恶心、呕吐，脐周持续性疼痛，1天后转移至右下腹疼痛。②右下腹肌紧张，麦氏点压痛阳性，有反跳痛，肠鸣音减弱。③白细胞18.6×10^9/L，中性粒细胞88%。立位X线腹平片未见膈下游离气体。

中医治法：通腑排毒，养阴清热。

方剂：大黄牡丹汤合透脓散加减。

药物组成、剂量及煎服法：大黄12g，牡丹皮3g，桃仁9g，冬瓜仁30g，芒硝9g（冲服），黄芪12g，当归6g，穿山甲（炒）3g，皂角刺4.5g，川芎9g。三剂，水煎服。日一剂，早晚分服。

西医治疗原则及方法：①一般治疗：卧床休息、清淡饮食，养成良好的排便习惯，避免饮食不节及食后剧烈运动。②对症治疗。③手术治疗：阑尾切除术。

41.（2018、2016）盖某，女，38岁，已婚，工人。2015年6月9日初诊。

患者6个月前出现咳嗽，咯血，低热，盗汗等症状。曾静脉点滴左氧氟沙星治疗，症状有所减轻。现症：咳嗽无力，少痰，时有痰中带血，血色淡红，咳声低微，伴气短，自汗，盗汗，午后潮热，神疲乏力，畏风怕冷。

查体：T 37.6℃，P 78次/分，R 20次/分，BP 120/80mmHg。神清，心率78次/分，律齐，未闻及杂音，左上肺呼吸音粗。舌淡边有齿痕，苔薄，脉细弱而数。

辅助检查：结核菌素试验（＋＋＋）。胸部X线片示左上肺密度较低的片状阴影。痰涂片示抗酸杆菌阳性。

要求：根据上述摘要，在答题卡上完成书面分析。

【参考答案】

中医疾病诊断：肺痨。

中医证候诊断：气阴耗伤证。

西医诊断：肺结核。

西医诊断依据：①咳嗽，咯血，低热，盗汗。②结核菌素试验（＋＋＋）。X线片示左上肺密度较低的片状阴影。痰涂片：抗酸杆菌阳性。

中医治法：益气养阴。

方剂：保真汤加减。

药物组成、剂量及煎服法：当归2g，生地黄2g，熟地黄2g，黄芪2g，人参2g，白术2g，甘草2g，白茯苓2g，天冬3g，麦冬3g，白芍3g，黄柏3g，知母3g，五味子3g，软柴胡3g，地骨皮3g，陈皮3g，莲心2g，生姜3片，大枣1枚。三剂，水煎服。日一剂，早晚分服。

西医治疗原则及方法：（1）休息。（2）抗结核化学药物治疗：①早期、联合、适量、规律和全程使用敏感药物。②常用药：第一线杀菌药物异烟肼、利福平、链霉素、吡嗪酰胺，第二线抑菌药物乙胺丁醇、对氨基水杨酸钠。（3）对症治疗：①发热、盗汗等症状：抗结核治疗，高热时可给小量退热药口服或物理降温等，睡前服阿托品。②痰中带血：维生素K、卡巴克络等。

42.（2018、2016、2015、2014）王某，男，72岁。2016年1月20日初诊。

患者20年来常出现咳嗽咳痰症状，每年发作1~2次，多在冬春季节。近5年来逐渐出现喘息，动则加剧。住院多需要静脉应用"抗生素""平喘止咳药"才能控制。2周前因咳喘，心悸胸闷，下肢轻度浮肿等症住院治疗，现好转后出院来门诊调治。症见喘咳无力，气短难续，痰吐不爽，心悸，胸闷，口干，面色晦暗，唇甲发绀，神疲乏力。既往有40年吸烟史，平均每日20支左右。

查体：T 36.8℃，P 92次/分，R 22次/分，BP 120/80mmHg。慢性病面容，神清，桶状胸，双肺叩诊呈过清音，双肺呼吸音减弱，未闻及湿啰音，心音遥远，心率92次/分，律齐，肺动脉瓣区第二心音亢进。舌淡暗，脉细涩无力。

辅助检查：血常规示白细胞8.2×10^9/L，中性粒细胞64%。胸部X线示两肺纹理增多、紊乱，两肺野透亮度增高，心影向右扩大。心电图示肺型P波出现。超声心动图示右心室、右心房增大。

要求：根据上述摘要，在答题卡上完成书面分析。

【参考答案】

中医疾病诊断：肺胀。

中医证候诊断：气虚血瘀证。

西医诊断：慢性肺源性心脏病。

西医诊断依据：①有 40 年吸烟史。②咳嗽、咳痰、喘息。桶状胸，双肺叩诊呈过清音，双肺呼吸音减弱，肺动脉瓣区第二心音亢进。③胸部 X 线：两肺纹理增多、紊乱，两肺野透亮度增高，心影向右扩大。心电图：肺型 P 波出现。超声心动图：右心室、右心房增大。

中医治法：益气活血，止咳化痰。

方剂：生脉散合血府逐瘀汤加减。

药物组成、剂量及煎服法：人参 9g，麦冬 9g，五味子 6g，桃仁 12g，红花 9g，当归 9g，生地黄 9g，川芎 4.5g，赤芍 6g，牛膝 9g，桔梗 4.5g，柴胡 3g，枳壳 6g，甘草 6g。三剂，水煎服。日一剂，早晚分服。

西医治疗原则及方法：①呼吸锻炼。②增强机体抵抗力，预防呼吸道感染。③家庭氧疗。④控制心力衰竭：利尿剂。

43.（2018、2016）宋某，女，25 岁，已婚，职员。2015 年 8 月 21 日初诊。

患者停经 2 个月，阴道少量出血伴小腹下坠 1 周。既往子宫肌瘤 4 年，末次月经为 2015 年 6 月 21 日，停经后无明显不适，近 1 周少量阴道出血，色暗红，质黏稠，小腹疼痛。

查体：T 36.1℃，P 76 次/分，R 19 次/分，BP 112/80mmHg。舌暗红，苔黄腻，脉弦滑。

辅助检查：B 超示宫内妊娠，胚胎存活，子宫肌瘤（4.2cm×3.6cm）。

要求：根据上述摘要，在答题卡上完成书面分析。

【参考答案】

中医疾病诊断：胎动不安。

中医证候诊断：血瘀证。

西医诊断：先兆流产。

西医诊断依据：①既往子宫肌瘤病史。②停经，阴道少量出血伴小腹下坠，小腹疼痛。③B 超示宫内妊娠，胚胎存活，子宫肌瘤。

中医治法：活血消癥，补肾安胎。

方剂：桂枝茯苓丸合寿胎丸加减。

药物组成、剂量及煎服法：桂枝 6g，茯苓 6g，牡丹皮 6g，桃仁 6g，芍药 6g，菟丝子 120g，桑寄生 60g，川续断 60g，阿胶 60g（烊化）。三剂，水煎服。日一剂，早晚分服。

西医治疗原则及方法：①适当休息，禁止性生活。②黄体功能不全者，黄体酮肌注每日 1 次，每次 20mg；绒毛膜促性腺激素肌内注射，隔日 1 次，每次 2000U；也可口服维生素 E。③甲状腺功能低下者，可口服小剂量甲状腺片。④经治疗症状不缓解或加重者，应进行 B 超及血 HCG 测定，根据情况，给予相应处理。

44.（2021、2020、2018、2016）苏某，男，35 岁，已婚，医生。2015 年 11 月 6 日初诊。

患者1年来上腹疼痛反复发作，疼痛多在餐后出现，常因情志不遂而加重。今日因生气后胃脘胀痛，痛引两胁，嗳气，泛酸，口苦，故来就诊。

查体：T 36.9℃，P 73次/分，R 18次/分，BP 110/70mmHg。剑突下压痛，腹平软无包块，无肌紧张及反跳痛，墨菲征（－），肝脾肋下未及。舌淡红，苔薄白，脉弦。

辅助检查：胃镜示胃窦小弯处有一0.5cm×0.6cm溃疡，基底光滑，边缘锐利，周围黏膜充血，水肿。幽门螺杆菌（＋）。

要求：根据上述摘要，在答题卡上完成书面分析。

【参考答案】

中医疾病诊断：胃脘痛。

中医证候诊断：肝胃不和证。

西医诊断：消化性溃疡（胃溃疡）。

西医诊断依据：①餐后上腹疼痛反复发作1年。②剑突下压痛，腹平软无包块，无肌紧张及反跳痛，墨菲征（－），肝脾肋下未及。③胃镜示胃窦小弯处有一0.5cm×0.6cm溃疡，基底光滑，边缘锐利，周围黏膜充血，水肿。幽门螺杆菌（＋）。

中医治法：疏肝理气，健脾和胃。

方剂：柴胡疏肝散合五磨饮子加减。

药物组成、剂量及煎服法：柴胡6g，陈皮6g，川芎5g，芍药5g，枳壳5g，香附5g，炙甘草3g，木香6g，乌角沉香6g（后下），槟榔6g，枳实6g，台乌药6g。三剂，水煎服。日一剂，早晚分服。

西医治疗原则及方法：①一般治疗：注意饮食和休息，避免服用对胃肠黏膜有损害的药物。②根除幽门螺杆菌：三联疗法、四联疗法。③抗酸药物治疗：H₂受体拮抗剂、质子泵抑制剂。④保护胃黏膜。

45.（2021、2020、2018、2016）刘某，女，8岁。2015年1月9日初诊。

2天前患儿出现发热，鼻塞流涕，偶咳，自服感冒冲剂效果不佳，1天前发现皮肤皮疹，胸背部皮肤瘙痒，部分结痂。

查体：T 38.2℃，P 96次/分，R 24次/分。精神可，面红润，躯干部可见散在红色丘疹及疱疹，疱浆清亮，少许结痂，全身淋巴结无肿大，咽充血，双侧扁桃体Ⅰ度肿大，心肺未见异常，腹软，肝脾未触及。舌质淡，苔薄白，脉浮数。

辅助检查：血常规示白细胞4.6×10⁹/L，中性粒细胞45%，淋巴细胞53%。

要求：根据上述摘要，在答题卡上完成书面分析。

【参考答案】

中医疾病诊断：水痘。

中医证候诊断：邪郁肺卫证。

西医诊断：水痘。

西医诊断依据：①2天前出现发热，鼻塞流涕，咳嗽等上呼吸道症状。②躯干部可见散在红色丘疹及疱疹，疱浆清亮，少许结痂，全身淋巴结无肿大，咽充血，双侧扁桃体Ⅰ度肿大。③血常规：白细胞$4.6×10^9$/L，中性粒细胞45%，淋巴细胞53%。

中医治法：疏风清热，解毒利湿。

方剂：银翘散加减。

药物组成、剂量及煎服法：连翘30g，银花30g，苦桔梗18g，薄荷18g（后下），竹叶12g，生甘草15g，荆芥穗12g，淡豆豉15g，牛蒡子18g。三剂，水煎服。日一剂，早晚分服。

西医治疗原则及方法：①对症治疗：胸背部搔痒处应用炉甘石洗剂。②抗病毒治疗：首选阿昔洛韦，每次10mg/kg静脉滴注，每8小时一次，疗程7~10天；应用α-干扰素促进疾病恢复。

46.（2020、2018、2016）宋某，女，62岁，退休。2015年7月25日初诊。

患者半年前关节肿胀，双侧腕掌关节明显，逐渐加重，晨起明显。1个月前关节肿胀加剧，活动受限。现发热，口苦，纳呆，恶心，欲吐，关节肿胀下肢为重。

查体：T 36.7℃，P 75次/分，R 18次/分，BP 120/80mmHg。双腕关节、双手掌指关节、近端指间关节肿痛，下肢酸胀，活动受限。舌苔黄腻，脉滑数。

辅助检查：类风湿因子1010IU/mL，血沉112mm/L，C反应蛋白15.6mg/dL。X线检查示双腕、手关节骨质疏松。

要求：根据上述摘要，在答题卡上完成书面分析。

【参考答案】

中医疾病诊断：痹证。

中医证候诊断：湿热痹阻证。

西医诊断：类风湿关节炎。

西医诊断依据：①双侧腕掌关节肿胀半年，下肢酸胀，活动受限。②类风湿因子1010IU/mL，血沉112mm/L，C反应蛋白15.6mg/dL。X线检查：双腕、手关节骨质疏松。

中医治法：清热利湿，祛风通络。

方剂：四妙丸加减。

药物组成、剂量及煎服法：苍术240g，牛膝240g，黄柏240g，薏苡仁240g。水泛为丸，每服6~9g，温开水送下。

西医治疗原则及方法：①药物治疗：非甾体抗炎药（布洛芬、萘普生、双氯芬酸等）；改善病情抗风湿药（甲氨蝶呤、青霉胺等）；糖皮质激素；植物药制剂（雷公藤总苷等）；生物制剂。②外科治疗：滑膜切除术。

47.（2021、2018、2016）患儿，男，8岁。2015年4月18日初诊。

患儿7天前发热，双侧耳下腮部肿胀疼痛，经口服双黄连颗粒，外敷中药等治疗，腮部肿痛减轻，今日患儿出现睾丸肿痛而来就诊。现症：双侧腮部肿大，咽充血，双侧睾丸肿胀，有触痛。

查体：T 39.8℃，P 100 次/分，R 24 次/分。双侧颊部可见以耳垂为中心的局部肿胀，边缘不清，表面皮肤不红，有触痛，浅表淋巴结无肿大，咽部轻度充血，双扁桃体无肿大，口腔第 2 臼齿处颊黏膜可见腮腺口红肿，挤压颊部后未见液体流出。心率 100 次/分，律齐，两肺呼吸音清，腹平软，无压痛。舌质红，苔黄，脉数。

辅助检查：血常规示白细胞 4.5×10^9/L，中性粒细胞 40%，淋巴细胞 52%。血、尿淀粉酶轻度升高。

要求：根据上述摘要，在答题卡上完成书面分析。

【参考答案】

中医疾病诊断：痄腮。

中医证候诊断：毒窜睾腹证。

西医诊断：流行性腮腺炎。

西医诊断依据：①双侧耳下腮部肿胀疼痛，表面皮肤不红，有触痛，浅表淋巴结无肿大，咽部轻度充血，双扁桃体无肿大，口腔第 2 臼齿处颊黏膜可见腮腺口红肿，挤压颊部后未见液体流出。②血常规：白细胞 4.5×10^9/L，中性粒细胞 40%，淋巴细胞 52%。血、尿淀粉酶轻度升高。

中医治法：清肝泻火，活血止痛。

方剂：龙胆泻肝汤加减。

药物组成、剂量及煎服法：龙胆草 6g，黄芩 9g，栀子 9g，泽泻 12g，木通 6g，当归 3g，生地黄 9g，柴胡 6g，生甘草 6g，车前子 9g（包煎）。三剂，水煎服。日一剂，早晚分服。

西医治疗原则及方法：①注意休息。②物理降温或使用解热药。③用丁字带托住阴囊。

48. （2017、2013）龚某，女，47 岁，已婚，干部。2015 年 3 月 9 日初诊。

患者 2 年来低热，咳嗽少痰，痰中带血反复发作，未系统诊治，近半月加重。现症：咳逆喘息少气，气短声低，动则尤甚，咳痰色白，时痰中带血，午后潮热，自汗，盗汗，面浮肢肿，心悸，形寒肢冷，神疲。

查体：T 37.5℃，P 98 次/分，R 20 次/分，BP 110/75mmHg。神志清楚，形体消瘦，左上肺闻及湿啰音。舌质光淡隐紫少津，脉细微而数。

辅助检查：血常规示白细胞 7.0×10^9/L，中性粒细胞 70%，血沉 70mm/h。PPD 强阳性。胸部 X 线片示左上肺空洞病灶。心脏彩超未见异常。痰涂片示抗酸杆菌阳性。

要求：根据上述摘要，在答题卡上完成书面分析。

【参考答案】

中医疾病诊断：肺痨。

中医证候诊断：阴阳两虚证。

西医诊断：肺结核。

西医诊断依据：①低热，咳嗽少痰，痰中带血。②形体消瘦，左上肺闻及湿啰音。③血常规：白细胞 $7.0 \times 10^9/L$，中性粒细胞 70%，血沉 70mm/h。PPD 强阳性。胸部 X 线片：左上肺空洞病灶。心脏彩超未见异常。痰涂片：抗酸杆菌阳性。

中医治法：滋阴补阳。

方剂：补天大造丸加减。

药物组成、剂量及煎服法：人参6g，黄芪9g，白术9g，当归18g，枣仁18g，远志18g，白芍18g，山药18g，茯苓18g，枸杞子12g，熟地黄12g，紫河车1具，鹿角500g（熬膏），龟板24g（熬膏），牡丹皮6g。每服20g，早晨开水送下。

西医治疗原则及方法：（1）休息。（2）抗结核化学药物治疗：①早期、联合、适量、规律和全程使用敏感药物。②常用药：第一线杀菌药物异烟肼、利福平、链霉素、吡嗪酰胺，第二线抑菌药物乙胺丁醇、对氨基水杨酸钠。（3）对症治疗：①发热、盗汗等毒性症状：抗结核治疗，高热时可给小量退热药口服或物理降温等，睡前服阿托品。②痰中带血：维生素 K、卡巴克络等。

49.（2020、2017）章某，男，72岁，已婚，退休工人。2016年8月19日初诊。

患者半年前始出现小便频数不爽，滴沥不尽，尿少热赤，伴有神疲乏力，头晕耳鸣，五心烦热，腰膝酸软，咽干口燥。

查体：形体消瘦，手足心热。直肠指诊：前列腺如鹅卵大，质地硬韧，中央沟消失。舌红，苔薄黄，脉细数。

辅助检查：B超示前列腺Ⅲ度增大，回声均匀，膀胱残余尿量60mL。

要求：根据上述摘要，在答题卡上完成书面分析。

【参考答案】

中医疾病诊断：精癃。

中医证候诊断：肾阴亏虚证。

西医诊断：良性前列腺增生症。

西医诊断依据：①尿频。②直肠指诊：前列腺如鹅卵大，质地硬韧，中央沟消失。③B超示前列腺Ⅲ度增大，回声均匀，膀胱残余尿量60mL。

中医治法：滋补肾阴，清利小便。

方剂：知柏地黄丸加减。

药物组成、剂量及煎服法：知母6g，黄柏6g，熟地黄24g，山萸肉12g，干山药12g，泽泻9g，牡丹皮9g，茯苓9g。炼蜜为丸，每服6g，温开水送下。

西医治疗原则及方法：①一般治疗：戒烟禁酒，忌食辛辣，避免受凉，预防感染，保持心态平和，多饮水，不憋尿。②药物治疗：5α-还原酶抑制剂（非那雄胺）、α受体阻滞剂（特拉唑嗪、阿夫唑嗪、坦索罗辛）、植物药（太得恩）。

50.（2017）洛某，女，45岁，已婚，工人。2016年4月2日初诊。

患者1个月前手术时输血，2周前自觉恶心，乏力，食欲减退，并渐出现皮肤、巩膜及小便发黄,遂来就诊。现症:身目发黄,色泽晦暗,形寒肢冷,大便溏薄。

查体:T 36.6℃,P 60次/分,R 16次/分,BP 115/70mmHg。神清,巩膜及全身皮肤黄染,肝肋下2cm,质软,轻压痛,肝区叩痛(+)。舌质淡,舌体胖,苔白滑,脉沉缓无力。

辅助检查:肝功能示丙氨酸氨基转移酶(ALT)320U/L,天门冬氨酸氨基转移酶(AST)240U/L,总胆红素(TB)112μmol/L,结合胆红素56μmol/L。HBsAg阳性,HBeAg阳性。B超示肝大,肝区光点略粗。

要求:根据上述摘要,在答题卡上完成书面分析。

【参考答案】

中医疾病诊断:黄疸。

中医证候诊断:阴黄。

西医诊断:病毒性肝炎(急性黄疸型肝炎)。

西医诊断依据:①患者有输血史。②恶心,乏力,食欲减退,黄疸。肝肋下2cm,质软,轻压痛,肝区叩痛(+)。③ALT、AST、TB、结合胆红素升高。HBsAg阳性,HBeAg阳性。B超:肝大,肝区光点略粗。

中医治法:健脾和胃,温化寒湿。

方剂:茵陈术附汤加减。

药物组成、剂量及煎服法:茵陈9g,白术6g,附子3g(先煎),茯苓6g,当归6g,陈皮3g,半夏3g,砂仁3g(后下),薏苡仁3g,姜皮3g。三剂,水煎服。日一剂,早晚分服。

西医治疗原则及方法:①一般治疗:清淡饮食,进食易消化食物,补充维生素、热量。②病原治疗:急性肝炎一般为自限性,多可完全康复,一般不用抗病毒治疗。③对症治疗:非特异性护肝药(维生素类、还原型谷胱甘肽、肝泰乐等);降酶药(甘草甜素、联苯双酯、苦参碱等);退黄药物(丹参注射液、苯巴比妥等)。

51.(2021、2017)白某,男,33岁,已婚,工人。2015年10月13日初诊。

患者2天前出现发热,恶风,鼻塞,咳嗽,自服感冒药、止咳化痰药物,症状不减。近日咳嗽,咯痰加重来诊。现症:咳嗽频剧,气促,痰黄稠,咯吐不爽,口微渴,发热重,恶寒轻,头痛,鼻塞。

查体:T 39℃,P 100次/分,R 22次/分,BP 120/75mmHg。面红,右下肺叩诊实音,听诊呼吸音减低,可闻及湿啰音。舌边尖红,苔薄白,脉浮数。

辅助检查:血常规示白细胞12×10^9/L,中性粒细胞80%。胸部X线片示右下肺片状浸润阴影。

要求:根据上述摘要,在答题卡上完成书面分析。

【参考答案】

中医疾病诊断：咳嗽。

中医证候诊断：邪犯肺卫证。

西医诊断：肺炎（肺炎链球菌肺炎）。

西医诊断依据：①患者发热、咳嗽、咳痰。②面红，右下肺叩诊实音，听诊呼吸音减低，可闻及湿啰音。③血常规：白细胞 12×10^9/L，中性粒细胞 80%。胸部 X 线片：右下肺片状浸润阴影。

中医治法：疏风清热，宣肺止咳。

方剂：桑菊饮加减。

药物组成、剂量及煎服法：桑叶 7.5g，菊花 3g，连翘 5g，薄荷 2.5g，苦桔梗 6g，生甘草 2.5g，苇根 6g。三剂，水煎服。日一剂，早晚分服。

西医治疗原则及方法：①一般治疗：注意休息，高蛋白饮食，保持空气流通，注意隔离消毒，多饮水。②病因治疗：首选青霉素 G。③支持疗法：适当用止咳化痰药。④局部治疗：雾化吸入。

52.（2017）朱某，女，18 岁，学生。2015 年 5 月 5 日初诊。

患者心悸、胸闷反复发作 2 年，休息可缓解，未治疗。3 天前因复习迎考，心悸加重来诊。现症：心悸气短，活动尤甚，眩晕乏力，失眠健忘，面色无华，纳呆食少。

查体：T 37.0℃，P 100 次/分，R 20 次/分，BP 112/80mmHg。神志清晰，心率 100 次/分，律不齐，可闻及早搏，6 次/分，各瓣膜听诊区未闻及病理性杂音。舌质淡，苔薄白，脉细弱。

辅助检查：血常规示白细胞 7.2×10^9/L，血红蛋白 110g/L；尿常规（-）；粪便常规（-）。胸部 X 线示心肺无异常。心电图示提早出现的 P′波，形态与窦性 P 波不同，P-R 间期 >0.12 秒。QRS 形态正常，代偿间歇不完全。

要求：根据上述摘要，在答题卡上完成书面分析。

【参考答案】

中医疾病诊断：心悸。

中医证候诊断：心血不足证。

西医诊断：心律失常（房性过早搏动）。

西医诊断依据：①患者心悸、胸闷反复发作 2 年。②心率 100 次/分，律不齐，可闻及早搏，6 次/分，各瓣膜听诊区未闻及病理性杂音。③血、尿、粪便常规检查无异常。胸部 X 线：心肺无异常。心电图：提早出现的 P′波，形态与窦性 P 波不同，P-R 间期 >0.12 秒。QRS 形态正常，代偿间歇不完全。

中医治法：补血养心，益气安神。

方剂：归脾汤加减。

药物组成、剂量及煎服法：白术 18g，茯神 18g，黄芪 18g，龙眼肉 18g，酸枣仁

18g，人参9g，木香9g，甘草6g，当归3g，远志3g，生姜5片，大枣1枚。三剂，水煎服。日一剂，早晚分服。

西医治疗原则及方法：①注意休息。②药物治疗：一般不需治疗，但症状明显时可用β受体阻滞剂。③非药物治疗：外科手术治疗。

53.（2024、2021、2020、2017、2015）华某，女，45岁，已婚，工人。2015年2月11日初诊。

患者中上腹疼痛反复发作3年，未系统治疗。现症：胃脘隐痛，喜温喜按，食后胀满痞闷，神疲乏力，纳呆，大便稀溏。

查体：T 36.1℃，P 80次/分，R 19次/分，BP 110/60mmHg。形体消瘦，腹软，剑突下轻压痛，无肌紧张及反跳痛，墨菲征（－）。舌质淡红，苔薄白，脉沉细。

辅助检查：大便常规示隐血（－）。胃镜示胃黏膜呈淡红色，黏膜变薄，黏膜血管暴露。快速尿素酶实验（－）。腹部B超示肝胆脾胰双肾未见异常。

要求：根据上述摘要，在答题卡上完成书面分析。

【参考答案】

中医疾病诊断：胃痛。

中医证候诊断：脾胃虚弱证。

西医诊断：慢性胃炎（萎缩性胃炎）。

西医诊断依据：①上腹疼痛反复发作3年。②形体消瘦，腹软，剑突下轻压痛，无肌紧张及反跳痛，墨菲征（－）。③大便常规：隐血（－）。胃镜：胃黏膜呈淡红色，黏膜变薄，黏膜血管暴露。快速尿素酶实验（－）。腹部B超：肝胆脾胰双肾未见异常。

中医治法：健脾益气，温中和胃。

方剂：四君子汤加减。

药物组成、剂量及煎服法：人参9g，白术9g，茯苓9g，甘草6g，黄芪9g，大枣1枚。三剂，水煎服。日一剂，早晚分服。

西医治疗原则及方法：①去除病因，对症治疗。注意休息，清淡饮食。②胃痛明显时用抑酸分泌药物（H_2受体拮抗剂，如H_2RA；质子泵抑制剂，如PPI）或碱性抗酸药（氢氧化铝等）。③胃黏膜保护药：胶体次枸橼酸铋、硫糖铝等。

54.（2017）魏某，男，67岁，退休工人。2016年3月10日初诊。

患者5年前上呼吸道感染后，出现眼睑及颜面浮肿，经休息后症状好转。但每遇劳累或外感后症状复现，每次尿常规检查均可见镜下血尿和尿蛋白，近半个月加重。现症：恶心，呕吐，小便量少，下肢浮肿，面色晦暗，口唇紫暗，腰痛固定，双上肢麻木。

查体：T 36.3℃，P 84次/分，R 20次/分，BP 160/95mmHg。神志清，双下肢水肿，按之凹陷不易恢复。舌紫暗有瘀点，脉细涩。

辅助检查：尿常规示蛋白（++），尿红细胞 25～30 个/高倍视野，透明管型 3～5 个/高倍视野；血常规示红细胞 3.5×10^{12}/L，血红蛋白 92g/L；肾功能示血肌酐 540μmol/L，尿素氮 20.9mmol/L；二氧化碳结合力 19mmol/L，钙 1.62mmol/L，磷 3.67mmol/L；双肾彩超示双肾萎缩，皮髓质界限不清，回声增强。

要求：根据上述摘要，在答题卡上完成书面分析。

【参考答案】

中医疾病诊断：关格。

中医证候诊断：血瘀证。

西医诊断：慢性肾衰竭。

西医诊断依据：①眼睑及颜面浮肿，每遇劳累或外感后复现。②双下肢水肿，按之凹陷不易恢复。③尿常规：蛋白（++），尿红细胞 25～30 个/高倍视野，透明管型 3～5 个/高倍视野。血常规：红细胞 3.5×10^{12}/L，血红蛋白 92g/L；肾功能：血肌酐 540μmol/L，尿素氮 20.9mmol/L。二氧化碳结合力 19mmol/L，钙 1.62mmol/L，磷 3.67mmol/L；双肾彩超：双肾萎缩，皮、髓质界限不清，回声增强。

中医治法：活血化瘀。

方剂：桃红四物汤加减。

药物组成、剂量及煎服法：桃仁9g，红花6g，当归9g，川芎6g，白芍9g，熟地黄15g。三剂，水煎服。日一剂，早晚分服。

西医治疗原则及方法：（1）饮食治疗：优质低蛋白、富含维生素饮食；低蛋白饮食加必需氨基酸或 α-酮酸治疗。（2）药物治疗：①纠正酸中毒和水、电解质紊乱：口服碳酸氢钠。②高血压的治疗：ACEI、血管紧张素 II 受体拮抗剂、钙通道拮抗剂等。③贫血的治疗。④治疗低钙血症、高磷血症。⑤防治感染：抗生素。

55.（2023、2022、2021）张某，男，45岁，干部。2016年3月8日初诊。

患者有腹腔手术史。1天前因过度劳累，出现腹部阵发剧烈疼痛，得热稍减，脘腹怕冷，四肢畏寒，伴恶心，呕吐，吐出物为胃内容物，无排气排便。

查体：T 36.2℃，P 80 次/分，R 20 次/分，BP 100/75mmHg。痛苦面容，心肺（-）。腹胀，稍有膨隆，未及包块，肝脾肋下未及，脐周轻度压痛，拒按。舌质淡红，苔薄白，脉弦。

辅助检查：血常规示白细胞 9×10^9/L，中性粒细胞78%。X 线检查示小肠扩张积气，有大小不等的阶梯状气液平面。

要求：根据上述摘要，在答题卡上完成书面分析。

【参考答案】

中医疾病诊断：腹痛。

中医证候诊断：肠腑寒凝证。

西医诊断：肠梗阻。

西医诊断依据：①患者有腹腔手术史。②阵发性腹痛，呕吐，腹胀，脐周轻度压痛，拒按。③X线检查：小肠扩张积气，有大小不等的阶梯状气液平面。

中医治法：温中散寒，通里攻下。

方剂：温脾汤加减。

药物组成、剂量及煎服法：附子6g（先煎），大黄15g，党参6g，干姜9g，甘草6g，当归9g，肉苁蓉3g，乌药3g。三剂，水煎服。日一剂，早晚分服。

西医治疗原则及方法：①禁食与胃肠减压。②纠正水、电解质紊乱及酸碱失衡。③防治感染和脓毒症。④灌肠疗法。⑤颠簸疗法。⑥穴位注射阿托品、嵌顿疝的手法复位回纳，腹部推拿按摩等。

56.（2024、2022、2021）常某，女，45岁，已婚，干部。2015年9月18日初诊。

患者既往有右上腹反复疼痛病史。2天前出现右上腹疼痛，逐渐加重，今晨起出现畏寒发热而前来就诊。现症：右上腹硬满灼痛，痛而拒按，不能进食，大便干燥，小便黄赤，四肢厥冷。月经史无异常。

查体：T 39.3℃，P 108次/分，R 25次/分，BP 110/60mmHg。神情淡漠，巩膜及皮肤黄染，上腹饱满，右上腹压痛，拒按，可触及肿大的胆囊，墨菲征阳性。舌质红绛，舌苔黄燥，脉弦数。

辅助检查：血常规示白细胞21×10^9/L，中性粒细胞90%。肝功能示血清总胆红素86μmol/L，间接胆红素36μmol/L，直接胆红素50μmol/L。B超示提示胆囊增大，胆囊壁增厚，不光滑。胆囊内多个强回声光团伴声影，胆总管扩张，远端梗阻。

要求：根据上述摘要，在答题卡上完成书面分析。

【参考答案】

中医疾病诊断：胁痛。

中医证候诊断：肝胆脓毒证。

西医诊断：胆石症（肝外胆管结石）。

西医诊断依据：①右上腹疼痛。②巩膜及皮肤黄染，上腹饱满，右上腹压痛，拒按，可触及肿大的胆囊，墨菲征阳性。③血常规：白细胞21×10^9/L，中性粒细胞90%。肝功能：血清总胆红素86μmol/L，间接胆红素36μmol/L，直接胆红素50μmol/L。B超：提示胆囊增大，胆囊壁增厚，不光滑。胆囊内多个强回声光团伴声影，胆总管扩张，远端梗阻。

中医治法：泻火解毒，养阴利胆。

方剂：茵陈蒿汤合黄连解毒汤加减。

药物组成、剂量及煎服法：茵陈18g，栀子12g，大黄6g，黄连9g，黄芩6g，黄柏6g。三剂，水煎服。日一剂，早晚分服。

西医治疗原则及方法：①非手术治疗：解痉，止痛，消炎利胆，应用抗生素，纠正水、电解质紊乱及酸碱失衡等。②手术治疗：胆肠吻合术、胆囊切除术。

57.（2021、2020、2016）刘某，男，72 岁，已婚，退休干部。2014 年 12 月 17 日初诊。

患者慢性支气管炎二十余年，近日因天气降温及雾霾，呼吸困难加重，呼吸急促，大汗淋漓，唇甲紫绀，头痛，到医院就诊。现症：呼吸急促，喉中痰鸣，痰涎黏稠，不易咳出，胸中窒闷，面色青紫，唇暗。

查体：T 37.5℃，P 102 次/分，R 32 次/分，BP 142/86mmHg。口唇发绀，桶状胸，肋间隙增宽，呼吸音较低，可闻及干湿啰音。心率 102 次/分，心律齐。腹平软，肝肋缘下 3cm。双下肢凹陷性水肿。舌紫暗，苔白腻，脉滑数。

辅助检查：动脉血气分析示 pH 7.26，氧分压（PaO_2）50mmHg，二氧化碳分压（$PaCO_2$）63mmHg。胸部 X 线片示两肺透亮度增加，肺纹理紊乱、增多。

要求：根据上述摘要，在答题卡上完成书面分析。

【参考答案】

中医疾病诊断：喘证。

中医证候诊断：痰浊阻肺证。

西医诊断：慢性呼吸衰竭。

西医诊断依据：①患者慢性支气管炎二十余年。②呼吸困难，发绀，头痛。桶状胸，肋间隙增宽，呼吸音较低，可闻及干湿啰音。双下肢凹陷性水肿。③动脉血气分析：pH7.26，氧分压（PaO_2）50mmHg，二氧化碳分压（$PaCO_2$）63mmHg。胸部 X 线片：两肺透亮度增加，肺纹理紊乱、增多。

中医治法：化痰降气，活血化瘀。

方剂：二陈汤合三子养亲汤加减。

药物组成、剂量及煎服法：半夏 15g，橘红 15g，白茯苓 9g，甘草 4.5g，生姜 7 片，乌梅 1 枚，白芥子 9g，紫苏子 9g，莱菔子 9g。三剂，水煎服。日一剂，早晚分服。

西医治疗原则及方法：①保持呼吸道通畅。②氧疗。③增加通气量，减少 CO_2 潴留。④纠正酸碱平衡失调和电解质紊乱。⑤防治消化道出血。⑥对症治疗。

58.（2016）于某，女，48 岁，干部。2016 年 4 月 8 日初诊。

患者于两年前双手遇热后突发剧烈瘙痒，此后遇热或肥皂水烫洗后则双手皮肤局部剧烈瘙痒反复发作，时轻时重。现症：口干不欲饮，纳差，腹胀。月经史无异常。

查体：皮损色暗，粗糙肥厚，境界清楚，对称分布。舌质淡，苔白，脉弦细。

要求：根据上述摘要，在答题卡上完成书面分析。

【参考答案】

中医疾病诊断：湿疮。

中医证候诊断：血虚风燥证。

西医诊断：湿疹。

西医诊断依据：①遇热或肥皂水烫洗后则双手皮肤局部剧烈瘙痒。②皮损色暗，粗糙肥厚，境界清楚，对称分布。

中医治法：养血润肤，祛风止痒。

方剂：当归饮子加减。

药物组成、剂量及煎服法：当归9g，白芍9g，川芎9g，生地黄9g，白蒺藜9g，防风9g，荆芥穗9g，何首乌5g，黄芪5g，甘草3g。三剂，水煎服。日一剂，早晚分服。

西医治疗原则及方法：①全身治疗：抗组胺类药物、镇静剂、非特异性脱敏疗法、皮质类固醇激素、抗生素应用。②局部治疗：干燥疗法，如用炉甘石洗剂或粉剂外搽。

59.（2016、2013）许某，女，46岁，已婚，教师。2015年10月22日初诊。

患者既往月经正常，2年前从外地移居本地后月经紊乱，周期20～90天，经期5～20天。经量多。末次月经：2015年10月15日，量多，色深红，质黏稠，口渴燥热，小便黄，大便干结。

查体：T 36.6℃，P 72次/分，R 18次/分，BP 110/78mmHg。舌红，苔黄，脉洪数。

辅助检查：血常规：血红蛋白112g/L。B超检查：子宫附件未见明显异常。经前子宫内膜诊刮病理提示：子宫内膜简单型增生过长。基础体温呈单相型。

要求：根据上述摘要，在答题卡上完成书面分析。

【参考答案】

中医疾病诊断：崩漏。

中医证候诊断：血热（实热）证。

西医诊断：排卵障碍性异常子宫出血（无排卵性异常子宫出血）。

西医诊断依据：①月经紊乱，周期不规则，经期延长，经量过多。②B超检查：子宫附件未见明显异常。经前子宫内膜诊刮病理提示：子宫内膜简单型增生过长。基础体温呈单相型。

中医治法：清热凉血，止血调经。

方剂：清热固经汤加沙参、麦冬。

药物组成、剂量及煎服法：炙龟板24g（先煎），牡蛎粉15g（包煎），清阿胶15g（陈酒炖冲），生地黄15g，地骨皮15g，焦山栀12g，生黄芩9g，地榆15g，陈棕炭9g，生藕节15g，沙参9g，麦冬9g，生甘草3g。三剂，水煎服。日一剂，早晚分服。

西医治疗原则及方法：（1）治疗原则：以止血、调整周期、减少经量、防止子宫内膜病变为原则。（2）一般治疗：给予抗生素预防感染。出血期间应加强营养，避免过劳，保证充分休息。（3）药物治疗：①止血：性激素联合用药，雄激素等。②调整月经周期：雄、孕激素联合法，后半周期疗法等。（4）手术治疗。

60.（2024、2016）刘某，女，23岁，未婚，职员。2016年1月24日初诊。

患者12岁月经初潮，周期26～31天，经期5～6天，量中。6个月前暴怒后突然月经停闭，精神抑郁，烦躁易怒，胸胁胀满，少腹胀痛拒按。

查体：T 36.4℃，P 76 次/分，R 18 次/分，BP 112/80mmHg。营养良好，第二性征正常。舌边紫暗有瘀点，脉沉弦而涩。

辅助检查：内分泌六项正常；超声提示子宫及双侧附件正常。尿妊娠实验阴性。

要求：根据上述摘要，在答题卡上完成书面分析。

【参考答案】

中医疾病诊断：闭经。

中医证候诊断：气滞血瘀证。

西医诊断：闭经。

西医诊断依据：①12 岁月经初潮，6 个月前月经停闭。②内分泌六项：正常；超声提示：子宫及双侧附件正常。尿妊娠实验：阴性。

中医治法：理气活血，祛瘀通经。

方剂：血府逐瘀汤。

药物组成、剂量及煎服法：桃仁 12g，红花 9g，当归 9g，生地黄 9g，川芎 4.5g，赤芍 6g，牛膝 9g，桔梗 4.5g，柴胡 3g，枳壳 6g，甘草 6g。三剂，水煎服。日一剂，早晚分服。

西医治疗原则及方法：①保持心情愉快，注意休息，提高机体体质，供给足够营养，保持标准体重。②激素治疗，促排卵，溴隐亭，其他激素治疗。

61.（2016）方某，男，55 岁，已婚，干部。2015 年 12 月 7 日初诊。

患者糖尿病 5 年，3 年前间歇出现头痛，测血压增高，最高达 160/96mmHg。现症：头痛，痛有定处，固定不移。头晕阵作，心前区痛，偏身麻木。

查体：T 36.5℃，P 75 次/分，R 16 次/分，BP 165/95mmHg。神清，口唇发绀，心率 75 次/分，律齐，各瓣膜区未闻及杂音，两肺呼吸音清，腹软，舌紫，脉弦细涩。

辅助检查：心电图示窦性心律，左室高电压。尿常规未见异常。

要求：根据上述摘要，在答题卡上完成书面分析。

【参考答案】

中医疾病诊断：头痛。

中医证候诊断：瘀血阻窍证。

西医诊断：原发性高血压。

西医诊断依据：①头痛，BP 165/95mmHg。②各瓣膜区未闻及杂音，两肺呼吸音清，腹软。③心电图：窦性心律，左室高电压。尿常规：未见异常。

中医治法：活血化瘀。

方剂：通窍活血汤加减。

药物组成、剂量及煎服法：赤芍 3g，川芎 3g，桃仁 9g，红花 9g，葱白 6g，鲜姜 9g，红枣 5g，麝香 0.15g，黄酒 250g。三剂，水煎服。日一剂，早晚分服。

西医治疗原则及方法：①治疗原则：改善生活行为；注意降压药物治疗的时机；控制血压至140/90mmHg以下。②降压药物：利尿剂（氢氯噻嗪和氯噻酮）、钙通道阻滞剂（硝苯地平、维拉帕米）。

62.（2021、2020、2016）刘某，男，56岁，已婚，外企经理。2015年4月18日初诊。

患者近日饱餐后突然感到剧烈胸骨后疼痛，向左肩部放射，有濒死感。伴恶心、呕吐、上腹胀痛。舌下含服硝酸甘油后，胸痛一直不缓解，救护车送来就诊。现症：胸痛，憋气，四肢厥逆，大汗淋漓，面色苍白，口唇发绀，手足青至节，虚烦不安。

查体：血压80/50mmHg，烦躁不安，面色苍白，皮肤湿冷，大汗淋漓。心律不齐，心音低钝，各瓣膜听诊区未闻及病理性杂音。舌质青紫，脉微欲绝。

辅助检查：血常规示白细胞10.9×10^9/L，中性粒细胞75%。心电图示$V_3 \sim V_5$导联见病理Q波，ST段弓背向上抬高。肌钙蛋白I升高。

要求：根据上述摘要，在答题卡上完成书面分析。

【参考答案】

中医疾病诊断：真心痛。

中医证候诊断：心阳欲脱证。

西医诊断：冠状动脉粥样硬化性心脏病（急性心肌梗死）。

西医诊断依据：①胸骨后剧痛，向左肩部放射，有濒死感。伴恶心、呕吐、上腹胀痛。舌下含服硝酸甘油不能缓解。②低血压，休克，心律不齐，心音低钝，各瓣膜听诊区未闻及病理性杂音。③心电图：$V_3 \sim V_5$导联见病理Q波，ST段弓背向上抬高。肌钙蛋白I升高。

中医治法：回阳救逆，益气固脱。

方剂：参附龙牡汤加减。

药物组成、剂量及煎服法：人参12g，附子9g（先煎），龙骨30g（先煎），牡蛎30g（先煎），生姜9g，大枣1枚。三剂，水煎服。日一剂，早晚分服。

西医治疗原则及方法：①监护和一般治疗：卧床休息，给氧，监测心电图、血压、血氧饱和度，缓解疼痛，建立静脉通道，抗血小板，纠正水、电解质及酸碱平衡失调，饮食和通便。②心肌再灌注治疗：溶栓疗法、介入治疗、消除心律失常、控制休克、治疗心力衰竭。

63.（2024、2020、2016）古某，男，48岁。2016年2月28日初诊。

患者1周前与人争执后出现胸闷不适。近日夜间每因胸痛而醒，胸痛较剧，呈刺痛，持续10分钟左右，舌下含服硝酸甘油可缓解。现症：胸痛较剧，如刺如绞，痛有定处，入夜加重，伴有胸闷。有吸烟史10年，既往有"血脂异常症"3年。

查体：T 36.8℃，P 78次/分，R 18次/分，心界不大，心率78次/分，律齐，各瓣膜区未闻及杂音。舌质紫暗，舌下络脉青紫纡曲，脉弦涩。

辅助检查：心电图示窦性心律，$V_1 \sim V_4$ 导联 ST 段压低 0.1mV，T 波低平。肌钙蛋白 I（-）。

要求：根据上述摘要，在答题卡上完成书面分析。

【参考答案】

中医疾病诊断：胸痹。

中医证候诊断：心血瘀阻证。

西医诊断：冠状动脉粥样硬化性心脏病（心绞痛）。

西医诊断依据：①患者有血脂异常、吸烟病史。②情绪激动后胸闷不适。胸痛较剧，呈刺痛，持续 10 分钟左右，舌下含服硝酸甘油可缓解。各瓣膜区未闻及杂音。③心电图：窦性心律，$V_1 \sim V_4$ 导联 ST 段压低 0.1mV，T 波低平。肌钙蛋白 I（-）。

中医治法：活血化瘀，通脉止痛。

方剂：血府逐瘀汤加减。

药物组成、剂量及煎服法：桃仁 12g，红花 9g，当归 9g，生地黄 9g，川芎 4.5g，赤芍 6g，牛膝 9g，桔梗 4.5g，柴胡 3g，枳壳 6g，甘草 6g。三剂，水煎服。日一剂，早晚分服。

西医治疗原则及方法：（1）发作时的治疗：①休息。②药物治疗：硝酸甘油、硝酸异山梨酯舌下含化。（2）缓解期的治疗：β 受体阻滞剂（美托洛尔、比索洛尔）、硝酸酯制剂（硝酸异山梨酯、5 - 单硝酸异山梨酯）、钙通道阻滞剂（维拉帕米、硝苯地平、地尔硫䓬）、曲美他嗪。

64.（2021、2020、2016、2013）患儿，女，4 岁。2015 年 11 月 5 日初诊。

患儿 2 周前出现腹泻，每日十余次，呈稀水样泻，自服止泻药，症状略有缓解，现症：腹泻，每日 3 ~ 4 次，大便清稀，完谷不化，睡时露睛，畏寒，四肢欠温，小便正常。

查体：T 36.5℃，P 110 次/分，R 35 次/分。精神略差，面色㿠白，皮肤弹性可，心肺腹未见异常，舌淡，苔白，脉细弱。

辅助检查：血常规示白细胞 7.9×10^9/L，中性粒细胞 55%，大便常规正常。

要求：根据上述摘要，在答题卡上完成书面分析。

【参考答案】

中医疾病诊断：小儿泄泻。

中医证候诊断：脾肾阳虚泻。

西医诊断：小儿腹泻病。

西医诊断依据：①腹泻，每日十余次，呈稀水样泻，服止泻药后略有缓解。②皮肤弹性可，心肺腹未见异常。③血常规：白细胞 7.9×10^9/L，中性粒细胞 55%，大便常规正常。

中医治法：温补脾肾，固涩止泻。

方剂：附子理中汤合四神丸加减。

药物组成、剂量及煎服法：炮附子9g（先煎），人参9g，干姜9g，白术9g，肉豆蔻6g，补骨脂12g，五味子6g，吴茱萸3g，生姜6g，大枣10枚。三剂，水煎服。日一剂，早晚分服。

西医治疗原则及方法：①饮食疗法：半流质易消化饮食。②及时补液，纠正水、电解质紊乱及酸碱失衡。③药物治疗：选用微生态制剂和肠黏膜保护剂、补锌。

65.（2023、2020、2016）陈某，男，8岁。2014年9月12日初诊。

患儿2周前感冒发热，咽痛，自服感冒药后热退，近2天出现双下肢瘀点瘀斑，伴下肢关节肿痛，活动受限，大便略干，小便黄。

查体：T 36.7℃，P 86次/分，R 24次/分。双下肢及臀部皮肤瘀点瘀斑，对称分布，色泽鲜红，大小不一，压之不褪色，咽充血，心肺未见异常，腹软，无压痛，双膝关节、踝关节肿胀，屈伸不利。舌质红，苔黄腻，脉滑数。

辅助检查：血常规示白细胞 8.6×10^9/L，中性粒细胞65%，淋巴细胞33%。血红蛋白124g/L，血小板 205×10^9/L；尿常规（－），大便常规（－）。

要求：根据上述摘要，在答题卡上完成书面分析。

【参考答案】

中医疾病诊断：紫斑。

中医证候诊断：湿热痹阻证。

西医诊断：过敏性紫癜。

西医诊断依据：①2周前感冒发热，咽痛。②双下肢及臀部皮肤瘀点瘀斑，压之不褪色，咽充血，双膝关节、踝关节肿胀。③血常规：白细胞 8.6×10^9/L，中性粒细胞65%，淋巴细胞33%。血红蛋白124g/L，血小板 205×10^9/L；尿常规（－），大便常规（－）。

中医治法：清热利湿，通络止痛。

方剂：四妙丸加减。

药物组成、剂量及煎服法：苍术240g，牛膝240g，黄柏240g，薏苡仁240g。水泛为丸，每服6~9g，温开水送下。

西医治疗原则及方法：①对症治疗。②肾上腺皮质激素与免疫抑制剂：应用泼尼松，或甲基泼尼松龙。③抗凝治疗：阿司匹林、潘生丁。

66.（2024、2016）李某，女，46岁，已婚，工人。2015年7月28日初诊。

患者3周前进食海鲜，现出现恶心，肝区疼痛，乏力，无发热，胁肋胀痛，胸闷不舒，情志抑郁，善太息，不欲饮食，口苦喜呕，头晕目眩。

查体：T 36.7℃，P 72次/分，R 16次/分，BP 110/70mmHg。肝大，有轻压痛，肝区叩痛（＋）。舌苔白滑，脉弦。

辅助检查：肝功能：丙氨酸氨基转移酶（ALT）262U/L，天门冬氨酸氨基转移酶242U/L，总胆红素6μmol/L，抗－HAV IgM阳性。

要求：根据上述摘要，在答题卡上完成书面分析。

【参考答案】

中医疾病诊断：胁痛。

中医证候诊断：肝郁气滞证。

西医诊断：病毒性肝炎（急性无黄疸型肝炎）。

西医诊断依据：①恶心，乏力，无发热。②肝大，有轻压痛，肝区叩痛（＋）。③肝功能：丙氨酸氨基转移酶（ALT）262U/L，天门冬氨酸氨基转移酶242U/L，总胆红素6μmol/L，抗–HAV IgM阳性。

中医治法：疏肝理气。

方剂：柴胡疏肝散加减。

药物组成、剂量及煎服法：柴胡6g，陈皮6g，川芎5g，芍药5g，枳壳5g，香附5g，炙甘草3g。三剂，水煎服。日一剂，早晚分服。

西医治疗原则及方法：①一般治疗：清淡饮食，进食易消化食物，补充维生素、热量。②病原治疗：急性肝炎一般为自限性，多可完全康复，一般不用抗病毒治疗。③对症治疗：非特异性护肝药（维生素类、还原型谷胱甘肽、肝泰乐等）。

67.（2016、2015）郑某，女，66岁，农民。2016年4月4日初诊。

反复关节肿痛十余年，加重伴关节变形2年，未系统治疗。现症：关节肿痛变形，屈伸受限，肌肉刺痛，痛处不移，肌肤紫黯，面色黧黑，肘关节处可触及皮下结节，肢体顽麻。

查体：精神疲乏，双膝关节肿胀，压痛明显；双腕关节、双手掌指关节、近端指间关节肿痛，关节变形，活动受限，双肘关节尺骨鹰嘴下方可触及皮下结节，四肢皮肤可见散在皮下色素沉着。舌暗红有瘀点，苔薄白，脉弦涩。

辅助检查：类风湿因子448IU/mL，血沉21mm/h，C反应蛋白2.68mg/dL。双手正位X线片示双腕关节间隙狭窄，双腕、手关节骨质疏松，部分关节面模糊不清。

要求：根据上述摘要，在答题卡上完成书面分析。

【参考答案】

中医疾病诊断：痹证。

中医证候诊断：痰瘀互结证。

西医诊断：类风湿关节炎。

西医诊断依据：①反复关节肿痛十余年，加重伴关节变形2年。②双肘关节尺骨鹰嘴下方可触及皮下结节，四肢皮肤可见散在皮下色素沉着。③类风湿因子448IU/mL，血沉21mm/h，C反应蛋白2.68mg/dL。双手正位X线片：双腕关节间隙狭窄，双腕、手关节骨质疏松，部分关节面模糊不清。

中医治法：活血化瘀，祛痰通络。

方剂：身痛逐瘀汤合指迷茯苓丸加减。

药物组成、剂量及煎服法：秦艽3g，川芎6g，桃仁9g，红花9g，甘草6g，羌活

3g，没药6g，当归9g，灵脂6g（包煎），香附3g，牛膝9g，地龙6g，茯苓6g，枳壳3g，半夏12g，风化朴硝1g。三剂，水煎服。日一剂，早晚分服。

西医治疗原则及方法：①药物治疗：非甾体抗炎药（布洛芬、萘普生、双氯芬酸等）；改善病情抗风湿药（甲氨蝶呤、青霉胺等）；糖皮质激素；植物药制剂（雷公藤总苷等）；生物制剂。②外科手术治疗：滑膜切除术。

68.（2020、2016）刘某，男，46岁，已婚，工人。2016年2月17日初诊。

患者腹胀，黄疸，足肿1个月。近年来常感疲乏，食欲减退，饭后上腹部饱胀不适，烦热口苦，恶心欲呕，渴不欲饮。小便黄赤，大便溏滞不爽。既往有"乙型病毒性肝炎"病史。

查体：慢性病容，皮肤黄染，腹部膨隆，腹壁静脉曲张，移动性浊音阳性。肝肋下未扪及，脾脏肿大。双下肢凹陷性水肿。舌红，舌苔黄腻，脉弦滑数。

辅助检查：血常规示Hb 80g/L。肝功能示丙氨酸氨基转移酶（ALT）240U/L，天门冬氨酸氨基转移酶（AST）260U/L，总胆红素87.3μmol/L。HBsAg（＋），抗-HBe（＋），抗-HBc（＋）。B超示肝缩小，脾肿大，腹腔内可见到液性暗区。

要求：根据上述摘要，在答题卡上完成书面分析。

【参考答案】

中医疾病诊断：鼓胀。

中医证候诊断：湿热蕴脾证。

西医诊断：肝硬化。

西医诊断依据：①患者有乙型病毒性肝炎病史。②腹胀，黄疸，足肿，疲乏，食欲减退，饭后上腹部饱胀不适。慢性病容，皮肤黄染，腹部膨隆，腹壁静脉曲张，移动性浊音阳性。脾脏肿大。双下肢凹陷性水肿。③贫血。ALT、AST、总胆红素升高。HBsAg（＋），抗-HBe（＋），抗-HBc（＋）。B超：肝缩小，脾肿大，腹腔内可见到液性暗区。

中医治法：清热利湿，攻下逐水。

方剂：中满分消丸合茵陈蒿汤加减。

药物组成、剂量及煎服法：白术3g，人参3g，炙甘草3g，姜黄3g，茯苓6g，干姜6g，砂仁6g（后下），泽泻9g，橘皮9g，知母12g，黄芩36g，黄连15g，半夏15g，枳实15g，姜厚朴30g，茵陈18g，栀子12g，大黄6g。中满分消丸每服一百丸，焙热，白汤下，食远服；茵陈蒿汤三剂，水煎服。日一剂，早晚分服。

西医治疗原则及方法：①一般治疗：休息，高热量、高蛋白、富含维生素、易消化饮食，禁酒，支持治疗。②药物治疗：水飞蓟素、维生素类、慎用损伤肝脏药物、抗病毒治疗。③腹水的治疗：限制钠、水的摄入；利尿剂；提高血浆胶体渗透压；放腹水同时补充白蛋白；腹水浓缩回输；腹腔-颈静脉引流等。

69.（2021、2016）洪某，男，9岁。2015年2月11日初诊。

患儿1周来乏力，纳呆，近2天发热不退，双侧耳下漫肿疼痛，坚硬拒按，张口和咀嚼困难，伴头痛，咽痛，食欲差，便秘，尿赤。

查体：T 39.9℃，P 110次/分，R 28次/分。双侧颊部可见以耳垂为中心的腮腺肿痛和颌下腺肿胀，边缘不清，表面皮肤不红，有触痛，咽部充血，双扁桃体无红肿，口腔第2白齿处颊黏膜可见腮腺口红肿，挤压颊部后未见液体流出，心率110次/分，律齐，舌红，苔黄，脉滑数。

辅助检查：血常规示白细胞4.5×10^9/L，中性粒细胞40%，淋巴细胞52%。血、尿淀粉酶轻度升高。

要求：根据上述摘要，在答题卡上完成书面分析。

【参考答案】

中医疾病诊断：痄腮。

中医证候诊断：热毒壅盛证。

西医诊断：流行性腮腺炎。

西医诊断依据：①双侧颊部可见以耳垂为中心的腮腺肿痛和颌下腺肿胀，有触痛，咽部充血，双扁桃体无红肿，口腔第2白齿处颊黏膜可见腮腺口红肿，挤压颊部后未见液体流出。②血常规：白细胞4.5×10^9/L，中性粒细胞40%，淋巴细胞52%。血、尿淀粉酶轻度升高。

中医治法：清热解毒，软坚散结。

方剂：普济消毒饮加减。

药物组成、剂量及煎服法：黄芩15g，黄连15g，人参9g，橘红3g，玄参3g，生甘草3g，连翘3g，牛蒡子3g，板蓝根3g，马勃3g，白僵蚕2g，升麻2g，柴胡6g，桔梗6g。三剂，水煎服。日一剂，早晚分服。

西医治疗原则及方法：①注意休息。②物理降温或使用解热药。③可酌情使用止痛药。

70.（2015、2014）安某，男，52岁，已婚，工人。2014年4月25日初诊。

患者反复胃脘部疼痛5年，多发生于空腹时，伴有泛酸，腹胀，进食或服用奥美拉唑后可缓解。2天前饮酒后胃痛不已，遂来诊。现症：胃脘隐痛，似饥而不欲食，口干而不欲饮，纳差，干呕，手足心热，大便干。患者平素嗜酒。

查体：T 36.7℃，P 90次/分，R 18次/分，BP 120/70mmHg。腹平软，中上腹轻压痛，无反跳痛及肌紧张，肝脾肋下未及，未触及包块，移动性浊音（-），肠鸣音5次/分。舌红少苔，脉细数。

辅助检查：胃镜示十二指肠球部发现一处$0.3cm \times 0.8cm$溃疡灶，Hp（+）。

要求：根据上述摘要，在答题卡上完成书面分析。

【参考答案】

中医疾病诊断：胃脘痛。

中医证候诊断：胃阴不足证。

西医诊断：消化性溃疡（十二指肠溃疡）。

西医诊断依据：①空腹时胃脘痛，伴泛酸，腹胀，进食或服用奥美拉唑后可缓解。②中上腹轻压痛，无反跳痛及肌紧张，肝脾肋下未及，未触及包块，移动性浊音（﹣），闻及肠鸣音。③胃镜：十二指肠球部发现一处 0.3cm×0.8cm 溃疡灶，Hp（＋）。

中医治法：健脾养阴，益胃止痛。

方剂：益胃汤加味。

药物组成、剂量及煎服法：沙参9g，麦冬15g，冰糖3g，细生地15g，玉竹4.5g。三剂，水煎服。日一剂，早晚分服。

西医治疗原则及方法：①一般治疗：注意饮食和休息，避免服用对胃肠黏膜有损害的药物。②根除幽门螺杆菌：三联疗法、四联疗法。③抗酸药物治疗：H₂受体拮抗剂、质子泵抑制剂。④保护胃黏膜。

71. (2015) 宋某，男，45岁，已婚，农民。2014年5月12日初诊。

患者5年来右胁疼痛，时发时止。1周前因劳累右胁疼痛加重，遂来诊。现症：右胁隐隐作痛，头晕耳鸣，两目干涩，咽干，失眠多梦，五心烦热，腰膝酸软。

查体：T 36.0℃，P 87次/分，R 17次/分，BP 120/70mmHg。腹平软，肝肋下3cm，质中，轻压痛。舌红体瘦少津，脉细数。

辅助检查：肝功能示丙氨酸氨基转移酶（ALT）197U/L，天门冬氨酸氨基转移酶（AST）116U/L，总胆红素（SB）12.8μmol/L，白蛋白33g/L。HBsAg（＋），抗﹣HBe（＋），抗﹣HBc（＋）。B超示肝大，肝区光点增粗。

要求：根据上述摘要，在答题卡上完成书面分析。

【参考答案】

中医疾病诊断：胁痛。

中医证候诊断：肝肾阴虚证。

西医诊断：病毒性肝炎（慢性肝炎）。

西医诊断依据：①右胁疼痛，肝肋下3cm，质中，轻压痛。②肝功能：ALT、AST升高，总胆红素12.8μmol/L，白蛋白33g/L。HBsAg（＋），抗﹣HBc（＋），抗﹣HBc（＋）。B超：肝大，肝区光点增粗。

中医治法：养血柔肝，滋阴补肾。

方剂：一贯煎加减。

药物组成、剂量及煎服法：北沙参9g，麦冬9g，当归身9g，生地黄18g，枸杞子9g，川楝子6g。三剂，水煎服。日一剂，早晚分服。

西医治疗原则及方法：①一般治疗：适当休息，适当的高蛋白、高热量、高维生素易消化食物饮食；心理平衡。②病原治疗。③对症治疗。

72. (2015) 周某，男，68岁，已婚，退休教师。2014年2月26日初诊。

患者3个月前出现心悸，活动后加重，服用生脉饮等治疗，效果不明显。现症：心悸气短，动则加剧，面色苍白，形寒肢冷，腰膝酸软，小便清长。既往有冠心病史二十余年。

查体：T 36.5℃，P 50 次/分，R 20 次/分，BP 120/80mmHg。心率 50 次/分，心音低钝，有心搏脱落，各瓣膜听诊区未闻及病理性杂音。舌质淡胖，脉沉迟。

辅助检查：心电图示 P－R 间期恒定，QRS 波群呈比例脱漏，房室传导比例为 3∶2。胸部 X 线片无异常。

要求：根据上述摘要，在答题卡上完成书面分析。

【参考答案】

中医疾病诊断：心悸。

中医证候诊断：心肾阳虚证。

西医诊断：心律失常（二度Ⅱ型房室传导阻滞）。

西医诊断依据：①心悸，心率 50 次/分，心音低钝，有心搏脱落，各瓣膜听诊区未闻及病理性杂音。②心电图：P－R 间期恒定，QRS 波群呈比例脱漏，房室传导比例为 3∶2。

中医治法：温补心肾，温阳利水。

方剂：参附汤合真武汤加减。

药物组成、剂量及煎服法：人参 12g，附子 9g（先煎），茯苓 9g，芍药 9g，白术 6g，生姜 9g。三剂，水煎服。日一剂，早晚分服。

西医治疗原则及方法：①一般治疗：休息。②药物治疗：阿托品 0.5～1mg 静脉注射，异丙肾上腺素 1～4μg/min 静脉点滴，将心室率控制在 50～70 次/分。③植入人工起搏器。

73.（2022、2015）王某，男，42 岁，已婚，干部。2014 年 6 月 2 日初诊。

患者半年前出现皮肤紫斑，时轻时重。现症：皮肤紫斑，心悸气短，乏力，头晕耳鸣，腰膝酸软，肌肤甲错。

查体：T 36.2℃，P 90 次/分，R 20 次/分，BP 110/70mmHg。皮肤散布瘀斑，心肺（－），肝脾未触及。舌质紫暗，有瘀点，脉涩。

辅助检查：血常规示 RBC 2.05×10^{12}/L，Hb 68g/L，WBC 3.2×10^9/L，PLT 50×10^9/L，网织红细胞 0.005。骨髓象示骨髓增生减低，粒系及红系减少，巨核细胞未见，酸化血清溶血试验（－），尿含铁血黄素（－）。

要求：根据上述摘要，在答题卡上完成书面分析。

【参考答案】

中医疾病诊断：血证。

中医证候诊断：肾虚血瘀证。

西医诊断：再生障碍性贫血。

西医诊断依据：①皮肤紫斑，心肺（－），肝脾未触及。②血常规：RBC：2.05×10^{12}/L，Hb：68g/L，WBC：3.2×10^9/L，PLT：50×10^9/L，网织红细胞 0.005。骨髓

象：骨髓增生减低，粒系及红系减少，巨核细胞未见，酸化血清溶血试验（-），尿含铁血黄素（-）。

中医治法：补肾活血。

方剂：六味地黄丸合桃红四物汤加减。

药物组成、剂量及煎服法：熟地黄24g，山萸肉12g，干山药12g，泽泻9g，牡丹皮9g，茯苓9g，桃仁9g，红花6g，当归9g，川芎6g，白芍药9g。三剂，水煎服。日一剂，早晚分服。

西医治疗原则及方法：①一般治疗：禁用对骨髓有抑制作用的药物，注意休息，防止交叉感染等。②支持疗法：控制感染、止血、输血。③刺激骨髓造血功能的药物：雄激素、免疫调节剂、免疫抑制剂等。

74. (2015、2013) 刘某，男，8岁。2012年8月16日初诊。

患儿1周前午后外出玩耍，下午出现低热、流涕、咳嗽、全身乏力等症状。未经治疗。昨日发热、咳嗽症状未见好转，伴食欲不振、恶心呕吐，面部浮肿，尿液呈鲜红色。现症：全身水肿，尿少色赤，咽喉肿痛，头身困重，脘痞纳呆，口渴口苦，心烦，大便秘结。

查体：T 37.6℃，P 80次/分，R 20次/分，BP 160/90mmHg。精神萎靡，双下肢指压痕阳性。舌红，苔黄腻，脉滑数。

辅助检查：尿常规示尿蛋白（++），红细胞8~10个/高倍视野。血常规示白细胞计数 5×10^9/L，血沉 112mm/L。肾功能示尿素氮 26.2mmol/L，血肌酐 400μmol/L。ASO：800U。

要求：根据上述摘要，在答题卡上完成书面分析。

【参考答案】

中医疾病诊断：水肿。

中医证候诊断：湿热内侵证。

西医诊断：急性肾小球肾炎。

西医诊断依据：①患儿1周前有上呼吸道感染症状。②食欲不振，恶心呕吐，面部浮肿，尿液呈鲜红色，高血压，双下肢指压痕阳性。③尿常规示蛋白尿、镜下血尿，血常规示血沉增快，肾功能检查示尿素氮和血肌酐增高，抗链球菌抗体检查示ASO滴度增高。

中医治法：清热利湿，凉血止血。

方剂：五味消毒饮合小蓟饮子加减。

药物组成、剂量及煎服法：银花30g，野菊花12g，蒲公英12g，紫花地丁12g，紫背天葵子12g，生地黄9g，小蓟9g，滑石9g（先煎），木通9g，蒲黄9g（包煎），藕节9g，淡竹叶9g，当归9g，山栀子9g，甘草9g。三剂，水煎服。日一剂，早晚分服。

西医治疗原则及方法：①休息。②饮食：限盐及限水。③防治感染：青霉素。④利尿：氢氯噻嗪、呋塞米。⑤降压：卡托普利、硝苯地平。

75.（2023、2021、2020、2015、2014、2013）霍某，女，38岁，已婚，教师。2014年3月13日初诊。

患者平素体虚，汗出受风后出现恶寒、发热、鼻塞，自服抗生素后无效，遂就诊。现症：恶寒重，发热轻，无汗，头痛，肢体酸痛，鼻塞声重，喷嚏，喉痒，咳嗽，口不渴。

查体：T 38.3℃，P 80次/分，R 20次/分，BP 120/80mmHg。两肺可闻及散在干性啰音，咳嗽后消失。舌苔薄白而润，脉浮。

辅助检查：血常规示白细胞12×10^9/L，中性粒细胞80%。胸部X线片示未见异常。

要求：根据上述摘要，在答题卡上完成书面分析。

【参考答案】

中医疾病诊断：感冒。

中医证候诊断：风寒束表证。

西医诊断：急性上呼吸道感染。

西医诊断依据：①受风后出现恶寒、发热、鼻塞。②两肺可闻及散在干性啰音，咳嗽后消失。③血常规：白细胞12×10^9/L，中性粒细胞80%。胸部X线片：未见异常。

中医治法：辛温解表。

方剂：荆防败毒散加减。

药物组成、剂量及煎服法：羌活4.5g，独活4.5g，柴胡4.5g，前胡4.5g，枳壳4.5g，茯苓4.5g，防风4.5g，荆芥4.5g，桔梗4.5g，川芎4.5g，甘草1.5g，生姜4.5g。三剂，水煎服。日一剂，早晚分服。

西医治疗原则及方法：①一般治疗：注意休息，多饮水。②抗病毒治疗：金刚烷胺、吗啉胍、病毒唑、干扰素、利福平等。③对症治疗：用复方阿司匹林片解热镇痛；扑尔敏或1%的麻黄素治疗鼻塞；克咳敏或氯化铵棕色合剂镇咳。

76.（2015、2013）陈某，女，48岁，已婚，教师。2014年3月24日初诊。

患者长期伏案工作，近半年来常感颈肩背持续酸痛、胀痛，甚至疼痛呈针刺样。3日前因颈肩疼痛难忍来诊。现症：颈肩部、上肢刺痛，痛处固定，伴有肢体麻木。

查体：T 36.3℃，P 90次/分，R 20次/分，BP 120/75mmHg。颈部肌肉紧张，活动受限。斜方肌上有压痛，臂丛神经牵拉试验（＋），颈椎间孔挤压试验（＋）。舌质暗，有瘀斑，脉弦。

辅助检查：X线示颈椎生理弧度平直，第3~7颈椎骨质增生，椎间隙变窄。CT示颈椎间盘突出，侧隐窝狭窄。

要求：根据上述摘要，在答题卡上完成书面分析。

【参考答案】

中医疾病诊断：痹证。

中医证候诊断：气滞血瘀型。

西医诊断：颈椎病。

西医诊断依据：①患者长期伏案工作。②颈肩背持续酸痛、胀痛半年。颈部肌肉紧张，活动受限。斜方肌上有压痛，臂丛神经牵拉试验（＋），颈椎间孔挤压试验（＋）。③X 线：颈椎生理弧度平直，第 3 ~ 7 颈椎骨质增生，椎间隙变窄。CT：颈椎间盘突出，侧隐窝狭窄。

中医治法：行气活血，化瘀通络。

方剂：活血舒筋汤加减。

药物组成、剂量及煎服法：归尾 9g，赤芍 9g，片姜黄 9g，伸筋草 9g，松节 9g，海桐皮 9g，落得打 9g，路路通 9g，羌（独）活 9g，防风 9g，续断 9g，甘草 6g。三剂，水煎服。日一剂，早晚分服。

西医治疗原则及方法：①手法治疗。②牵引治疗。③中药治疗。④西药治疗：非甾体类抗炎药、肌肉松弛剂及镇静剂。⑤手术治疗：前路椎间盘及骨刺切除、椎体间植骨融合术等。

77.（2020、2014）钱某，女，24 岁，已婚，职员。2014 年 4 月 23 日初诊。

患者 1 年前行宫腔内手术，术后情志抑郁。半年前感觉下腹痛、发热、阴道分泌物增多，活动后加重。现症：少腹胀痛，带下增多，经行腹痛，血块排出则痛减，经前乳胀。

查体：T 38.6℃，P 100 次/分，R 20 次/分，BP 120/80mmHg。急性病容，心率 100 次/分，律齐。下腹部有压痛、反跳痛及肌紧张。肠鸣音消失。宫颈举痛，阴道可见脓性臭味分泌物。舌暗滞，有瘀点，苔薄，脉弦弱。

辅助检查：阴道分泌物涂片可见大量白细胞，血沉 21mm/h，C 反应蛋白 2.68mg/dL，宫颈淋病奈瑟菌（＋）。子宫活检组织学检查示子宫内膜炎。阴道超声检查示输卵管增粗、输卵管积液。

要求：根据上述摘要，在答题卡上完成书面分析。

【参考答案】

中医疾病诊断：带下病。

中医证候诊断：气滞血瘀证。

西医诊断：盆腔炎性疾病。

西医诊断依据：①患者有 1 年前行宫腔内手术史。②下腹痛、发热、阴道分泌物增多。下腹部有压痛、反跳痛及肌紧张。肠鸣音消失。宫颈举痛，阴道可见脓性臭味分泌物。③阴道分泌物涂片可见大量白细胞，血沉 21mm/h，C 反应蛋白 2.68mg/dL，宫颈淋病奈瑟菌（＋）。子宫活检组织学检查：子宫内膜炎。阴道超声检查示输卵管增粗、输卵管积液。

中医治法：理气活血，消癥散结。

方剂：膈下逐瘀汤。

药物组成、剂量及煎服法：灵脂 6g（包煎），当归 9g，川芎 6g，桃仁 9g，牡丹皮 6g，赤芍 6g，乌药 9.6g，延胡索 3g，甘草 9g，香附 4.5g，红花 9g，枳壳 4.5g。三剂，水煎服。日一剂，早晚分服。

西医治疗原则及方法：①药物治疗：抗生素。②手术治疗。③及时治疗下生殖道感染，注意卫生，增强体质，防治后遗症。

微信公众号
更多免费题库

第二站

中医临证

中医临证分值表

考试项目		所占分值	考试方法	考试时间
中医操作	针灸常用腧穴定位	35	实际操作	20分钟
	中医临床技术操作			
	中医望、闻、脉诊技术的操作			
病史采集			现场口述	
中医临床答辩（4选1抽题作答）	疾病的辨证施治			
	针灸常用腧穴主治病证			
	针灸异常情况处理			
	常见急性病症的针灸治疗			

得分技巧

---

1. **中医操作** ①要边操作边讲要点。②操作结束后会有考官提问，通常问些比较小的检查项目。③注意题目要求，诊查后要汇报诊查结果，并说明其特征及临床意义。④体现医德和对患者的关怀。注意着装整洁，举止大方，言语温和，检查过程中认真细致。注意操作前后向被检者告知；操作过程动作温柔；爱护被检者，如协助其退去、穿上衣物，嘱患者休息片刻再离开等。

2. **病史采集** 注意套用问诊模板，即现病史（发病时间、缓急、病因、诱因；主诉及其性质、程度、影响因素；有无伴随症状；情志、睡眠、二便、体征）→诊疗经过（相关检查结果、有无用药）→其他相关病史（生活习惯、家族史、过敏史）。有关项目可配合十问歌记忆，不要有遗漏。问诊注意有条理，抓重点，围绕病情；不可有诱导式提问。

十问歌

一问寒热二问汗，三问头身四问便，
五问饮食六问胸，七聋八渴俱当辨，
九问旧病十问因，再兼服药参机变，
妇人尤必问经期，迟速闭崩皆可见，
再添片语告儿科，天花麻疹全占验。

3. **中医临床答辩** 分值较少，熟记相关知识点即可。

第一部分　中医操作

一、针灸常用腧穴定位

（一）考试介绍

考查针灸腧穴体表定位。本类考题与中医临床技术操作结合作答。每份试卷1题。

【样题】叙述并指出尺泽的定位，演示提插泻法的操作方法。

【参考答案】尺泽：在肘前侧，肘横纹上，肱二头肌腱桡侧缘凹陷中。

提插泻法：①直刺0.8～1.2寸进针，行针得气。②先深后浅，轻插重提（针下插时速度宜慢，用力宜轻；提针时速度宜快，用力宜重），提插幅度大，频率快。③反复操作。④操作时间长。

（二）考点汇总

2025版大纲新增穴位考点（助理医师不考）：考点1：尺泽；考点4：鱼际；考点7：手三里；考点13：头维；考点15：梁丘；考点17：上巨虚；考点20：内庭；考点26：大横；考点29：少府；考点31：养老；考点32：天宗；考点34：攒竹；考点41：次髎；考点43：膏肓；考点44：秩边；考点47：申脉；考点49：涌泉；考点52：复溜；考点53：郄门；考点56：中冲；考点57：中渚；考点60：翳风；考点61：率谷；考点67：丘墟；考点69：蠡沟；考点71：腰阳关；考点75：神庭；考点83：天突；考点85：太阳；考点86：定喘；考点89：内膝眼。

1. ★★★ 手太阴肺经

考点	腧穴		定位
考点1	尺泽		在肘前侧，肘横纹上，肱二头肌腱桡侧缘凹陷中
考点2	孔最	在前臂外侧	腕掌侧远端横纹上7寸，尺泽与太渊连线上
考点3	列缺		腕掌侧远端横纹上1.5寸，拇短伸肌腱与拇长展肌腱之间，拇长展肌腱沟的凹陷中。简便取穴法：两手虎口自然平直交叉，一手食指按在另一手桡骨茎突上，指尖下凹陷中是穴
考点4	鱼际		在手掌，第1掌骨桡侧中点赤白肉际处
考点5	少商		在手指，拇指末节桡侧，指甲根角侧上方0.1寸

2. ★★★ 手阳明大肠经

考点	腧穴	定位
考点 6	合谷	在手背，第一掌骨和第二掌骨之间，约平第 2 掌骨桡侧的中点
考点 7	手三里	在前臂后外侧，肘横纹下 2 寸，阳溪与曲池连线上
考点 8	曲池	在肘外侧，尺泽与肱骨外上髁连线的中点处
考点 9	肩髃	在肩带部，肩峰外侧缘前端与肱骨大结节两骨间凹陷中
考点 10	迎香	在面部，鼻翼外缘中点旁，鼻唇沟中

3. ★★★ 足阳明胃经

考点	腧穴	定位		
考点 11	地仓	在面部	口角旁开 0.4 寸	
考点 12	下关		颧弓下缘中央与下颌切迹之间凹陷中	
考点 13	头维	在头部，额角发际直上 0.5 寸，头正中线旁开 4.5 寸		
考点 14	天枢	在上腹部，横平脐中，前正中线旁开 2 寸		
考点 15	梁丘	在股前外侧，髌底上 2 寸，股外侧肌与股直肌肌腱之间		
考点 16	足三里	在小腿外侧	犊鼻下 3 寸	犊鼻与解溪连线上
考点 17	上巨虚		犊鼻下 6 寸	
考点 18	条口		犊鼻下 8 寸	
考点 19	丰隆		外踝尖上 8 寸，胫骨前肌的外缘	
考点 20	内庭	在足背，第 2、3 趾间，趾蹼缘后方赤白肉际处		

4. ★★★ 足太阴脾经

考点	腧穴	定位		
考点 21	公孙	在足内侧，第 1 跖骨底的前下缘赤白肉际处		
考点 22	三阴交	在小腿内侧	内踝尖上 3 寸	胫骨内侧缘后际
考点 23	地机		阴陵泉下 3 寸	
考点 24	阴陵泉		胫骨内侧髁下缘与胫骨内侧缘形成的凹陷中	
考点 25	血海	在股内侧，髌底内侧端上 2 寸，股内侧肌隆起处。简便取穴法：患者屈膝，医者以左手掌心按于患者右膝髌骨上缘（或者右手掌心按于患者左膝髌骨上缘），第 2~5 指向上伸直，拇指约成 45° 斜置，拇指尖下是穴		
考点 26	大横	在上腹部，脐中旁开 4 寸		

5. ★★★ 手少阴心经

考点	腧穴	定位	
考点27	通里	在前臂内侧，腕掌侧远端横纹上1寸	尺侧腕屈肌腱的桡侧缘
考点28	神门	在腕前内侧，腕掌侧远端横纹尺侧端	
考点29	少府	在手掌，横平第5掌指关节近端，第4、5掌骨之间	

6. ★★★ 手太阳小肠经

考点	腧穴	定位
考点30	后溪	在手背侧，第5掌指关节尺侧近端赤白肉际凹陷中
考点31	养老	在前臂后侧，腕背横纹上1寸，尺骨头桡侧凹陷中
考点32	天宗	在肩带部，肩胛冈中点与肩胛骨下角连线上1/3与下2/3交点凹陷中
考点33	听宫	在面部，耳屏正中与下颌骨髁状突之间的凹陷中

7. ★★★ 足太阳膀胱经

考点	腧穴	定位		
考点34	攒竹	在面部，眉头凹陷中，额切迹处		
考点35	天柱	在颈后部，横平第2颈椎棘突上际，斜方肌外缘凹陷中		
考点36	肺俞	在背部	第3胸椎棘突下	后正中线旁开1.5寸
考点37	膈俞		第7胸椎棘突下	
考点38	胃俞		第12胸椎棘突下	
考点39	肾俞	在腰部	第2腰椎棘突下	
考点40	大肠俞		第4腰椎棘突下	
考点41	次髎	在骶部，第2骶后孔中		
考点42	委中	在膝后侧，腘横纹中点		
考点43	膏肓	在背部，第4胸椎棘突下，后正中线旁开3寸		
考点44	秩边	在臀部，横平第4骶后孔，骶正中嵴旁开3寸		
考点45	承山	在小腿后侧，腓肠肌两肌腹与跟腱交角处		
考点46	昆仑	在踝后外侧，外踝尖与跟腱之间的凹陷中		
考点47	申脉	在足外侧，外踝尖直下，外踝下缘与跟骨之间凹陷中		
考点48	至阴	在足趾，小趾末节外侧，趾甲根角侧后方0.1寸		

8. ★★★ 足少阴肾经

考点	腧穴	定位
考点49	涌泉	在足底，屈足卷趾时足心最凹陷中

考点	腧穴	定位
考点 50	太溪	在踝后内侧，内踝尖与跟腱之间的凹陷中
考点 51	照海	在足内侧，内踝尖下 1 寸，内踝下缘边际凹陷中
考点 52	复溜	在小腿后内侧，内踝尖上 2 寸，跟腱的前缘

9. ★★★ 手厥阴心包经

考点	腧穴	定位
考点 53	郄门	在前臂前侧，腕掌侧远端横纹上 5 寸，掌长肌腱与桡侧腕屈肌腱之间
考点 54	内关	在前臂前侧，腕掌侧远端横纹上 2 寸，掌长肌腱与桡侧腕屈肌腱之间
考点 55	大陵	在腕前侧，腕掌侧远端横纹中，掌长肌腱与桡侧腕屈肌腱之间
考点 56	中冲	在手指，中指末端最高点

10. ★★★ 手少阳三焦经

考点	腧穴	定位	
考点 57	中渚	在手背，第 4、5 掌骨间，第 4 掌指关节近端凹陷中	
考点 58	外关	在前臂后侧	腕背侧远端横纹上 2 寸	尺骨与桡骨间隙中点
考点 59	支沟		腕背侧远端横纹上 3 寸	
考点 60	翳风	在颈部，耳垂后方，乳突下端前方凹陷中	

11. ★★★ 足少阳胆经

考点	腧穴	定位	
考点 61	率谷	在头部，耳尖直上入发际 1.5 寸	
考点 62	风池	在项部，枕骨之下，胸锁乳突肌上端与斜方肌上端之间的凹陷中	
考点 63	肩井	在颈后部，第 7 颈椎棘突与肩峰最外侧点连线的中点	
考点 64	环跳	在臀部，股骨大转子最凸点与骶管裂孔连线的外 1/3 与内 2/3 交点处	
考点 65	阳陵泉	在小腿外侧	腓骨头前下方凹陷中
考点 66	悬钟		外踝尖上 3 寸，腓骨前缘
考点 67	丘墟	在踝前外侧，外踝的前下方，趾长伸肌腱的外侧凹陷中	

12. ★★★ 足厥阴肝经

考点	腧穴	定位
考点 68	太冲	在足背，第 1、2 跖骨间，跖骨底结合部前方凹陷中，或触及动脉搏动
考点 69	蠡沟	在小腿前内侧，内踝尖上 5 寸，胫骨内侧面的中央
考点 70	期门	在胸部，第 6 肋间隙，前正中线旁开 4 寸

13. ★★★ 督脉

考点	腧穴	定位	
考点 71	腰阳关	在腰部，第 4 腰椎棘突下凹陷中，后正中线上	
考点 72	命门	在腰部，第 2 腰椎棘突下凹陷中	后正中线上
考点 73	大椎	在颈后部，第 7 颈椎棘突下凹陷中	
考点 74	百会		前发际正中直上 5 寸
考点 75	神庭	在头部	前发际正中直上 0.5 寸
考点 76	印堂		两眉毛内侧端中间的凹陷中
考点 77	水沟	在面部，人中沟的上 1/3 与中 1/3 交点处	

14. ★★★ 任脉

考点	腧穴	定位	
考点 78	中极		脐中下 4 寸，前正中线上
考点 79	关元	在下腹部	脐中下 3 寸，前正中线上
考点 80	气海		脐中下 1.5 寸，前正中线上
考点 81	中脘	在上腹部，脐中上 4 寸，前正中线上	
考点 82	膻中	在前胸部，横平第 4 肋间隙，前正中线上	
考点 83	天突	在颈前部，胸骨上窝中央，前正中线上	

15. ★★★ 经外奇穴

考点	腧穴	定位
考点 84	四神聪	在头部，百会前后左右各旁开 1 寸，共 4 穴
考点 85	太阳	在头部，眉梢与目外眦之间，向后约一横指的凹陷处
考点 86	定喘	在脊柱区，横平第 7 颈椎棘突下，后正中线旁开 0.5 寸
考点 87	夹脊	在脊柱区，第 1 胸椎至第 5 腰椎棘突下两侧，后正中线旁开 0.5 寸，一侧 17 穴
考点 88	腰痛点	在手背，第 2、3 掌骨间及第 4、5 掌骨间，腕背侧远端横纹与掌指关节的中点处，一手 2 穴
考点 89	内膝眼	在膝部，髌韧带内侧凹陷处的中央
考点 90	十宣	在手指，十指尖端，距指甲游离缘 0.1 寸（指寸），左右共 10 穴

二、中医临床技术操作

（一）考试介绍

考查针灸、拔罐、推拿等中医临床技术操作。本类考题与针灸常用腧穴定位结合作答。每份试卷 1 题。

【样题】叙述并指出环跳的定位，演示夹持进针法的操作方法。

【参考答案】环跳：在臀部，股骨大转子最凸点与骶管裂孔连线的外 1/3 与内 2/3 交点处。

夹持进针法：①消毒：腧穴皮肤、医生双手常规消毒。②持针：押手拇、食指持消毒干棉球裹住针身下段，以针尖端露出 0.3 ~ 0.5cm 为宜；刺手拇、食、中三指指腹夹持针柄，使针身垂直。③刺入：将针尖固定在腧穴皮肤表面，刺手捻转针柄，押手下压，双手配合，同时用力，迅速将针刺入腧穴皮下 2 ~ 3 寸。

（二）考点汇总

1. 毫针法

考点 1★★★ 进针法

（1）单手进针法

①消毒：腧穴皮肤、医生双手常规消毒。②持针：用拇、食指持针，中指指腹抵住针身下段，使中指指端比针尖略长出或齐平。③指抵皮肤：对准穴位，中指指端紧抵腧穴皮肤。④刺入：拇、食指向下用力按压刺入，中指随之屈曲，快速将针刺入。刺入时应保持针身直而不弯。

（2）双手进针法

1）指切进针法

①消毒：腧穴皮肤、医生双手常规消毒。②押手固定穴区皮肤：押手拇指或食指指甲切掐固定腧穴处皮肤。③持针：刺手拇、食、中指三指指腹夹持针柄。④刺入：将针身紧贴押手指甲缘快速刺入，本法适宜于短针的进针。

2）夹持进针法

①消毒：腧穴皮肤、医生双手常规消毒。②持针：押手拇、食指持消毒干棉球捏住针身下段，以针尖端露出 0.3 ~ 0.5cm 为宜，刺手拇、食、中三指指腹夹持针柄，使针身垂直。③刺入：将针尖固定在腧穴皮肤表面，刺手捻转针柄，押手下压，双手配合，同时用力，迅速将针刺入腧穴皮下，本法适用于长针的进针。

3）提捏进针法

①消毒：腧穴皮肤、医生双手常规消毒。②押手提捏穴旁皮肉：押手拇、食指轻轻捏提腧穴近旁的皮肉，提捏的力度大小要适当。③持针：刺手拇、食、中指三指指腹夹持针柄。④刺入：刺手持针快速刺入腧穴，刺入时常与平刺结合。本法适用于皮肉浅薄部位腧穴的进针。

4）舒张进针法

①消毒：腧穴皮肤、医生双手常规消毒。②绷紧皮肤：以押手拇、食指或食、中指把腧穴处皮肤向两侧轻轻撑开，使之绷紧，两指间的距离要适当。③持针：刺手拇、食、中指三指指腹夹持针柄。④刺入：刺手持针，于押手两指间的腧穴处迅速刺入。本法适用于皮肤松弛部位腧穴的进针。

考点2★★★ 针刺的角度

刺法	操作要点
直刺	进针时针身与皮肤表面呈90°垂直刺入，适用于大部分的腧穴
斜刺	进针时针身与皮肤表面呈45°左右倾斜刺入，适用于肌肉浅薄处或内有重要脏器，或不宜直刺、深刺的腧穴
平刺	进针时针身与皮肤表面呈15°左右沿皮刺入，适用于皮薄肉少部位的腧穴

考点3★★★ 行针手法

行针手法		操作要点
基本手法	提插法	①消毒：腧穴皮肤、医生双手常规消毒。②刺入毫针：将毫针刺入腧穴的一定深度。③实施提插操作：插是将针由浅层向下刺入深层的操作，提是从深层向上引退至浅层的操作。如此反复地上提下插
	捻转法	①消毒：腧穴皮肤、医生双手常规消毒。②刺入毫针：将毫针刺入腧穴的一定深度。③实施捻转操作：针身向前向后持续均匀来回捻转
辅助手法	循法	①确定腧穴所在的经脉及其循行路线。②循按或拍叩，用拇指指腹，或第二、三、四指并拢后用第三指的指腹，沿腧穴所属经脉的循行路线或穴位的上、下、左、右进行循按或拍叩。③反复操作数次，以穴周肌肉得以放松或出现针感或循经感传为度
	弹法	①进针后刺入一定深度。②以拇指与食指相交呈环状，食指指甲缘轻抵拇指指腹。③弹叩针柄：将食指指甲面对准针柄或针尾，轻轻弹叩，使针体微微震颤。也可以拇指与其他手指配合进行操作。④弹叩数次
	刮法	①进针后刺入一定深度。②用拇指指腹或食指指腹轻抵针尾。③用食指指甲或拇指指甲或中指指甲频频刮动针柄。可由针根部自下而上刮，也可由针尾部自上而下刮，使针身产生轻度震颤。④反复刮动数次
	摇法 直立针身	①采用直刺进针。②刺入一定深度。③手持针柄，如摇辘轳状呈划圈样摇动，或如摇橹状进行前后或左右摇动。④反复摇动数次
	摇法 卧倒针身	①采用斜刺或平刺进针。②刺入一定深度。③手持针柄，如摇橹状进行左右摇动。④反复摇动数次
	飞法	①刺入一定深度。②轻微捻搓针柄数次，然后快速张开两指，一捻一放，如飞鸟展翅之状。③反复操作数次
	震颤法	①进针后刺入一定深度。②刺手拇、食二指或拇、食、中指夹持针柄。③实施提插捻转：小幅度、快频率地提插、捻转，如手颤之状，使针身微微颤动

考点4 得气

当出现经气感应时，医患双方会同时有不同的感觉。医者：针下有徐和或沉紧感。患者：①针刺处出现相应的酸、麻、胀、重感，这是最常见的感觉。②向着一定的方向和部位传导和扩散的感觉。③出现循经性肌肤震颤、不自主的肢体活动。④出现循经性皮疹带或红、白线等现象。⑤出现热感、凉感、痒感、触电感、气流感、水波感、跳跃感、蚁行感、抽搐及痛感。若无经气感应而不得气时，医者则感到针下空虚无物，患者亦无酸、麻、胀、重等感觉。

考点5★★★ 针刺补泻

补泻手法		操作要点
捻转补泻	补法	①进针，行针得气。②捻转角度小，频率慢，用力轻。结合拇指向前用力重、向后用力轻。③反复捻转。④操作时间短
	泻法	①进针，行针得气。②捻转角度大，频率快，用力重。结合拇指向后用力重、向前用力轻。③反复捻转。④操作时间长
提插补泻	补法	①进针，行针得气。②先浅后深，重插轻提，提插幅度小，频率慢。③反复提插。④操作时间短
	泻法	①进针，行针得气。②先深后浅，轻插重提，提插幅度大，频率快。③反复提插。④操作时间长
徐疾补泻	补法	①进针时徐徐刺入。②疾速出针
	泻法	①进针时疾速刺入。②徐徐出针
迎随补泻	补法	进针时针尖随着经脉循行去的方向刺入
	泻法	进针时针尖迎着经脉循行来的方向刺入
呼吸补泻	补法	患者呼气时进针，吸气时出针
	泻法	患者吸气时进针，呼气时出针
开阖补泻	补法	出针后迅速按闭针孔
	泻法	出针时摇大针孔不加按闭
平补平泻		①进针，行针得气。②施予均匀的提插、捻转手法，即每次提插的幅度、捻转的角度要基本一致，频率适中，节律和缓，针感强弱适当

2. 艾灸法

考点1★★★ 艾炷灸

艾炷灸		操作要点
直接灸	瘢痕灸（化脓灸）	①选择体位，定取腧穴：以仰卧位或俯卧位为宜，充分暴露待灸部位。②穴区皮肤消毒、涂擦黏附剂：对腧穴皮肤进行常规消毒，再将所灸穴位处涂以少量的大蒜汁或医用凡士林或少量清水。③点燃艾炷，每炷要燃尽：将艾炷平稳放置于腧穴上，用线香点燃艾炷顶部，待其自燃。要求每个艾炷都燃尽，除灰，更换新艾炷继续施灸，灸满规定壮数为止。④轻轻拍打穴旁，减轻施灸疼痛。⑤灸后预防感染：灸毕要在施灸处贴敷消炎药膏，用无菌纱布覆盖局部，用胶布固定，以防感染。⑥形成灸疮，待其自愈：灸后局部皮肤黑硬，周边红晕，继而起水疱。一般在7日左右局部出现无菌性炎症，其脓汁清稀色白，形成灸疮。灸疮5~6周自行愈合，留有瘢痕

艾炷灸		操作要点
直接灸	无瘢痕灸（非化脓灸）	①选择体位，定取腧穴：采取仰卧位或俯卧位，充分暴露待灸部位。②涂擦黏附剂：用棉签蘸少许大蒜汁或医用凡士林或清水涂于穴区皮肤，用以黏附艾炷。③点燃艾炷，每炷不可燃尽：将艾炷平置于腧穴上，用线香点燃艾炷顶部，待其自燃。要求每个艾炷不可燃尽，当艾炷燃剩1/3，患者感觉局部有灼痛时，即可易炷再灸。④掌握灸量：灸满规定壮数为止。一般应灸至腧穴局部皮肤呈现红晕而不起疱为度
间接灸	隔姜灸	①制备姜片：切取生姜片，每片直径2～3cm，厚0.2～0.3cm，中间以针刺数孔。②选取适宜体位，充分暴露待灸腧穴。③放置姜片和艾炷，点燃艾炷：将姜片置于穴上，把艾炷置于姜片中心，点燃艾炷尖端，任其自燃。④调适温度：如患者感觉施灸局部灼痛不可耐受，术者可用镊子将姜片一侧夹住提起，稍待片刻，重新放下再灸。⑤更换艾炷和姜片：艾炷燃尽，除去艾灰，更换艾炷依前法再灸。⑥掌握灸量：一般每穴灸6～9壮，至局部皮肤潮红而不起疱为度，灸毕去除姜片及艾灰
	隔蒜灸	①制备蒜片：选用鲜大蒜头，切成厚0.2～0.3cm的薄片，中间以针刺数孔（捣蒜如泥亦可）。②选取适宜体位，充分暴露待灸腧穴。③放置蒜片和艾炷，点燃艾炷：将蒜片置于穴上，把艾炷置于蒜片中心，点燃艾炷尖端，任其自燃。④调适温度：如患者感觉局部灼痛不可耐受，术者可用镊子将蒜片一侧夹住提起，稍待片刻，重新放下再灸。⑤更换艾炷和蒜片：艾炷燃尽，除去艾灰，更换艾炷依前法再灸。施灸数壮后，蒜片焦干萎缩，应置换新的蒜片。⑥掌握灸量：一般每穴灸5～7壮，至局部皮肤潮红而不起疱为度。灸毕去除蒜片及艾灰
	隔盐灸	①选择体位，定取腧穴：宜取仰卧位，身体放松。②食盐填脐：取纯净干燥的食盐适量，将脐窝填平，也可于盐上再放置一姜片。③放置艾炷：将艾炷置于盐上（或姜片上），点燃艾炷尖端，任其自燃。④调适温度，更换艾炷：若患者感觉施灸局部灼热不可耐受，术者用镊子夹去残炷，换炷再灸。⑤掌握灸量：如上反复施灸，灸满规定壮数，一般灸5～9壮。⑥灸毕，除去艾灰、食盐
	隔附子饼灸	①制备附子饼：将附子研成细末用黄酒适量调成泥状，做成直径约3cm、厚约0.8cm的圆饼，中间用针穿刺数孔备用。②选取适宜体位，充分暴露待灸腧穴。③放置附子饼及艾炷：先将附子饼置于穴上，再将中号或大号艾炷置于附子饼上，点燃艾炷尖端，任其自燃。④更换艾炷：艾炷燃尽，去艾灰，更换艾炷，依前法再灸。施灸中，若感觉施灸局部灼痛不可耐受，术者用镊子将附子饼一端夹住提起，稍待片刻，重新放下再灸。⑤灸量掌握：灸完规定壮数为止，一般每穴灸3～9壮。⑥灸毕去除附子饼及艾灰

考点2★★★ 艾条灸

（1）温和灸

①选取适宜体位，充分暴露待灸腧穴。②点燃艾卷：选用纯艾卷，将其一端点燃。③燃艾施灸：术者手持艾卷的中上部，将艾卷燃烧端对准腧穴，距腧穴皮肤2～3cm进行熏烤，艾卷与施灸处皮肤的距离应保持相对固定。注意：若患者感到局部温热舒适

可固定不动,若感觉太烫可加大与皮肤的距离,若遇到小儿或局部知觉减退者,医者可将食、中两指,置于施灸部位两侧,通过医者的手指来测知患者局部受热程度,以便随时调节施灸时间和距离,防止烫伤。④把握灸量:灸至局部皮肤出现红晕,有温热感而无灼痛为度,一般每穴灸 10～15 分钟。⑤灸毕熄灭艾火。

(2) 雀啄灸

①选取适宜体位,充分暴露待灸腧穴。②点燃艾卷:选用纯艾卷,将其一端点燃。③术者手持艾卷的中上部,将艾卷燃烧端对准腧穴,像麻雀啄米样一上一下移动,使艾卷燃烧端与皮肤的距离时近时远。动作要匀速,起落幅度应大小一致。④燃艾施灸,如此反复操作,给予施灸局部以变量刺激,若遇到小儿或局部知觉减退者,术者应以食指和中指,置于施灸部位两侧,通过医者的手指来测知患者局部受热程度,以便随时调节施灸时间和距离,防止烫伤。⑤把握灸量:灸至皮肤出现红晕,有温热感而无灼痛为度,一般灸 10～15 分钟。⑥灸毕熄灭艾火。

(3) 回旋灸

①选取适宜体位,充分暴露待灸腧穴。②点燃艾卷:选用纯艾卷,将其一端点燃。③燃艾施灸:术者手持艾卷的中上部,将艾卷燃烧端对准腧穴,与施灸部位的皮肤保持相对固定的距离(一般在 3cm 左右),左右平行移动或反复旋转施灸,动作要匀速。若遇到小儿或局部知觉减退者,术者应以食指和中指,置于施灸部位两侧,通过医者的手指来测知患者局部受热程度,以便随时调节施灸时间和距离,防止烫伤。④把握灸量:灸至皮肤出现红晕,有温热感而无灼痛为度,一般灸 5～10 分钟。⑤灸毕熄灭艾火。

考点3★★★ 温针灸

①准备艾卷或艾绒。截取 2cm 艾卷一段,将一端中心扎一小孔,深 1～1.5cm。也可选用艾绒,艾绒要柔软,易搓捏。②选取适宜体位,充分暴露待灸腧穴。③针刺得气留针:腧穴常规消毒,直刺进针,行针得气,将针留在适当的深度。④插套艾卷或搓捏艾绒,点燃:将艾卷有孔的一端经针尾插套在针柄上,插牢,不可偏歪,或将少许艾绒搓捏在针尾上,要捏紧,不可松散,以免滑落,点燃施灸。⑤艾卷燃尽去灰,重新置艾:待艾卷或艾绒完全燃尽成灰时,将针稍倾斜,把艾灰掸落在容器中,每穴每次可施灸 1～3 壮。⑥待针柄冷却后出针。

3. 其他疗法

考点1★ 三棱针法

(1) 点刺法

①选取适宜体位,充分暴露待刺腧穴。②医者戴消毒手套。③使施术部位充血。可先在针刺部位及其周围,轻轻地推、揉、挤、捋,使局部充血。④穴区皮肤常规消毒。⑤医者用一手固定点刺部位,另一手持针,露出针尖 3～5mm,对准点刺部位快速刺入,迅速出针,一般刺入 2～3mm。⑥轻轻挤压针孔周围,挤出适量血液或黏液。⑦用消毒干棉球按压针孔。可在点刺部位贴敷创可贴。

（2）散刺法（豹纹刺）

①选取适宜体位，充分暴露待刺部位。②医者戴消毒手套。③针刺部位皮肤常规消毒。④根据病变部位大小，由病变外缘呈环形向中心部位进行点刺，一般点刺 10～20 针。⑤点刺后，可见点状出血，若出血不明显，可配合挤压或拔罐，放出适量血液或黏液。⑥擦试施术部位血渍，部位面积较大时，可敷无菌敷料。

（3）刺络法

①选择适宜的体位，确定待刺血络。②医者戴消毒手套。③使血络充盈：肘、膝部静脉处放血时，一般要捆扎橡皮管。将橡皮管结扎在针刺部位的上端（近心端），以使血络怒张显现。不方便结扎的部位，为使血络充盈，也可轻轻拍打血络处。④将血络处皮肤严格消毒。⑤一手拇指按压在被刺部位的下端，使血络位置相对固定，一手持针，对准针刺部位，顺血络走向，斜向上与之呈 45°左右刺入，以刺穿血络前壁为度，一般刺入 2～3mm，然后迅速出针。⑥根据病情需要，放出适量血液。也可轻轻按压静脉上端，以助瘀血外出。⑦松开橡皮管，待出血自然停止。⑧以消毒干棉球按压针孔，并以 75% 酒精棉球清除创口周围的血液。

（4）挑刺法

①选取适宜体位，充分暴露待针部位。②医者戴消毒手套。③局部皮肤严格消毒。④挑破表皮，挑断皮下纤维组织：医者一手按压进针部位两侧或捏起皮肤使之紧绷固定，另一手持针迅速刺入皮肤 1～2mm，随即倾斜针身挑破表皮，使之出少量血液或黏液。也可再刺入 5mm 左右，倾斜针身使针尖轻轻挑起，挑断皮下纤维组织。⑤出针，用无菌敷料覆盖创口。

考点2★ 皮肤针法

①选取适宜体位，充分暴露待针腧穴。②穴区皮肤常规消毒。③软柄、硬柄皮肤针持针姿势不同。硬柄皮肤针持针式：用拇指和中指夹持针柄两侧，食指置于针柄中段上面，无名指和小指将针柄末端固定于大小鱼际之间。软柄皮肤针持针式：将针柄末端置于掌心，拇指居上，食指在下，中指、无名指、小指呈握拳状固定针柄末端。④叩刺：叩刺时，主要运用腕力，要求针尖垂直叩击皮肤，并立即弹起，如此反复操作。⑤用无菌干棉球或棉签擦拭。

考点3★ 耳穴压丸法

①选穴：根据耳穴的选穴原则，选择耳穴确定处方。②选择体位：一般以坐位或卧位为宜。③准备丸粒：将小丸粒贴于 0.5cm×0.5cm 的方形医用胶布中央，备用。或选用成品耳压贴。④耳穴皮肤消毒：用 75% 酒精棉球擦拭消毒，去除污垢和油脂。⑤贴压：一手托住耳郭，另一手持镊子将贴丸贴片对准耳穴敷贴，并给予适度按压，使耳郭有发热、胀痛感。压穴时托指不动压指动，只压不揉，以免胶布移动；用力不能过猛过重。

4. 推拿技术
考点1★★★ 擦法

分类	操作要点
小鱼际擦法	拇指自然伸直，余指自然屈曲，无名指与小指的掌指关节屈曲约90°，余指屈曲的角度则依次减小，手背沿掌横弓排列呈弧面，以第五掌指关节背侧为吸定点吸附于体表施术部位上。以肘关节为支点，前臂主动做推旋运动，带动腕关节做较大幅度的屈伸活动，使小鱼际和手背尺侧部在施术部位上持续不断地来回滚动
立擦法	以第五掌指关节背侧为吸定点，以第四掌指关节至第五掌骨基底部与掌背尺侧缘形成的扇形区域为滚动着力面，腕关节略屈向尺侧，余准备形态同擦法。其手法运动过程亦同擦法
拳擦法	拇指自然伸直，余指半握空拳状，以食指、中指、无名指和小指的第一节指背着力于施术部位上。肘关节屈曲20°~40°，前臂主动施力，在无旋前圆肌参与的情况下，单纯进行推拉摆动，带动腕关节做无尺、桡侧偏移的屈伸活动，使食指、中指、无名指和小指的第一节指背、掌指关节背侧、指间关节背侧为滚动着力面，在施术部位上进行持续不断的滚动

考点2★★★ 揉法

分类	操作要点
大鱼际揉法	沉肩，腕关节放松，呈微屈或水平状。大拇指内收，四指自然伸直，用大鱼际附着于施术部位上。以肘关节为支点，前臂做主动运动，带动腕关节摆动，使大鱼际在治疗部位上做轻缓柔和的上下、左右或轻度环旋揉动，并带动该处的皮下组织一起运动
掌根揉法	肘关节微屈，腕关节放松并略背伸，手指自然弯曲，亦可双掌重叠，以掌根部附着于施术部位。以肘关节为支点，前臂做主动运动，带动腕及手掌连同前臂做小幅度的回旋揉动，并带动该处的皮下组织一起运动
中指揉法	中指伸直，食指搭于中指远端指间关节背侧，腕关节微屈，用中指螺纹面着力于一定的治疗部位或穴位。以肘关节为支点，前臂做主动运动，通过腕关节使中指螺纹面在施术部位上做轻柔的小幅度的环旋运动
三指揉法	食、中、无名指并拢，三指螺纹面着力，操作术式与中指揉法相同
拇指揉法	以拇指螺纹面着力于施术部位，余四指置于相应的位置以支撑助力，腕关节微悬。拇指及前臂部主动施力，使拇指螺纹面在施术部位上做轻柔的环旋揉动

考点3★★★ 按法

分类	操作要点
指按法	以拇指螺纹面着力于施术部位，余四指张开，置于相应位置以支撑助力，腕关节屈曲40°~60°。拇指主动用力，垂直向下按压。当按压力达到所需的力度后，要稍停片刻，然后松劲撤力，再做重复按压，使按压动作既平稳又有节奏性
掌按法	以单手或双手掌面置于施术部位，以肩关节为支点，利用身体上半部的重量，通过上、前臂传至手掌部，垂直向下按压，用力原则同指按法

考点4★★★ 推法

分类		操作要点
指推法	拇指端推法	以拇指端着力于施术部位或穴位上，余四指置于对侧或相应的位置以固定，腕关节略屈并向尺侧偏斜。拇指及腕部主动施力，向拇指端方向呈短距离、单向直线推进
	拇指平推法	以拇指螺纹面着力于施术部位或穴位上，余四指置于其前外方以助力，腕关节略屈曲。拇指及腕部主动施力，向其食指方向呈短距离、单向直线推进。在推进的过程中，拇指螺纹面的着力部分应逐渐偏向桡侧，且随着拇指的推进，腕关节应逐渐伸直
	三指推法	食、中、无名指并拢，以指端部着力于施术止，腕关节略屈。前臂部主动施力，通过腕关节及掌部使食、中及无名三指向指端方向做单向直线推进
掌推法		以掌根部着力于施术部位，腕关节略背伸，肘关节伸直。以肩关节为支点，上臂部主动施力，通过肘、前臂、腕，使掌根部向前方做单方向直线推进
拳推法		手握实拳，以食指、中指、无名指及小指四指的近侧指间关节的突起部着力于施术部位，腕关节挺紧伸直，肘关节略屈，以肘关节为支点，前臂主动施力，向前呈单方向直线推进
肘推法		屈肘，以肘关节尺骨鹰嘴突起部着力于施术部位，另一侧手臂抬起，以掌部扶握屈肘侧拳顶以固定助力。以肩关节为支点，腰部发力，上臂部主动施力，做较缓慢的单方向直线推进

考点5★★★ 拿法

以拇指和其余手指的指面相对用力，捏住施术部位肌肤并逐渐收紧、提起，腕关节放松。以拇指同其他手指的对合力进行轻重交替、连续不断地提捏治疗部位。

考点6★★★ 抖法

分类	操作要点
抖上肢法	受术者取坐位或站立位，肩臂部放松。术者站在其前外侧，身体略为前倾。用双手握住其腕部，慢慢将被抖动的上肢向前外方抬起至60°左右，然后两前臂微力做连续的小幅度上下抖动，使抖动所产生的抖动以波浪般传递到肩部。或术者以一手按其肩部，另一手握住其腕部，做连续不断的小幅度上下抖动，抖动中可结合被操作肩关节的前后方向活动。此法又称上肢提抖法
抖下肢法	受术者仰卧位，下肢放松。术者站其足端，用双手分别握住受术者两足踝部，将两下肢抬起，离开床面30cm左右，然后上、前臂同时施力，做连续的上下抖动，使其下肢及髋部有舒松感。两下肢可同时操作，亦可单侧操作
抖腰法	受术者俯卧位，两手拉住床头或由助手固定其两腋部。以两手握住其两足踝部，两臂伸直，身体后仰，与助手相对用力，牵引其腰部。待其腰部放松后，身体前倾，以准备抖动。其后随身体起立之势，瞬间用力，做1~3次较大幅度的抖动，使抖动之力作用于腰部，使其产生较大幅度的波浪状运动

考点7★★★ 捏脊法

分类	操作要点
拇指前位捏脊法	双手半握呈空拳状,腕关节略背伸,以食、中、无名和小指的背侧置于脊柱两侧,拇指伸直前按,并对准食指中节处。以拇指的螺纹面和食指的桡侧缘将皮肤捏起,并进行提捻,然后向前推行移动。在向前移动捏脊的过程中,两手拇指要交替前按,同时前臂要主动用力,推动食指桡侧缘前行,两者互为配合,从而交替捏提捻动前行
拇指后位捏脊法	两手拇指伸直,两指端分置于脊柱两侧,指面向前;两手食、中指前按,腕关节微屈。以两手拇指与食、中指螺纹面将皮肤捏起,并轻轻提捻,然后向前推行移动。在向前移动的捏脊过程中,两手拇指要前推,而食指、中指则交替前按,两者相互配合,从而交替捏提捻动前行

考点8★★ 搓法

分类	具体操作
夹搓法	以双手掌面夹住施术部位,令受术者肢体放松。以肘关节和肩关节为支点,前臂与上臂部主动施力,做相反方向的较快速搓动,并同时做上下往返移动
推搓法	以单手或双手掌面着力于施术部位。以肘关节为支点,前臂部主动施力,做较快速的推去拉回的搓动

5. 拔罐技术

考点1★ 闪罐法

①选取适宜体位,充分暴露待拔腧穴。②选用大小适宜的罐具。③用止血钳或镊子夹紧95%的酒精棉球,点燃,使棉球在罐内壁中段绕1～3圈或短暂停留后迅速退出,迅速将罐扣在应拔的部位,再立即将罐起下。④如此反复多次地拔住起下、起下拔住。⑤拔至施术部位皮肤潮红、充血或瘀血为度。

考点2★ 留罐法(坐罐法)

①选取适宜体位,充分暴露待拔腧穴。②选用大小适宜的罐具。③用止血钳或镊子夹住95%的酒精棉球,点燃,使棉球在罐内壁中段绕1～3圈或短暂停留后迅速退出,迅速将罐扣在应拔的部位,即可吸住。④留罐时间,以局部皮肤红润、充血或瘀血为度,一般为5～15分钟。⑤起罐时,一手握罐,另一手用拇指或食指按压罐口周围的皮肤,使之凹陷,空气进入罐内,罐体自然脱下。

考点3★★ 走罐法(推罐法、拉罐法)

①选取适宜体位,充分暴露待拔腧穴。②选择大小适宜的玻璃罐。③在施术部位涂抹适量的润滑剂,如凡士林、水,也可选择红花油等润滑剂。④先用闪火法将罐吸拔在施术部位上,然后用单手或双手握住罐体,在施术部位上下、左右往返推移,走罐时,可将罐口的前进侧的边缘稍抬起,另一侧边缘稍着力,以利于罐子的推拉。⑤反复操作,至施术部位红润、充血甚至瘀血为度。⑥起罐时,一手握罐,另一手用拇指或食指按压罐口周围的皮肤,使之凹陷,空气进入罐内,罐体自然脱下。

考点4★ 刺血拔罐法（刺络拔罐法）

①选取适宜体位，充分暴露待拔腧穴。②选择大小适宜的玻璃罐备用。③消毒施术部位，刺络出血：医者戴消毒手套，用碘伏消毒施术部位，持三棱针（或一次性注射针头）点刺局部使之出血，或用皮肤针叩刺出血。④用闪罐法留罐，留罐5~15分钟。⑤起罐时不能迅猛，避免罐内污血喷射而污染周围环境，用消毒棉签清理皮肤上残留血液，罐具清洗后进行消毒处理。

考点5★ 留针拔罐法（针罐法）

①选取适宜体位，充分暴露待拔腧穴。②选择大小适宜的玻璃罐备用。③毫针直刺到一定深度，行针、得气、留针。④用闪罐法以针刺点为中心留罐，一般留罐10~15分钟，以局部皮肤潮红、充血或瘀血为度。⑤起罐后出针。

（三）实战演练

1. 女性，36岁。月经不调1月余。拟取中极、三阴交等穴施治。（2023、2020）

答题要求：叙述中极、三阴交的定位，并在被检者身上取穴；在模型上行舒张进针法刺中极穴。

【参考答案】

中极：在下腹部，脐中下4寸，前正中线上。

三阴交：在小腿内侧，内踝尖上3寸，胫骨内侧缘后际。

舒张进针法：①中极穴皮肤，医生双手常规消毒。②以押手拇、食指或食、中指把中极穴处皮肤向两侧轻轻撑开，使之绷紧，两指间的距离要适当。③刺手拇、食、中指三指指腹持针。④于押手两指间的腧穴处迅速直刺1~1.5寸。

2. 男性，28岁。便秘1周。拟取合谷、足三里等穴施治。（2024、2023、2020）

答题要求：叙述合谷、足三里的定位，并在被检者身上取穴；在模型上行单手进针法刺足三里穴，并配合提插法。

【参考答案】

合谷：在手背，第一掌骨和第二掌骨之间，约平第2掌骨桡侧的中点。

足三里：在小腿外侧，犊鼻下3寸，犊鼻与解溪连线上。

单手进针法、提插法：①足三里穴处皮肤、医生双手常规消毒。②用拇、食指持针，中指指腹抵住针身下段，使中指指端比针尖略长出或齐平。③中指指端紧抵足三里穴处皮肤。④拇、食指向下用力按压刺入，中指随之屈曲，快速将针直刺1~2寸，刺入时应保持针身直而不弯。⑤反复地上提下插。

3. 男性，42岁。胁痛2个月。拟取支沟、阳陵泉等穴施治。（2023、2022、2020）

答题要求：叙述支沟、阳陵泉的定位，并在被检者身上取穴；在模型上行单手进针法刺阳陵泉穴，并配合摇法。

【参考答案】

支沟：在前臂后侧，腕背侧远端横纹上3寸，尺骨与桡骨间隙中点。

阳陵泉：在小腿外侧，腓骨头前下方凹陷中。

单手进针法、摇法：①阳陵泉穴处皮肤、医生双手常规消毒。②用拇、食指持针，中指指腹抵住针身下段，使中指指端比针尖略长出或齐平。③中指指端紧抵阳陵泉穴处皮肤。④拇、食指向下用力按压刺入，中指随之屈曲，快速直刺 1～1.5 寸，刺入时应保持针身直而不弯。⑤手持针柄，如摇辘轳状呈划圈样摇动，或如摇橹状进行前后/左右的摇动。⑥反复摇动数次。

4. 男性，53 岁。口眼歪斜 3 天。拟取风池、列缺等穴施治。（2024、2023、2021、2020）

答题要求：叙述风池、列缺的定位，并在被检者身上取穴；在模型上行单手进针法刺列缺穴，并配合迎随泻法。

【参考答案】

风池：在项部，枕骨之下，胸锁乳突肌上端与斜方肌上端之间的凹陷中。

列缺：在前臂外侧，腕掌侧远端横纹上 1.5 寸，拇短伸肌腱与拇长展肌腱之间，拇长展肌腱沟的凹陷中。

单手进针法、迎随泻法：①列缺穴处皮肤、医生双手常规消毒。②用拇、食指持针，中指指腹抵住针身下段，使中指指端比针尖略长出或齐平。③中指指端紧抵列缺穴处皮肤。④拇、食指向下用力按压刺入，中指随之屈曲，进针时，针尖迎着经脉循行来的方向，快速向肘部斜刺 0.5～0.8 寸，刺入时应保持针身直而不弯。

5. 女性，26 岁。风疹反复发作 3 个月。拟取大椎、曲池等穴施治。（2023、2022、2020）

答题要求：叙述大椎、曲池的定位，并在被检者身上取穴；在模型上对大椎穴行刺络拔罐法。

【参考答案】

大椎：在颈后部，第 7 颈椎棘突下凹陷中，后正中线上。

曲池：在肘外侧，尺泽与肱骨外上髁连线的中点处。

刺络拔罐法：①嘱患者取俯卧位，充分暴露大椎穴。②选择大小适宜的玻璃罐备用。③医者戴消毒手套，用碘伏消毒大椎穴处皮肤，持三棱针（或一次性注射针头）点刺局部出血，或用皮肤针叩刺出血。④用闪火法留罐，留罐 5～15 分钟。⑤起罐时不能迅猛，避免罐内污血喷射而污染周围环境。用消毒棉签清理皮肤上残存血液，罐具清洗后进行消毒处理。

6. 叙述并指出合谷的定位，演示弹法的操作方法。（2024、2023、2019）

【参考答案】合谷：在手背，第 1、2 掌骨间，约平第 2 掌骨桡侧的中点。简便取穴法：以一手的拇指指间关节横纹放在另一手拇、食指之间的指蹼缘上，当拇指尖下是穴。弹法：①直刺 0.5～1 寸。②以拇指与食指相交呈环状，食指指甲缘轻抵拇指指腹。③弹叩针柄：将食指指甲面对准针柄或针尾，轻轻弹叩，使针体微微震颤。也可以拇指与其他手指配合进行操作。④弹叩数次。

7. 叙述并指出中极的定位，演示平补平泻法的操作方法。（2024、2023、2019）

【参考答案】中极：在下腹部，脐中下 4 寸，前正中线上。平补平泻法：①直刺

1～1.5寸，行针得气。②施予均匀的提插、捻转手法，即每次提插的幅度、捻转的角度要基本一致，频率适中，节律和缓，针感强弱适当。

8. 叙述并指出列缺的定位，演示提捏进针法的操作方法。（2024、2019）

【参考答案】列缺：在前臂外侧，腕掌侧远端横纹上1.5寸，拇短伸肌腱与拇长展肌腱之间，拇长展肌腱沟的凹陷中。提捏进针法：①列缺穴处皮肤、医生双手常规消毒。②押手拇、食指轻轻提捏列缺穴近旁的皮肉，提捏的力度大小要适当。③刺手拇、食、中指三指指腹夹持针柄。④刺入：刺手持针向上斜刺0.5～0.8寸。

9. 叙述并指出内关的定位，演示指切进针法的操作方法。（2023、2022、2019）

【参考答案】内关：在前臂前侧，腕掌侧远端横纹上2寸，掌长肌腱与桡侧腕屈肌腱之间。指切进针法：①内关穴处皮肤、医生双手常规消毒。②押手拇指或食指指甲切掐内关穴处皮肤。③刺手拇、食、中指三指指腹夹持针柄。④将针身紧贴押手指甲缘快速刺入直刺0.5～1寸。

10. 叙述并指出听宫的定位，演示刮法的操作方法。（2024、2019）

【参考答案】听宫：在面部，耳屏正中与下颌骨髁突之间的凹陷中。刮法：①张口，直刺0.5～1寸。②用拇指指腹或食指指腹轻轻抵住针尾。③用食指指甲或拇指指甲或中指指甲频频刮动针柄。可由针根部自下而上刮，也可由针尾部自上而下刮，使针身产生轻度震颤。④反复刮动数次。

11. 叙述并指出胃俞的定位，演示隔姜灸的操作方法。（2024、2022、2019）

【参考答案】胃俞：在脊柱区，第12胸椎棘突下，后正中线旁开1.5寸。隔姜灸：①切取生姜片，每片直径2～3cm，厚0.2～0.3cm，中间以针刺数孔。②选取俯卧位，充分暴露待胃俞穴。③将姜片置于胃俞穴上，把艾炷置于姜片中心，点燃艾炷尖端，任其自燃。④如患者感觉局部灼痛不可耐受，术者可用镊子将姜片一侧夹住提起，稍待片刻，重新放下再灸。⑤艾炷燃尽，除去艾灰，更换艾炷依前法再灸。施灸数壮后，姜片焦干萎缩时，应置换新的姜片。⑥一般每穴灸6～9壮，至局部皮肤潮红而不起疱为度。灸毕去除姜片及艾灰。

12. 叙述并指出膈俞的定位，演示闪罐法的操作方法。（2024、2019）

【参考答案】膈俞：在背部，第7胸椎棘突下，后正中线旁开1.5寸。闪罐法：①选取俯卧位，充分暴露膈俞穴。②选用大小适宜的罐具。③用镊子夹紧95%的酒精棉球，点燃，使棉球在罐内壁中段绕1～3圈或短暂停留后迅速退出，迅速将罐扣在应拔的部位，再立即将罐起下。④如此反复多次地拔住起下、起下拔住。⑤拔至膈俞穴皮肤潮红、充血或瘀血为度。

13. 叙述并指出三阴交的定位，演示温针灸的操作方法。（2024、2023、2022、2019）

【参考答案】三阴交：在小腿内侧，内踝尖上3寸，胫骨内侧缘后际。温针灸：①准备艾卷或艾绒，用剪刀截取2cm艾卷一段，将一端中心扎一小孔，深1～1.5cm，也可选用艾绒，艾绒要柔软，易搓捏。②选取仰卧位，充分暴露三阴交穴。③针刺得气留针：三阴交穴处皮肤常规消毒，直刺1～1.5寸，行针得气。④插套艾卷或搓捏艾绒，点燃：将艾卷有孔的一端经针尾插套在针柄上，插牢，不可偏歪，或将少许艾绒搓捏在针尾上，要捏紧，不可松散，以免滑落，点燃施灸。⑤艾卷燃尽去灰，重新置艾：待艾卷或艾绒完全燃尽成灰时，将针稍倾斜，把艾灰掸落在容器中，每穴每次可施灸 1~3 壮。⑥待针柄冷却后出针。

14. 叙述并指出阳陵泉的定位，演示温和灸的操作方法。(2024、2019)

【参考答案】阳陵泉：在小腿外侧，腓骨小头前下方凹陷中。温和灸：①选取仰卧位，充分暴露阳陵泉穴。②选用纯艾卷，将其一端点燃。③术者手持艾卷的中上部，将艾卷燃烧端对准阳陵泉穴，距腧穴皮肤 2~3cm 进行熏烤，艾卷与施灸处皮肤的距离应保持相对固定。④灸至局部皮肤出现红晕，有温热感而无灼痛为度，一般每穴灸10~15 分钟。⑤灸毕熄灭艾火。

15. 叙述并指出环跳的定位，演示夹持进针法的操作方法。(2019)

【参考答案】环跳：在臀部，股骨大转子最凸点与骶管裂孔连线的外 1/3 与内 2/3 交点处。夹持进针法：①环跳穴皮肤、医生双手常规消毒。②押手拇、食指持消毒干棉球裹住针身下段，以针尖端露出 0.3~0.5cm 为宜；刺手拇、食、中三指指腹夹持针柄，使针身垂直。③将针尖固定在腧穴皮肤表面，刺手捻转针柄，押手下压，双手配合，同时用力，迅速将针刺入腧穴皮下 2~3 寸。

16. 叙述并指出中脘的定位，演示中指揉法的操作方法。(2023、2019)

【参考答案】中脘：在上腹部，脐中上 4 寸，前正中线上。中指揉法：中指伸直，食指搭于中指远端指间关节背侧，腕关节微屈，用中指螺纹面着力于中脘穴处。以肘关节为支点，前臂做主动运动，通过腕关节使中指螺纹面在中脘穴上做轻柔的小幅度的环旋或上下、左右运动，频率每分钟 120~160 次。

17. 叙述并指出支沟的定位，演示捻转泻法的操作方法。(2024、2023、2022、2019)

【参考答案】支沟：在前臂后侧，腕背侧远端横纹上 3 寸，尺骨与桡骨间隙中点。捻转泻法：①直刺 0.5~1 寸，行针得气。②捻转角度大，频率快，用力重。结合拇指向后用力重、向前用力轻。③反复捻转。④操作时间长。

18. 叙述并指出孔最的定位，演示循法的操作方法。(2023、2019)

【参考答案】孔最：在前臂外侧，腕掌侧远端横纹上 7 寸，尺泽与太渊连线上。循法：①孔最为手太阴肺经的腧穴。②用拇指指腹，或第二、三、四指并拢后用第三指的指腹，沿手太阴肺经的循行路线（从胸走手）或孔最的上、下、左、右进行循按或拍叩。③反复操作数次，以穴周肌肉得以放松或出现针感或循经感传为度。

19. 叙述并指出风池的定位，演示其进针方法。(2024、2022、2019)

【参考答案】风池：在项部，枕骨之下，胸锁乳突肌上端与斜方肌上端之间的凹陷中。进针方法：针尖微下，向鼻尖斜刺 0.8~1.2 寸，或平刺透风府穴。深部中间为延髓，必须严格掌握针刺的角度与深度。

20. 叙述并指出十宣的定位，演示点刺放血的操作方法。(2019)

【参考答案】十宣：在手指，十指尖端，距指甲游离缘 0.1 寸（指寸），左右共 10

穴。点刺放血：①患者取坐位，充分暴露十宣穴。②医者戴消毒手套。③先在十宣穴及其周围轻轻地推、揉、挤、捋，使局部充血。④十宣穴处皮肤常规消毒。⑤医者用一手固定十宣穴，另一手持针，露出针尖 2~5mm，对准十宣快速刺入，迅速出针。一般刺入 2~3mm。⑥轻轻挤压针孔周围，使之适量出血或出黏液。⑦用消毒干棉球按压针孔。可在穴位处贴敷创可贴。

21. 叙述并指出大椎的定位，演示温针灸的操作方法。（2024、2022、2019）

【参考答案】大椎：在颈后部，第 7 颈椎棘突下凹陷中，后正中线上。温针灸：①准备艾卷或艾绒，用剪刀截取 2cm 艾卷一段，将一端中心扎一小孔，深 1~1.5cm，也可选用艾绒，艾绒要柔软，易搓捏。②选取俯卧位，充分暴露大椎穴。③大椎穴常规消毒，向上斜刺 0.5~1 寸，行针得气，将针留在适当的深度。④将艾卷有孔的一端经针尾插套在针柄上，插牢，不可偏歪，或将少许艾绒搓捏在针尾上，要捏紧，不可松散，以免滑落，点燃施灸。⑤待艾卷或艾绒完全燃尽成灰时，将针稍倾斜，把艾灰掸落在容器中，每穴每次可施灸 1~3 壮。⑥待针柄冷却后出针。

22. 叙述并指出肩髃的定位，演示夹持进针法的操作方法。（2023、2019）

【参考答案】肩髃：在肩带部，肩峰外侧缘前端与肱骨大结节两骨间凹陷中。简便取穴法：屈臂外展，肩峰外侧缘呈现前后两个凹陷，前下方的凹陷即是本穴。夹持进针法：①肩髃穴皮肤、医生双手常规消毒。②押手拇、食指持消毒干棉球裹住针身下段，以针尖端露出 0.3~0.5cm 为宜；刺手拇、食、中三指指腹夹持针柄，使针身垂直。③将针尖固定在腧穴皮肤表面，刺手捻转针柄，押手下压，双手配合，同时用力，迅速将针直刺或向下斜刺 0.8~1.5 寸。

23. 叙述并指出夹脊、神门、三阴交的定位。（2023、2017、2016）

【参考答案】夹脊在脊柱区，第 1 胸椎至第 5 腰椎棘突下两侧，后正中线旁开 0.5 寸，一侧 17 穴。神门在腕前内侧，腕掌侧远端横纹尺侧端，尺侧腕屈肌腱的桡侧缘。三阴交在小腿内侧，内踝尖上 3 寸，胫骨内侧缘后际。

24. 叙述并指出内关、照海、大椎的定位。（2023、2017）

【参考答案】内关在前臂前侧，腕掌侧远端横纹上 2 寸，掌长肌腱与桡侧腕屈肌腱之间。照海在足内侧，内踝尖下 1 寸，内踝下缘边际凹陷中。大椎在颈后部，第 7 颈椎棘突下凹陷中，后正中线上。

25. 叙述并指出中极、承山、下关的定位。（2017）

【参考答案】中极在下腹部，脐中下 4 寸，前正中线上。承山在小腿后侧，腓肠肌两肌腹与跟腱交角处。下关在面部，颧弓下缘中央与下颌切迹之间凹陷中。

26. 叙述并指出条口、迎香、太溪的定位。（2024、2023、2017）

【参考答案】条口在小腿外侧，犊鼻下 8 寸，犊鼻与解溪连线上。迎香在面部，鼻翼外缘中点旁，鼻唇沟中。太溪在踝后内侧，内踝尖与跟腱之间的凹陷中。

27. 叙述并指出阴陵泉、命门、少商的定位。（2024、2023、2017）

【参考答案】阴陵泉在小腿内侧，胫骨内侧髁下缘与胫骨内侧缘形成的凹陷中。命门在腰部，第 2 腰椎棘突下凹陷中，后正中线上。少商在手指，拇指末节桡侧，指甲根角侧上方0.1寸。

28. 叙述并指出昆仑、地机、丰隆的定位。 (2024、2023、2016)

【参考答案】昆仑在踝后外侧，外踝尖与跟腱之间的凹陷中。地机在小腿内侧，阴陵泉下3寸，胫骨内侧缘后际。丰隆在小腿外侧，外踝尖上8寸，胫骨前肌外缘。

29. 叙述并指出外关、列缺、肩井的定位。 (2024、2023、2016)

【参考答案】外关在前臂后侧，腕背侧远端横纹上2寸，尺骨与桡骨间隙中点。列缺在前臂外侧，腕掌侧远端横纹上1.5寸，拇短伸肌腱与拇长展肌腱之间，拇长展肌腱沟的凹陷中。肩井在颈后部，第7颈椎棘突与肩峰最外侧点连线的中点。

30. 叙述并演示掌按法的操作方法。 (2017、2015)

【参考答案】以单手或双手掌面置于施术部位。以肩关节为支点，利用身体上半部的重量，通过上、前臂传至手掌部，垂直向下按压，用力原则同指按法。

31. 叙述并演示毫针提插泻法的操作方法。 (2024、2023、2022、2017)

【参考答案】①进针，行针得气。②先深后浅，轻插重提，提插幅度大，频率快。③反复操作。④操作时间长。

32. 叙述并演示腰部滚法的操作方法。 (2017、2015)

【参考答案】拇指自然伸直，余指自然屈曲，无名指与小指的掌指关节屈曲约90°，余指屈曲的角度则依次减小，手背沿掌横弓排列呈弧面，以第五掌指关节背侧为吸定点吸附于腰部肌肉上。以肘关节为支点，前臂主动做推旋运动，带动腕关节做较大幅度的屈伸活动，使小鱼际和手背尺侧部在腰部持续不断地来回滚动。

33. 叙述并演示掌推下肢的操作方法。 (2017、2016)

【参考答案】以掌根部着力于下肢肌肉处，腕关节略背伸，肘关节伸直。以肩关节为支点，上臂部主动施力，通过肘、前臂、腕，使掌根部向前方做单方向直线推进。

34. 叙述并演示回旋灸的操作方法。 (2024、2023、2017、2014、2013)

【参考答案】①选取适宜体位，充分暴露待灸腧穴。②点燃艾卷：选用纯艾卷，将其一端点燃。③燃艾施灸：术者手持艾卷的中上部，将艾卷燃烧端对准腧穴，与施灸部位的皮肤保持相对固定的距离（一般在3cm左右），左右平行移动或反复旋转施灸，动作要匀速。若遇到小儿或局部知觉减退者，术者应以食指和中指，置于施灸部位两侧，通过医者的手指来测知患者局部受热程度，以便随时调节施灸时间和距离，防止烫伤。④把握灸量：灸至皮肤出现红晕，有温热感而无灼痛为度，一般灸5~10分钟。⑤灸毕熄灭艾火。

35. 演示毫针针刺角度的操作方法，并叙述其适用范围。 (2017、2016、2015、2013)

【参考答案】直刺是指进针时针身与皮肤表面呈90°垂直刺入，适用于大部分的腧穴。斜刺是指进针时针身与皮肤表面呈45°左右倾斜刺入，适用于肌肉浅薄处或内有重要脏器，或不宜直刺、深刺的腧穴。平刺是指进针时针身与皮肤表面呈15°左右沿皮刺入，适用于皮薄肉少部位的腧穴。

36. 叙述并演示上肢抖动法的操作方法。 (2017)

【参考答案】受术者取坐位或站立位，肩臂部放松。术者站在其前外侧，身体略为前俯。用双手握住其腕部，慢慢将被抖动的上肢向前外方抬起至60°左右，然后两前臂微用力做连续的小幅度上下抖动，使抖动所产生的抖动波浪般地传递到肩部。或术者以一手按其肩部，另一手握住其腕，做连续不断的小幅度上下抖动，抖动中可结合被操作肩关节的前后方向活动。此法又称上肢提抖法。

37. 叙述并演示隔姜灸的操作方法。(2023、2022、2017)

【参考答案】①制备姜片：切取生姜片，每片直径2~3cm，厚0.2~0.3cm，中间以针刺数孔。②选取适宜体位，充分暴露待灸腧穴。③放置姜片和艾炷，点燃艾炷：将姜片置于穴上，把艾炷置于姜片中心，点燃艾炷尖端，任其自燃。④调适温度：如患者感觉施灸局部灼痛不可耐受，术者可用镊子将姜片一侧夹住提起，稍待片刻，重新放下再灸。⑤更换艾炷和姜片：艾炷燃尽，除去艾灰，更换艾炷依前法再灸。⑥掌握灸量：一般每穴灸6~9壮，至局部皮肤潮红而不起疱为度，灸毕去除姜片及艾灰。

38. 叙述并演示弹法的操作方法。(2023、2017、2016)

【参考答案】①进针后刺入一定深度。②以拇指与食指相交呈环状，食指指甲缘轻抵拇指指腹。③弹叩针柄：将食指指甲面对准针柄或针尾，轻轻弹叩，使针体微微震颤。也可以拇指与其他手指配合进行操作。④弹叩数次。

39. 叙述并演示走罐法的操作方法。(2024、2023、2022、2017、2015)

【参考答案】①选取适宜体位，充分暴露待拔腧穴。②选择大小适宜的玻璃罐。③在施术部位涂抹适量的润滑剂，如凡士林、水，也可选择红花油等润滑剂。④先用闪火法将罐吸拔在施术部位上，然后用单手或双手握住罐体，在施术部位上下、左右往返推移，走罐时，可将罐口的前进侧的边缘稍抬起，另一侧边缘稍着力，以利于罐子的推拉。⑤反复操作，至施术部位红润、充血甚至瘀血为度。⑥起罐时，一手握罐，另一手用拇指或食指按压罐口周围的皮肤，使之凹陷，空气进入罐内，罐体自然脱下。

40. 叙述并演示毫针提插补法的操作方法。(2023、2017、2014)

【参考答案】①进针，行针得气。②先浅后深，重插轻提，提插幅度小，频率慢。③反复提插。④操作时间短。

41. 叙述并演示闪罐法的操作方法。(2017、2015)

【参考答案】①选取适宜体位，充分暴露待拔腧穴。②选用大小适宜的罐具。③用镊子夹紧95%的酒精棉球，点燃，使棉球在罐内壁中段绕1~3圈或短暂停留后迅速退出，迅速将罐扣在应拔的部位，再立即将罐起下。④如此反复多次地拔住起下、起下拔住。⑤拔至施术部位皮肤潮红、充血或瘀血为度。

42. 叙述并演示掌根揉法的操作方法。(2024、2016、2015、2014)

【参考答案】肘关节微屈，腕关节放松并略背伸，手指自然弯曲，亦可双掌重叠，以掌根部附着于施术部位。以肘关节为支点，前臂做主动运动，带动腕及手掌连同前臂做小幅度的回旋揉动，并带动该处的皮下组织一起运动。

43. 叙述并演示三棱针耳尖放血的操作方法。(2016、2015、2013)

【参考答案】①嘱患者选取适宜体位，充分暴露耳尖。②医者戴消毒手套。③使耳尖充血。可先在耳尖及其周围，轻轻地推、揉、挤、捋，使局部充血。④穴区皮肤常规消毒。⑤医者用一手固定耳尖，另一手持针，露出针尖 3～5mm，对准耳尖快速刺入，迅速出针，一般刺入 2～3mm。⑥轻轻挤压针孔周围，使之适量出血或出黏液。⑦用消毒干棉球按压针孔。可在耳尖贴敷创可贴。

44. 叙述并演示拇指推法的操作方法。（2016、2015）

【参考答案】①拇指端推法：以拇指端着力于施术部位或穴位上，余四指置于对侧或相应的位置以固定，腕关节略屈并向尺侧偏斜。拇指及腕部主动施力，向拇指端方向呈短距离单向直线推进。②拇指平推法：以拇指螺纹面着力于施术部位或穴位上，余四指置于其前外方以助力，腕关节略屈曲。拇指及腕部主动施力，向其食指方向呈短距离、单向直线推进，在推进的过程中，拇指螺纹面的着力部分应逐渐偏向桡侧，且随着拇指的推进腕关节应逐渐伸直。

45. 叙述并演示拇指后位捏脊法的操作方法。（2016）

【参考答案】两手拇指伸直，两指端分置于脊柱两侧，指面向前，两手食、中指前按，腕关节微屈，以两手拇指与食、中指螺纹面将皮肤捏起，并轻轻提捻，然后向前推行移动。在向前移动的捏脊过程中，两手拇指要前推，而食指、中指则交替前按，两者相互配合，从而交替捏提捻动前行。

46. 叙述并演示捻转法的操作方法。（2022、2016、2015）

【参考答案】①消毒：腧穴皮肤、医生双手常规消毒。②刺入毫针：将毫针刺入腧穴的一定深度。③实施捻转操作：针身向前向后持续均匀来回捻转。要保持针身在腧穴基点上左右旋转运动。如此反复地捻转。

47. 叙述并演示温针灸的操作。（2022、2015）

【参考答案】①准备艾卷或艾绒。截取 2cm 艾卷一段，将一端中心扎一小孔，深 1～1.5cm。也可选用艾绒，艾绒要柔软，易搓捏。②选取适宜体位，充分暴露待灸腧穴。③针刺得气留针：腧穴常规消毒，直刺进针，行针得气，将针留在适当的深度。④插套艾卷或搓捏艾绒，点燃：将艾卷有孔的一端经针尾插套在针柄上，插牢，不可偏歪，或将少许艾绒搓捏在针尾上，要捏紧，不可松散，以免滑落，点燃施灸。⑤艾卷燃尽去灰，重新置艾：待艾卷或艾绒完全燃尽成灰时，将针稍倾斜，把艾灰掸落在容器中，每穴每次可施灸 1～3 壮。⑥待针柄冷却后出针。

48. 叙述并演示震颤法的操作方法。（2023、2015、2014）

【参考答案】①进针后刺入一定深度。②刺手拇、食二指或拇、食、中指夹持针柄。③实施提插捻转：小幅度、快频率的提插、捻转，如手颤之状，使针身微微颤动。

49. 叙述并演示雀啄灸的操作方法。（2015、2014）

【参考答案】①选取适宜体位，充分暴露待灸腧穴。②点燃艾卷：选用纯艾卷，将其一端点燃。③术者手持艾卷的中上部，将艾卷燃烧端对准腧穴，像麻雀啄米样一上一下移动，使艾卷燃烧端与皮肤的距离时近时远。动作要匀速，起落幅度应大小一致。④燃艾施灸，如此反复操作，给予施灸局部以变量刺激，若遇到小儿或局部知觉减退者，术者应以食指和中指，置于施灸部位两侧，通过医者的手来测知患者局部受热程度，以便随时调节施灸时间和距离，防止烫伤。⑤把握灸量：灸至皮肤出现红晕，有温热感而无灼痛为度，一般灸 10～15 分钟。⑥灸毕熄灭艾火。

50. 叙述并演示刮法的操作方法。（2022、2015）

【参考答案】①进针后刺入一定深度。②用拇指指腹或食指指腹轻抵针尾。③用食指指甲或拇指指甲或中指指甲频频刮动针柄。可由针根部自下而上刮，也可由针尾部自上而下刮，使针身产生轻度震颤。④反复刮动数次。

51. 叙述并演示拿肩井的操作方法。（2015、2013）

【参考答案】以拇指和其余手指的指面相对用力，捏住肩井穴附近肌肤并逐渐收紧、提起，腕关节放松。以拇指同其他手指的对合力进行轻重交替、连续不断地提捏并施以揉动。

52. 叙述并演示提捏进针法的操作方法。（2022、2015）

【参考答案】①消毒：腧穴、皮肤、医生双手常规消毒。②押手提捏穴旁皮肉：押手拇、食指轻轻捏提腧穴近旁的皮肉，提捏的力度大小要适当。③持针：刺手拇、食、中指三指指腹夹持针柄。④刺入：刺手持针快速刺入腧穴，刺入时常与平刺结合。本法适用于皮肉浅薄部位的腧穴进针。

53. 叙述并演示瘢痕灸的操作方法。（2015）

【参考答案】①选择体位，定取腧穴：以仰卧位或俯卧位为宜，充分暴露待灸部位。②穴区皮肤消毒、涂擦黏附剂：对腧穴皮肤进行常规消毒，再将所灸穴位处涂以少量的大蒜汁或医用凡士林或少量清水。③点燃艾炷，每炷要燃尽：将艾炷平稳放置于腧穴上，用线香点燃艾炷顶部，待其自燃。要求每个艾炷都燃尽，除灰，更换新艾炷继续施灸，灸满规定壮数为止。④轻轻拍打穴旁，减轻施灸疼痛。⑤灸后预防感染：灸毕要在施灸处贴敷消炎药膏，用无菌纱布覆盖局部，用胶布固定，以防感染。⑥形成灸疮，待其自愈：灸后局部皮肤黑硬，周边红晕，继而起水疱。一般在 7 日左右局部出现无菌性炎症，其脓汁清稀色白，形成灸疮。灸疮 5～6 周自行愈合，留有瘢痕。

54. 叙述并演示指切进针法的操作方法。（2024、2023、2022、2015）

【参考答案】①消毒：腧穴、皮肤、医生双手常规消毒。②押手固定穴区皮肤：押手拇指或食指指甲切掐固定腧穴处皮肤。③持针：刺手拇、食、中指三指指腹夹持针柄。④刺入：将针身紧贴押手指甲缘快速刺入，本法适宜于短针的进针。

55. 叙述并演示肘推法的操作方法。（2015）

【参考答案】屈肘，以肘关节尺骨鹰嘴突起部着力于施术部位，另一侧手臂抬起，以掌部扶握屈肘侧拳顶以固定助力。以肩关节为支点，腰部发力，上臂部主动施力，做较缓慢的单方向直线推进。

56. 叙述并演示大鱼际揉法的操作方法。（2014）

【参考答案】沉肩，腕关节放松，呈微屈或水平状。大拇指内收，四指自然伸直，用大鱼际附着于施术部位上。以肘关节为支点，前臂做主动运动，带动腕关节摆动，使大鱼际在治疗部位上做轻缓柔和的上下、左右或轻度环旋揉动，并带动该处的皮下组织一起运动。

57. 叙述并演示隔盐灸的操作方法。(2023、2014)

【参考答案】①选择体位,定取腧穴:宜取仰卧位,身体放松。②食盐填脐:取纯净干燥的食盐适量,将脐窝填平,也可于盐上再放置一姜片。③放置艾炷:将艾炷置于盐上(或姜片上),点燃艾炷尖端,任其自燃。④调适温度,更换艾炷:若患者感觉施灸局部灼热不可耐受,术者用镊子夹去残炷,换炷再灸。⑤掌握灸量:如上反复施灸,灸满规定壮数,一般灸5~9壮。⑥灸毕,除去艾灰、食盐。

58. 叙述并演示中指揉法的操作方法。(2024、2014)

【参考答案】中指伸直,食指搭于中指远端指间关节背侧,腕关节微屈,用中指螺纹面着力于一定的治疗部位或穴位。以肘关节为支点,前臂做主动运动,通过腕关节使中指螺纹面在施术部位上做轻柔的小幅度的环旋运动。

59. 叙述并演示掌推法的操作方法。(2014)

【参考答案】以掌根部着力于施术部位,腕关节略背伸,肘关节伸直。以肩关节为支点,上臂部主动施力,通过肘、前臂、腕,使掌根部向前方做单方向直线推进。

60. 叙述并演示拿法的操作方法。(2024、2014)

【参考答案】以拇指和其余手指的指面相对用力,捏住施术部位肌肤并逐渐收紧、提起,腕关节放松。以拇指同其他手指的对合力进行轻重交替、连续不断的提捏并施以揉动。

三、 中医望、 闻、 脉诊技术的操作

(一) 考试介绍

考查中医望、闻、脉诊技术的具体操作方法。每份试卷1题。

【样题】演示虚里按诊的操作方法。

【参考答案】虚里即心尖搏动处,位于左乳下第四、五肋间,乳头下稍内侧,为诸脉之所宗,按虚里可了解宗气之强弱,疾病之虚实,预后之吉凶。虚里按诊时,一般患者采取坐位和仰卧位,医生位于患者右侧,用右手全掌或指腹平抚左乳下第四、五肋间,乳头下稍内侧的心尖搏动处,并调节压力,注意诊察其动气之强弱、至数和聚散等。按诊内容包括有无搏动、搏动部位及范围、搏动强度和节律、频率、聚散等。

(二) 考点汇总

1. 望诊

考点1　全身望诊

望诊内容	望诊要点
望神	首先,应观察眼睛的明亮度。其次,应观察眼球的运动度。医者可将食指竖立在患者眼前,并嘱患者眼睛随其食指做上、下、左、右移动。若患者眼球移动灵活是有神的表现,反之,若移动迟钝或不能移动均为失神的表现。再次,观察患者思维意识是否正常,有无神志不清或模糊、昏迷或昏厥等。精神状态是否正常,有无精神不振、萎靡、烦躁、错乱等;应观察患者面部表情是丰富自然还是淡漠无情,有无痛苦、呆钝等表现。最后,得出患者得神、少神、失神或假神等结论

望诊内容	望诊要点
望色	观察人体皮肤色泽变化。除皮肤色泽外，还包括对体表黏膜、排出物等颜色的观察，但望色重点是面部皮肤的色泽
望形体	观察患者体型、体质、营养、发育状况。有无体胖、体瘦、虚弱等。重点观察体型、头型、颈项、肩部、胸廓
望姿态	观察患者行、走、坐、卧姿势有无异常改变。体位、步态、运动是否自如，有无蜷卧、躁动不安、强迫体征等。坐式要观察是坐而仰首还是坐而俯首，是端坐还是屈曲抱腹或抱头。卧式要观察卧时面部朝里还是朝外，仰卧还是俯卧，平卧、斜卧还是侧卧等。立姿要观察站立时是端正直立还是弯腰屈背，有无站立不稳或不耐久站或扶物支撑的情况。行态要观察行走时是否以手护腰，行走之际有无突然停步以手护心或行走时身体震动不定的情况。异常动作要注意有无睑、唇、面、指（趾）的颤动，有无颈项强直、四肢抽搐、角弓反张的情况，有无猝然昏倒、不省人事、口眼歪斜、半身不遂的情况，有无恶寒战栗、肢体软弱的情况，有无关节拘挛、屈伸不利。儿童还应注意有无挤眉眨眼、努嘴伸舌的情况

考点2 局部望诊

（1）望头面

望诊内容	望诊要点
头颅	重点了解其大小和形状
囟门	重在观察前囟有无突起（小儿哭泣时除外）、凹陷或迟闭的情况
头发	观察头发颜色、疏密、光泽以及有无脱落等情况，光泽是头发望诊的重点
面部	有无面肿、腮肿、面削颧耸或口眼歪斜，有无特殊面容，如惊怖、苦笑貌

（2）望五官

望诊内容		望诊要点
目	目色	观察目眦周围的肤色有无发黑、发青等，白睛的颜色有无变红、黄染、蓝斑、出血等，目内、外眦脉络的颜色有无变浅及变红等，眼睑结膜颜色是否变浅或变红
	目形	观察眼睑是否浮肿、下垂，有无针眼、眼丹；眼窝有无凹陷、眼球有无突出等
	目态	观察其眼睑的闭合、睁开是否自如、到位，有无眼睑的拘挛，有无不能闭合或昏睡露睛等；眼球是否可灵活转动，有无瞪目直视、戴眼、横目斜视等；两眼的瞳孔是否等大等圆，对光反射是否存在，以及有无瞳孔缩小、瞳孔散大等

续表

望诊内容		望诊要点
耳	耳郭	观望耳郭的色泽、大小、厚薄等，以辨别是否出现耳轮淡白、青黑及红肿、干枯焦黑、甲错等；对于发热小儿，观察其耳背有无红络出现，以辨别是否麻疹将出
	耳道	观望耳道内有无分泌物、耳痔、耳疖及异物等
鼻		观察鼻部的色泽、形状及动态等，以辨别是否出现鼻部红肿或生疮、酒渣鼻、鼻部色青及鼻翼扇动等。观察鼻道内有无分泌物及其质地、颜色等
口与唇	口唇	观察口唇的颜色、形状、润燥及动态的情况，以辨别口唇的色泽是否有淡白、深红、青紫等改变，口唇是否出现肿胀、干裂、渗血、脱皮、水疱、糜烂、结痂等，口角有无流涎，口开合是否自如及有无口噤、口撮、口僻、口振、口动、口张等
	口腔	观察口腔内有无破溃、出血及黄白腐点等，以辨别有无口疮、鹅口疮及糜烂等
齿与龈	牙齿	观察牙齿的形质、润燥及动态，以辨别是否存在牙齿干燥、牙齿稀疏松动、齿根外露及牙关紧闭等
	牙龈	观察牙龈的色泽、形质等，以辨别是否存在牙龈色淡、红肿、溢脓、出血及黑线、萎缩等
咽喉		观察咽喉部的色泽、外形等，以辨别咽喉部色泽有无加深变红、出现伪膜，喉核有无肥大、红肿、溃烂及脓液。如有伪膜应观察其颜色、形状、分布范围及擦除的难易程度

（3）望躯体

望诊内容		望诊要点
颈项		观察颈项部是否对称，活动是否自如，生理前曲是否正常，有无平直或局限性后凸、侧弯、扭转等畸形，局部肌肉有无痉挛或短缩，有无项强及项软等。观察颈项部有无包块，并结合按诊辨别是否存在瘿瘤、瘰疬、外伤以及颈动脉搏动、颈静脉怒张等
胸胁	胸廓形态	观察胸廓形态是否正常、对称，注意有无桶状胸、扁平胸、鸡胸、漏斗胸、肋如串珠等
	呼吸	观察胸式呼吸是否均匀，节律是否规整，胸廓起伏是否左右对称、均匀协调，吸气时肋间隙及锁骨上窝有无凹陷等
	乳房	观察两侧乳房、乳头的大小、形状、位置、对称性、皮肤及乳晕颜色、有无凹陷、有无异常泌乳及分泌物。男性有无乳房增生等
腹部		观察腹部是否平坦，注意有无胀大、凹陷及局部膨隆。观察腹式呼吸是否存在或有无异常。观察腹壁有无青筋暴露、怒张及突起等
腰背部		观测腰背部两侧是否对称，脊柱是否居中，注意颈、胸、腰、骶段之生理弯曲是否正常，注意有无脊柱侧弯、龟背或驼背、背屈肩堕及脊疳等。观察腰部活动是否自如，有无局部的拘挛、活动受限等

（4）望四肢

望诊内容	望诊要点
手足	注意观察肢体有无萎缩、肿胀的情况，四肢各个关节有无肿大、变形，小腿有无青筋暴露，下肢有无畸形，观察患者肢体有无运动不灵，手足有无颤动、蠕动、拘急及抽搐的情况，高热神昏的患者应观察其有无扬手踯足的情况。对于病重神昏的患者，还应注意观察有无循衣摸床，或撮空理线等异常动作
手掌	注意观察手掌的厚薄、润燥以及有无脱屑、水疱、皲裂的情况
鱼际	观察患者鱼际是丰满还是瘦削，颜色有无发青、红赤等情况
指趾	观察手指有无挛急、变形，脚趾皮肤有无变黑、溃烂，趾节有无脱落。注意爪甲颜色是粉红（正常）还是淡白、鲜红、深红、青紫或紫黑。另外，为了观察气血运行是否流畅，医者可用拇指、食指按压患者手指爪甲，并随即放手，观察其甲色变化情况及速度。若按之色白，放手即红，说明气血流畅，其病较轻；反之，按之色白，放之不即红者为气血不畅之象，病情较重

（5）二阴

望诊内容	望诊要点
前阴	观察男性的阴茎、阴囊和睾丸有无肿胀、内缩及其他异常的形色改变。观察女性的外阴部有无肿胀、溃疡、肿瘤、畸形及分泌物等
后阴	观察肛门及其周围有无肿物、脱出物以及红肿、分泌物等，注意有无肛痈、肛裂、痔瘘、脱肛等

（6）皮肤

观察皮肤的色泽、润燥、形质等，注意有无肌肤颜色的异常，是否出现肌肤干燥、甲错，以及有无斑、疹、水疱、疮疡等。

（7）排出物

观察患者的痰、涎、涕、唾、月经、带下、大便、小便、呕吐物等分泌物、排泄物、病理产物的形、色、质、量等。望排出物总的规律是色白质稀者属虚寒，色黄质稠者属实热。

考点3★ 望小儿食指络脉

让家长抱小儿于光线明亮处，医生用左手拇指和食指握住小儿食指末端，以右手拇指在小儿食指掌侧前缘从指尖向指根部推擦数次，即从命关向气关、风关直推，络脉越推越明显，直至医者可以看清络脉为止，注意用力要适中，以络脉可以显见为宜。病重患儿，络脉十分显著，不推即可观察。观察络脉显现部位的浅深（浮沉）及所在食指的位置，络脉的形状（络脉支数的多少、络脉的粗细等）、色泽（红、紫、青、黑）及淡滞（浅淡、浓滞）。正常小儿食指络脉的表现是：浅红微黄，隐现于风关之内，既不明显浮露，也不超出风关。对小儿异常食指络脉的观察，应注意其沉浮、颜色、长短、形状四个方面的变化。

考点4★★ 舌诊

（1）操作方法

1）医者的姿势可略高于患者，保证视野平面略高于患者的舌面，以便俯视舌面。

2）注意光线必须直接照射于舌面，使舌面明亮，以便于正确进行观察。

3）先察舌质，再察舌苔。察舌质时先察舌色，再察舌形，次察舌态。察舌苔时，先察苔色，再察苔质，次察舌苔分布。对舌分部观察时先看舌尖，再看舌中舌边，最后观察舌根部。

4）望舌时做到迅速敏捷，全面准确，时间不可太长。一般不宜超过30秒。若一次望舌判断不准确，可让患者休息3~5分钟后重新望舌。

5）对患者伸舌时的不符合要求的姿势，医生应予以纠正。如：伸舌时过分用力；患者伸舌时，用牙齿刮舌面；伸舌时，口未充分张开，只露出舌尖；舌体伸出时舌边、尖上卷，或舌肌紧缩，或舌体上翘，或左右歪斜等，影响舌面充分暴露。

6）当舌苔过厚，或者出现与病情不相符合的苔质、苔色，为了确定其有根、无根，或是否染苔等，可结合揩舌或刮舌方法，也可直接询问患者在望舌前的饮食、服用药物等情况，以便正确判断。

①揩舌：医生用消毒纱布缠绕右手食指两圈，蘸少许清洁水，力量适中，从舌根向舌尖揩抹3~5次。

②刮舌：医生用消毒的压舌板边缘，以适中的力量，在舌面上从舌根向舌尖刮3~5次。

7）望舌过程中还可穿插对舌部味觉、感觉等情况的询问，以便全面掌握舌诊资料。

8）观察舌下络脉时，应按照下述方法进行：

①嘱患者尽量张口，舌尖向上腭方向翘起并轻轻抵于上腭，舌体自然放松，勿用力太过，使舌下络脉充分暴露，便于观察。

②首先观察舌系带两侧大络脉的颜色、长短、粗细，有无怒张、弯曲等异常改变，然后观察周围细小络脉的颜色和形态有无异常。

（2）望舌内容

1）舌质的临床意义

类别	名称	临床意义
舌神	荣舌（有神舌）	见于健康之人或初病轻浅，预后良好者
	枯舌（无神舌）	气血、阴阳皆衰，生机已微，预后较差
舌色	淡红舌	见于健康之人；或外感初起，病情轻浅，气血内脏未伤
	淡白舌	主虚证、寒证或气血两亏
	红舌	主热证
	绛舌	热入营血或阴虚火旺，或血行不畅
	青紫舌	轻者气血运行不畅，甚者瘀血

类别	名称	临床意义
舌形	老舌	主实证
	嫩舌	主虚证
	胖大舌	主水湿痰饮证
	肿胀舌	主热郁、中毒
	瘦薄舌	主气血两虚、阴虚火旺
	点、刺舌	主热盛
	裂纹舌	主阴血亏虚
舌态	强硬舌	热入心包；高热伤津；痰浊内阻；中风或中风先兆
	痿软舌	气血俱虚；阴亏津伤
	颤动舌	肝风内动
	歪斜舌	中风或中风先兆
	吐弄舌	心脾二经有热，或疫毒攻心，或正气已绝，或为动风先兆，或小儿智力不全
	短缩舌	寒凝、痰阻、津伤、阴血亏虚
	舌纵	实热内踞，痰火扰心，气虚
	舌麻痹	气血虚，肝风内动，或风气夹痰，阻滞舌络

2）舌苔的临床意义

舌苔		临床意义
苔质	薄苔	病位浅，常见于外感表证，或内伤轻病
	厚苔	病位深，常见于内有痰饮、湿浊、食积等里证
	润苔	津液未伤
	滑苔	痰饮水湿内停
	燥苔	热盛伤津
	糙苔	热盛津涸
	腻苔	湿浊，痰饮，食积，湿热
	腐苔	食积胃肠，痰浊内蕴
	剥落苔	胃气大伤，胃阴枯竭，气血两虚
	真苔	邪气较盛，胃气阴尚存，预后较好
	假苔	胃气阴衰败，预后不良

续表

舌苔		临床意义
苔色	白苔	主表证、寒证
	黄苔	主里证、热证
	灰苔	主里证,常见于里热证,也见于寒湿证
	黑苔	主里证,或为热极,或为寒盛

2. 闻诊

考点1 听声音

闻诊内容	闻诊要点
语声	注意听患者发声的有无,声音的高低、强弱及清浊等,以判断患者有无喑哑、失音、语声重浊等
语言	①对于神志不清的患者,注意听患者有无说话、说话的多少及其声音的高低等,以判断属于谵语或郑声。②对于神志清楚的患者,注意听辨患者的言辞表达与应答能力有无异常,吐词是否清晰流利,说话的多少,说话声音的高低等,以鉴别患者是否存在独语、错语、狂言、言謇及是否喜欢讲话等
呼吸、咳嗽	听辨患者气息出入的快慢、深浅、强弱、粗细及其他声音等,以鉴别患者是否存在喘、哮、短气、少气等异常表现。对于咳嗽的患者,注意听辨其咳声的大小,是否有重浊、沉闷、不扬、清脆等特征,是否属于阵发性痉挛性咳嗽及犬吠样咳嗽,有无痰声等。必要时可借助听诊器听取肺部呼吸音有无异常、有无啰音等
呕吐、呃逆、嗳气、太息	注意听辨其声音的大小、出现的频率等
肠鸣	听辨肠鸣音的多少、强弱等,必要时可借助听诊器听取腹部,以辨别有无肠鸣音异常

考点2 嗅气味

	异常气味	临床意义
大便	臭秽难闻	肠有郁热
	溏泻而腥	脾胃虚寒
	臭如败卵,矢气酸臭	食积大肠
小便	臊臭,黄赤浑浊	膀胱湿热
	散发苹果气味	消渴病
月经	经血臭秽	热证
	经血气腥	寒证

	异常气味	临床意义
带下	臭秽黄稠	湿热
	腥臭清稀	寒湿
	奇臭而色杂	多为癌病
病室气味	臭气触人	瘟疫病
	病室尸臭气	脏腑衰败
	病室血腥气	失血证或术后
	病室腐臭气	溃腐疮疡
	病室尿臊气	水肿病晚期
	病室有烂苹果气味	消渴病晚期

3. 脉诊

考点★★★ 脉诊

（1）操作方法

1）患者体位

患者取正坐位或仰卧位，前臂自然向前平展，与心脏置于同一水平，手腕伸直，手掌向上，手指微微弯曲，在腕关节下面垫一松软的脉枕，使寸口部位充分伸展，局部气血畅通，便于诊察脉象。

2）医生指法

指法	操作要点
选指	医生用左手或右手的食指、中指和无名指三个手指指目诊察，指目是指尖和指腹交界棱起之处，是手指触觉较灵敏的部位。诊脉者的手指指端要平齐，即三指平齐，手指略呈弓形，与受诊者体表约呈45°为宜，这样的角度可以使指目紧贴于脉搏搏动处
布指	中指定关，医生先以中指按在掌后高骨内侧动脉处，然后食指按在关前（腕侧）定寸，无名指按在关后（肘侧）定尺。布指的疏密要与患者手臂长短和医生手指粗细相适应，如患者的手臂长或医者手指较细，布指宜疏，反之宜密
运指	医生运用指力的轻重、挪移及布指变化以体察脉象。常用的指法有举、按、寻、循、总按和单诊等，注意诊察患者的脉位（浮沉、长短）、脉次（至数与均匀度）、脉形（大小、软硬、紧张度等）、脉势（强弱与流利度）及左右手寸、关、尺各部表现

3）平息

医生在诊脉时注意调匀呼吸。一方面医生保持呼吸调匀，清心宁神，可以自己的呼吸计算患者的脉搏至数；另一方面，平息有利于医生思想集中，可以仔细地辨别脉象。

4）切脉时间

一般每次诊脉每手应不少于1分钟，两手以3分钟左右为宜。诊脉时应注意每次诊脉的时间至少应在五十动。

5) 小儿脉诊法

小儿	操作要点
3 岁以下	可用右手大拇指按于小儿掌后高骨部脉上,不分三部,以定至数为主
3~5 岁	以高骨中线为关,以一指向两侧转动以寻察三部
6~8 岁	可挪动拇指诊三部
9~10 岁	可次第下指,依寸、关、尺三部诊脉
10 岁以上	按成人三部脉法进行辨析

(2) 操作技巧
1) 正常脉象的八要素特征

脉象的八要素	特征
脉位	脉位居中,不浮不沉
脉率	脉一息四至或五至,相当于每分钟 72~80 次
脉律(均匀度)	节律均匀整齐
脉宽	脉大小适中
脉长	脉长短适中,不越本位
脉势	脉搏有力,寸、关、尺三部均可触及,沉取不绝
紧张度	脉应指有力而不失柔和
流利度	脉势和缓,从容流利

2) 脉象与主病

脉纲	脉名	脉象	主病
浮脉类	浮脉	举之有余,按之不足	表证,亦见于虚阳浮越证
	洪脉	脉体宽大,充实有力,来盛去衰	热盛
	濡脉	浮细无力而软	虚证,湿困
	散脉	浮取散漫而无根,伴至数或脉力不匀	元气离散,脏气将绝
	芤脉	浮大中空,如按葱管	失血,伤阴之际
	革脉	浮而搏指,中空边坚	亡血、失精、半产、崩漏
沉脉类	沉脉	轻取不应,重按始得	里证
	伏脉	重按推至筋骨始得	邪闭、厥病、痛极
	弱脉	沉细无力而软	阳气虚衰、气血俱虚
	牢脉	沉按实大弦长	阴寒内积、疝气、癥积

脉纲	脉名	脉象	主病
迟脉类	迟脉	一息不足四至	寒证，亦见于邪热结聚
	缓脉	一息四至，脉来怠缓	湿病，脾胃虚弱，亦见于平人
	涩脉	往来艰涩，迟滞不畅	精伤、血少，气滞、血瘀，痰食内停
	结脉	迟而时一止，止无定数	阴盛气结，寒痰瘀血，气血虚衰
数脉类	数脉	一息五至以上，不足七至	热证；亦主里虚证
	疾脉	脉来急疾，一息七八至	阳极阴竭，元气欲脱
	促脉	数而时一止，止无定数	阳热亢盛，瘀滞、痰食停积，脏气衰败
	动脉	脉短如豆，滑数有力	疼痛，惊恐
虚脉类	虚脉	举按无力，应指松软	气血两虚
	细脉	脉细如线，应指明显	气血俱虚，湿证
	微脉	极细极软，似有似无	气血大虚，阳气暴脱
	代脉	迟而中止，止有定数	脏气衰微，疼痛、惊恐、跌仆损伤
	短脉	首尾俱短，不及本部	有力主气郁，无力主气损
实脉类	实脉	举按充实而有力	实证，平人
	滑脉	往来流利，应指圆滑	痰湿、食积、实热，青壮年，孕妇
	弦脉	端直以长，如按琴弦	肝胆病、疼痛、痰饮等，老年健康者
	紧脉	绷急弹指，状如转索	实寒证、疼痛、宿食
	长脉	首尾端直，超过本位	阳气有余，阳证、热证、实证，平人
	大脉	脉体宽大，无汹涌之势	健康人，或病进

4. 按诊

考点1 按诊

（1）体位

①对于皮肤、手足、腧穴的按诊，医生多以坐或站立的形式，面对患者被诊部位，用左手稍扶病体，右手进行触摸按压诊察部位。②对于胸腹、腰部或下肢的诊察，医生多以站位站于患者的右侧或左侧进行操作。

（2）手法

手法	操作要点
触法	用手指或手掌轻触患者局部皮肤（如额部、四肢部、胸腹部等），以检查肌肤的凉热、润燥
摸法	用手指或手掌稍用力寻抚局部（如胸腹、腧穴、肿胀的部位等），以检查局部的感觉、有无压痛及肿物的形态与大小等

续表

手法			操作要点
按法			用手指或手掌重力按压或推寻局部（如胸部、腹部、脊柱、肿胀部位、肌肉丰厚处等），以检查深部有无疼痛、肿块，以及肿块的活动程度、肿胀的程度及范围大小等
叩法	直接叩击法		用手直接叩击或拍打患者体表部位，根据叩击音及手指下的感觉来判断检查部位的情况
	间接叩击法	掌拳叩击法	医生用左手掌平贴在患者的被诊部位，右手握空拳叩击左手背，同时询问患者的感觉，注意观察患者的反应。主要用于检查腰背部等肌肉较为丰厚的部位
		指指叩击法	医生用左手中指的第二指节紧贴在患者需检查部位的体表，其余手指略微抬起，右手指自然弯曲，中指弯曲约90°，垂直叩在左手第二指节前端。叩击时应借用手腕活动的力量，灵活、短促，每叩一下，右手迅速抬起，以连续叩击两三下，而后略微停顿的节奏进行。每叩击数次，左手即向前或向后移动，右手也随之移动，根据不同部位的声音变化进行诊察。主要用于胸、胁、脘、腹及背部的检查

考点2★★ 特色按诊

按诊法	操作要点
虚里按诊法	一般患者采取坐位和仰卧位，医生位于患者右侧，用右手全掌或指腹平抚左乳下第四、五肋间，乳头下稍内侧的心尖搏动处，并调节压力，注意诊察其动气之强弱、至数和聚散等
结节与疮疡按诊	①医生位于患者右侧，右手手指自然并拢，掌面平贴肌肤之上轻轻滑动，以诊肌肤的寒热、润燥、滑涩，有无皮疹、结节、肿胀、疼痛等。 ②若发现有结节时，应对结节进一步按诊，可用右手拇指与食指寻其结节边缘及根部，以确定结节的大小、形态、软硬程度、活动情况等。 ③若诊察有肿胀时，医生应用右手拇指或食指在肿胀部位进行按压，以掌握肿胀的范围、性质等。 ④疮疡按诊，医生可将两手拇指和食指自然伸出，其余三指自然屈曲，用两食指寻按疮疡根底及周围肿胀状况，未破溃的疮疡，可用两手食指对应夹按，或用一食指轻按疮疡顶部，另一食指置于疮疡旁侧，诊其软硬，有无波动感，以了解成脓的程度
尺肤诊	诊左尺肤时，医生用右手握住患者上臂近肘处，左手握住患者手掌，同时向桡侧转前臂，使前臂内侧面向上平放，尺肤部充分暴露，医生用指腹或手掌平贴尺肤处并上下滑动来感觉尺肤的寒热、滑涩、缓急（紧张度）。诊右尺肤时，医生操作手法同上，左、右手置换位置，方向相反

（三）实战演练

1. 叙述并演示舌诊的操作方法，汇报诊查结果并说明其舌象特征及临床意义。（2024、2023、2019、2018、2017、2016）

【参考答案】

（1）医者的姿势可略高于患者，保证视野平面略高于患者的舌面，以便俯视舌面。

（2）注意光线必须直接照射于舌面，使舌面明亮，以便于正确进行观察。

（3）先察舌质，再察舌苔。察舌质时先察舌色，再察舌形，次察舌态。察舌苔时，先察苔色，再察苔质，次察舌苔分布。对舌分部观察时，先看舌尖，再看舌中舌边，最后观察舌根部。

（4）望舌时做到迅速敏捷，全面准确，时间不可太长，一般不宜超过30秒，若一次望舌判断不准确，可让患者休息3~5分钟后重新望舌。

（5）对患者伸舌时不符合要求的姿势，医生应予以纠正，如：伸舌时过分用力，患者伸舌时，用牙齿刮舌面，伸舌时，口未充分张开，只露出舌尖，舌体伸出时舌边尖上卷，或舌肌紧缩，或舌体上翘，或左右歪斜等，影响舌面充分暴露。

（6）当舌苔过厚，或者出现与病情不相符合的苔质、苔色，为了确定其有根、无根，或是否染苔等，可结合揩舌或刮舌方法，也可直接询问患者在望舌前的饮食、服用药物等情况，以便正确判断。①揩舌：医生用消毒纱布缠绕右手食指两圈，蘸少许清洁水，力量适中，从舌根向舌尖揩抹3~5次。②刮舌：医生用消毒的压舌板边缘，以适中的力量，在舌面上从舌根向舌尖刮3~5次。

（7）望舌过程中还可穿插对舌部味觉、感觉等情况的询问，以便全面掌握舌诊资料。

（8）观察舌下络脉时，应按照下述方法进行：①嘱患者尽量张口，舌尖向上腭方向翘起并轻轻抵于上腭，舌体自然放松，勿用力太过，使舌下络脉充分暴露，便于观察。②首先观察舌系带两侧大络脉的颜色、长短、粗细，有无怒张、弯曲等异常改变，然后观察周围细小络脉的颜色和形态有无异常。

（9）舌象特征及临床意义应根据实际情况分析。

2. 叙述并演示脉诊的操作方法，汇报诊查结果并说明其脉象特征及临床意义。（2024、2023、2022、2021、2020、2019、2018、2017）

【参考答案】

（1）患者体位：患者应取正坐位或仰卧位，前臂自然向前平展，与心脏置于同一水平，手腕伸直，手掌向上，手指微微弯曲，在腕关节下面垫一松软的脉枕，使寸口部位充分伸展，局部气血畅通，便于诊查脉象。

（2）医生指法：①选指：医生用左手或右手的食指、中指和无名指三个手指指目诊察，指目是指尖和指腹交界棱起之处，是手指触觉较灵敏的部位。诊脉者的手指指端要平齐，即三指平齐，手指略呈弓形，与受诊者体表约呈45°为宜，这样的角度可以使指目紧贴于脉搏搏动处。②布指：中指定关，医生先以中指按在掌后高骨内侧动脉处，然后食指按在关前（腕侧）定寸，无名指按在关后（肘侧）定尺。布指的疏密要与患者手臂长短与医生手指粗细相适应，如患者的手臂长或医者手指较细，布指宜疏，反之宜密。③运指：医生运用指力的轻重、挪移及布指变化以体察脉象。常用的指法有举、按、寻、循、总按和单诊等，注意诊察患者的脉位（浮沉、长短）、脉次（至数与均匀度）、脉形（大小、软硬、紧张度等）、脉势（强弱与流利度）及左右手寸、关、尺各部表现。

（3）平息：医生在诊脉时注意调匀呼吸。一方面医生保持呼吸调匀，清心宁神，可以自己的呼吸计算患者的脉搏至数；另一方面，平息有利于医生思想集中，可以仔细地辨别脉象。

（4）切脉时间：一般每次诊脉每手应不少于 1 分钟，两手以 3 分钟左右为宜。诊脉时应注意每次诊脉的时间至少应在五十动。

（5）脉象特征及临床意义应根据实际情况分析。

3. 叙述并演示全身望诊的操作方法。(2016)

【参考答案】①望神：首先，应观察眼睛的明亮度。其次，应观察眼球的运动度。医者可将食指竖立在患者眼前，并嘱患者眼睛随其食指做上、下、左、右移动。若患者眼球移动灵活是有神的表现，反之，若移动迟钝或不能移动均为失神的表现。再次，观察患者思维意识是否正常，有无神志不清或模糊、昏迷或昏厥等。精神状态是否正常，有无精神不振、萎靡、烦躁、错乱等；应观察患者面部表情是丰富自然还是淡漠无情，有无痛苦、呆钝等表现。最后，得出患者得神、少神、失神或假神等结论。②望色：观察人体皮肤色泽变化。除皮肤色泽外，还包括对体表黏膜、排出物等颜色的观察，但望色重点是面部皮肤的色泽。③望形体：观察患者体型、体质、营养、发育状况。有无体胖、体瘦、虚弱等。重点观察体型、头型、颈项、肩部、胸廓。④望姿态：观察患者行走坐卧姿势有无异常改变。体位、步态、运动是否自如，有无蜷卧、躁动不安、强迫体征等。坐形要观察是坐而仰首还是坐而俯首，是端坐还是屈曲抱腹或抱头。卧式要观察卧时面部朝里还是朝外，仰卧还是俯卧，平卧、斜卧还是侧卧等。立姿要观察端正直立还是弯腰屈背，有无站立不稳或不耐久站或扶物支撑的情况。行态要观察行走时是否以手护腰，行走之际有无突然停步以手护心或行走时身体震动不定的情况。异常动作要注意有无睑、唇、面、指（趾）的颤动，有无颈项强直、四肢抽搐、角弓反张的情况，有无猝然昏倒、不省人事、口眼歪斜、半身不遂的情况，有无恶寒战栗、肢体软弱的情况，有无关节拘挛、屈伸不利。儿童还应注意有无挤眉眨眼、努嘴伸舌的情况。

4. 叙述并演示中医脉诊布指的操作方法。(2015、2014、2013)

【参考答案】中指定关，医生先以中指按在掌后高骨内侧动脉处，然后食指按在关前（腕侧）定寸，无名指按在关后（肘侧）定尺。布指的疏密要与患者手臂长短与医生手指粗细相适应，如患者的手臂长或医者手指较细，布指宜疏，反之宜密。

5. 叙述并演示诊尺肤的操作方法。(2015)

【参考答案】诊左尺肤时，医生用右手握住患者上臂近肘处，左手握住患者手掌，同时向桡侧转前臂，使前臂内侧面向上平放，尺肤部充分暴露，医生用指腹或手掌平贴尺肤处并上下滑动来感觉尺肤的寒热、滑涩、缓急（紧张度）。诊右尺肤时，医生操作手法同上，左、右手置换位置，方向相反。

6. 叙述并演示患者脉诊体位的操作方法。(2014)

【参考答案】患者取正坐位或仰卧位，前臂自然向前平展，与心脏置于同一水平，手腕伸直，手掌向上，手指微微弯曲，在腕关节下面垫一松软的脉枕，使寸口部位充分伸展，局部气血畅通，便于诊察脉象。

7. 叙述并演示望小儿食指络脉的操作方法。(2014)

【参考答案】让家长抱小儿于光线明亮处，医生用左手拇指和食指握住小儿食指末端，以右手拇指在小儿食指掌侧前缘从指尖向指根部推擦数次，即从命关向气关、风关直推，络脉越推越明显，直至医者可以看清络脉为止，注意用力要适中，以络脉可以显见为宜。病重患儿，络脉十分显著，不推即可观察。观察络脉显现部位的浅深（浮沉）及所在食指的位置，络脉的形状（络脉支数的多少、络脉的粗细等）、色泽（红、紫、青、黑）及淡滞（浅淡、浓滞）。正常小儿食指络脉的表现是：浅红微黄，隐现于风关之内，既不明显浮露，也不超出风关。对小儿异常食指络脉的观察，应注意其沉浮、颜色、长短、形状四个方面的变化。

第二部分　病史采集

（一）考试介绍

根据试题提供的"患者主诉"，回答如何询问现病史及相关病史。每份试卷1题。

【样题】患者，女，45岁。反复夜间胃脘部疼痛2个月。

【参考答案】

（1）现病史

1）根据主诉了解从发病到就诊前疾病的发生、发展变化、诊治经过及相关的鉴别诊断。

①询问发病时间、起病缓急、病因和诱因。②了解疼痛的性质（刺痛、钝痛、隐痛等）、部位、持续时间、诱发与缓解因素，有无放射痛。③是否有恶心、呕吐、嗳气、反酸、嘈杂、发热、消瘦等伴随症状，询问饮食及二便情况。④结合中医十问了解目前疾病的情况。

2）诊疗经过

①是否到医院诊治，是否做过钡餐、胃镜等检查。②用过何种药物治疗，效果如何。

（2）相关病史

1）与该病有关的其他病史：既往类似发作史、肝炎史、胆囊炎史；家族史等。

2）药物、食物过敏史、月经史。

（二）考点汇总

考点1★★★　一般患者的问诊

①一般情况（姓名、性别、年龄、民族、职业、婚否、籍贯、现单位、现住址、邮编、电话号码、电子邮箱）。②主诉。③现病史（发病情况、病程经过、诊治经过、现在症状）。④既往史（过去患病、手术、外伤、过敏、预防注射）。⑤个人生活史（生活经历、精神情志、饮食嗜好、生活起居、婚姻状况、月经及生育情况）。⑥家族史。⑦过敏史。

考点2　危重患者的问诊

抓住主症扼要询问，重点检查，以便争取时机，迅速治疗、抢救。待病情缓解后，再进行详细询问，切不可机械地苛求完整记录而延误治疗、抢救时机。

考点3 复诊、转诊患者的问诊

重点询问用药后的病情变化。有些患者,尤其是患病较久者,在就诊前已经在其他医院进行过诊断和治疗,所以对转诊者,有必要询问曾做过哪些检查,结果怎样,有过何种诊断,诊断的依据是什么,经过哪些治疗,治疗的效果及反应如何等。了解既往诊断和治疗的情况,可作为当前诊断与治疗的参考。

考点4 特殊患者的问诊

当患者有如下特殊情况时,如缄默与忧伤、焦虑与抑郁、多话与唠叨、愤怒与敌意、多种症状并存、文化程度低下或语言障碍,或为重危或晚期患者、残疾患者、老年人、儿童、精神病患者,在询问病史时应根据患者的具体情况给予适当安抚、鼓励、启发、引导。必要时请陪同人员协助提供病史。问诊时应及时核定患者陈述中的不确切或有疑问的情况,如病情与时间,某些症状与检查结果等,以提高病史的真实性。

(三) 实战演练

1. 患者,男,50岁。昏迷1天。(2024、2017)

【参考答案】

(1) 现病史

1) 根据主诉了解从发病到就诊前疾病的发生、发展变化、诊治经过及相关的鉴别诊断。

①询问发病时间、起病缓急、病因和诱因。②了解昏迷加重与缓解因素。③是否有高热、呕吐、抽搐等伴随症状,询问饮食、睡眠、二便、腹部体征等情况。④结合中医十问了解目前疾病的情况。

2) 诊疗经过

①是否到医院诊治,是否做过颅脑CT、颅脑MRI等检查。②用过何种药物治疗,效果如何。

(2) 相关病史

1) 与该病有关的其他病史:高血压、心脏病等。

2) 饮食史、药物过敏史。

2. 患者,女,30岁。产后3天,寒战高热2小时。(2024、2016)

【参考答案】

(1) 现病史

1) 根据主诉了解从发病到就诊前疾病的发生、发展变化、诊治经过及相关的鉴别诊断。

①询问发病时间、起病缓急、病因和诱因。②了解发热的性质(稽留热、弛张热、间歇热等)、程度、持续时间、加重与缓解因素。③是否有头痛、呕吐或昏迷、关节痛等伴随症状,询问饮食、睡眠、二便、腹部体征等情况。④结合中医十问了解目前疾病的情况。

2) 诊疗经过

①是否到医院诊治,是否做过B型超声、CT等检查。②用过何种药物治疗,效果如何。

（2）相关病史

1）与该病有关的其他病史：盆腔炎等。

2）饮食史、药物过敏史、月经史、既往生育史、有无感染病史。

3. 患者，男，45岁。关节灼痛1个月。（2015）

【参考答案】

（1）现病史

1）根据主诉了解从发病到就诊前疾病的发生、发展变化、诊治经过及相关的鉴别诊断。

①询问发病时间、病因和诱因。②了解灼痛的部位、程度、持续时间、加重与缓解因素。③是否有发热、乏力、体重下降等伴随症状，询问饮食、睡眠及二便等情况。④结合中医十问了解目前疾病的情况。

2）诊疗经过

①是否到医院诊治，是否做过X线、CT等检查。②用过何种药物治疗，效果如何。

（2）相关病史

1）与该病有关的其他病史：痛风、滑膜炎等。

2）食物、药物过敏史。

4. 患者，男，35岁。咳嗽，咽痛，咳黄痰3天。（2024、2022、2014）

【参考答案】

（1）现病史

1）根据主诉了解从发病到就诊前疾病的发生、发展变化、诊治经过及相关的鉴别诊断。

①询问发病时间、起病缓急、病因和诱因。②了解咳嗽的程度、持续时间、加重与缓解因素。③是否有头痛、发热、乏力、胸闷、腹痛等伴随症状，询问饮食、睡眠及二便情况。④结合中医十问了解目前疾病的情况。

2）诊疗经过

①是否到医院诊治，是否做过肺部X线、肺功能等检查。②用过何种药物治疗，效果如何。

（2）相关病史

1）与该病有关的其他病史：伤寒、流行性感冒等。

2）药物、食物过敏史，烟酒史。

5. 患者，女，45岁。左颈前肿痛4天。（2024、2020）

【参考答案】

（1）现病史

1）根据主诉了解从发病到就诊前疾病的发生、发展变化、诊治经过及相关的鉴别诊断。

①询问发病的时间、病因和诱因。②了解颈前肿痛的程度、加重及缓解因素。③是否有疲乏无力、怕热多汗、体重减轻等伴随症状，询问饮食、睡眠与二便等情况。④结合中医十问了解目前疾病的情况。

2）诊疗经过

①是否到医院就诊，是否做过血常规、X线、CT等检查。②用过何种药物治疗，

效果如何。

（2）相关病史

1）与该病有关的其他病史：甲状腺功能亢进症等。

2）药物、食物过敏史，月经史，既往生育史。

第三部分　中医临床答辩

一、疾病的辨证施治

（一）考试介绍

考查疾病的辨证施治、诊断依据、辨证要点、治疗原则、方药等。本类考题与本部分第二、三、四考题4选1抽题作答，每份试卷1题。

【样题】叙述郁证肝气郁结证的症状、主治、方药。

【参考答案】

症状：精神抑郁，情绪不宁，胸部满闷，胁肋胀痛，痛无定处，脘闷嗳气，不思饮食，大便不调，舌淡红，苔薄腻，脉弦。

治法：疏肝解郁，理气畅中。

方药：柴胡疏肝散加减。

（二）考点汇总

本部分考点与第一站相同。请参考第一站考点的相关内容。

（三）实战演练

1. 叙述不寐心脾两虚证的症状、治法、方药。(2018、2017)

【参考答案】

症状：不易入睡，多梦易醒，心悸健忘，神疲食少，伴头晕目眩，四肢倦怠，腹胀便溏，面色少华，舌淡苔薄，脉细无力。

治法：补益心脾，养血安神。

方药：归脾汤加减。

2. 叙述盗汗阴虚火旺证的症状、治法、方药。(2017)

【参考答案】

症状：虚烦少眠，寐则汗出，五心烦热；或久咳虚喘，午后潮热，两颧色红，形体消瘦，女子月经不调，男子梦遗，舌红少苔，脉细数。

治法：滋阴降火。

方药：当归六黄汤加减。

3. 患者，男，35岁。突感头痛，痛连项背，恶风畏寒，遇风受寒加重，喜裹头，口不渴，鼻塞，流清涕。舌苔薄白，脉浮紧。请根据症状做出疾病、证型诊断，并拟出治法、方药。(2021、2020)

【参考答案】

疾病诊断：头痛。

证型诊断：风寒头痛。

治法：疏风散寒。

方药：川芎茶调散加减。

4. 叙述厥证气厥的症状、治法、方药。(2017)

【参考答案】

(1) 实证

症状：突然昏倒，不省人事，或四肢厥冷，呼吸急促，口噤不开，舌淡红，苔薄白，脉沉弦。

治法：顺气解郁，开窍醒神。

方药：先用通关散吹鼻醒神，继用五磨饮子。

(2) 虚证

症状：平素身体虚弱，发作前有明显的精神紧张，劳倦、饥饿太过，眩晕昏仆，面色苍白，汗出肢冷，气息低微，舌淡，苔薄，脉沉弱。

治法：益气回阳固脱。

方药：独参汤或四味回阳饮加减。

5. 叙述眩晕肝阳上亢证的症状、治法、方药。(2017)

【参考答案】

症状：眩晕耳鸣，头胀痛，急躁易怒，失眠多梦，脉弦。或兼面红，目赤，口苦，便秘尿赤，舌红苔黄，脉弦数；或兼腰膝酸软，健忘，遗精，舌红少苔，脉弦而数，甚或眩晕欲仆，泛泛欲呕，头痛如掣，肢麻震颤，语言不利，步履不正。

治法：平肝潜阳，清热息风。

方药：天麻钩藤饮加减。

6. 叙述头痛之风热头痛的症状、治法、方药。(2017)

【参考答案】

症状：头痛而胀，甚则头痛欲裂，发热恶风，面红目赤，口渴喜饮，大便不畅或便秘，小便黄，舌红苔黄，脉浮数。

治法：祛风清热和络。

方药：芎芷石膏汤加减。

7. 叙述小儿肺炎风热闭肺证的症状、治法、方药。(2017)

【参考答案】

症状：发热恶风，微有汗出，咳嗽气急，痰多，痰黏稠或黄，口渴咽红，舌红，苔薄白或黄，脉浮数。重症则见高热，咳嗽微喘，气急鼻扇，喉中痰鸣，面赤，便干尿黄，舌红，苔黄，脉滑数，指纹浮紫或紫滞。

治法：辛凉宣肺，化痰止咳。

方药：银翘散合麻杏石甘汤加减。

8. 腹痛湿热壅滞证的症状、治法、方药。(2017)

【参考答案】

症状：腹痛拒按，烦渴引饮，大便秘结，或溏滞不爽，潮热汗出，小便短黄，舌质红，苔黄燥或黄腻，脉滑数。

治法：泄热通腑，行气导滞。

方药：大承气汤加减。

9. 痿证脾胃亏虚，精微不运证的症状、治法、方药。(2017)

【参考答案】

症状：肢体痿软无力，逐渐加重，食少，便溏，腹胀，面浮不华，气短，神疲乏力，苔薄白，脉细。

治法：补脾益气，健运升清。

方药：参苓白术散合补中益气汤加减。

10. 叙述湿疹的中医外科治法。(2017)

【参考答案】

（1）急性湿疹：①初期仅有潮红、丘疹，或少数水疱而无渗液时，外治宜清热利湿，避免刺激，可用苦参、黄柏、地肤子、荆芥等煎汤温洗以清热止痒。或用10%黄柏溶液、炉甘石洗剂外搽。②若水疱糜烂、渗出明显时，外治宜收敛、消炎、促进表皮恢复，可选用黄柏、生地榆、马齿苋、野菊花等煎汤外洗；或10%黄柏溶液、三黄洗剂等外洗、湿敷；或用青黛散麻油调敷。③后期滋水减少时，可选用黄连软膏、青黛膏外搽。

（2）亚急性湿疹：外治以消炎、止痒、干燥、收敛为治疗原则，可用三黄洗剂、氧化锌油、10%生地榆氧化锌油、2%冰片外搽。

（3）慢性湿疹：可用青黛膏、5%硫黄软膏、2%冰片等外搽。

11. 叙述水肿的治疗原则，阳水和阴水的治法。(2024、2017、2016)

【参考答案】

水肿的治疗，《素问·汤液醪醴论》提出"开鬼门""洁净府""去菀陈莝"三条基本原则，具体应用视阴阳虚实不同而异。阳水以祛邪为主，应予发汗、利水或攻逐，同时配合清热解毒、理气化湿等法；阴水当以扶正为主，健脾温肾，同时配以利水、养阴、活血、祛瘀等法。对于虚实夹杂者，则当兼顾，或先攻后补，或攻补兼施。

12. 叙述胁痛的治疗原则。(2016)

【参考答案】

治疗上当根据"痛则不通"的理论，以疏肝和络止痛为基本治则。实证宜理气、活血、清利湿热；虚证宜补中寓通，采用滋阴、养血、柔肝之法。

二、针灸常用腧穴主治病证

（一）考试介绍

考查针灸常用腧穴的主治病证。本类考题与本部分第一、三、四考题4选1抽题作答，每份试卷1题。

【样题】回答支沟、水沟的主治病证。

【参考答案】支沟主治：①便秘；②热病；③耳鸣、耳聋、咽喉肿痛、暴喑、头痛等头面五官病证；④肘臂痛，胁肋痛，落枕；⑤瘰疬。水沟主治：①昏迷、晕厥、中风、中暑、脱证等急症，为急救要穴之一；②癫狂痫、癔症、急慢惊风等神志病；③闪挫腰痛，脊背强痛；④口歪、面肿、鼻塞、牙关紧闭等头面五官病证。

（二）考点汇总

2025 版大纲新增穴位考点（助理医师不考）：考点 1：尺泽；考点 4：鱼际；考点 7：手三里；考点 13：头维；考点 15：梁丘；考点 17：上巨虚；考点 20：内庭；考点 26：大横；考点 29：少府；考点 31：养老；考点 32：天宗；考点 34：攒竹；考点 41：次髎；考点 43：膏肓；考点 44：秩边；考点 47：申脉；考点 49：涌泉；考点 52：复溜；考点 53：郄门；考点 56：中冲；考点 57：中渚；考点 60：翳风；考点 61：率谷；考点 67：丘墟；考点 69：蠡沟；考点 71：腰阳关；考点 75：神庭；考点 83：天突；考点 85：太阳；考点 86：定喘；考点 89：内膝眼。

1. ★★★ 手太阴肺经

考点	腧穴	主治	
考点 1	尺泽	①咳嗽、气喘、咽喉肿痛等肺系病证	②肘臂挛痛；③小儿惊风，急性腹痛，吐泻等急症
考点 2	孔最		②肘臂挛痛；③痔疮出血
考点 3	列缺		②外感头痛、项强、齿痛、口歪等头面五官疾患；③手腕痛
考点 4	鱼际		②外感发热、掌中热；③小儿疳积
考点 5	少商		②中暑，发热；③昏迷，癫狂；④指肿、麻木

2. ★★★ 手阳明大肠经

考点	腧穴	主治	
考点 6	合谷	①头痛、目赤肿痛、齿痛、咽喉肿痛等头面五官热性病证；②热病；③手臂肿痛、上肢不遂等上肢病证；④风疹、瘾疹、湿疹等皮肤科病证；⑤腹痛、痢疾等肠腑病证	⑥发热恶寒等外感病；⑦无汗或多汗；⑧经闭、滞产、月经不调、痛经、胎衣不下、恶露不止、乳少等妇科病证；⑨小儿惊风，痉证；⑩牙拔出术、甲状腺手术等面口五官及颈部手术针麻常用穴
考点 7	曲池		⑥眩晕；⑦癫狂等神志病
考点 8	手三里	①手臂麻痛、肘挛不伸、上肢不遂等上肢病证；②腹胀、泄泻等肠腑病证；③齿痛颊肿	
考点 9	肩髃	①肩痛不举，上肢不遂；②瘰疬；③瘾疹	
考点 10	迎香	①鼻塞、鼻衄、鼻渊等鼻病；②口歪、面痒、面肿等面部病证；③胆道蛔虫病	

3. ★★★ 足阳明胃经

考点	腧穴	主治
考点 11	地仓	口歪、眼睑眴动、流涎、齿痛、颊肿等头面五官病证
考点 12	下关	①牙关不利、面痛、齿痛、口歪等面口病证；②耳鸣、耳聋、聤耳等耳部病证
考点 13	头维	头痛、眩晕、目痛、迎风流泪、眼睑眴动等头面五官病证
考点 14	天枢	①绕脐腹痛、腹胀、便秘、泄泻、痢疾等脾胃肠病证；②癥瘕、月经不调、痛经等妇科病证
考点 15	梁丘	①膝肿痛、下肢不遂等下肢病证；②急性胃痛；③乳痈、乳痛等乳房病证
考点 16	足三里	①下肢痿痹等下肢病证 / ②胃痛、呕吐、腹胀、泄泻、痢疾、便秘、肠痈等脾胃肠病证；③癫狂、不寐等神志病证；④气喘，痰多；⑤乳痈；⑥虚劳诸证，为强壮保健要穴
考点 17	上巨虚	②肠鸣、腹中切痛、泄泻、便秘、肠痈等肠腑病证
考点 18	条口	②肩臂痛；③脘腹疼痛
考点 19	丰隆	②头痛、眩晕等头部病证；③癫狂；④咳嗽、哮喘、痰多等痰饮病证；⑤腹胀、便秘
考点 20	内庭	①胃痛、吐酸、泄泻、痢疾、便秘等胃肠病证；②足背肿痛；③齿痛、咽喉肿痛、鼻衄等五官病证；④热病

4. ★★★ 足太阴脾经

考点	腧穴	主治
考点 21	公孙	①胃痛、呕吐、肠鸣腹胀、腹痛、痢疾等脾胃病证；②心烦不寐、狂证等神志病证；③逆气里急，气上冲心（奔豚气）等冲脉病证
考点 22	三阴交	①月经不调、痛经、经闭、带下、崩漏等妇科病证 / ②肠鸣腹胀、泄泻、便秘等脾胃肠病证 / ③心悸、不寐、癫狂等心神病证；④小便不利、遗尿、遗精、阳痿等生殖泌尿系统病证；⑤下肢痿痹；⑥湿疹、荨麻疹等皮肤病证。⑦阴虚诸证
考点 23	地机	③小便不利，水肿，遗精，疝气；④下肢痿痹
考点 24	阴陵泉	②腹痛，泄泻，水肿，黄疸等脾湿证；③小便不利、遗尿、癃闭等泌尿系统病证；④遗精、阴茎痛等男科病证；⑤膝痛、下肢痿痹
考点 25	血海	②湿疹、瘾疹、丹毒、皮肤瘙痒等皮外科病证。③膝股内侧痛
考点 26	大横	①腹痛、泄泻、便秘等脾胃肠病证；②肥胖症

5. ★★★ 手少阴心经

考点	腧穴	主治	
考点27	通里	①心悸、怔忡等心疾	②暴喑、舌强不语等舌窍病证；③肘臂挛痛、麻木、手颤等上肢病证
考点28	神门		②不寐、健忘、痴呆、癫狂痫等神志病证；③胸胁痛
考点29	少府		②不寐、健忘、痴呆、癫狂痫等神志病证；③小便不利、遗尿、阴痒痛等前阴病证；④小指挛痛

6. ★★★ 手太阳小肠经

考点	腧穴	主治
考点30	后溪	①头项强痛、腰背痛、手指及肘臂挛痛等；②耳聋、目赤、咽喉肿痛等五官病证；③癫狂痫等神志病证；④疟疾
考点31	养老	①肩、背、肘、臂酸痛，项强等经脉循行所过部位病证；②急性腰痛；③目视不明
考点32	天宗	①肩胛疼痛；②气喘；③乳痈、乳癖等乳房病证
考点33	听宫	①耳鸣、耳聋、聤耳等耳部病证；②面痛、齿痛等口面病证；③癫狂痫等神志病

7. ★★★ 足太阳膀胱经

考点	腧穴	主治	
考点34	攒竹	①头痛、面痛、眉棱骨痛、面瘫等头面病证；②眼睑瞤动、眼睑下垂、目视不明、流泪、目赤肿痛等眼疾；③呃逆；④急性腰扭伤	
考点35	天柱	①后头痛，项强，肩背痛；②眩晕、咽喉肿痛、鼻塞、目赤肿痛、近视等头面五官病证；③热病；④癫狂痫	
考点36	肺俞	①皮肤瘙痒，瘾疹	②鼻塞、咳嗽、气喘、咯血等肺系病证；③骨蒸潮热、盗汗等阴虚病证；④背痛
考点37	膈俞		②血瘀诸症；③呕吐、呃逆、咳嗽、气喘等气逆之证；④贫血、吐血、便血等血证；⑤潮热、盗汗等阴虚证
考点38	胃俞	胃痛、呕吐、腹胀、肠鸣、多食善饥、身体消瘦等脾胃病证	
考点39	大肠俞	①腰痛；②腹胀、泄泻、便秘等肠腑病证	
考点40	肾俞	①遗精、阳痿等男科病证；②遗尿、癃闭等前阴病证；③月经不调、带下、不孕等妇科病证；④头晕、耳鸣、耳聋、慢性腹泻、气喘、腰酸痛、不育等肾虚病证；⑤消渴	
考点41	次髎	①遗精、阳痿等男科病证；②遗尿、癃闭等前阴病证；③月经不调、带下、不孕等妇科病证；④腰骶痛，下肢痿痹	
考点42	委中	①腰背痛、下肢痿痹等；②急性腹痛，急性吐泻等；③癃闭、遗尿等泌尿系病证；④丹毒、瘾疹、皮肤瘙痒、疔疮等血热病证	

第二站 中医临证

考点	腧穴	主治
考点43	膏肓	①咳嗽、气喘、肺痨等肺系虚损病证；②肩胛痛；③健忘、遗精、盗汗、赢瘦等虚劳诸证
考点44	秩边	①腰骶痛，下肢痿痹；②癃闭、便秘、痔疾、阴痛等前后二阴病证
考点45	承山	①腰腿拘急，疼痛；②痔疾，便秘；③腹痛，疝气
考点46	昆仑	①头痛、眩晕等头部疾病；②癫痫；③项强；④腰骶疼痛，足跟肿痛
考点47	申脉	①头痛、眩晕等头部疾病；②癫痫；③嗜睡、不寐、眼睛开合不利病证；④腰腿酸痛，下肢运动不利
考点48	至阴	①胎位不正、滞产、胞衣不下等胎产病证；②头痛、目痛、鼻塞、鼻衄等头面五官病证

8. ★★★ 足少阴肾经

考点	腧穴	主治	
考点49	涌泉	①昏厥、中暑、小儿惊风等急症；②癫狂痫、头痛、头晕、目眩、失眠等神志病证；③咽喉肿痛、喉痹、失音等头面五官病证；④大便难、小便不利等前后二阴病证；⑤足心热；⑥奔豚气	
考点50	太溪	① 小便频数，便秘	②头晕目眩、不寐、健忘、遗精、阳痿、月经不调等肾虚证；③咽喉肿痛、齿痛、耳聋、耳鸣等阴虚性五官病证；④咳喘、胸痛、咯血等肺系病证；⑤腰脊痛，足跟痛，下肢厥冷
考点51	照海		②月经不调、痛经、阴痒、赤白带下等妇科病证；③癫痫、不寐、嗜卧、瘈症等神志病证；④咽喉干痛，目赤肿痛
考点52	复溜	①盗汗、汗出不止或热病无汗等津液输布失调病证；②腹胀、泄泻、肠鸣等胃肠病证；③下肢痿痹，腰脊强痛	

9. ★★★ 手厥阴心包经

考点	腧穴	主治	
考点53	郄门	①心痛、心悸、心烦、胸痛等心胸病证；②咳血、呕血、衄血等血证；③疔疮；④癫痫	
考点54	内关	①心痛、心悸、心烦、胸痛等心胸病证；②癫狂痫等神志病证；③胃痛、呕吐、呃逆等胃腑病证	④不寐、郁病；⑤中风，眩晕，偏头痛；⑥胁痛，胁下痞块，肘臂挛痛
考点55	大陵		④手、臂挛痛
考点56	中冲	①中风昏迷、舌强不语、中暑、昏厥、小儿惊风等急症；②高热；③舌下肿痛	

10. ★★★ 手少阳三焦经

考点	腧穴	主治
考点57	中渚	①头痛、耳鸣、耳聋、聤耳、耳痛、目赤、咽喉肿痛等头面五官病证；②手指屈伸不利，肘臂肩背痛；③热病，疟疾
考点58	外关	①头痛、耳鸣、耳聋、聤耳、耳痛、目赤、咽喉肿痛等头面五官病证；②瘰疬 / ③头痛，颈项及肩部疼痛，胁痛，上肢痹痛；④热病，疟疾，伤风感冒
考点59	支沟	①头痛、耳鸣、耳聋、聤耳、耳痛、目赤、咽喉肿痛等头面五官病证；②瘰疬 / ③便秘；④热病；⑤肘臂痛，胁肋痛，落枕
考点60	翳风	①头痛、耳鸣、耳聋、聤耳、耳痛、目赤、咽喉肿痛等头面五官病证；②瘰疬；③颊肿、口歪、牙关紧闭、齿痛

11. ★★★ 足少阳胆经

考点	腧穴	主治
考点61	率谷	①偏头痛；②耳鸣、耳聋等耳疾；③小儿急、慢惊风
考点62	风池	①中风、头痛、眩晕、不寐、癫痫等内风所致病证；②恶寒发热、口眼歪斜等外风所致证；③目赤肿痛、视物不明、鼻塞、鼻衄、鼻渊、耳鸣、咽喉肿痛等五官病证；④颈项强痛
考点63	肩井	①头痛、眩晕、颈项强痛等头项部病证；②肩背疼痛，上肢不遂；③瘰疬；④乳痈、乳少、难产、胞衣不下等妇科病证
考点64	环跳	①下肢痿痹，半身不遂，腰腿痛；②风疹
考点65	阳陵泉	①黄疸、口苦、呕吐、胁痛等胆腑病证；②下肢痿痹、膝髌肿痛、肩痛等筋病；③小儿惊风
考点66	悬钟	①下肢痿痹，脚气；②中风、痴呆、颈椎病、腰椎病等骨、髓病；③颈项强痛，偏头痛，咽喉肿痛；④胸胁胀痛
考点67	丘墟	①下肢痿痹，脚气；②偏头痛、胸胁胀痛；③外踝肿痛，足下垂；④疟疾

12. ★★★ 足厥阴肝经

考点	腧穴	主治
考点68	太冲	①中风、癫狂痫、头痛、眩晕、口眼歪斜、小儿惊风等内风所致病证；②目赤肿痛、口歪、青盲、咽喉干痛、耳鸣、耳聋等头面五官热性病证；③月经不调、崩漏、痛经、难产等妇科病证；④黄疸、胁痛、腹胀、呕逆等肝胃病证；⑤下肢痿痹，足跗肿痛
考点69	蠡沟	①睾丸肿痛、疝气等男科病证；②月经不调、带下等妇科病证；③外阴瘙痒、小便不利、遗尿等前阴病证；④足胫疼痛
考点70	期门	①胸胁胀痛；②腹胀、呃逆、吐酸等肝胃病证；③郁病，奔豚气；④乳痈

13. ★★★ 督脉

考点	腧穴	主治
考点71	腰阳关	①月经不调、带下等妇科病证；②腰痛，下肢痿痹；③遗精、阳痿男科病证
考点72	命门	①月经不调、带下等妇科病证；②腰痛，下肢痿痹；③五更泄泻、小便频数、癃闭等肾虚病证
考点73	大椎	①恶寒发热、疟疾等外感病证；②热病，骨蒸潮热；③咳嗽、气喘等肺气失于宣降证；④癫狂痫、小儿惊风等神志病证；⑤风疹、痤疮等皮肤疾病；⑥项强、脊痛等脊柱病证
考点74	百会	①晕厥、中风、失语，痴呆、癫狂、不寐、健忘等神志病证；②头风、颠顶痛、眩晕、耳鸣等头面病证；③脱肛、阴挺、胃下垂等气虚下陷证
考点75	神庭	①癫狂痫、不寐等神志病证；②头痛、眩晕、目赤、目翳、鼻渊、鼻衄等头面五官病证
考点50	印堂	①不寐、健忘、痴呆、痫病等神志病证；②头痛、眩晕、鼻渊、鼻衄、鼻衄等头面五官病证；③小儿惊风，产后血晕，子痫
考点77	水沟	①昏迷、晕厥、中风、中暑、脱证等急症，为急救要穴之一；②癫狂痫、癔症、急慢惊风等神志病证；③闪挫腰痛，脊背强痛；④口歪、面肿、鼻塞、牙关紧闭等头面五官病证

14. ★★★ 任脉

考点	腧穴	主治	
考点78	中极	①遗尿、癃闭、尿频、尿急等泌尿系病证；②遗精、阳痿、不育等男科病证；③崩漏、月经不调、痛经、经闭、不孕、带下病等妇科病证	④中风脱证、虚劳羸瘦、脱肛、阴挺等元气虚损所致病证；⑤腹痛、泄泻、便秘等肠腑病证；⑥保健要穴
考点79	关元		
考点80	气海		
考点81	中脘	①胃痛、呕吐、完谷不化、食欲不振、腹胀、泄泻、小儿疳积等脾胃病证；②癫痫、不寐等神志病；③黄疸	
考点82	膻中	①咳嗽、气喘、胸闷等胸中气机不畅病证；②心痛、心悸等心疾；③产后乳少、乳痈、乳癖等乳病；④呕吐、呃逆等胃气上逆证	
考点83	天突	①咳嗽、气喘、咽喉肿痛、胸痛等肺系病证；②暴喑、梅核气、瘿气等咽部病证	

15. ★★★ 经外奇穴

考点	腧穴	主治
考点84	四神聪	①头痛、眩晕、健忘等头脑病证；②不寐、癫痫等神志病证
考点85	太阳	①头痛；②目赤肿痛，眼睑瞤动，色盲；③面瘫
考点86	定喘	①哮喘、咳嗽；②肩背痛，落枕

考点	腧穴	主治
考点87	夹脊	上背部的夹脊穴治疗心肺及上肢病证，下背部的夹脊穴治疗胃肠病证，腰部的夹脊穴治疗腰腹及下肢病证
考点88	腰痛点	急性腰扭伤
考点89	内膝眼	①膝痛、腿痛；②脚气
考点90	十宣	①中风、昏迷、晕厥等神志病；②中暑、高热等急症；③咽喉肿痛；④手指麻木

（三）实战演练

1. 回答关元、照海的主治病证。（2019）

【参考答案】关元主治：①遗尿、癃闭、尿频、尿急等泌尿系病证；②遗精、阳痿、不育等男科病证；③崩漏、月经不调、痛经、经闭、不孕、带下病等妇科病证；④中风脱证、虚劳羸瘦、脱肛、阴挺等元气虚损所致病证；⑤腹痛、泄泻、便秘等肠腑病证；⑥保健要穴。照海主治：①小便频数，便秘；②月经不调、痛经、阴痒、赤白带下等妇科病证；③癫痫、不寐、嗜卧、癔症等神志病证；④咽喉干痛，目赤肿痛。

2. 回答期门、承山的主治病证。（2019）

【参考答案】期门主治：①胸胁胀痛；②腹胀、呃逆、吐酸等肝胃病证；③郁病，奔豚气；④乳痈。承山主治：①腰腿拘急，疼痛；②痔疾，便秘；③腹痛，疝气。

3. 回答丰隆、气海的主治病证。（2019）

【参考答案】丰隆主治：①下肢痿痹等下肢病证；②头痛、眩晕等头部病证；③癫狂；④咳嗽、哮喘、痰多等痰饮病证；⑤腹胀、便秘。气海主治：①遗尿、癃闭、尿频、尿急等泌尿系病证；②遗精、阳痿、不育等男科病证；③崩漏、月经不调、痛经、经闭、不孕、带下病等妇科病证；④中风脱证、虚劳羸瘦、脱肛、阴挺等元气虚损所致病证；⑤腹痛、泄泻、便秘等肠腑病证；⑥保健要穴。

4. 回答足三里、大陵的主治病证。（2018）

【参考答案】足三里主治：①下肢痿痹等下肢病证；②胃痛、呕吐、腹胀、泄泻、痢疾、便秘、肠痈等脾胃肠病证；③癫狂、不寐等神志病证；④气喘，痰多；⑤乳痈；⑥虚劳诸证，为强壮保健要穴。大陵主治：①心痛、心悸、心烦胸痛等心胸病证；②癫狂痫等神志病证；③胃痛、呕吐、呃逆等胃腑病证；④手、臂挛痛。

5. 回答列缺、太溪的主治病证。（2018）

【参考答案】列缺主治：①咳嗽、气喘、咽喉肿痛等肺系病证；②外感头痛、项强、齿痛、口歪等头面五官疾患；③手腕痛。太溪主治：①小便频数，便秘；②头晕目眩、不寐、健忘、遗精、阳痿、月经不调等肾虚证；③咽喉肿痛、齿痛、耳聋、耳鸣等阴虚性五官病证；④咳喘、胸痛、咯血等肺系病证；⑤腰脊痛，足跟痛，下肢厥冷。

6. 回答肺俞、期门的主治病证。(2018)

【参考答案】肺俞主治：①皮肤瘙痒，瘾疹；②鼻塞、咳嗽、气喘、咯血等肺系病证；③骨蒸潮热、盗汗等阴虚病证；④背痛。期门主治：①胸胁胀痛；②腹胀、呃逆、吐酸等肝胃病证；③郁病，奔豚气；④乳痈。

7. 回答十宣、中脘的主治病证。(2020)

【参考答案】十宣主治：①中风、昏迷、晕厥等神志病；②中暑、高热等急症；③咽喉肿痛；④手指麻木。中脘主治：①胃痛、呕吐、完谷不化、食欲不振、腹胀、泄泻、小儿疳积等脾胃病证；②癫痫、不寐等神志病；③黄疸。

8. 回答三阴交、地机的主治病证。(2020)

【参考答案】三阴交主治：①肠鸣、腹胀、泄泻、便秘等脾胃肠病证；②月经不调、经闭、痛经、带下、阴挺、不孕、滞产等妇产科病证；③心悸、不寐、癫狂等心神病证；④小便不利、遗尿、遗精、阳痿等生殖泌尿系统病证；⑤下肢痿痹；⑥湿疹、荨麻疹等皮肤病证；⑦阴虚诸证。地机主治：①痛经、崩漏、月经不调、癥瘕等妇科病证；②腹胀、腹痛、泄泻等脾胃肠病证；③小便不利，水肿，遗精，疝气；④下肢痿痹。

9. 回答悬钟、血海的主治病证。(2017)

【参考答案】悬钟主治：①下肢痿痹，脚气；②中风、痴呆、颈椎病、腰椎病等骨、髓病；③颈项强痛，偏头痛，咽喉肿痛；④胸胁胀痛。血海主治：①月经不调、痛经、经闭、带下、崩漏等妇科病证；②湿疹、瘾疹、丹毒、皮肤瘙痒等皮外科病证。③膝股内侧痛。

10. 回答膈俞、血海的主治病证。(2022、2017)

【参考答案】膈俞主治：①皮肤瘙痒，瘾疹；②血瘀诸症；③呕吐、呃逆、咳嗽、气喘等气逆之证；④贫血、吐血、便血等血证；⑤潮热、盗汗等阴虚证。血海主治：①月经不调、痛经、经闭、带下、崩漏等妇科病证；②湿疹、瘾疹、丹毒、皮肤瘙痒等皮外科病证；③膝股内侧痛。

11. 回答后溪、丰隆的主治病证。(2017)

【参考答案】后溪主治：①头项强痛、腰背痛、手指及肘臂挛痛等；②耳聋、目赤、咽喉肿痛等五官病证；③癫狂痫等神志病证；④疟疾。丰隆主治：①下肢痿痹等下肢病证；②头痛、眩晕等头部病证；③癫狂；④咳嗽、哮喘、痰多等痰饮病证；⑤腹胀、便秘。

12. 回答中极、地机的主治病证。(2017)

【参考答案】中极主治：①遗尿、癃闭、尿频、尿急等泌尿系病证；②遗精、阳痿、不育等男科病证；③崩漏、月经不调、痛经、经闭、不孕、带下病等妇科病证。地机主治：①月经不调、痛经、经闭、带下、崩漏等妇科病证；②肠鸣腹胀、泄泻、便秘等脾胃肠病证；③小便不利，水肿，遗精，疝气；④下肢痿痹。

13. 回答大椎、条口的主治病证。(2017)

【参考答案】大椎主治：①恶寒发热、疟疾等外感病证；②热病，骨蒸潮热；③咳嗽、气喘等肺气失于宣降证；④癫狂痫、小儿惊风等神志病证；⑤风疹、痤疮等皮肤疾病；⑥项强、脊痛等脊柱病证。条口主治：①下肢痿痹等下肢病证；②肩臂痛；③脘腹疼痛。

14. 回答足三里、内关的主治病证。（2017）

【参考答案】足三里主治：①下肢痿痹等下肢病证；②胃痛、呕吐、腹胀、泄泻、痢疾、便秘、肠痈等脾胃肠病证；③癫狂、不寐等神志病证；④气喘，痰多；⑤乳痈；⑥虚劳诸证，为强壮保健要穴。内关主治：①心痛、心悸、心烦、胸痛等心胸病证；②癫狂痫等神志病证；③胃痛、呕吐、呃逆等胃腑病证；④不寐、郁病；⑤中风，眩晕，偏头痛；⑥胁痛，胁下痞块，肘臂挛痛。

15. 回答中脘、公孙的主治病证。（2016）

【参考答案】中脘主治：①胃痛、呕吐、完谷不化、食欲不振、腹胀、泄泻、小儿疳积等脾胃病证；②癫痫、不寐等神志病；③黄疸。公孙主治：①胃痛、呕吐、肠鸣腹胀、腹痛、痢疾等脾胃病证；②心烦不寐、狂证等神志病证；③逆气里急，气上冲心（奔豚气）等冲脉病证。

16. 回答关元、水沟的主治病证。（2023、2022、2016）

【参考答案】关元主治：①遗尿、癃闭、尿频、尿急等泌尿系病证；②遗精、阳痿、不育等男科病证；③崩漏、月经不调、痛经、经闭、不孕、带下病等妇科病证；④中风脱证、虚劳羸瘦、脱肛、阴挺等元气虚损所致病证；⑤腹痛、泄泻、便秘等肠腑病证；⑥保健要穴。水沟主治：①昏迷、晕厥、中风、中暑、脱证等急症，为急救要穴之一；②癫狂痫、癔症、急慢惊风等神志病；③闪挫腰痛，脊背强痛；④口歪、面肿、鼻塞、牙关紧闭等头面五官病证。

17. 回答气海、至阴的主治病证。（2016）

【参考答案】气海主治：①遗尿、癃闭、尿频、尿急等泌尿系病证；②遗精、阳痿、不育等男科病证；③崩漏、月经不调、痛经、经闭、不孕、带下病等妇科病证；④中风脱证、虚劳羸瘦、脱肛、阴挺等元气虚损所致病证；⑤腹痛、泄泻、便秘等肠腑病证；⑥保健要穴。至阴主治：①胎位不正、滞产、胞衣不下等胎产病证；②头痛、目痛、鼻塞、鼻衄等头面五官病证。

18. 回答肩井、百会的主治病证。（2016）

【参考答案】肩井主治：①头痛、眩晕、颈项强痛等头项部病证；②肩背疼痛，上肢不遂；③瘰疬；④乳痈、乳少、难产、胞衣不下等妇科病证。百会主治：①癫狂痫、不寐等神志病；②晕厥、中风、失语；③头风、颠顶痛、眩晕耳鸣等头面病证；④脱肛、阴挺、胃下垂等气虚下陷证。

19. 回答阳陵泉、迎香的主治病证。（2016）

【参考答案】阳陵泉主治：①黄疸、口苦、呕吐、胁痛等胆腑病证；②下肢痿痹、膝髌肿痛、肩痛等筋病；③小儿惊风。迎香主治：①鼻塞、鼻衄、鼻渊等鼻病；②口歪、面痒、面肿等口面部病证；③胆道蛔虫病。

20. 回答大陵、太溪的主治病证。(2015)

【参考答案】大陵主治：①心痛、心悸、心烦胸痛等心胸病证；②癫狂痫等神志病证；③胃痛、呕吐、呃逆等胃腑病证；④手、臂挛痛。太溪主治：①小便频数，便秘；②头晕目眩、不寐、健忘、遗精、阳痿、月经不调等肾虚证；③咽喉肿痛、齿痛、耳聋、耳鸣等阴虚性五官病证；④咳喘、胸痛、咯血等肺系病证；⑤腰脊痛，足跟痛，下肢厥冷。

21. 回答少商、下关的主治病证。(2023、2015)

【参考答案】少商主治：①咳嗽、气喘、咽喉肿痛等肺系病证；②中暑，发热；③昏迷，癫狂；④指肿、麻木。下关主治：①牙关不利、面痛、齿痛、口歪等面口病证；②耳鸣、耳聋、聤耳等耳部病证。

22. 回答合谷、期门的主治病证。(2023、2015)

【参考答案】合谷主治：①头痛、目赤肿痛、齿痛、咽喉肿痛等头面五官热性病证；②热病；③手臂肿痛、上肢不遂等上肢病证；④风疹、瘾疹、湿疹等皮肤科病证；⑤腹痛、痢疾等肠腑病证；⑥发热恶寒等外感病；⑦无汗或多汗；⑧经闭、滞产、月经不调、痛经、胎衣不下、恶露不止、乳少等妇科病证；⑨小儿惊风，痉证；⑩牙拔出术、甲状腺手术等面口五官及颈部手术针麻常用穴。期门主治：①胸胁胀痛；②腹胀、呃逆、吐酸等肝胃病证；③郁病，奔豚气；④乳痈。

23. 回答曲池、条口的主治病证。(2015)

【参考答案】曲池主治：①头痛、目赤肿痛、齿痛、咽喉肿痛等头面五官热性病证；②热病；③手臂肿痛、上肢不遂等上肢病证；④风疹、瘾疹、湿疹等皮肤科病证；⑤腹痛、痢疾等肠腑病证；⑥眩晕；⑦癫狂等神志病。条口主治：①下肢痿痹等下肢病证；②肩臂痛；③脘腹疼痛。

24. 回答承山、风池的主治病证。(2015)

【参考答案】承山主治：①腰腿拘急，疼痛；②痔疾，便秘；③腹痛，疝气。风池主治：①中风、头痛、眩晕、不寐、癫痫等内风所致病证；②恶寒发热、口眼歪斜等外风所致证；③目赤肿痛、视物不明、鼻塞、鼻衄、鼻渊、耳鸣、咽喉肿痛等五官病证；④颈项强痛。

三、针灸异常情况处理

(一)考试介绍

考查针灸异常情况的处理步骤和注意事项。本类考题与本部分第一、二、四考题4选1抽题作答，每份试卷1题。

【样题】叙述滞针的处理方式。

【参考答案】

(1)精神紧张，局部肌肉过度收缩所致者：①适当延长留针时间。②在滞针穴位附近，运用循按或弹柄法。③在附近再刺一针。

（2）行针手法不当，单向捻转太过所致者：①向相反的方向将针捻回。②配合弹柄法、刮柄法或循按法，促使肌纤维放松。

（二）考点汇总

考点1★★ 晕针

①立即停针、起针。②平卧、宽衣、保暖。③症状轻者静卧休息，给予温开水或糖水，即可恢复。④在上述处理的基础上，可针刺水沟、素髎、内关、涌泉、足三里等穴，或温灸百会、气海、关元等。尤其是艾灸百会，对晕针有较好的疗效，可用艾条于百会穴上悬灸，至知觉恢复，症状消退。⑤经以上处理，仍不省人事，呼吸细微，脉细弱者，要及时配合现代急救处理措施，如人工呼吸等。轻者，经前三个步骤处理即可渐渐恢复；重者，应及时进行后两个步骤。

考点2★★ 滞针

（1）精神紧张，局部肌肉过度收缩所致者：①适当延长留针时间。②在滞针穴位附近，运用循按或弹柄法。③在附近再刺一针。

（2）行针手法不当，单向捻转太过所致者：①向相反的方向将针捻回。②配合弹柄法、刮柄法或循按法，促使肌纤维放松。

考点3★★★ 弯针

（1）出现弯针后，不得再行提插、捻转等手法。

（2）根据弯针的程度、原因采取不同的处理方法：①若针柄轻微弯曲者，应慢慢将针起出。②若弯曲角度过大，应轻微摇动针体，并顺着针柄倾斜的方向将针退出。③若针体发生多个弯曲，应根据针柄的倾斜方向分段慢慢向外退出，切勿猛力外拔，以防造成断针。④若因患者体位改变所致者，应嘱患者慢慢恢复到原来体位，局部肌肉放松后再将针缓慢起出。

考点4★★★ 断针

（1）嘱患者不要惊慌乱动，令其保持原有体位，以免针体向肌肉深层陷入。

（2）根据针体残端的位置采用不同的方法将针取出：①若针体残端尚有部分露在体外，可用手或镊子取出。②若残端与皮肤面相平或稍低，尚可见到残端时，可用手向下挤压针孔两旁皮肤，使残端露出体外，再用镊子取出。③若断针残端全部没入皮内，但距离皮下不远，而且断针下还有强硬的组织（如骨骼）时，可由针旁向下轻压皮肤，利用该组织将针顶出。④若断针下面为软组织，可将该部肌肉捏住，将断针残端向上托出。⑤断针完全陷没在皮肤之下，无法取出者，应在X线下定位，手术取出。⑥如果断针在重要脏器附近，或患者有不适感觉及功能障碍时，应立即采取外科手术方法处理。

考点5★ 血肿

①微量的皮下出血，局部小块青紫时，一般不必处理，可待其自行消退。②局部肿胀疼痛较剧，青紫面积大而且影响到功能活动时，可先做冷敷止血，再做热敷或在局部轻轻揉按，以促使瘀血消散吸收。

考点6★★ 皮肤灼伤及起疱

①局部出现小水疱，只要注意不擦破，可任其自然吸收。②如水疱较大，对局部皮肤严格消毒后，可用消毒的三棱针或粗毫针刺破水疱，放出水液，或用无菌的一次性注射器针抽出水液，再涂以烫伤油等，并以纱布包敷，每日更换药膏1次，直至结痂。注意不要擦破疱皮。③如用化脓灸者，在灸疮化脓期间，要注意适当休息，加强营养，保持局部清洁，并可用敷料保护灸疮，以防污染，待其自然愈合。④如处理不当，灸疮脓液呈黄绿色或有渗血现象，可用消炎药膏或玉红膏涂敷。

考点7★ 刺伤内脏

（1）创伤性气胸：①立即出针，并让患者采取半卧位休息，切勿翻转体位。②安慰患者以消除其紧张恐惧心理。③必要时请相关科室会诊。④根据不同的病情程度采用不同的处理方法：漏气量少者，可自行吸收。要密切观察病情，随时对症处理，酌情给予吸氧、镇咳、抗感染等治疗；病情严重者，应及时组织抢救，可采用胸腔闭式引流排气等救治。

（2）刺伤其他内脏：①发现内脏损伤后，要立即出针。②安慰患者以消除其紧张恐惧心理。③必要时请相关科室会诊。④病情程度不同采用不同的处理方法：若损伤轻者，应卧床休息，一段时间后一般即可自愈；若损伤较重，或有持续出血倾向者，应用止血药等对症处理，并密切观察病情及血压变化；若损伤严重，出血较多，出现失血性休克时，则必须迅速进行输血等急救或外科手术治疗。

考点8★ 刺伤脑脊髓

①发现有脑脊髓损伤时，应立即出针。②安慰患者以消除其紧张恐惧心理。③根据症状轻重不同采用不同的处理方法：轻者，需安静休息，经过一段时间后，可自行恢复；重者，请相关科室会诊及时救治。

考点9★ 外周神经损伤

①立刻停止针刺，勿继续提插捻转，应缓慢轻柔出针。②损伤严重者，可在相应经络腧穴上进行B族维生素类药物穴位注射；根据病情需要或可应用激素冲击疗法以对症治疗。③可进行理疗、局部热敷或中药治疗等。

（三）实战演练

1. 叙述针灸或拔罐后出现水疱的处理方式。（2019、2018、2016、2015、2014、2013）

【参考答案】①局部出现小水疱，只要注意不擦破，可任其自然吸收。②如水疱较大，对局部皮肤严格消毒后，可用消毒的三棱针或粗毫针刺破水疱，放出水液，或用无菌的一次性注射器针抽出水液，再涂以烫伤油等，并以纱布包敷，每日更换药膏1次，直至结痂。注意不要擦破疱皮。

2. 叙述针刺部位出现血肿的处理方式。（2024、2022、2018、2017）

【参考答案】①微量的皮下出血，局部小块青紫时，一般不必处理，可待其自行消退。②局部肿胀疼痛较剧，青紫面积大而且影响到功能活动时，可先做冷敷止血，再做热敷或在局部轻轻揉按，以促使瘀血消散吸收。

3. 叙述断针的处理方式。(2022、2020、2018、2017、2016、2015)

【参考答案】

（1）嘱患者不要惊慌乱动，令其保持原有体位，以免针体向肌肉深层陷入。

（2）根据针体残端的位置采用不同的方法将针取出：①若针体残端尚有部分露在体外，可用手或镊子取出。②若残端与皮肤面相平或稍低，尚可见到残端时，可用手向下挤压针孔两旁皮肤，使残端露出体外，再用镊子取出。③若断针残端全部没入皮内，但距离皮下不远，而且断针下还有强硬的组织（如骨骼）时，可由针旁向下轻压皮肤，利用该组织将针顶出。④若断针下面为软组织，可将该部肌肉捏住，将断针残端向上托出。⑤断针完全陷没在皮肤之下，无法取出者，应在 X 线下定位，手术取出。⑥如果断针在重要脏器附近，或患者有不适感觉及功能障碍时，应立即采取外科手术方法处理。

4. 叙述患者精神紧张引起滞针的处理方式。(2024、2018、2015)

【参考答案】①适当延长留针时间。②在滞针穴位附近，运用循按或弹柄法。③在附近再刺一针。

5. 叙述弯针的处理方式。(2024、2016)

【参考答案】

（1）出现弯针后，不得再行提插、捻转等手法。

（2）根据弯针的程度、原因采取不同的处理方法：①若针柄轻微弯曲者，应慢慢将针起出。②若弯曲角度过大，应轻微摇动针体，并顺着针柄倾斜的方向将针退出。③若针体发生多个弯曲，应根据针柄的倾斜方向分段慢慢向外退出，切勿猛力外拔，以防造成断针。④若因患者体位改变所致者，应嘱患者慢慢恢复到原来体位，局部肌肉放松后再将针缓慢起出。

6. 叙述断针（平针）的处理方式。(2016、2014)

【参考答案】残端与皮肤面相平，尚可见到残端时，可用手向下挤压针孔两旁皮肤，使残端露出体外，再用镊子取出。

7. 叙述拔罐后出现水疱的处理方式。(2023、2016)

【参考答案】①局部出现小水疱，只要注意不擦破，可任其自然吸收。②如水疱较大，对局部皮肤严格消毒后，可用消毒的三棱针或粗毫针刺破水疱，放出水液，或用无菌的一次性注射器针抽出水液，再涂以烫伤油等，并以纱布包敷，每日更换药膏 1 次，直至结痂。注意不要擦破疱皮。

8. 叙述重度晕针的处理方式。(2023、2022、2015、2014)

【参考答案】①立即停针、起针。②平卧、宽衣、保暖。③针刺水沟、素髎、内关、涌泉、足三里等穴，或温灸百会、气海、关元等。④及时配合现代急救处理措施，如人工呼吸等。

四、常见急性病症的针灸治疗

(一)考试介绍

考查针灸治疗常见急性病症的治法、主穴、配穴等内容。本类考题与本部分第一、二、三考题4选1抽题作答,每份试卷1题。

【样题】叙述针灸治疗偏头痛的治法、主穴,肝阳上亢证的配穴。

【参考答案】治法:疏泄肝胆,通经止痛。取手足少阳、足厥阴经穴以及局部阿是穴为主。主穴:率谷、阿是穴、风池、外关、足临泣、太冲。配穴:百会、行间。

(二)考点汇总

考点1★★ 偏头痛

治法:疏泄肝胆,通经止痛。取手足少阳、足厥阴经穴以及局部阿是穴为主。

主穴:率谷、阿是穴、风池、外关、足临泣、太冲。

配穴:肝阳上亢配百会、行间;痰湿偏盛配中脘、丰隆;瘀血阻络配血海、膈俞。

考点2★★ 眩晕(助理医师不考)

治法:平肝潜阳,化痰定眩。取足少阳、足厥阴经穴及督脉穴为主。

主穴:百会、风池、太冲、内关。

配穴:肝阳上亢配行间、侠溪、太溪;痰湿中阻配头维、中脘、丰隆。高血压配曲池、足三里;颈性眩晕配风府、天柱、颈夹脊。

考点3★★ 落枕

治法:疏经活络,调和气血。取局部阿是穴和手太阳、足少阳经穴为主,配合远端取穴。

主穴:外劳宫、天柱、阿是穴。

配穴:病在督脉、太阳经配后溪、昆仑;病在少阳经配外关、肩井;风寒袭络配风池、合谷;气滞血瘀配内关、合谷;肩痛配肩髎;背痛配天宗。

考点4★★ 中风

	治法	主穴	配穴
中经络	调神导气,疏通经络。取督脉穴、手厥阴及足太阴经穴为主	水沟、内关、三阴交、极泉、尺泽、委中	肝阳暴亢配太冲、太溪;风痰阻络配丰隆、风池;痰热腑实配曲池、内庭、丰隆;气虚血瘀配气海、血海、足三里;阴虚风动配太溪、风池。上肢不遂配肩髎、曲池、手三里、合谷;下肢不遂配环跳、足三里、风市、阳陵泉、悬钟、太冲。口角㖞斜配地仓、颊车、合谷、太冲;语言蹇涩配廉泉、通里、哑门;吞咽困难配廉泉、金津、玉液;复视配风池、睛明;便秘配天枢、支沟;尿失禁、尿潴留配中极、关元

	治法	主穴	配穴
中脏腑	闭证，平肝息风，醒脑开窍。取督脉穴、手厥阴经穴和十二井穴为主。脱证，回阳固脱。以任脉经穴为主	水沟、百会、内关	闭证，十二井穴、太冲、合谷。脱证，关元、神阙、气海

考点5★ 心悸

治法：宁心安神，定悸止惊。取手少阴、手厥阴经穴及相应脏腑俞募穴为主。

主穴：内关、神门、郄门、心俞、巨阙。

配穴：心胆虚怯配心俞、胆俞；阴虚火旺配太溪、肾俞；痰火扰心配尺泽、丰隆；水气凌心配气海、阴陵泉；心脉瘀阻配膻中、膈俞。易惊配大陵；浮肿配水分。

考点6★ 哮喘

	治法	主穴	配穴
实证	祛邪肃肺，化痰平喘，取手太阴经穴及相应俞募穴为主	列缺、尺泽、肺俞、中府、定喘	风寒外袭配风门、合谷；痰热阻肺配丰隆、曲池；喘甚者配天突
虚证	补益肺肾，止哮平喘，取相应背俞穴及手太阴、足少阴经穴为主	肺俞、膏肓、肾俞、太渊、太溪、足三里、定喘	肺气虚配气海、膻中；肾气虚配关元、阴谷

考点7★ 呕吐

治法：和胃理气，降逆止呕。取胃的俞募穴、下合穴为主。

主穴：中脘、胃俞、足三里、内关。

配穴：寒邪客胃配上脘、公孙；热邪内蕴配商阳、内庭、金津、玉液；痰饮内阻配膻中、丰隆；饮食停滞配梁门、天枢；肝气犯胃配肝俞、太冲。

考点8★★ 胃痛（助理医师不考）

治法：和胃止痛。取胃的下合穴、募穴为主。

主穴：中脘、足三里、内关。

配穴：寒邪客胃配胃俞、神阙；饮食伤胃配天枢、梁门；肝气犯胃配太冲、阳陵泉；气滞血瘀配膻中、膈俞。急性胃炎配梁丘；消化性溃疡配公孙。

考点9★ 腹痛（助理医师不考）

治法：和胃调肠，缓急止痛。取足阳明、足太阴经穴及相应脏腑募穴为主。

主穴：中脘、天枢、足三里、三阴交。

配穴：寒邪内积配神阙、关元；湿热壅滞配阴陵泉、内庭；饮食停滞配下脘、梁门；气滞血瘀配太冲、血海。

考点 10★ 泄泻（助理医师不考）

治法：运脾化湿，理肠止泻。以大肠募穴、背俞穴及下合穴为主。

主穴：神阙、天枢、大肠俞、上巨虚、阴陵泉。

配穴：寒湿内盛配关元、水分；肠腑湿热配内庭、曲池；食滞肠胃配中脘、建里；泻下脓血配曲池、三阴交、内庭。

考点 11★ 癃闭（助理医师不考）

治法：清热利湿，行气活血。以足太阳、足太阴经穴及相应俞募穴为主。

主穴：中极、膀胱俞、秩边、阴陵泉、三阴交。

配穴：膀胱湿热配委中、行间；肺热壅盛配尺泽；肝郁气滞配蠡沟、太冲；瘀血阻滞配膈俞、血海。

考点 12★ 痛经

治法：行气活血，调经止痛。取任脉、足太阴经穴为主。

主穴：中极、次髎、地机、三阴交、十七椎。

配穴：气滞血瘀配太冲、血海；寒凝血瘀配关元、归来。

考点 13★★ 扭伤

治法：祛瘀消肿，舒筋通络。取阿是穴、扭伤局部经穴为主。

主穴：阿是穴、局部腧穴。腰部取阿是穴、大肠俞、腰痛点、委中；项部取阿是穴、风池、绝骨、后溪；肩部取阿是穴、肩髃、肩髎、肩贞；肘部取阿是穴、曲池、小海、天井；腕部取阿是穴、阳溪、阳池、阳谷；髋部取阿是穴、环跳、秩边、居髎；膝部取阿是穴、膝眼、膝阳关、梁丘；踝部取阿是穴、申脉、解溪、丘墟。

配穴：①根据病位配合循经远端取穴。急性腰扭伤，督脉病证配水沟或后溪，足太阳经筋病证配昆仑或后溪，手阳明经筋病证配手三里或三间。②根据病位在其上下循经邻近取穴，如膝内侧扭伤，病在足太阴脾经，可在扭伤部位其上取血海，其下取阴陵泉。③根据手足同名经配穴法进行配穴。方法：踝关节与腕关节对应、膝关节与肘关节对应、髋关节与肩关节对应。例如，踝关节外侧昆仑穴、申脉穴处扭伤，病在足太阳经，可在对侧腕关节手太阳经养老穴、阳谷穴处寻找最明显的压痛点针刺；再如，膝关节内上方扭伤，病在足太阴经，可在对侧手太阴经尺泽穴处寻找最明显的压痛点针刺；以此类推。

考点 14★★ 牙痛

治法：祛风泻火，通络止痛。取手、足阳明经穴为主。

主穴：合谷、颊车、下关。

配穴：风火牙痛配外关、风池；胃火牙痛配内庭、二间。

考点 15★ 晕厥

治法：苏厥醒神。以督脉及手厥阴经穴为主。

主穴：水沟、内关、涌泉。

配穴：虚证配气海、关元，实证配合谷、太冲。

考点 16★ 高热（助理医师不考）

治法：清泻热邪。以督脉和手阳明经穴、四肢末端腧穴为主。

主穴：大椎、曲池、合谷、十二井穴或十宣穴。

配穴：肺卫热盛配鱼际、尺泽、外关；气分热盛配内庭、支沟；热入营血配血海、内关；神昏谵语配水沟、内关；抽搐配阳陵泉、太冲。

考点 17 抽搐

治法：息风止痉，清热开窍。取督脉、手足厥阴经穴为主。

主穴：水沟、内关、合谷、太冲、阳陵泉。

配穴：热极生风配曲池、大椎；痰热化风配风池、丰隆；血虚生风配血海、足三里；神昏不醒配十宣、涌泉。

考点 18★★ 内脏绞痛

病名	治法	主穴	配穴
心绞痛	通阳行气，活血止痛。以手厥阴、手少阴经穴为主	内关、郄门、阴郄、膻中	气滞血瘀配太冲、血海；寒邪凝滞配神阙、至阳；痰浊阻络配中脘、丰隆；阳气虚衰配心俞、至阳
胆绞痛	疏肝利胆，行气止痛。以胆的俞募穴为、下合穴主	胆囊穴、阳陵泉、胆俞、日月	肝胆气滞配太冲、丘墟；肝胆湿热配行间、阴陵泉；蛔虫妄动配迎香透四白
肾绞痛	清利湿热，通淋止痛。以相应俞募穴及足太阴经穴主	肾俞、膀胱俞、中极、三阴交、京门	下焦湿热配委阳、阴陵泉；肾气虚衰配水分、关元

（三）实战演练

1. 叙述针灸治疗中风中经络的治法、主穴。（2023、2019、2015）

【参考答案】治法：调神导气，疏通经络。取督脉、手厥阴及足太阴经穴为主。主穴：水沟、内关、三阴交、极泉、尺泽、委中。

2. 叙述针灸治疗牙痛的主穴，胃火牙痛的配穴。（2023、2020、2018、2017）

【参考答案】主穴：合谷、颊车、下关。胃火牙痛配内庭、二间。

3. 叙述针灸治疗中风中脏腑主穴、脱证的配穴。（2024、2018、2017、2013）

【参考答案】主穴：水沟、百会、内关。脱证配关元、神阙、气海。

4. 叙述针灸治疗呕吐的主穴，寒邪客胃证的配穴。（2023、2018、2016）

【参考答案】主穴：中脘、胃俞、足三里、内关。配穴：上脘、公孙。

5. 叙述针灸治疗落枕的治法、风寒袭络证的配穴。（2018、2014）

【参考答案】治法：疏经活络，调和气血。取局部阿是穴和手太阳、足少阳经穴为主，配合远端取穴。风寒袭络配风池、合谷。

6. 叙述针灸治疗落枕的治法、主穴。（2017、2016、2015）

【参考答案】治法：疏经活络，调和气血。取局部阿是穴和手太阳、足少阳经穴为主,配合远端取穴。主穴:外劳宫、天柱、阿是穴。

7. 叙述针灸治疗呕吐的治法、主穴。(2022、2020、2017、2015)

【参考答案】治法:和胃理气,降逆止呕。取胃的俞募穴、下合穴为主。主穴:中脘、胃俞、足三里、内关。

8. 叙述针灸治疗踝扭伤的治法、主穴。(2017、2016)

【参考答案】治法:祛瘀消肿,舒筋通络。取阿是穴、扭伤局部经穴为主。主穴:阿是穴、申脉、解溪、丘墟。

9. 叙述针灸治疗胆绞痛治法和主穴。(2021、2017)

【参考答案】治法:疏肝利胆,行气止痛。以胆的俞募穴、下合穴为主。主穴:胆囊穴、阳陵泉、胆俞、日月。

10. 叙述针灸治疗晕厥的主穴、虚证配穴。(2017)

【参考答案】主穴:水沟、内关、涌泉。虚证配气海、关元。

11. 叙述针灸治疗泄泻的主穴,寒湿内盛证的配穴。(2024、2016、2014)

【参考答案】主穴:神阙、天枢、大肠俞、上巨虚、阴陵泉。寒湿内盛配关元、水分。

12. 叙述针灸治疗眩晕的主穴,肝阳上亢证的配穴。(2022、2016)

【参考答案】主穴:百会、风池、太冲、内关。肝阳上亢配行间、侠溪、太溪。

13. 叙述针灸治疗腕关节扭伤的治法、主穴。(2016)

【参考答案】治法:祛瘀消肿,舒筋通络。取阿是穴、扭伤局部经穴为主。主穴:阿是穴、阳溪、阳池、阳谷。

14. 叙述针灸治疗牙痛的治法、主穴。(2015)

【参考答案】治法:祛风泻火,通络止痛。取手、足阳明经穴为主。主穴:合谷、颊车、下关。

15. 叙述针灸治疗哮喘实证的治法,痰热阻肺证的配穴。(2015)

【参考答案】治法:祛邪肃肺,化痰平喘。取手太阴经穴及相应俞募穴为主。配穴:痰热阻肺配丰隆、曲池。

16. 叙述针灸治疗胆绞痛的主穴,肝胆湿热证的配穴。(2021、2015)

【参考答案】主穴:胆囊穴、阳陵泉、胆俞、日月。肝胆湿热配行间、阴陵泉。

17. 叙述针灸治疗痛经的治法,气滞血瘀证的配穴。(2022、2015)

【参考答案】治法:行气活血,调经止痛。取任脉、足太阴经穴为主。气滞血瘀配太冲、血海。

18. 叙述针灸治疗高热的主穴,热入营血证的配穴。(2020、2014、2013)

【参考答案】主穴:大椎、曲池、合谷、十二井穴或十宣穴。热入营血配血海、内关。

第三站

西医临床

西医临床分值表

考试项目		所占分值	考试方法	考试时间
体格检查		25	实际操作	20 分钟
西医操作				
西医临床答辩（含辅助检查结果判读分析）（2 选 1 抽题作答）	西医临床答辩		现场口述	
	辅助检查结果判读分析			

得分技巧

1. 要边操作边讲要点。

2. 操作结束后会有考官提问，通常问些比较小的检查项目。

3. 注意题目要求，诊查后要口述及汇报检查结果；进行诸如甲状腺检查、神经反射检查等项目时一定要检查双侧。

4. 体现医德和对患者的关怀。注意着装整洁，举止大方，言语温和，检查过程中认真细致。注意操作前后向被检者告知；操作过程动作温柔；有爱护被检者的动作，如用手捂热听诊器等。

第一部分　体格检查

（一）考试介绍

考查西医体格检查的具体操作方法。每份试卷 1 题。

【样题】演示汞柱式血压计测量血压、指鼻试验的检查方法。

【参考答案】

（1）汞柱式血压计测量血压：被检查者安静休息至少 5 分钟，采取坐位或仰卧位，裸露右上臂，伸直并外展 45°，肘部置于与右心房同一水平（坐位平第 4 肋软骨，仰卧位平腋中线）。让受检者脱下该侧衣袖，露出手臂，将袖带平展地缚于上臂，袖带下缘距肘窝横纹 2～3cm，松紧适宜。检查者先于肘窝处触知肱动脉搏动，一手将听诊器体件置于肱动脉上，轻压听诊器体件，另一手执橡皮球，旋紧气囊旋钮向袖带内边充气边听诊，待动脉音消失，再将汞柱升高 20～30mmHg，开始缓慢（2～6mmHg/s）放气，听到第一个声音时所示的压力值是收缩压；继续放气，声音消失时血压计上所示的压力值是舒张压（个别声音不消失者，可采用变音值作为舒张压并加以注明）。测压时双眼平视汞柱表面，根据听诊结果读出血压值。间隔 1～2 分钟重复测量，取两次读数的平均值。测量完毕后将袖带解下、排气，平整地放入血压计盒内，将血压计汞柱向右侧倾斜 45°，使管中水银完全进入水银槽后，关闭汞柱开关和血压计。

（2）指鼻试验：医师嘱被检查者手臂外展伸直，再以食指触自己的鼻尖，由慢到快，先睁眼、后闭眼，反复进行，观察被检查者动作是否稳准。

（二）考点汇总

考点1★★★　全身状态检查

检查内容		检查方法
生命征	体温	①口测法：将消毒过的口腔温度计（简称口表）水银端置于舌下，紧闭口唇，不用口腔呼吸，测量 5 分钟后读数。正常值为 36.3～37.2℃，对婴幼儿及意识障碍者则不宜使用。②肛测法：患者取侧卧位，将直肠温度计（简称肛表）水银端涂以润滑剂，徐徐插入肛门，深达肛表的一半为止（婴儿插入深度为 1.25cm，幼儿为 2.5cm），5 分钟后读数。正常值为 36.5～37.7℃，适用于小儿及神志不清的患者。③腋测法：擦干腋窝汗液，将腋窝温度计（简称腋表）水银端放在患者腋窝深处，嘱患者用上臂将温度计夹紧，放置 10 分钟后读数。正常值为 36～37℃
	脉搏	以食指、中指、无名指三个手指的指端来触诊桡动脉的搏动。如桡动脉不能触及，也可触摸肱动脉、颞动脉和颈动脉等。正常成人，在安静状态下脉率为 60～100 次/分。儿童较快，婴幼儿可达 130 次/分

续表

检查内容		检查方法
生命征	血压	被检查者安静休息至少5分钟，采取坐位或仰卧位，裸露右上臂，伸直并外展45°，肘部置于与右心房同一水平（坐位平第4肋软骨，仰卧位平腋中线）。让受检者脱下该侧衣袖，露出手臂，将袖带平展地缚于上臂，袖带下缘距肘窝横纹2~3cm，松紧适宜。检查者先于肘窝处触知肱动脉搏动，一手将听诊器体件置于肱动脉上，轻压听诊器体件，另一手执橡皮球，旋紧气囊旋钮向袖带内边充气边听诊，待动脉音消失，再将汞柱升高20~30mmHg，开始缓慢（2~6mmHg/s）放气，听到第一个声音时所示的压力值是收缩压；继续放气，声音消失时血压计上所示的压力值是舒张压（个别声音不消失者，可采用变音值作为舒张压并加以注明）。测压时双眼平视汞柱表面，根据听诊结果读出血压值间隔1~2分钟重复测量，取两次读数的平均值。测量完毕后将袖带解下、排气，平整地放入血压计盒内，将血压计汞柱向右侧倾斜45°，使管中水银完全进入水银槽后，关闭汞柱开关和血压计
发育与体型		发育的正常与否，通常以年龄与体格成长状态（身高、体重、性征）、智力之间的关系来判断。临床上把正常人的体型分为匀称型、矮胖型、瘦长型三种。病态发育与内分泌的关系尤为密切。如在发育成熟前脑垂体前叶功能亢进时，体格异常高大，称为巨人症；垂体功能减退时，体格异常矮小，称脑垂体性侏儒症
营养状态		根据皮肤、毛发、皮下脂肪、肌肉的发育情况来综合判断。营养状态一般分为良好、不良和中等
意识状态		检查被检查者对环境的知觉，知觉状态分为意识清楚、嗜睡、昏睡、昏迷、谵妄、意识模糊等

异常面容	临床表现
急性病容	面色潮红，兴奋不安，口唇干燥，呼吸急促，表情痛苦，有时鼻翼扇动，口唇疱疹
慢性病容	面容憔悴，面色晦暗或苍白无华，双目无神，表情淡漠等
贫血面容	面色苍白，口唇色淡，表情疲惫
肝病面容	面色灰褐，额部、鼻背、双颊有褐色色素沉着
肾病面容	面色苍白，眼睑、颜面水肿
二尖瓣面容	面色晦暗，双颊紫红，口唇轻度发绀
甲状腺功能亢进面容	眼裂增大，眼球突出，目光闪烁，呈惊恐貌，兴奋不安，烦躁易怒
黏液水肿面容	面色苍白，睑厚面宽，颜面浮肿，目光呆滞，反应迟钝，眉毛、头发稀疏，舌色淡、胖大
伤寒面容	表情淡漠，反应迟钝，呈无欲状态
苦笑面容	发作时牙关紧闭，面肌痉挛，呈苦笑状
满月面容	面圆如满月，皮肤发红，常伴痤疮和小须

异常面容	临床表现
肢端肥大症面容	头颅增大，脸面变长，下颌增大、向前突出，眉弓及两颧隆起，唇舌肥厚，耳鼻增大
面具脸	面部呆板无表情，似戴面具

体位		临床表现
自动体位		活动自如，不受限制
被动体位		不能随意调整或变换体位，需别人帮助才能改变体位
强迫体位	强迫仰卧位	仰卧，双腿蜷曲，借以减轻腹部肌肉张力
	强迫俯卧位	俯卧位可减轻脊背肌肉的紧张程度
	强迫侧卧位	侧卧于患侧以减轻疼痛，且有利于健侧代偿呼吸
	强迫坐位	坐于床沿上，以两手置于膝盖上或扶持床边
	角弓反张位	颈及脊背肌肉强直，以致头向后仰，胸腹前凸，背过伸，躯干呈反弓形
	辗转体位	患者坐卧不安，辗转反侧

异常步态	临床表现
痉挛性偏瘫步态	瘫痪侧上肢内收、旋前，指、肘、腕关节屈曲，无正常摆动；下肢伸直并外旋，举步时将患侧骨盆抬高以提起瘫痪侧下肢，然后以髋关节为中心，脚尖拖地，向外画半个圆圈跨前一步，故又称画圈样步态
剪刀步态	双下肢肌张力增高，尤以伸肌和内收肌张力明显增高，双下肢强直内收，交叉到对侧，形如剪刀
共济失调步态	患者行走时双腿分开较宽，起步时一脚高抬，骤然垂落，且双目向下注视，闭目时不能保持平衡
慌张步态	步行时头及躯干前倾，步距较小，起步动作慢，但行走后越走越快，有难以止步之势，向前追赶身体以防止失去重心
蹒跚步态	又称鸭步，走路时身体左右摇摆似鸭行

考点 2　皮肤检查

检查内容	检查方法
皮疹	应注意皮疹出现与消失的时间、发展顺序、分布部位、形状及大小、颜色、压之是否褪色、平坦或隆起、有无瘙痒和脱屑等
皮下出血	皮肤或黏膜下出血，出血面的直径小于 2mm 者，称为瘀点。小的出血点容易和红色小皮疹或小红痣相混淆，但皮疹压之褪色，出血点压之不褪色，小红痣加压虽不褪色，但触诊时可稍高出平面，且表面发亮。皮下出血直径在 3～5mm 者，称为紫癜；皮下出血直径 >5mm 者，称为瘀斑；片状出血并伴有皮肤显著隆起者，称为血肿

续表

检查内容	检查方法
蜘蛛痣	除观察其形态外,可用铅笔尖或火柴杆等压迫其中心,如周围辐射状的小血管随之消退,解除压迫后又复出现,则证明为蜘蛛痣。见于慢性肝炎、肝硬化,健康妊娠妇女
皮下气肿	外观肿胀如水肿,指压可凹陷,但去掉压力后则迅速复原。按压时引起气体在皮下组织内移动,有一种柔软带弹性的振动感,称为捻发感或握雪感

考点3★★★ 浅表淋巴结检查

检查内容	检查方法
浅表淋巴结	检查浅表淋巴结的顺序为:耳前、耳后、乳突区、枕骨下区、颌下、颏下、颈后三角、颈前三角、锁骨上窝、腋窝、滑车上、腹股沟、腘窝等。检查时如发现有肿大的淋巴结,应记录其部位、数目、大小、质地、移动度,表面是否光滑,有无粘连,局部皮肤有无红肿、压痛和波动,是否有瘢痕、溃疡和瘘管等
下颌淋巴结	检查左颌下淋巴结时,将左手置于被检查者头顶,使头微向左前倾斜,右手四指并拢,屈曲掌指及指间关节,沿下颌骨内缘向上滑动触摸。检查右侧时,两手换位,让被检查者向右前倾斜
颈部淋巴结	检查颈部淋巴结时,检查者站在被检查者背后,让患者的头向前倾,并稍向检查的一侧倾斜,然后用手指紧贴检查部位,由浅入深进行滑动触诊
锁骨上窝淋巴结	检查锁骨上窝淋巴结时,检查者面对患者(可取坐位或仰卧位),用右手检查患者的左锁骨上窝,用左手检查其右锁骨上窝。检查时将食指与中指屈曲并拢,在锁骨上窝进行触诊,并深入锁骨后深部
腋窝淋巴结	检查左腋窝淋巴结时,检查者左手握被检查者左手,向上屈肘外展抬高约45°,右手并拢,掌面贴近胸壁向上逐渐达腋窝顶部滑动触诊,然后依次触诊腋窝前壁、内侧壁、后壁,再翻掌向外,将受检者外展的上臂下垂,触诊腋窝外侧壁。检查部位:腋窝前壁—胸大肌深面;腋窝内侧壁—腋窝近肋骨和前锯肌处;腋窝后壁—腋窝后壁肌群深面。同样方法检查右侧腋窝淋巴结
滑车上淋巴结	检查右侧滑车上淋巴结时,检查者以右手握被检查者右手腕,以右(左)手在其肱骨上髁两横指许、肱二头肌内侧滑动触诊
腹股沟淋巴结	检查腹股沟淋巴结时,被检查者仰卧,检查者用手指在腹股沟平行处进行触诊

考点4★★ 头部的检查

检查内容	检查方法
眼睑	检查时注意观察有无红肿、浮肿,睑缘有无内翻或外翻,睫毛排列是否整齐及生长方向,两侧眼睑是否对称,有无上睑下垂、眼睑水肿及眼睑闭合不全

检查内容		检查方法
结膜	球结膜	以拇指和食指将上、下眼睑分开，嘱患者向上、下、左、右各方向转动眼球。检查下眼睑结膜时，嘱被检查者向上看，拇指置于下眼睑的中部边缘，向下轻按压，暴露下眼睑及穹隆结膜
	上眼睑结膜	需翻转眼睑。翻转要领：检查左眼时，嘱被检查者向下看，用右手食指（在上方）和拇指（在下方）捏住上睑的中部边缘并轻轻向前下方牵拉，食指轻压睑板上缘的同时，拇指向上捻转翻开上眼睑，暴露上眼睑结膜，然后用拇指固定上睑缘。检查结束后向前下方轻轻牵拉上睑，同时嘱被检者向上看，眼睑复位。检查右眼时用左手，方法同前
巩膜		在自然光线下观察巩膜有无黄染
瞳孔	大小与形状	正常瞳孔直径 2～5mm，两侧等大等圆
	对光反射	用手电筒照射瞳孔，观察其前后的反应变化，正常人受照射光刺激后，双侧瞳孔立即缩小，移开照射光后双侧瞳孔随即复原。对光反射分为：①直接对光反射，即手电筒光直接照射一侧瞳孔，该侧瞳孔立即缩小，移开光线后瞳孔迅速复原。②间接对光反射，即用手隔开双眼，手电筒光照射一侧瞳孔后，另一侧瞳孔也立即缩小，移开光线后瞳孔迅速复原
	调节反射与集合反射	嘱被检查者注视 1m 以外的目标（通常为检查者的食指尖），然后逐渐将目标移至距被检查者眼球约 10cm 处，这时观察双眼瞳孔和眼球变化情况。由看远逐渐变为看近，即由不调节状态到调节状态时，正常反应是双侧瞳孔逐渐缩小（调节反射）、双眼球向内聚合（集合反射）
眼球运动		检查眼球运动，医师左手置于被检查者头顶并固定头部，使头部不能随眼转动，右手指尖（或棉签）放在被检查者眼前 30～40cm 处，嘱被检查者两眼随医师右手指尖移动方向运动，一般按被检查者的左侧、左上、左下、右侧、右上、右下共 6 个方向进行，注意眼球运动幅度、灵活性、持久性，两眼是否同步，并询问患者有无复视出现

考点5★ 咽部、扁桃体检查

检查内容	检查方法
咽部	嘱被检查者头稍向后仰，口张大并拉长发"啊"声，医师用压舌板在舌的前 2/3 与后 1/3 交界处迅速下压舌体，此时软腭上抬，在照明下可见口咽组织，检查时注意咽后壁有无充血、水肿，扁桃体有无肿大
扁桃体	检查方法同"咽部"。Ⅰ度肿大时扁桃体不超过咽腭弓；Ⅱ度肿大时扁桃体超过咽腭弓，介于Ⅰ度与Ⅲ度之间；Ⅲ度肿大时扁桃体达到或超过咽后壁中线。扁桃体充血红肿，并有不易剥离的假膜（强行剥离时出血），见于白喉

考点6★★ 鼻窦检查

检查额窦压痛时，一手固定被检查者枕部，另一手拇指置于眼眶上缘内侧，用力向后上方按压，两侧分别进行。检查上颌窦压痛时，双手拇指置于被检查者颧部，其余手指分别置于被检查者的两侧耳后，固定其头部，双拇指向后方按压。检查筛窦压

第三站　西医临床

痛时，双手扶住被检查者两侧耳后，双拇指分别置于鼻根部与眼内眦之间，向后方按压。蝶窦因位置较深，不能在体表进行检查。

考点7★★★ 颈部检查

（1）血管

正常人安静坐位或立位时，颈外静脉塌陷，平躺时颈外静脉充盈，充盈水平仅限于锁骨上缘至下颌角距离的下2/3以内。在坐位或半卧位（上半身与水平面形成45°）明显见到颈静脉充盈，称为颈静脉怒张，提示体循环静脉血回流受阻或上腔静脉压增高。安静状态下出现明显的颈动脉搏动，提示有心排血量增加或脉压增大的疾病。

（2）甲状腺

检查内容		检查方法
视诊		嘱被检查者双手放于枕后，头向后仰，观察甲状腺的大小和对称性。嘱被检查者做吞咽动作，则可见甲状腺随吞咽动作向上移动
触诊	甲状腺峡部	站于被检查者前面用拇指或站于被检查者后面用食指从胸骨上切迹向上触摸，可触到气管前软组织，判断有无增厚，配合吞咽动作，判断有无增大和肿块
	甲状腺侧叶	①前面触诊：一手拇指施压于一侧甲状软骨，将气管推向对侧，另一手食、中指在对侧胸锁乳突肌后缘向前推挤甲状腺侧叶，拇指在胸锁乳突肌前缘触诊，配合吞咽动作，重复检查。用同样方法检查另一侧甲状腺。②后面触诊：一手食、中指施压于一侧甲状软骨，将气管推向对侧，另一手拇指在对侧胸锁乳突肌后缘向前推挤甲状腺，食、中指在其前缘触诊甲状腺，配合吞咽动作，重复检查。用同样方法检查另一侧甲状腺

甲状腺肿大分为三度：不能看出肿大但能触及者为Ⅰ度；既可看出肿大又能触及，但在胸锁乳突肌以内区域者为Ⅱ度；肿大超出胸锁乳突肌外缘者为Ⅲ度。注意肿大甲状腺的大小、表面边缘、质地以及是否对称，有无压痛、结节、震颤和血管杂音。

（3）气管

让被检查者取坐位或仰卧位，头颈部保持自然正中位置，医师分别将右手的食指和无名指置于两侧胸锁关节上，中指在胸骨上切迹部位置于气管正中，观察中指是否在食指和无名指的中间，如中指与食指、无名指的距离不等，则表示有气管移位。大量胸腔积液，气胸或纵隔肿瘤等，可将气管推向健侧；肺不张、肺硬化、胸膜粘连等，可将气管拉向患侧。也可将中指置于气管与两侧胸锁乳突肌之间的间隙内，根据两侧间隙是否相等来判断气管有无移位。

考点8★ 胸廓、胸壁与乳房检查

检查内容	检查方法
胸廓	正常胸廓近似圆锥形，两侧基本对称，成年人胸廓前后径与左右径之比约为1：1.5。常见异常胸廓有桶状胸、扁平胸、佝偻病胸（鸡胸）等

检查内容		检查方法
胸壁	胸壁静脉	正常胸壁无明显静脉可见。上腔静脉受阻时，胸壁静脉的血流方向自上向下；下腔静脉受阻时，胸壁静脉的血流方向自下向上
	胸骨	用手指轻压或轻叩胸壁，正常人无疼痛感觉。胸壁炎症、肿瘤浸润、肋软骨炎、肋间神经痛、带状疱疹、肋骨骨折等，可有局部压痛。骨髓异常增生时，常有胸骨压痛或叩击痛
乳房检查		①视诊：注意两侧乳房的大小、对称性、外表、乳头状态及有无溢液等。②触诊：被检查者取坐位，先两臂下垂，然后双臂高举超过头部或双手叉腰再进行检查。检查时，先检查健侧乳房，再检查患侧。检查者以并拢的手指掌面略施压力，以旋转或来回滑动的方式进行触诊，切忌用手指将乳房提起来触摸。检查按外上、外下、内下、内上、中央（乳头、乳晕）的顺序进行，然后检查腋窝及锁骨上、下窝等处淋巴结

考点9★★★ 肺和胸膜检查

检查项目	检查方法
呼吸运动	以胸廓运动为主的呼吸，称为胸式呼吸；以腹部运动为主的呼吸，称为腹式呼吸。正常情况下成年女性以胸式呼吸为主，儿童及成年男性以腹式呼吸为主
呼吸频率、深度及节律	成人呼吸频率为 16～20 次/分，深度适中。频率超过 24 次/分，称为呼吸过速，见于发热、甲亢等；低于 12 次/分，称呼吸过缓，见于深睡、颅内高压等。常见的呼吸节律变化有潮式呼吸、间停呼吸
胸廓扩张度	被检查者采取坐位或仰卧位，检查者两手四指并拢与拇指分开，分别平置于被检者胸壁下部的对称部位，嘱被检者做深呼吸运动，观察两手的动度是否一致。正常人两侧呼吸动度相等，发生病变时可见一侧或局部胸廓扩张度减弱，而对侧或其他部位动度增强
语音震颤（触觉语颤，语颤）	检查者将两手掌或手掌尺侧缘平置于患者胸壁的对称部位，嘱其用同样强度重复拉长音发"yi"音，自上而下，从内到外，两手交叉，比较两侧相同部位语颤是否相同
胸膜摩擦感	检查者用手掌轻贴胸壁，令患者反复做深呼吸，此时若有皮革相互摩擦的感觉，即为胸膜摩擦感。见于急性胸膜炎，以患侧腋中线第 5～7 肋间隙最易触到
叩诊方法	叩诊时左手中指第 2 指节紧贴于叩诊部位，其余手指稍微抬起。右手各指自然弯曲，以右手中指指端叩击左手中指第 2 指骨的前端，叩击方向与叩诊部位的体表垂直，主要以活动腕关节与掌指关节进行叩诊。叩击后右手中指应立即抬起。在同一部位每次可连续叩击 2～3 下。叩击力度要均匀适中。范围较小、位置较浅表的病变，可用轻叩法；反之，可用重叩法
叩诊音	正常肺部叩诊呈清音。胸部病理性叩诊音：①浊音或实音：见于肺炎、肺结核、肺肿瘤、胸腔积液、肺痹水肿等。②鼓音：见于气胸、空洞型肺结核等。③过清音：见于肺气肿、支气管哮喘发作时

续表

检查项目	检查方法
肺下界叩诊	被检者取坐位或仰卧位。在胸部右锁骨中线上，自第2肋间隙向下轻叩，由清音变为浊音（常在第5肋间隙），再向下叩诊变为实音（常在第6肋间隙），在浊音与实音交界处即为肺下界。同样方法，分别在腋中线、肩胛线上叩出肺下界。平静呼吸时，正常成年人肺下界分别在锁骨中线、腋中线、肩胛线第6、8、10肋间。左肺下界叩诊时除在左锁骨中线上变动较大（有胃泡鼓音区）外，其余与右侧叩诊大致相同
肺部听诊	采用听诊器听诊。检查时的体位、顺序同"叩诊"。听诊内容： ①呼吸音：支气管呼吸音颇似将舌抬高后张口呼吸时所发出的"哈"音。肺泡呼吸音的吸气音较呼气音强，且音调更高，时限更长。正常人在除支气管呼吸音和支气管肺泡呼吸音的部位外，其余肺部都可听到肺泡呼吸音。正常人在胸骨角附近，肩胛间区的第3、4胸椎水平及右肺尖可以听到支气管肺泡呼吸音。其特点是吸气音和呼气音的强弱、音调、时限大致相等。 ②啰音：干啰音吸气和呼气时都可听到，但常在呼气时更加清楚；湿啰音吸气和呼气时都可听到，以吸气终末时多而清楚。 ③胸膜摩擦音：吸气和呼气时皆可听到，一般以吸气末或呼气开始时较为明显，深呼吸或在听诊器体件上加压时听诊更清楚，屏住呼吸时消失，可借此与心包摩擦音区别。 ④听觉语音：检查者将听诊器体件放置于触觉语颤检查的相同部位，嘱受检者以一般的声音重复发"yi"长音，检查者可从听诊器中听到柔和而模糊的声音，即听觉语音，也称语音共振。检查时需两侧对比，比较两侧听觉语音是否相同，有无增强或减弱

考点10★★★ 心脏检查

检查内容	检查方法
心脏触诊	用右手小鱼际或指尖指腹放在心尖部或心脏瓣膜区触诊。检查心尖搏动、心脏震颤、心包摩擦感
心界叩诊	被检者取仰卧位时，检查者立于被检者右侧，左手叩诊板指与心缘垂直（与肋间平行）。被检者取坐位时，宜保持上半身直立姿势，平稳呼吸，检查者面对被检者，左手叩诊板指一般与心缘平行（与肋骨垂直），以叩诊音由清音变浊音来确定心浊音界
心界叩诊顺序	先叩左界，从心尖搏动最强点外2~3cm处开始，沿肋间由外向内，叩诊音由清音变浊音时翻转板指，在板指中点相应的胸壁处用标记笔做一标记。如此自下而上，叩至第2肋间，分别标记。然后叩右界，先沿右锁骨中线，自上而下，叩诊音由清音变浊音时为肝界。然后，于其上一肋间（一般为第4肋间）由外向内叩出浊音点，继续向上，分别于第3、第2肋间叩出浊音点，并标记。用直尺测量左锁骨中线与前正中线间的垂直距离，以及左右心界各标记的浊音点距前正中线的垂直距离，并记录。心脏叩诊时应根据被检者胖瘦程度，采取适当力度，用力要均匀，过强或过轻的叩诊均不能叩出心脏的正确大小

检查内容	检查方法
听诊顺序	按各瓣膜病变好发部位的顺序进行：二尖瓣区→肺动脉瓣区→主动脉瓣区→主动脉瓣第二听诊区→三尖瓣区（或二尖瓣区→主动脉瓣区→主动脉瓣第二听诊区→肺动脉瓣区→三尖瓣区）

心脏瓣膜听诊区		听诊位置
二尖瓣区		一般位于第5肋间左锁骨中线内侧
主动脉瓣区	主动脉瓣区	位于胸骨右缘第2肋间，主动脉瓣狭窄时的收缩期杂音在此区最响
	主动脉瓣区第二听诊区	位于胸骨左缘第3~4肋间，主动脉瓣关闭不全时的舒张期杂音在此区最响
肺动脉瓣区		在胸骨左缘第2肋间隙
三尖瓣区		在胸骨体下端近剑突偏右或偏左处

考点11　血管检查

检查项目		具体内容
异常脉搏		①水冲脉：脉搏骤起骤降，急促而有力。检查时，将患者的上肢高举过头，则水冲脉更易触知。见于主动脉瓣关闭不全、发热、甲状腺功能亢进等。②交替脉：节律正常而强弱交替出现，见于高血压性心脏病、急性心肌梗死或主动脉瓣关闭不全等。③重搏脉：正常脉波的降支上可见一切迹（代表主动脉瓣关闭），其后有一重搏波，此波一般不能触及。见于伤寒或其他可引起周围血管松弛、周围阻力降低的疾病。④奇脉：吸气时脉搏明显减弱或消失，见于心包积液和缩窄性心包炎时。⑤无脉：脉搏消失，见于严重休克及多发性大动脉炎
周围血管征	周围血管征	包括头部随脉搏呈节律性点头运动、颈动脉搏动明显、毛细血管搏动征、水冲脉、枪击音与杜氏双重杂音。均由脉压增大所致，常见于主动脉瓣关闭不全、高热、重症贫血及甲状腺功能亢进症等
	毛细血管搏动征	用手指轻压被检者指甲床末端，或以干净玻片轻压被检者口唇黏膜，如见到红白交替的、与被检者心搏一致的节律性微血管搏动现象，称为毛细血管搏动征阳性
	枪击音与杜氏双重杂音	将听诊器体件放在肱动脉或股动脉处，可听到"嗒——、嗒——"音，称为枪击音，是由于脉压增大使脉波冲击动脉壁所致。如再稍加压力，则可听到收缩期与舒张期双重杂音，称为杜氏双重杂音

考点12★★★　腹部检查

检查内容	检查方法
腹壁静脉	选择一段没有分支的腹壁静脉，检查者食指和中指并拢压在静脉上，一指固定，另一手指沿静脉走行用力向外滑动，使静脉暂时排空，然后，向外滑动的手指突然放开，根据静脉是否立刻充盈，即可判断出血流方向

检查内容		检查方法
压痛及反跳痛		触诊时,由浅入深进行按压,如发生疼痛,称为压痛。在检查到压痛后,食指、中指、无名指三指稍停片刻,使压痛感趋于稳定,然后将手突然抬起,此时如患者感觉腹痛骤然加剧,并有痛苦表情,称为反跳痛。①阑尾点:又称麦氏点,位于右髂前上棘与脐连线外 1/3 与中 1/3 交界处,阑尾病变时此处有压痛。②胆囊点:位于右侧腹直肌外缘与肋弓交界处,胆囊病变时此处有明显压痛
肝脏触诊	单手触诊	检查时被检者取仰卧位,双腿稍屈曲,使腹壁松弛,检查者位于被检者右侧,将右手掌平放于被检者右侧腹壁上,腕关节自然伸直,四指并拢,掌指关节伸直,以食指前端的桡侧或食指与中指指端对着肋缘,自髂前上棘连线水平,分别沿右锁骨中线、前正中线自下而上触诊。被检者吸气时,右手随腹壁隆起抬高,但上抬速度要慢于腹壁的隆起,并向季肋缘方向触探肝缘。呼气时,腹壁松弛并下陷,触诊手应及时向腹深部按压,如肝脏肿大,则可触及肝下缘从手指端滑过。若未触及,则反复进行,直至触及肝脏或肋缘
	双手触诊	检查者用左手掌托住被检者右后腰,左手拇指张开置于右肋缘,右手方法不变。如遇腹水患者,可用沉浮触诊法。在腹部某处触及肝下缘后,应自该处起向两侧延伸触诊,以了解整个肝脏和全部肝下缘的情况
脾脏触诊	脾脏触诊	脾脏明显肿大而位置较表浅时,用单手浅部触诊即可触及。如肿大的脾脏位置较深,则用双手触诊法进行检查。被检者取仰卧位,双腿稍屈曲,检查者左手绕过被检者腹部前方,手掌置于其左腰部第 9～11 肋处,将脾从后向前托起。右手掌平放于上腹部,与肋弓成垂直方向,以稍弯曲的手指末端轻压向腹部深处,随被检者腹式呼吸运动,由下向上逐渐移近左肋弓,直到触及脾缘或左肋缘。脾脏轻度肿大而仰卧位不易触及时,可嘱被检者改为右侧卧位,右下肢伸直,左下肢屈髋、屈膝,检查者用双手触诊较易触及。触及脾脏后应注意其大小、质地、表面形态、有无压痛及摩擦感等
	脾肿大的测量方法	当轻度脾肿大时只作甲乙线测量,甲点为左锁骨中线与左肋缘交点,乙点为脾脏在左锁骨中线延长线上的最下缘,两点间的距离以厘米表示。脾脏明显肿大时,应加测甲丙线和丁戊线。甲丙线为左锁骨中线与左肋缘交点至最远脾尖(丙点)之间的距离。丁戊线为脾右缘(丁点)到前正中线的距离。如脾肿大向右未超过前正中线,测量脾右缘至前正中线的最短距离以"-"表示;超过前正中线则测量脾右缘至前正中线的最大距离,以"+"表示
墨菲征		正常胆囊不能触及。急性胆囊炎时胆囊肿大,医师将左手掌平放于患者右肋下部,以左手拇指指腹用适度压力钩压右肋下缘下腹直肌外缘处,然后嘱患者缓慢深吸气。此时发炎的胆囊下移时碰到用力按压的拇指引起疼痛,患者因疼痛而突然屏气,这一现象称为墨菲征阳性,又称胆囊触痛征
腹部叩诊音		多用间接叩诊法叩诊,被检者取仰卧位。正常腹部除肝、脾所在部位叩诊呈浊音或实音外,其余部位均为鼓音

检查内容	检查方法
液波震颤	用于3000mL及以上腹水的检查。检查时患者平卧，医师以一手掌面贴于患者一侧腹壁，另一手四指并拢屈曲，用指端冲击患者另一侧腹壁，如有大量液体存在，则贴于腹壁的手掌有被液体波动冲击的感觉，即液波震颤（波动感）。为防止腹壁本身震动传至对侧，可让另一人将手掌尺侧缘压于脐部腹中线上
肝浊音界叩诊	肝脏叩诊时用间接叩诊法，被检者取仰卧位。叩诊定肝上下界时，一般是沿右锁骨中线、右腋中线和右肩胛线，由肺区往下扣向腹部，当清音转为浊音时，即为肝上界，此处相当于被遮盖的肝顶部，故又被称为肝相对浊音界；再往下轻叩，由浊音转为实音时，此处肝脏不被肺遮盖，直接贴近胸壁，称肝绝对浊音界；继续往下扣，由实音转为鼓音时，即为肝下界。定肝下界时，也可由腹部鼓音区沿右锁骨中线或前正中线向上叩，当鼓音转为浊音处即是。体形匀称型者，正常肝上界在右锁骨中线上第5肋间，下界位于右季肋下缘。右锁骨中线上肝浊音区上下径之间的距离是9~11cm；在右腋中线上，肝上界在第7肋间，下界相当于第10肋骨水平；在右肩胛线上，肝上界为第10肋间，下界不易扣出。瘦长型者肝上下界均可低一个肋间，矮胖型者则可高一个肋间
移动性浊音	当腹腔内有较多游离液体（在1000mL以上）时，如患者取仰卧位，液体因重力作用多积聚于腹腔低处，含气的肠管漂浮其上，故叩诊腹中部呈鼓音，腹部两侧呈浊音；检查者自腹中部脐水平面开始向患者左侧叩诊，由鼓音变为浊音时，板指固定不动，嘱患者右侧卧位，再度叩诊，如呈鼓音，表明浊音移动。这种因体位不同而出现浊音区变动的现象，称移动性浊音
肾区叩击痛	正常时肾区无叩击痛。检查时，被检者取坐位或侧卧位，医师将左手掌平放于患者肾区（肋脊角处），右手握拳用轻到中等力量叩击左手背部。肾区叩击痛见于肾炎、肾盂肾炎、肾结石、肾周围炎及肾结核等
膀胱叩诊	采用间接叩诊法，被检者多取仰卧位。在耻骨联合上方进行叩诊。从上往下叩诊，由鼓音转成浊音时即到膀胱区。膀胱空虚时，因小肠位于耻骨上方遮盖膀胱，故叩诊呈鼓音，叩不出膀胱的轮廓。膀胱充盈时，耻骨上方叩出圆形浊音区。妊娠、卵巢囊肿或子宫肌瘤等，该区叩诊也呈浊音，应予鉴别。腹水时，耻骨上方叩诊可呈浊音区，但此区的弧形上缘凹向脐部，而膀胱胀大的浊音区弧形上缘凸向脐部。排尿或导尿后复查，如浊音区转为鼓音，即提示为尿潴留而致的膀胱胀大
肠鸣音	检查时，被检者取仰卧位，医生将听诊器体件放在腹部进行听诊，通常脐部听诊最清楚。时间不应少于1分钟，如1分钟未闻及肠鸣音，可持续听诊3~5分钟。正常时每分钟4~5次肠鸣音。肠鸣音超过每分钟10次时，称肠鸣音频繁，见于服泻药后、急性肠炎或胃肠道大出血等。如肠鸣音次数多，且呈响亮、高亢的金属音，称肠鸣音亢进，见于机械性肠梗阻。若肠鸣音明显少于正常，或3~5分钟以上才听到一次，称为肠鸣音减弱或稀少，见于老年性便秘、电解质紊乱（低血钾）及胃肠动力低下等。如持续听诊3~5分钟未闻及肠鸣音，称肠鸣音消失或静腹，见于急性腹膜炎或各种原因所致的麻痹性肠梗阻

第三站 西医临床

续表

检查内容	检查方法
振水音	被检者取仰卧位,医师用耳凑近被检者上腹部或将听诊器体件放于此处,用稍弯曲的手指以冲击触诊法连续迅速冲击其上腹部,如听到胃内液体与气体相撞击的声音,称为振水音。也可用双手左右摇晃患者上腹部以闻及振水音。正常人餐后或饮入多量液体时,上腹部可出现振水音,但若在空腹或餐后6~8小时以上仍有此音,则提示胃内有液体潴留,见于胃扩张、幽门梗阻及胃液分泌过多等

考点13★★ 脊柱、四肢检查

(1) 脊柱活动度

让被检者做前屈、后伸、侧弯、旋转等动作,观察脊柱的活动情况及有无变形,对脊柱外伤者或可疑骨折或关节脱位者,要避免脊柱活动,防止损伤脊髓。

分类	前屈	后伸	左右侧弯	旋转度(一侧)
颈椎	35°~45°	35°~45°	45°	60°~80°
胸椎	30°	20°	20°	35°
腰椎	90°	30°	20°~30°	30°

(2) 脊柱弯曲度、压痛与叩击痛

检查项目		检查方法
脊柱弯曲度	脊柱前后凸	嘱被检查者取立位,侧面观察脊柱各部形态,了解有无前后凸畸形。正常人直立时,脊柱有四个生理弯曲。从侧面观察,颈段稍前凸,胸段稍后凸,腰椎明显前凸,骶椎明显后凸
	脊柱侧弯度	嘱被检者取立位或坐位,从后面观察脊柱有无侧弯。轻度侧弯时,检查者用食、中指或拇指沿脊椎的棘突以适当的压力由上向下划压,致使被检处皮肤出现一条红色压痕,以此痕为标准,观察脊柱有无侧弯(正常人脊柱无侧弯)
压痛与叩击痛		①嘱被检者取端坐位,身体稍向前倾。医师以右手拇指从枕骨粗隆开始自上而下逐个按压脊椎棘突及椎旁肌肉,正常时每个棘突及椎旁肌肉均无压痛。②嘱被检查者取坐位,检查者可用中指或叩诊锤垂直叩击胸、腰椎棘突(颈椎位置深,一般不用此法)。也可采用间接叩击法,具体方法是:检查者将左手掌置于被检者头部,右手半握拳,以小鱼际肌部位叩击左手背,了解被检查者脊柱各部位有无疼痛

(3) 四肢关节

外形改变	临床表现
匙状甲(反甲)	指甲中央凹陷,边缘翘起,指甲变薄,表面粗糙有条纹。多见于缺铁性贫血和高原疾病,偶见于风湿热、甲癣等

外形改变		临床表现
杵状指		手指或足趾末端增生、肥厚，指甲从根部到末端拱形隆起呈杵状。见于呼吸系统疾病、心血管疾病、营养障碍性疾病
指关节变形	梭形关节	双侧对称性近端指骨间关节增生、肿胀呈梭形畸形，早期红肿疼痛，晚期强直、活动受限，手腕、手指向尺侧偏斜。可见于类风湿关节炎
	爪形手	手指变形，像鸟爪样。见于尺神经损伤，进行性肌萎缩；脊髓空洞症和麻风等
腕关节变形	腕垂症	肘以上完全性损伤者，不能伸腕、伸拇、伸指及外展拇指，呈垂腕畸形，见于桡神经损伤
	猿掌	大鱼际肌萎缩，手呈猿掌畸形，见于正中神经损伤
膝关节变形	关节腔积液	视诊关节肿胀，触诊浮髌试验阳性。浮髌试验检查方法：被检者取平卧位，下肢伸直放松，检查者左手拇指和其余四指分别固定在患膝关节上方两侧，并加压压迫髌上囊，使关节液集中于髌骨底面，右手拇指和其余四指分别固定在患膝关节下方两侧，用右手食指连续垂直向下按压髌骨数次，压下时有髌骨与关节面的碰触感，松手时有髌骨随手浮起感，即为浮髌试验阳性，见于风湿性关节炎、结核性关节炎等引起的膝关节腔积液
	关节炎	表现为两膝关节不对称，红、肿、热、痛，活动障碍，见于风湿性关节炎活动期
膝内、外翻	膝内翻	直立时，两踝并拢两膝关节远离，双下肢形成"O"状，即"O形腿"，称为膝内翻
	膝外翻	直立时，两膝关节并拢时，两踝部分离，称为膝外翻，或"X形腿"。见于佝偻病及大骨节病
足内、外翻	足内翻	跟骨内旋，前足内收，足纵弓高度增加，站立时足不能踏平，外侧着地。常见于脊髓灰质炎后遗症
	足外翻	跟骨外旋，前足外展，足纵弓塌陷，舟骨突出，扁平状，跟腱延长线落在跟骨内侧。常见于胫前胫后肌麻痹
骨折与关节脱位	骨折	局部肿胀、压痛，可有变形或肢体缩短，可触及骨擦感或听到骨擦音，如Colles骨折，侧面观察患部呈餐叉样外观，正面观察则呈枪刺状畸形
	关节脱位	关节畸形、疼痛、肿胀、瘀斑以及关节功能障碍等
肌萎缩		肢体肌萎缩时，可见患肢肌肉体积缩小，松弛无力。见于脊髓灰质炎、周围神经损伤等
下肢静脉曲张		多发生在小腿，曲张静脉如蚯蚓状怒张、弯曲，久站加重，卧位抬高下肢，静脉曲张现象减轻；重者小腿肿胀、皮肤暗紫、色素沉着或形成溃疡。见于栓塞性静脉炎或长期从事站立性工作者
水肿		双下肢凹陷性水肿多见于心功能不全等；一侧肢体水肿多见于静脉或淋巴液回流障碍，静脉回流障碍见于血栓性静脉炎、肿瘤压迫等；淋巴液回流障碍见于丝虫病，检查可见患肢皮肤增厚、肿胀、按压无凹陷，称为象皮肿；肢体局部红肿，伴皮肤灼热见于蜂窝织炎等

第三站 西医临床

续表

外形改变	临床表现
痛风性关节炎	关节僵硬、肥大或变形，甚至局部破溃成瘘管，关节周围可形成结节样痛风石，多发生在手指末节和足趾关节处，其次为踝、腕、肘、膝关节
肢端肥大症	肢体末端异常粗大，见于肢端肥大症、巨人症

（4）检查运动功能

运动功能	检查方法
主动运动	让被检查者用自己的力量进行各个关节各方向的运动，如肩关节屈伸，肩关节内旋、外旋，以及髋关节内旋、外旋等
被动运动	检查者用外力使被检查者的关节运动，观察其活动范围及有无疼痛等

考点14★★★ 神经系统检查

（1）肌力、肌张力

检查内容	检查方法
肌力	医师嘱被检查者做肢体伸、屈、内收、外展、旋前、旋后等动作，并从相反方向给予阻力，测试被检查者对阻力的克服力量，要注意两侧对比检查
肌张力	医师嘱被检查者肌肉放松，而后持其肢体以不同的速度、幅度进行各个关节的被动运动，根据肢体的阻力判断肌张力（可触摸肌肉，根据肌肉硬度判断），要两侧对比

（2）共济运动

检查内容	检查方法
指鼻试验	医师嘱被检查者手臂外展伸直，再以食指触自己的鼻尖，由慢到快，先睁眼、后闭眼，反复进行，观察被检查者动作是否稳准
跟–膝–胫试验	医师嘱被检查者仰卧，上抬一侧下肢，将足跟置于对侧下肢膝盖下端，再沿胫骨前缘向下移动，观察被检查者动作是否稳准
快速轮替运动	医师嘱被检查者伸直手掌，做快速旋前旋后动作，先睁眼、后闭眼，反复进行，观察动作的协调性
闭目难立试验	医师嘱被检查者双足并拢站立，闭目，双手向前平伸，观察其身体有无摇晃或倾斜，若出现身体摇晃或倾斜则为阳性

（3）神经反射

检查内容		检查方法
浅反射	角膜反射	嘱被检查者眼睛注视内上方，医师用细棉絮轻触患者角膜外缘，健康人该侧眼睑迅速闭合，称为直接角膜反射，对侧眼睑也同时闭合称为间接角膜反射

检查内容		检查方法
浅反射	腹壁反射	嘱被检查者仰卧，两下肢稍屈曲，腹壁放松，医师用钝头竹签分别沿肋缘下（胸髓7~8节）、脐水平（胸髓9~10节）及腹股沟上（胸髓11~12节）的方向，由外向内轻划两侧腹壁皮肤（即上、中、下腹壁反射），正常人于受刺激部位出现腹肌收缩
	提睾反射	嘱被检查者仰卧，双下肢伸直，医师用钝头竹签，从下向上分别轻划两侧大腿内侧皮肤。健康人可出现同侧提睾肌收缩，睾丸上提
深反射	肱二头肌反射	医师以左手托扶被检查者屈曲的肘部，将拇指置于肱二头肌肌腱上，右手用叩诊锤叩击左手拇指指甲，正常时前臂快速屈曲，反射中枢在颈髓5~6节
	肱三头肌反射	医师让检查者半屈肘关节，上臂稍外展，而后用左手托其肘部，右手用叩诊锤直接叩击尺骨鹰嘴突上方的肱三头肌肌腱附着处，正常时肱三头肌收缩，出现前臂伸展，反射中枢为颈髓7~8节
	桡骨骨膜反射	医师左手托住被检查者腕部，并使腕关节自然下垂，用叩诊锤轻叩桡骨茎突，正常时肱桡肌收缩，出现屈肘和前臂旋前，反射中枢在颈髓5~6节
	膝反射	被检查者取坐位，小腿完全松弛下垂，或让被检查者取仰卧位，医师在其腘窝处托起下肢，使髋、膝关节屈曲，用叩诊锤叩击髌骨下方之股四头肌肌腱，正常时出现小腿伸展，反射中枢在腰髓2~4节
	踝反射	被检查者仰卧，下肢外旋外展，髋、膝关节稍屈曲，医师左手将被检查者足部背屈成直角，右手用叩诊锤叩击跟腱。正常为腓肠肌收缩，出现足向趾面屈曲，反射中枢在骶髓1~2节
病理反射	巴宾斯基征（Babinski sign）	嘱被检者仰卧，髋、膝关节伸直，左手握其踝部，右手用叩诊锤柄部末端钝尖部，在足底外侧从后向前快速轻划至小趾根部，再转向跨趾侧。正常出现足趾向跖面屈曲，称巴宾斯基征阴性。如出现跨趾背伸，其余四趾呈扇形分开，称巴宾斯基征阳性
	奥本海姆征（Oppenheim sign）	检查者用拇指和食指沿被检者胫骨前缘用力由上而下滑压，阳性表现同巴宾斯基征
	戈登征（Gordon sign）	检查者用手以适当的力量握腓肠肌，阳性表现同巴宾斯基征
	查多克征（Chaddock sign）	检查者用叩诊锤柄部末端钝尖部，在被检者外踝下方由后向前轻划至跖趾关节处止，阳性表现同巴宾斯基征
	霍夫曼征（Hoffmann sign）	检查者用左手托住被检者腕部，用右手食指和中指夹持被检者中指，稍向上提，使其腕部处于轻度过伸位，用拇指快速弹刮被检者中指指甲，此时，如其余四指出现轻度掌屈反应为阳性
	髌阵挛	被检者取仰卧位，下肢伸直，检查者用拇指与食指持住髌骨上缘，用力向下快速推动数次，保持一定的推力，阳性反应为股四头肌节律性收缩使髌骨上下运动

检查内容		检查方法
病理反射	踝阵挛	被检者取仰卧位,检查者用左手托住腘窝,使髋、膝关节稍屈曲,右手紧贴其脚掌,突然用力将其足推向背屈,阳性表现为该足出现节律性、连续性的屈伸运动

(4) 脑膜刺激征

检查内容	检查方法
颈强直	被检者去枕仰卧,下肢伸直,检查者左手托其枕部做被动屈颈动作,正常时下颏可贴近前胸,如下颏不能贴近前胸且检查者感到有抵抗感,被检者感颈后疼痛为阳性
凯尔尼格征 (Kernig sign)	被检者去枕仰卧,一腿伸直,检查者将另一下肢先屈髋、屈膝成直角,然后抬小腿伸直其膝部,正常人膝关节可伸135°以上,如小于135°时就出现抵抗,且伴有疼痛及屈肌痉挛为阳性
布鲁津斯基征 (Brudzinski sign)	被检者去枕仰卧,双下肢自然伸直,检查者左手托患者枕部,右手置于患者胸前,使颈部前屈,如两膝关节和髋关节反射性屈曲为阳性

(5) 拉塞格征:被检者取仰卧位,两下肢伸直,检查者一手压在被检者一侧膝关节上,使下肢保持伸直,另一手将该下肢抬起,正常可抬高70°以上,如不到30°即出现由上而下的放射性疼痛为阳性。以同样的方法再检查另一侧。

(三) 实战演练

1. 演示踝阵挛、浅表淋巴结顺序的检查方法。(2023、2022、2019、2018、2017、2014)

【参考答案】

(1) 踝阵挛:被检者取仰卧位,检查者用左手托住腘窝,使髋、膝关节稍屈曲,右手紧贴其脚掌,突然用力将其足推向背屈,阳性表现为该足出现节律性、连续性的屈伸运动。

(2) 浅表淋巴结触诊顺序:耳前、耳后、乳突区、枕骨下区、颌下、颏下、颈后三角、颈前三角、锁骨上窝、腋窝、滑车上、腹股沟、腘窝等。

2. 演示拉塞格征、鼻窦检查的检查方法。(2023、2019、2018、2017)

【参考答案】

(1) 拉塞格征:被检者取仰卧位,两下肢伸直,检查者一手压在被检者一侧膝关节上,使下肢保持伸直,另一手将该下肢抬起,正常可抬高70°以上,如不到30°即出现由上而下的放射性疼痛为阳性。以同样的方法再检查另一侧。

(2) 鼻窦:检查额窦压痛时,一手固定被检查者枕部,另一手拇指置于眼眶上缘内侧,用力向后上方按压,两侧分别进行。检查上颌窦压痛时,双手拇指置于被检查者颧部,其余手指分别置于被检查者的两侧耳后,固定其头部,双拇指向后方按压。

检查筛窦压痛时，双手扶住被检查者两侧耳后，双拇指分别置于鼻根部与眼内眦之间，向后方按压。蝶窦因位置较深，不能在体表进行检查。

3. 演示脊柱叩击痛、巴宾斯基征的检查方法。（2024、2023、2021、2019、2017、2014）

【参考答案】

（1）脊柱叩击痛：嘱被检查者取坐位，检查者可用中指或叩诊锤垂直叩击胸、腰椎棘突（颈椎位置深，一般不用此法），也可采用间接叩击法，具体方法是：检查者将左手掌置于被检者头部，右手半握拳，以小鱼际肌部位叩击左手背，了解检查者脊柱各部位有无疼痛。

（2）巴宾斯基征：嘱被检者仰卧，髋、膝关节伸直，左手握其踝部，右手用叩诊锤柄部末端钝尖部，在足底外侧从后向前快速轻划至小趾根部，再转向拇趾侧。正常出现足趾向跖面屈曲，称巴宾斯基征阴性。如出现拇趾背伸，其余四趾呈扇形分开，称巴宾斯基征阳性。

4. 演示心脏左界叩诊、腹壁反射的检查方法。（2024、2023、2019、2018、2017、2016、2015）

【参考答案】

（1）心脏左界叩诊：从心尖搏动最强点外2~3cm处开始，沿肋间由外向内，叩诊音由清音变浊音时翻转板指，在板指中点相应的胸壁处用标记笔作一标记。如此自下而上，叩至第二肋间，分别标记。

（2）腹壁反射：嘱被检查者仰卧，两下肢稍屈曲，腹壁放松，医师用钝头竹签分别沿肋缘下（胸髓7~8节）、脐水平（胸髓9~10节）及腹股沟上（胸髓11~12节）的方向，由外向内轻划两侧腹壁皮肤（即上、中、下腹壁反射），正常人于受刺激部位出现腹肌收缩。

5. 演示咽部、移动性浊音的检查方法。（2024、2023、2019、2017、2014、2013）

【参考答案】

（1）咽部检查：嘱被检查者头稍向后仰，口张大并拉长发"啊"声，医师用压舌板在舌的前2/3与后1/3交界处迅速下压舌体，此时软腭上抬，在照明下可见口咽组织，检查时注意咽后壁有无充血、水肿，扁桃体有无肿大。

（2）移动性浊音：当腹腔内有较多游离液体（在1000mL以上）时，如患者仰卧位，液体因重力作用多积聚于腹腔低处，含气的肠管漂浮其上，故叩诊腹中部呈鼓音，腹部两侧呈浊音；在患者侧卧位时，液体随之流动，叩诊上侧腹部转为鼓音，下侧腹部呈浊音。这种因体位不同而出现浊音区变动的现象，称移动性浊音。

6. 演示阑尾炎压痛及反跳痛、霍夫曼征的检查方法。（2024、2023、2020、2019、2017、2015、2013）

【参考答案】

（1）阑尾炎压痛及反跳痛：阑尾点：又称麦氏点，位于右髂前上棘与脐连线外1/3与中1/3交界处，触诊时，由浅入深进行按压，如发生疼痛，称为压痛。在检查到压痛后，手指稍停片刻，使压痛感趋于稳定，然后将手突然抬起，此时如患者感觉腹痛骤然加剧，并有痛苦表情，称为反跳痛。

（2）霍夫曼征：检查者用左手托住被检者腕部，用右手食指和中指夹持被检者中指，稍向上提，使其腕部处于轻度过伸位，用拇指快速弹刮被检者中指指甲，此时，如其余四指出现轻度掌屈反应为阳性。

7. 演示眼球运动、脾脏触诊的检查方法。（2024、2023、2019、2017、2016）
【参考答案】

（1）眼球运动：医师左手置于被检查者头顶并固定头部，使头部不能随眼转动，右手指尖（或棉签）放在被检查者眼前30~40cm处，嘱被检查者两眼随医师右手指尖移动方向运动，一般按被检查者的左侧、左上、左下、右侧、右上、右下共6个方向进行，注意眼球运动幅度、灵活性、持久性，两眼是否同步，并询问患者有无复视出现。

（2）脾脏触诊：脾脏明显肿大而位置较表浅时，用单手浅部触诊即可触及。如肿大的脾脏位置较深，则用双手触诊法进行检查。被检者取仰卧位，双腿稍屈曲，医师左手绕过被检者腹部前方，手掌置于其左腰部第9~11肋处，将脾从后向前托起。右手掌平放于上腹部，与肋弓成垂直方向，以稍弯曲的手指末端轻压向腹部深处，随被检者腹式呼吸运动，由下向上逐渐移近左肋弓，直到触及脾缘或左肋缘。脾脏轻度肿大而仰卧位不易触及时，可嘱被检者改为右侧卧位，右下肢伸直，左下肢屈髋、屈膝，用双手触诊较易触及。触及脾脏后应注意其大小、质地、表面形态、有无压痛及摩擦感等。

8. 演示对光反射、墨菲征的检查方法。（2024、2023、2022、2020、2018、2017、2015）
【参考答案】

（1）对光反射：用手电筒照射瞳孔，观察其前后的反应变化，正常人受照射光刺激后，双侧瞳孔立即缩小，移开照射光后双侧瞳孔随即复原，对光反射分为：①直接对光反射，即电筒光直接照射一侧瞳孔，该侧瞳孔立即缩小，移开光线后瞳孔迅速复原。②间接对光反射，即用手隔开双眼电筒光照射一侧瞳孔后，另一侧瞳孔也立即缩小，移开光线后瞳孔迅速复原。

（2）墨菲征：急性胆囊炎时胆囊肿大，医师将左手掌平放于患者右肋下部，以左手拇指指腹用适度压力钩压右肋下部胆囊点处，然后嘱患者缓慢深吸气。此时发炎的胆囊下移时碰到用力按压的拇指引起疼痛，患者因疼痛而突然屏气，这一现象称为墨菲征阳性，又称胆囊触痛征。

9. 演示调节反射与集合反射、双手肝脏触诊的检查方法。（2024、2017、2016、2015）
【参考答案】

（1）调节反射与集合反射：嘱被检查者注视1m以外的目标（通常为检查者的食指尖），然后逐渐将目标移至距被检查者眼球约10cm处，这时观察双眼瞳孔变化情况，由看远逐渐变为看近，即由不调节状态到调节状态时，正常反应是双侧瞳孔逐渐缩小

（调节反射）、双眼球向内聚合（集合反射）。

（2）肝脏的双手触诊：检查者用左手掌托住被检者右后腰，左手拇指张开置于右肋缘，右手方法不变。如遇腹水患者，可用沉浮触诊法。在腹部某处触及肝下缘后，应自该处起向两侧延伸触诊，以了解整个肝脏和全部肝下缘的情况。

10. 演示气管检查、膝反射的检查方法。（2017、2015、2014）

【参考答案】

（1）气管检查：让被检查者取坐位或仰卧位，头颈部保持自然正中位置，医师分别将右手的食指和无名指置于两侧胸锁关节上，中指在胸骨上切迹部位置于气管正中，观察中指是否在食指和无名指的中间，如中指与食指、无名指的距离不等，则表示有气管移位，也可将中指置于气管与两侧胸锁乳突肌之间的间隙内，根据两侧间隙是否相等来判断气管有无移位。

（2）膝反射：被检查者取坐位，小腿完全松弛下垂，或让被检查者取仰卧位，医师在其腘窝处托起下肢，使髋、膝关节屈曲，用叩诊锤叩击髌骨下方之股四头肌肌腱，正常时出现小腿伸展，反射中枢在腰髓 $2 \sim 4$ 节。

11. 演示肱三头肌反射、语音震颤的检查方法。（2024、2023、2017、2015）

【参考答案】

（1）肱三头肌反射：医师让检查者半屈肘关节，上臂稍外展，而后用左手托其肘部，右手用叩诊锤直接叩击尺骨鹰嘴突上方的肱三头肌肌腱附着处，正常时肱三头肌收缩，出现前臂伸展，反射中枢为颈髓 $7 \sim 8$ 节。

（2）语音震颤：检查者将两手掌或手掌尺侧缘平置于患者胸壁的对称部位，嘱其用同样强度重复拉长音发"yi"音，自上而下，从内到外，两手交叉，比较两侧相同部位语颤是否相同。

12. 演示下颌淋巴结触诊、脊柱压痛的检查方法。（2023、2020、2017、2015）

【参考答案】

（1）下颌淋巴结触诊：检查左颌下淋巴结时，将左手置于被检查者头顶，使头微向左前倾斜，右手四指并拢，屈曲掌指及指间关节，沿下颌骨内缘向上滑动触摸。检查右侧时，两手换位，让被检查者向右前倾斜。

（2）脊柱压痛：检查有无脊柱压痛时，嘱被检者取端坐位，身体稍向前倾。医师以右手拇指从枕骨粗隆开始自上而下逐个按压脊椎棘突及椎旁肌肉，正常时每个棘突及椎旁肌肉均无压痛。

13. 演示心脏听诊顺序、桡骨骨膜反射的检查方法。（2024、2023、2020、2017）

【参考答案】

（1）心脏听诊顺序：按各瓣膜病变好发部位的顺序进行：二尖瓣区→肺动脉瓣区→主动脉瓣区→主动脉瓣第二听诊区→三尖瓣区（或二尖瓣区→主动脉瓣区→主动脉瓣第二听诊区→肺动脉瓣区→三尖瓣区）。

（2）桡骨骨膜反射：医师左手托住被检查者腕部，并使腕关节自然下垂，用叩诊锤轻叩桡骨茎突，正常时肱桡肌收缩，出现屈肘和前臂旋前，反射中枢在颈髓 $5 \sim$

6节。

14. 演示髌阵挛、甲状腺后面触诊的检查方法。（2023、2022、2016、2015）

【参考答案】

（1）髌阵挛：被检者取仰卧位，下肢伸直，检查者用拇指与食指持住髌骨上缘，用力向下快速推动数次，保持一定的推力，阳性反应为股四头肌节律性收缩使髌骨上下运动。

（2）甲状腺后面触诊：一手食、中指施压于一侧甲状软骨，将气管推向对侧，另一手拇指在对侧胸锁乳突肌后缘向前推挤甲状腺，食、中指在其前缘触诊甲状腺，配合吞咽动作，重复检查。用同样方法检查另一侧甲状腺。

15. 演示心脏听诊、浮髌试验的检查方法。（2023、2022、2016、2014、2013）

【参考答案】

（1）心脏听诊：被检者取坐位或仰卧位，听诊位置：①二尖瓣区：一般位于第5肋间左锁骨中线内侧。②主动脉瓣区：位于胸骨右缘第2肋间，主动脉瓣狭窄时的收缩期杂音在此区最响。③主动脉瓣区第二听诊区：位于胸骨左缘第3～4肋间，主动脉瓣关闭不全时的舒张期杂音在此区最响。④肺动脉瓣区：在胸骨左缘第2肋间隙。⑤三尖瓣区：在胸骨体下端近剑突偏右或偏左处。听诊顺序：二尖瓣区→肺动脉瓣区→主动脉瓣区→主动脉瓣第二听诊区→三尖瓣区。听诊内容：心律、心率、心音、额外心音、心脏杂音、心包摩擦音。

（2）浮髌试验：被检者取平卧位，下肢伸直放松，检查者左手拇指和其余四指分别固定在患膝关节上方两侧，并加压压迫髌上囊，使关节液集中于髌骨底面，右手拇指和其余四指分别固定在患膝关节下方两侧，用右手食指连续垂直向下按压髌骨数次，压下时有髌骨与关节面的碰触感，松手时有髌骨随手浮起感，即为浮髌试验阳性，见于风湿性关节炎、结核性关节炎等引起的膝关节腔积液。

16. 演示肺下界叩诊、查多克征的检查方法。（2024、2016、2015、2014）

【参考答案】

（1）肺下界叩诊：被检者取坐位或仰卧位。在胸部右锁骨中线上，自第2肋间隙向下轻叩，由清音变为浊音（常在第5肋间隙），再向下叩诊变为实音（常在第6肋间隙），在浊音与实音交界处即为肺下界。同样方法，分别在腋中线、肩胛线上叩出肺下界。平静呼吸时，正常成年人肺下界分别在锁骨中线、腋中线、肩胛线第6、8、10肋间。

（2）查多克征：检查者用叩诊锤柄部末端钝尖部，在被检者外踝下方由后向前轻划至跖趾关节处止，如出现姆趾背伸，其余四趾呈扇形分开，称查多克征阳性。

17. 演示布鲁津斯基征、胆囊触痛的检查方法。（2024、2022、2016、2015）

【参考答案】

（1）布鲁津斯基征：被检者去枕仰卧，双下肢自然伸直，检查者左手托患者枕部，右手置于患者胸前，使颈部前屈，如两膝关节和髋关节反射性屈曲为阳性。以同样的方法检查另一侧。

（2）胆囊触痛：正常胆囊不能触及。急性胆囊炎时胆囊肿大，医师将左手掌平放于患者右肋下部，以左手拇指指腹用适度压力钩压右肋下部胆囊点处，然后嘱患者缓慢深吸气。此时发炎的胆囊下移时碰到用力按压的拇指引起疼痛，患者因疼痛而突然屏气，这一现象称为墨菲征阳性，又称胆囊触痛征。

18. 演示踝反射、振水音的检查方法。（2024、2023、2016、2014）

【参考答案】

（1）踝反射：被检查者仰卧，下肢外旋外展，髋、膝关节稍屈曲，医师左手将被检查者足部背屈成直角，右手用叩诊锤叩击跟腱。正常为腓肠肌收缩，出现足向跖面屈曲，反射中枢在骶髓 1～2 节。

（2）振水音：被检者取仰卧位，医师用耳凑近被检者上腹部或将听诊器体件放于此处，然后用稍弯曲的手指以冲击触诊法连续迅速冲击其上腹部，如听到胃内液体与气体相撞击的声音，称为振水音。也可用双手左右摇晃患者上腹部以闻及振水音。正常人餐后或饮入多量液体时，上腹部可出现振水音，但若在空腹或餐后 6～8 小时以上仍有此音，则提示胃内有液体潴留，见于胃扩张、幽门梗阻及胃液分泌过多等。

19. 演示腹壁静脉血流方向的判断、甲状腺（前位）触诊的检查方法。（2023、2015、2013）

【参考答案】

（1）腹壁静脉血流方向的判断：选择一段没有分支的腹壁静脉，检查者食指和中指并拢压在静脉上，一指固定，另一手指沿静脉走行用力向外滑动，使静脉暂时排空，然后，向外滑动的手指突然放开，根据静脉是否立刻充盈，即可判断出血流方向。

（2）甲状腺（前位）触诊：一手拇指施压于一侧甲状软骨，将气管推向对侧，另一手食、中指在对侧胸锁乳突肌后缘向前推挤甲状腺侧叶，拇指在胸锁乳突肌前缘触诊，配合吞咽动作，重复检查。用同样方法检查另一侧甲状腺。

20. 演示单手肝脏触诊、胸廓扩张度的检查方法。（2023、2020、2015）

【参考答案】

（1）单手肝脏触诊：检查时被检者取仰卧位，双腿稍屈曲，使腹壁松弛，医师位于被检者右侧，将右手掌平放于被检者右侧腹壁上，腕关节自然伸直，四指并拢，掌指关节伸直，以食指前端的桡侧或食指与中指指端对着肋缘，自髂前上棘连线水平，分别沿右锁骨中线、前正中线自下而上触诊。被检者吸气时，右手随腹壁隆起抬高，但上抬速度要慢于腹壁的隆起，并向季肋缘方向触探肝缘。呼气时，腹壁松弛并下陷，触诊手应及时向腹深部按压，如肝脏肿大，则可触及肝下缘从手指端滑过。若未触及，则反复进行，直至触及肝脏或肋缘。

（2）胸廓扩张度：被检查者采取坐位或仰卧位，检查者两手四指并拢与拇指分开，分别平置于被检者胸壁下部的对称部位，感受被检者胸廓两侧呼吸动度。正常人两侧呼吸动度相等，发生病变时可见一侧或局部胸廓扩张度减弱，而对侧或其他部位动度增强。

21. 演示脾肿大的测量、膀胱叩诊的检查方法。(2015)

【参考答案】

（1）脾肿大的测量：当轻度脾肿大时只作甲乙线测量，甲点为左锁骨中线与左肋缘交点，乙点为脾脏在左锁骨中线延长线上的最下缘，两点间的距离以厘米表示。脾脏明显肿大时，应加测甲丙线和丁戊线。甲丙线为左锁骨中线与左肋缘交点至最远脾尖之间的距离。丁戊线为脾右缘到前正中线的距离。如脾肿大向右未超过前正中线，测量脾右缘至前正中线的最短距离以"－"表示；超过前正中线则测量脾右缘至前正中线的最大距离，以"＋"表示。

（2）膀胱叩诊：在耻骨联合上方进行叩诊。采用间接叩诊法，被检者多取仰卧位。膀胱空虚时，因小肠位于耻骨上方遮盖膀胱，故叩诊呈鼓音，叩不出膀胱的轮廓。膀胱充盈时，耻骨上方叩出圆形浊音区。妊娠、卵巢囊肿或子宫肌瘤等，该区叩诊也呈浊音，应予鉴别。腹水时，耻骨上方叩诊可呈浊音区，但此区的弧形上缘凹向脐部，而膀胱胀大的浊音区弧形上缘凸向脐部。排尿或导尿后复查，如浊音区转为鼓音，即提示为尿潴留而致的膀胱胀大。

22. 演示锁骨上淋巴结触诊、肾区叩击痛的检查方法。(2024、2023、2015)

【参考答案】

（1）锁骨上淋巴结触诊：检查锁骨上窝淋巴结时，检查者面对患者（可取坐位或仰卧位），用右手检查患者的左锁骨上窝，用左手检查其右锁骨上窝。检查时将食指与中指屈曲并拢，在锁骨上窝进行触诊，并深入锁骨后深部。

（2）肾区叩击痛：检查时，被检者取坐位或侧卧位，医师将左手掌平放于患者肾区（肋脊角处），右手握拳用轻到中等力量叩击左手背部。肾区叩击痛见于肾炎、肾盂肾炎、肾结石、肾周围炎及肾结核等。

23. 演示凯尔尼格征、上眼睑结膜的检查方法。(2023、2015)

【参考答案】

（1）凯尔尼格征：被检者去枕仰卧，一腿伸直，检查者将另一下肢先屈髋、屈膝成直角，然后抬小腿伸直其膝部，正常人膝关节可伸135°以上，如小于135°时就出现抵抗，且伴有疼痛及屈肌痉挛为阳性。

（2）上眼睑结膜：需翻转眼睑。翻转要领：检查左眼时，嘱被检查者向下看，用右手食指（在上方）和拇指（在下方）捏住上睑的中部边缘并轻轻向前下方牵拉，食指轻压睑板上缘的同时，拇指向上捻转翻开上眼睑，暴露上睑结膜，然后用拇指固定上睑缘。检查结束后向前下方轻轻牵拉上睑，同时嘱被检者向上看，眼睑复位。检查右眼时用左手，方法同前。

24. 演示跟－膝－胫试验、肝脏触诊的检查方法。(2023、2014)

【参考答案】

（1）跟－膝－胫试验：医师嘱被检查者仰卧，上抬一侧下肢，将足跟置于对侧下肢膝盖下端，再沿胫骨前缘向下移动，观察被检查者动作是否稳准。

（2）肝脏触诊：①单手触诊法：检查时被检者取仰卧位，双腿稍屈曲，使腹壁松弛，医师位于被检者右侧，将右手掌平放于被检者右侧腹壁上，腕关节自然伸直，四指并拢，掌指关节伸直，以食指前端的桡侧或食指与中指指端对着肋缘，自髂前上棘连线水平，分别沿右锁骨中线、前正中线自下而上触诊。被检者吸气时，右手随腹壁隆起抬高，但上抬速度要慢于腹壁的隆起，并向季肋缘方向触探肝缘。呼气时，腹壁松弛并下陷，触诊手应及时向腹深部按压，如肝脏肿大，则可触及肝下缘从手指端滑过。若未触及，则反复进行，直至触及肝脏或肋缘。②双手触诊法：检查者用左手掌托住被检者右后腰，左手拇指张置于右肋缘，右手方法不变。检查肝左叶有无肿大，可在腹正中线上由脐平面开始自下而上进行触诊。如遇腹水患者，可用沉浮触诊法。在腹部某处触及肝下缘后，应自该处起向两侧延伸触诊，以了解整个肝脏和全部肝下缘的情况

25. 演示浅反射、扁桃体的检查方法。（2024、2023、2014）

【参考答案】

（1）浅反射：①角膜反射：嘱被检查者眼睛注视内上方，医师用细棉絮轻触患者角膜外缘，健康人该侧眼睑迅速闭合，称为直接角膜反射，对侧眼睑也同时闭合称为间接角膜反射。②腹壁反射：嘱被检查者仰卧，两下肢稍屈曲，腹壁放松，医师用钝头竹签分别沿肋缘下（胸髓 7~8 节）、脐水平（胸髓 9~10 节）及腹股沟上（胸髓 11~12 节）的方向，由外向内轻划两侧腹壁皮肤（即上、中、下腹壁反射），正常人于受刺激部位出现腹肌收缩。③提睾反射：嘱被检查者仰卧，两下肢稍屈曲，腹壁放松，医师用钝头竹签分别沿肋缘下（胸髓 7~8 节）、脐水平（胸髓 9~10 节）及腹股沟上（胸髓 11~12 节）的方向，由外向内轻划两侧腹壁皮肤（即上、中、下腹壁反射），正常人于受刺激部位出现腹肌收缩。

（2）扁桃体检查：嘱被检查者头稍向后仰，口张大并拉长发"啊"声，医师用压舌板在舌的前 2/3 与后 1/3 交界处迅速下压舌体，此时软腭上抬，在照明下可见口咽组织，检查时注意咽后壁有无充血、水肿，扁桃体有无肿大。Ⅰ度肿大时扁桃体不超过咽腭弓；Ⅱ度肿大时扁桃体超过咽腭弓，介于Ⅰ度与Ⅲ度之间；Ⅲ度肿大时扁桃体达到或超过咽后壁中线。扁桃体充血红肿，并有不易剥离的假膜（强行剥离时出血），见于白喉。

26. 演示血管、脊柱弯曲度的检查方法。（2014）

【参考答案】

（1）血管：正常人安静坐位或立位时，颈外静脉塌陷，平躺时颈外静脉充盈，充盈水平仅限于锁骨上缘至下颌角距离的下 2/3 以内。在坐位或半卧位（上半身与水平面形成 45°）明显见到颈静脉充盈，称为颈静脉怒张，提示体循环静脉血回流受阻或上腔静脉压增高。安静状态下出现明显的颈动脉搏动，提示心排血量增加或脉压增大的疾病。

（2）脊柱弯曲度：①脊柱前后凸：嘱被检查者取立位，侧面观察脊柱各部形态，了解有无前后凸畸形。正常人直立时，脊柱有四个生理弯曲。从侧面观察，颈段稍前凸，胸段稍后凸，腰椎明显前凸，骶椎明显后凸。②脊柱侧弯度：嘱被检者取立位或

坐位，从后面观察脊柱有无侧弯。轻度侧弯时，检查者用示、中指或拇指沿脊椎的棘突以适当的压力由上向下划压，致使被压处皮肤出现一条红色压痕，以此痕为标准，观察脊柱有无侧弯（正常人脊柱无侧弯）。

27. 演示肝浊音界叩诊、脊柱活动度的检查方法。(2024、2014)

【参考答案】

（1）肝浊音界叩诊：肝脏叩诊时用间接叩诊法，被检者取仰卧位。叩诊定肝上下界时，一般是沿右锁骨中线、右腋中线和右肩胛线，由肺区往下叩向腹部，当清音转为浊音时，即为肝上界，此处相当于被肺遮盖的肝顶部，故又称肝相对浊音界；再往下轻叩，由浊音转为实音时，此处肝脏不被肺遮盖，直接贴近胸壁，称肝绝对浊音界；继续往下叩，由实音转为鼓音处，即为肝下界。定肝下界时，也可由腹部鼓音区沿右锁骨中线或前正中线向上叩，当鼓音转为浊音处即是。体形匀称型者，正常肝上界在右锁骨中线上第5肋间，下界位于右季肋下缘。右锁骨中线上肝浊音区上下径之间的距离为9～11cm；在右腋中线上，肝上界在第7肋间，下界相当于第10肋骨水平；在右肩胛线上，肝上界为第10肋间，下界不易叩出。瘦长型者肝上下界均可低一个肋间，矮胖型者则可高一个肋间。

（2）脊柱活动度：让被检者做前屈、后伸、侧弯、旋转等动作，观察脊柱的活动情况及有无变形，对脊柱外伤者或可疑骨折或关节脱位者，要避免脊柱活动，防止损伤脊髓。

分类	前屈	后伸	左右侧弯	旋转度（一侧）
颈椎	35°～45°	35°～45°	45°	60°～80°
胸椎	30°	20°	20°	35°
腰椎	90°	30°	20°～30°	30°

第二部分　西医操作

（一）考试介绍

考查无菌操作、心肺复苏术等常用西医操作技能。每份试卷1题。

【样题】 演示口对鼻人工呼吸的操作方法。

【参考答案】 施救者稍用力抬起患者下颏，使口闭合，先深吸一口气，将口罩住患者鼻孔，将气体通过患者鼻腔吹入气道。其余操作同口对口人工呼吸。

（二）考点汇总

考点1★★★　外科手消毒

1. 操作前准备　着装符合要求（戴好口罩、帽子）；双手及手臂无破损，取下饰品；修剪指甲；查看洗手清洁剂、外科手消毒液等能否正常使用。

2. 操作步骤与方法

（1）洗手

①用流动水冲洗双手、前臂和上臂下 1/3。

②取适量抗菌洗手液（约 3mL）涂满双手、前臂、上臂至肘关节以上 10cm 处，按七步洗手法清洗双手、前臂至肘关节以上 10cm 处。七步洗手法：手掌相对→手掌对手背→双手十指交叉→双手互握→揉搓拇指→指尖→手腕、前臂至肘关节以上 10cm 处。两侧在同一水平交替上升，不得回搓。

③用流动水冲洗清洗剂，水从指尖到双手、前臂、上臂，使水从肘下流走，沿一个方向冲洗，不可让水倒流，彻底冲洗干净。

④再取适量抗菌洗手液（约 3mL）揉搓双手，按照七步洗手法第二次清洗双手及前臂至肘关节以上 10cm。

⑤用流动水冲洗清洗剂，水从指尖到双手、前臂、上臂，使水从肘下流走，沿一个方向冲洗，不可让水倒流，彻底冲洗干净。

⑥抓取无菌小毛巾中心部位，先擦干双手，然后将无菌小毛巾对折呈三角形，底边置于腕部，直角部位向指端，以另一手拉住两侧对角，边转动边顺势向上移动至肘关节以上 10cm 处，擦干经过部位水迹，不得回擦；翻转毛巾，用毛巾的另一面以相同方法擦干另一手臂。操作完毕将擦手巾弃于指定容器内。

⑦保持手指朝上，将双手悬空举在胸前，自然晾干手及手臂。

（2）手消毒

①取适量外科手消毒液（约 3mL）于一手的掌心，将另一手指尖在消毒液内浸泡约 5 秒，搓揉双手，然后将消毒液环形涂抹于前臂直至肘上约 10cm 处，确保覆盖到所有皮肤。

②以相同方法消毒另一侧手、前臂至肘关节以上 10cm 处。

③取外科手消毒液（约 3mL），涂抹双手所有皮肤，按七步洗手法揉搓双手，直至消毒剂干燥。

④整个涂抹揉搓过程约 3 分钟。

⑤保持手指朝上，将双手悬空举在胸前，待外科手消毒液自行挥发至彻底干燥。

考点 2★★★ 戴无菌手套

1. 操作前准备　着装符合要求；戴好口罩、帽子；完成外科手消毒；查看无菌手套类型、号码是否合适、无菌有效期。

2. 操作步骤与方法

（1）选取合适的操作空间，确保戴无菌手套过程中不会因为手套放置不当或空间不足而发生污染事件。

（2）撕开无菌手套外包装，取出内包装平放在操作台上。

（3）一手捏住两只手套翻折部分，提出手套，适当调整使两只手套拇指相对并对齐。

（4）右手（或左手）手指并拢插入对应的手套内，然后适当张开手指伸入对应的指套内，再用戴好手套的右手（或左手）的 2 ~ 5 指插入左手（或右手）手套的翻折部内，用相同的方法将左手（或右手）插入手套内，并使各手指到位。

（5）分别将手套翻折部分翻回盖住手术衣袖口。

（6）在手术或操作开始前，应将双手举于胸前，严禁碰触任何物品而发生污染事件。

考点 3★★★ 穿手术衣（助理医师不考）

1. 操作前准备 基础着装符合要求；戴好帽子、口罩；完成外科手消毒；查看无菌手术衣的类型、号码是否合适、无菌有效期。

2. 操作步骤与方法

（1）从已打开的无菌手术衣包内取出无菌手术衣一件，环视四周，选择较大的空间穿手术衣。

（2）提起手术衣两肩及衣领折叠处，将衣领展开，内面朝向自己，正面向外，轻轻将手术衣抖开。

（3）稍向上掷起手术衣，顺势将两手同时插入对应的衣袖内并尽量向前伸，将两手自袖口伸出。如双手未能完全伸出，可由巡回护士（或助手）在后面拉紧领部衣带将手伸出袖口。

（4）由助手在身后系好领部、背部系带。

（5）戴好无菌手套，然后一手提起腰带，传递给巡回护士（或助手），协助将腰带绕过后背至前侧部，并将手术衣的后面衣幅完全包盖住后背部，由本人再自行系好腰带。

考点 4★★★ 手术区皮肤消毒

1. 操作前准备 做好手术前皮肤准备；基础着装符合要求；戴好帽子、口罩；完成外科手消毒；核对患者信息等；准备消毒器具及消毒剂。

2. 操作步骤与方法

（1）将无菌纱布或消毒大棉球用消毒剂彻底浸透，用卵圆钳夹住消毒纱布或大棉球，由手术切口中心向四周稍用力涂擦，涂擦某一部位时方向保持一致，严禁做往返涂擦动作。消毒范围应包括手术切口周围半径 15cm 的区域，并应根据手术可能发生的变化适当扩大范围。

（2）重复涂擦 3 遍，第 2、第 3 遍涂擦的范围均不能超出上一遍的范围。

（3）如为感染伤口或会阴、肛门等污染处手术，则应从外周向感染伤口或会阴、肛门处涂擦。

（4）使用过的消毒纱布或大棉球应按手术室要求处置。

考点 5★★★ 穿、脱隔离衣

1. 操作前准备 戴好帽子、口罩；确定区域，防止隔离衣正面（污染面）碰触其他物品；查看隔离衣的大小是否合适。

2. 操作步骤与方法

（1）进入感染区穿、脱隔离衣

1）穿隔离衣

	操作步骤与方法
非一次性隔离衣	①戴好帽子及口罩，取下手表，卷袖过肘，洗手。 ②手持衣领取下隔离衣，清洁面（内侧面）朝向自己；将衣领两端向外平齐对折并对齐肩缝，露出两侧袖子内口。 ③右手抓住衣领，将左手伸入衣袖内；右手将衣领向上拉，使左手伸出袖口。 ④换左手抓住衣领，将右手伸入衣袖内；左手将衣领向上拉，使右手伸出袖口。 ⑤两手持衣领，由领子前正中顺着边缘向后将领子整理好并扣好领扣，然后分别扎好袖口或系好袖口扣子（此时手已污染）。 ⑥松开收起腰带的活结，将隔离衣一边约在腰下5cm处渐向前拉，直到见边缘后捏住；同法捏住另一侧边缘的相同部位，注意手勿碰触到隔离衣的内面。然后双手在背后将边缘对齐，向一侧折叠，将后背完全包裹。一手按住折叠处，另一手将腰带拉至背后压住折叠处，将腰带在背后交叉，绕回到前面系好
一次性隔离衣	①戴好帽子及口罩，取下手表，卷袖过肘，洗手。 ②打开一次性隔离衣外包装，取出隔离衣。 ③选择不会碰触到周围物品发生污染的较大的空间，将隔离衣完全抖开。 ④抓住衣领部位分别将手插进两侧衣袖内，露出双手，整理隔离衣后先系好领部系带，然后将隔离衣两侧边襟互相叠压，自上而下分别系好后背的系带。 ⑤双手拎住两侧腰部系带在后背交叉，绕回到前面系好

2）脱隔离衣

	操作步骤与方法
非一次性隔离衣	①解开腰带，在前面打一活结收起腰带。 ②分别解开两侧袖口，抓起肘部的衣袖将部分袖子向上向内套塞入袖内，暴露出双手及手腕部，然后清洗、消毒双手。 ③消毒双手后，解开领扣，右手伸入左手腕部的衣袖内，抓住衣袖内面将衣袖拉下；用遮盖着衣袖的左手抓住右手隔离衣袖子的外面，将右侧袖子拉下，使双手从袖管中退出。 ④用左手自隔离衣内面抓住肩缝处协助将右手退出，再用右手抓住衣领外面，协助将左手退出。 ⑤左手抓住隔离衣衣领，右手将隔离衣两边对齐，用夹子夹住衣领，挂在衣钩上。 ⑥若挂在非污染区，隔离衣的清洁面（内面）向外，若挂在污染区，则污染面（正面）朝外
一次性隔离衣	①解开腰带，在前面将腰带打结收起。 ②抓起肘部的衣袖将部分袖子向上向内套塞入袖内，暴露出双手及手腕部，清洗、消毒双手。 ③消毒双手后，解开领扣，右手伸入左手腕部的衣袖内，抓住衣袖内面将衣袖拉下；用遮盖着衣袖的左手抓住右手隔离衣袖子的外面，将右侧袖子拉下，使双手从袖管中退出。 ④用左手自隔离衣内面抓住肩缝处协助将右手退出，再用右手抓住衣领外面，协助将左手退出。 ⑤脱下隔离衣后将隔离衣污染面（正面）向内折叠打卷后，掷于指定的污物桶内

（2）进入防污染区穿、脱隔离衣

1）穿隔离衣

	操作步骤与方法
非一次性隔离衣	①戴好帽子及口罩，取下手表，卷袖过肘，严格清洗、消毒双手。 ②手持衣领取下隔离衣，内侧面朝向自己，防止外面碰触任何物品造成污染；将衣领两端向外平齐对折并对齐肩缝，露出两侧袖子内口。 ③右手抓住衣领，将左手伸入衣袖内；右手将衣领向上拉，使左手伸出袖口。 ④换左手抓住衣领，将右手伸入衣袖内；左手将衣领向上拉，使右手伸出袖口。 ⑤两手持衣领，由领子前正中顺着边缘向后将领子整理好并扣好领扣。 ⑥根据需要戴一次性无菌手套，然后分别扎好袖口。 ⑦松开腰带的活结，将隔离衣一边约在腰下5cm处渐向前拉，直到见边缘后捏住；同法捏住另一侧边缘的相同部位，注意手勿碰触隔离衣的内面及操作者自己的衣服。然后双手在背后将边缘对齐，向一侧折叠，将后背完全包裹。一手按住折叠处，另一手将腰带拉至背后压住折叠处，将腰带在背后交叉，绕回到前面系好
一次性隔离衣	①戴好帽子及口罩，取下手表，卷袖过肘，严格清洗、消毒双手。 ②助手协助打开一次性隔离衣外包装，取出隔离衣（手不可碰触到外包装袋）。 ③选择不会碰触到周围物品发生污染的较大的空间，将隔离衣完全抖开。 ④抓住衣领部位分别将手插进两侧衣袖内，露出双手。 ⑤根据需要戴一次性无菌手套，整理隔离衣后先系好领部系带，然后将隔离衣两侧边襟互相叠压，自上而下分别系好后背的系带。操作过程中严禁手碰触隔离衣内面及操作者自己的衣服。 ⑥双手拎住两侧腰部系带在后背交叉，绕回到前面系好

2）脱隔离衣

	操作步骤与方法
非一次性隔离衣	①解开腰带，在前面打一活结收起腰带。 ②脱下一次性手套，掷于指定容器内。 ③分别解开衣领处、后背部系带，抓起衣袖分别将衣袖拉下，然后脱下隔离衣。 ④左手抓住隔离衣衣领，右手将隔离衣两边对齐内面向外翻折，确保隔离衣清洁面（正面）完全被内面包裹住，防止发生清洁面污染，用夹子夹住衣领，挂在指定的安全位置
一次性隔离衣	①解开腰带，在前面打一活结收起腰带。 ②脱下一次性手套，掷于指定容器内。 ③分别解开衣领处、后背部系带，抓起衣袖分别将衣袖拉下，然后脱下隔离衣。 ④将脱下的隔离衣折叠打卷后，掷于指定的容器内

考点6★★ 创伤的现场止血法

1. 操作前准备 判断出血的性质（动脉性、静脉性、毛细血管性出血）；根据出血的性质及部位选用止血物品；应用止血带前应检查弹性及抗拉伸性。

2. 操作步骤与方法

止血法		操作步骤与方法
指压止血法	头顶部、额部出血	指压颞浅动脉，一手固定伤者头部，另一手拇指在伤侧耳前将颞浅动脉压向下颌关节
	面部出血	指压面动脉，左、右手拇指分别放在两侧下颌角前1cm处的凹陷处，将左、右侧面动脉压向下颌骨，其余四指置于伤者后枕部与拇指形成对应力
	前臂出血	指压肱动脉，一手固定伤者患肢，另一手四指并拢置于肱动脉搏动明显处，拇指放于对应部位，将肱动脉压向肱骨
	手部出血	指压桡、尺动脉，双手拇指与示指分别放在伤侧的桡动脉与尺动脉处，分别将桡动脉、尺动脉压向手腕部骨骼
	下肢出血	指压股动脉，将一手尺侧小鱼际置于伤肢股动脉搏动明显处，用力将股动脉压向股骨
	脚部出血	指压胫前、胫后动脉，双手拇指与示指分别放在伤侧脚踝处的胫前动脉与胫后动脉处，分别将胫前动脉、胫后动脉压向脚踝部骨骼
加压包扎止血法		用无菌敷料或洁净的毛巾、手绢、三角巾等覆盖伤口，加压包扎达到止血目的。必要时可将手掌放在敷料上均匀加压
填塞止血法		用无菌敷料或洁净的毛巾填塞在伤口内，然后加压包扎
止血带止血法	弹性止血带止血法	扎止血带之前先抬高患肢以增加静脉回心血量。将三角巾、毛巾或软布等织物包裹在扎止血带部位的皮肤上，扎止血带时左手掌心向上，手背贴紧肢体，止血带一端用虎口夹住，留出长约10cm的一段，右手拉较长的一端，适当拉紧拉长，绕肢体2~3圈，然后用左手的示指和中指夹住止血带末端用力拉下，使之压在缠绕在肢体上的止血带的下面。精确记录扎止血带的时间并标记在垫布上
	卡扣式弹性止血带止血法	扎止血带之前先抬高患肢以增加静脉回心血量。将三角巾、毛巾或软布等织物包裹在扎止血带部位的皮肤上，将卡扣式弹性止血带卡扣打开，捆扎在止血部位后将卡扣卡上，然后拉紧止血带，以出血明显减少或刚好终止出血的松紧度为宜。精确记录扎止血带的时间并标记在垫布上
屈曲加垫止血法		先抬高患肢以增加静脉回心血量。在肘或腘窝处垫以卷紧的棉垫卷或毛巾卷，然后将肘关节或膝关节尽力屈曲，借衬垫物压住动脉以减少或终止出血，并用绷带或三角巾将肢体固定于能有效止血的屈曲位。精确记录止血的时间并标记在垫布上

考点7★★★ 伤口、手术切口换药

1. 操作前准备 清洗双手，戴好帽子、口罩；核对患者信息等；告知操作目的，取得配合；准备换药物品；特殊伤口可事先查验伤口。

2. 操作步骤与方法

（1）根据病情及换药需要，给患者取恰当的体位，要求使患者舒适不易疲劳，不易发生意外污染事件，伤口暴露充分，采光良好，便于操作者及需要时有助手相助的操作，伤口部位尽量避开患者的视线。

（2）将一次性换药包打开，并将其他换药物品合理地放置在医用推车上，再一次查验物品是否齐全、能用且够用。

（3）操作开始，先用手取下外层敷料（勿用镊子），再用 1 把镊子取下内层敷料。揭除内层敷料应轻巧，一般应沿伤口长轴方向揭除；若内层敷料粘连在创面上，则不可硬揭，可用生理盐水棉球浸湿后稍等片刻再揭去，以免伤及创面引起出血。

（4）右手镊接触伤口，左手镊子保持无菌，从换药碗中夹取无菌物品传递给右手镊子，两镊不可碰触。

（5）如为无感染伤口，用 0.75% 吡咯烷酮碘（碘伏），由伤口中心向外侧消毒伤口及周围皮肤，范围半径距切口 3～5cm，切口处涂擦时当沿切口方向单向涂擦，连续擦拭 2～3 遍。

（6）如为感染伤口，擦拭消毒时应从外周向感染伤口部位处。

（7）伤口分泌物较多且创面较深时，先用干棉球及生理盐水棉球清除分泌物，然后按感染伤口方法消毒。

（8）消毒完毕，一般创面用消毒凡士林纱布覆盖，污染伤口或易出血伤口根据需要放置引流纱条。

（9）用无菌纱布覆盖伤口，覆盖范围应超过伤口边缘 3cm，一般 8～10 层纱布，医用胶带固定，贴胶带的方向应与肢体或躯干长轴垂直。

考点8★★★ 脊柱损伤的现场搬运

1. 操作前准备 了解受伤过程，查看现场安全性；评估伤者生命征；准备担架、固定带、颈托等；没有专用搬运器材时可就地取材。

2. 操作步骤与方法

（1）搬运前的现场急救处理

①有脊柱受伤部位的疼痛、压痛，或有隆起、畸形等，伤者意识清醒时，询问并诊查疼痛部位，对意识不清的伤者，进行轻柔的脊柱检查，判断可能的损伤部位，以便加强保护。

②通过观察是四肢瘫还是截瘫，以确定损伤部位是在颈椎还是颈椎以下的脊柱，以决定搬运方法。

③确定有脊柱损伤后，应进一步判断有无颅脑损伤、内脏损伤及肢体骨折等，如果发现伤处，应进行恰当的现场处理，再行搬运。

④实施现场处理及搬运过程中，如伤者发生心脏呼吸骤停，应停止搬运立即实施心肺复苏术。

（2）颈椎损伤的搬运

①可先用颈托固定颈部。

②搬运一般需要由三人或四人共同完成，可求助于现场的成年目击者。进行搬运时一人蹲在伤者的头顶侧，负责托下颌和枕部，并沿脊柱纵轴略加牵引力，使颈部保持中立位，与躯干长轴呈一条直线，其他三人分别蹲在伤者的右侧胸部、右侧腰臀部及右下肢旁，由头侧的搬运者发出口令，四人动作协调一致将伤者平直地抬到担架

（或木板）上。

③放置头部固定器将伤者的头颈部与担架固定在一起，或在伤者头及颈部两侧放置沙袋或卷紧的衣服等，然后用三角巾或长条围巾等将伤者头颈部与担架（或木板）捆扎固定在一起，防止在搬运中发生头颈部移动，并保持呼吸道通畅。

（3）胸腰椎损伤的搬运

①在搬动时，尽可能减少不必要的活动，以免引起或加重脊髓损伤。

②搬运一般需要由三人或四人共同完成，可求助于现场的成年目击者。进行搬运时一人蹲在伤者的头顶侧，负责托下颌和枕部，并沿脊柱纵轴略加牵引力，使颈部保持中立位，与躯干长轴呈一条直线，其他三人分别蹲在伤者的右侧胸部、右侧腰臀部及右下肢旁，由头侧的搬运者发出口令，四人动作协调一致并保持脊柱平直，将伤者平抬平放至硬质担架（或木板）上。

③分别在胸部、腰部及下肢处用固定带将伤者捆绑在硬质担架（或木板）上，保持脊柱伸直位。

考点9★★ 长骨骨折的现场固定

1. 操作前准备 评估伤者生命征；查明伤情，根据需要准备夹板、棉垫、绷带、三角巾等；如无专用小夹板，可现场取材。

2. 操作步骤与方法

（1）闭合性骨折

①固定前将伤肢放到适当的功能位（固定位），一般上肢骨折采用肘关节屈曲位，下肢骨折采用伸直位。

②固定物与肢体之间要加衬垫（棉垫、毛巾、衣物等），骨突部位加垫棉花或软布类加以保护。

③其中一个夹板的长度应长及骨折处上下两个关节。

骨折部位	操作步骤与方法
上臂骨折	伤肢取肘关节屈曲呈直角位，长夹板放在上臂的外侧，长及肩关节及肘关节，短夹板放置在上臂内侧，用绷带分三个部位捆绑固定，然后用一条三角巾将前臂悬吊于胸前，用另一条三角巾将伤肢与胸廓固定在一起。若无可用的夹板，可用三角巾先将伤肢固定于胸廓，然后用另一条三角巾将伤肢悬吊于胸前
前臂骨折	伤肢取肘关节屈曲呈直角位，将两块夹板分别置于前臂的屈侧及伸侧面，用绷带分别捆绑固定肘、腕关节，然后用三角巾将肘关节屈曲功能位悬吊于胸前，用另一条三角巾将伤肢固定于胸廓。若无夹板，先用三角巾将伤肢悬吊于胸前，然后用另一条三角巾将伤肢固定于胸廓

续表

骨折部位		操作步骤与方法
大腿骨折	夹板固定法	将伤肢放置伸直固定位，取长夹板置于伤肢外侧面，夹板长及伤侧腋窝至脚踝，另一夹板放置在伤肢内侧，然后用绷带取大腿上部、膝关节上方、脚踝上方三处捆绑固定，搬运时可用绷带或三角巾将双下肢与担架固定在一起，加强固定作用
	健肢固定法	无长夹板时，在膝、踝关节及两腿之间的空隙处加棉垫或折叠的衣服，用绷带或三角巾将双下肢分别在大腿上部、膝关节上方、脚踝上方三处捆绑在一起
小腿骨折		伤肢取伸直固定位，取两块夹板分别放置在伤肢的内外两侧，夹板长及大腿中部至脚踝部，然后用绷带或三角巾分别在膝关节上方、膝关节下方、脚踝上方捆绑固定；亦可用三角巾以相同方法将伤肢与健侧下肢捆绑固定在一起

（2）开放性骨折

①应先查验伤口情况，去除污染物及异物，有效止血、包扎破损处，再固定骨折肢体。

②有外露的骨折端等组织时不应还纳，以免将污染物带入深层组织，应用消毒敷料或清洁布类进行严密的保护性包扎。

③伴有血管损伤者，先行加压包扎止血后再行伤肢临时固定。加压包扎止血无效时，用弹性止血带或三角巾、绷带等代替止血。

考点10★★★ 心肺复苏术（院外急救不含 AED）

操作步骤与方法

（1）接到呼救信息到达床边（现场），首先判断环境的安全性。

（2）判断患者意识，用双手轻拍患者的肩部，同时对着耳部大声呼叫："醒醒！""喂！你怎么了？"患者无任何反应，确定意识丧失。

（3）快速检查患者的大动脉搏动及呼吸。施救者位于患者右侧，一手示指与中指并拢置于患者甲状软骨旁开 2~3cm 处的颈总动脉走行部位，稍用力深压判断大动脉搏动，同时将左侧面部贴近患者的口鼻部，感知有无自主呼吸的气息，眼睛看向患者胸廓，判断是否有呼吸运动。判断用时 5~10 秒钟。并准确记录事件发生时间。

（4）确定患者自主心跳、自主呼吸消失，立即呼救，高声呼叫："来人啊！喊医生！推抢救车！取除颤仪！"

（5）将患者放置复苏体位，仰卧于硬板床或在普通病床上加复苏垫板，松解患者衣扣及裤带，充分暴露患者前胸部。因床面过高不便于实施操作时，应立即在床旁加用脚踏凳或直接跪在病床上实施急救。

（6）实施胸外心脏按压

①按压部位：胸骨中下1/3处（少年、儿童及成年男性可直接取两侧乳头连线的中点）。

②按压方法：左手掌根部放置在按压点上紧贴患者的胸部皮肤，手指翘起脱离患者胸部皮肤。将右手掌跟重叠在左手掌根背部，手指紧扣向左手的掌心部，上半身稍

向前倾，双侧肘关节伸直，双肩连线位于患者的正上方，保持前臂与患者胸骨垂直，用上半身的力量垂直向下用力按压，然后放松使胸廓充分弹起。放松时掌根不脱离患者胸部皮肤，按压与放松的时间比为1∶1。

③按压要求：成人按压时使胸骨下陷5~6cm，按压频率为100~120次/分。连续按压30次后给予2次人工呼吸。有多位施救者分工实施心肺复苏术时，每2分钟或5个周期后，可互换角色，保证按压质量。

（7）检查口腔、清除口腔异物及义齿。用右手拇指及示指捏住患者下颌处向下拉，打开口腔，取出义齿并检查有无口腔异物，如有异物需要清除，轻轻将患者头部转向右侧，用右手拇指压住患者的舌，将左手示指弯曲约90°从左侧口角处插入患者口腔内，将异物抠出，清理完毕轻轻将患者头部转回。

（8）开放气道：应用仰头举颏法或仰头抬颈法（仰头抬颈法禁用于有颈部损伤的患者），患者耳垂和下颌角连线与地面成90°。

方法	操作步骤与方法
仰头举颏法	施救者将左手小鱼际置于患者前额眉弓上方，下压使其头部后仰，另一手示指和中指置于下颏处，将下颏向前上方抬起，协助头部充分后仰，打开气道
仰头抬颈法	施救者右手置于患者颈项部并抬起颈部，左手小鱼际放在前额眉弓上方向下施压，使头部充分后仰，打开气道

（9）实施人工呼吸

方法	操作步骤与方法
口对口人工呼吸	在患者口部覆盖无菌纱布或一次性屏障消毒面膜（施救者戴着一次性口罩时不需要覆盖无菌纱布，可直接吹气），施救者用左手拇指和示指堵住患者鼻孔，右手固定患者下颏，打开患者口腔，施救者张大口将患者口唇严密包裹住，稍缓慢吹气，吹气时用眼睛的余光观察患者胸廓是否隆起。每次吹气时间不少于1秒，吹气量500~600mL，以胸廓明显起伏为有效。吹气完毕，松开患者鼻孔，使患者的胸廓自然回缩将气体排出，随后立即给予第2次吹气。吹气2次后立即实施下一周期的心脏按压，交替进行。心脏按压与吹气的比例为30∶2
口对鼻人工呼吸	施救者稍用力抬起患者下颏，使口闭合，先深吸一口气，将口罩住患者鼻孔，将气体通过患者鼻腔吹入气道。其余操作同口对口人工呼吸

（10）心脏按压：人工呼吸为30∶2的比例实施五个周期的操作，总用时不超过2分钟。五个周期操作完成后，立即判断颈动脉搏动及呼吸，评估复苏是否有效。评价心肺复苏成功的指标：①触摸到大动脉搏动；②有自主呼吸；③瞳孔逐渐缩小；④面色、口唇、甲床发绀逐渐褪去；⑤出现四肢不自主活动或意识恢复。

（11）患者大动脉搏动及自主呼吸恢复，整理患者衣服，如患者意识恢复对患者进行语言安慰，开始进行高级复苏环节。

考点11★★★ 气囊－面罩简易呼吸器的使用

1. 操作前准备 检查呼吸器各装置是否无破损，单向活瓣工作正常，管道通畅。

2. 操作步骤与方法

（1）简易呼吸器连接氧气，氧流量 8～10L/min。

（2）患者取去枕仰卧位，清除口腔分泌物，摘除假牙，头后仰打开气道。

（3）施救者站在患者头顶处或头部一侧，一手托起患者下颌，使患者头后仰以打开气道，将气囊面罩尖端向上罩在患者的口鼻部。

（4）一手以"CE"手法固定面罩（C法：拇指和示指将面罩紧扣于患者口鼻部，固定面罩，保持面罩密闭无漏气。E法：中指、无名指和小指放在患者下颌角处，向前上托起下颌，保持气道通畅），另一手用拇指与其余四指的对应力挤压简易呼吸器气囊，每次挤压时间大于 1 秒，单次通气量成人为 500～600mL，频率为 12～16 次/分，按压和放松气囊的时间比为 1:（1.5～2）。

考点 12 ★★★ 导尿术（男、女）（助理医师不考）

1. 操作前准备 核查患者信息，进行膀胱叩诊了解尿潴留程度，说明目的，取得配合；清洗双手，戴好帽子、口罩；根据性别准备一次性导尿包，并根据导尿目的准备标本瓶等。

2. 操作步骤与方法

（1）男患者导尿术

①携带导尿物品至患者床旁，告知房间内除患者以外的其他人员暂时离开，关闭门窗，拉上隔帘（或用屏风遮挡）以保护患者隐私。

②协助患者退下对侧（左侧）裤腿盖在近侧（右侧）腿上，将盖被斜盖在对侧（左侧）腿上以保暖。

③嘱患者取仰卧位，双腿稍屈膝外展，露出外阴，将尿垫垫于臀下。

④在医用推车上打开一次性无菌导尿包的外包装，并将外包装袋置于床尾。取出初步消毒用物置于患者两腿之间，取消毒棉球 1 包倒入弯盘内的右侧，左手戴手套，右手用镊子夹取消毒棉球，依次擦洗阴阜、阴茎、阴囊，左手用纱布裹住阴茎将包皮向后推暴露尿道口，自尿道口向外向后旋转擦拭尿道口、龟头及冠状沟。用过的棉球放在弯盘内左侧，每个棉球只能用一次。消毒完毕，将弯盘移至床尾的外包装内，脱下手套置于外包装袋内。将外包装袋移至医用推车下层。

⑤再次消毒双手，按无菌原则打开无菌导尿包。双手戴好手套，铺洞巾，洞巾的下缘连接导尿包包布形成临时无菌区，导尿用品置于患者两腿之间的无菌区内。

⑥检查导尿管是管通畅，气囊是否漏气。撕开石蜡油棉球包，用石蜡油棉球润滑导尿管前端 18～20cm 后放于治疗盘内。撕开消毒棉球包，将消毒棉球倒入弯盘内右侧。

⑦左手取纱布扶起阴茎使之与腹壁成 60°夹角，将包皮后推露出尿道口，进行第二次消毒，由尿道口向外向后旋转擦拭尿道口、龟头及冠状沟，用过的棉球放在弯盘内左侧（禁止与尚未使用的消毒棉球接触），每个棉球只用一次。

⑧嘱患者放松并张口呼吸。将导尿管尾端置于治疗盘内，右手持卵圆钳夹住导尿管的前段轻轻插入尿道口后，缓慢向尿道内插入 20～22cm，插入过程中注意观察患者

的表情，询问有无不适，见尿液流出后再插入 1 ~ 2cm，然后固定导尿管，将尿液引流入治疗盘内，仔细观察尿液外观，需要时留取尿标本，嘱患者放松。

⑨导尿结束，缓慢拔除尿管，用纱布擦净外阴。

⑩如需留置导尿管，用注射器向气囊管内注入无菌水约 10mL，牵拉一下导尿管观察是否已固定，连接一次性尿袋，尿袋引流管用别针挂于床旁，将尿管标识粘贴在引流管上。

⑪撤去导尿用物品，脱下手套后协助患者穿好裤子，盖好被子，告知患者导尿结束，询问患者有无不适、需要及疑问。拉开床间隔帘（或撤去屏风）。

⑫妥善处理导尿用物品，记录导尿量、尿液外观特征等，如留有标本及时送检。

（2）**女患者导尿术**

①携带导尿物品至患者床旁，告知房间内除患者以外的其他人员暂时离开，关闭门窗，拉上隔帘（或用屏风遮挡）以保护患者隐私。

②能自理的患者，嘱其清洗外阴，不能完成的患者，协助其清洗外阴。

③协助患者退下对侧（左侧）裤腿盖在近侧（右侧）腿上，将盖被斜盖在对侧（左侧）腿上以保暖。嘱患者取仰卧位，双腿稍屈膝外展，露出外阴，将尿垫垫于臀下。

④打开一次性无菌导尿包，将弯盘放于患者两腿之间，取消毒棉球 1 包倒入弯盘内的右侧，左手戴手套，右手用镊子夹取消毒棉球，进行第一次消毒，消毒顺序是由上至下，由外向内，阴阜→两侧大阴唇→两侧小阴唇→尿道口，最后一个消毒棉球消毒尿道口至肛门。用过的棉球放在弯盘内左侧，每个棉球只能用一次，第一次消毒完毕，脱下手套放入弯盘内移至床尾。

⑤将打开的一次性无菌导尿包移至两腿之间，双手戴好手套，铺洞巾（洞巾的下缘连接导尿包包布形成临时无菌区），将未使用的弯盘放置于会阴部。

⑥检查导尿管是管通畅，气囊是否漏气。撕开石蜡油棉球包，用石蜡油棉球润滑导尿管前端 18 ~ 20cm 后放于治疗盘内。撕开消毒棉球包，将消毒棉球倒入弯盘内右侧。

⑦以左手拇、示指分开并固定小阴唇，右手持镊子夹住消毒棉球进行第二次消毒，顺序是尿道口→两侧小阴唇→尿道口，每个部位用一个消毒棉球，每个棉球只用一次。污染物放于床尾弯盘内。

⑧嘱患者放松并张口呼吸，左手固定小阴唇，将导尿管尾端置于治疗盘内，右手持卵圆钳夹住导尿管轻轻插入尿道内 4 ~ 6cm，插进过程中注意观察患者的表情，询问有无不适，见尿液流出后再插入 1 ~ 2cm，然后固定导尿管，将尿液引流入治疗盘内，仔细观察尿液外观，需要时留取尿标本，嘱患者放松。

⑨导尿结束，缓慢拔除尿管，用纱布擦净外阴。

⑩如需留置导尿管，用注射器向气囊管内注入无菌水约 10mL，并稍用力牵拉导尿管观察是否已固定，连接一次性尿袋，尿袋引流管用别针挂于床旁，将尿管标识粘贴在引流管上。

⑪撤去导尿用物品，脱下手套后协助患者穿好裤子，盖好被子，告知患者导尿结束，询问患者有无不适、需要及疑问。拉开床间隔帘（或撤去屏风）。

⑫妥善处理导尿用物品，记录导尿量、尿液外观特征等，如留有标本及时送检。

考点 13★★★ 胸膜腔穿刺术（抽取胸腔积液）（助理医师不考）

1. 操作前准备 核查患者信息，查看最新检查报告；与患者及家属沟通，取得配合；询问患者有无麻醉药过敏史，并签署手术同意书；准备物品；将穿刺用物品带至操作地点；安排好操作协助者；清洁双手，戴好帽子、口罩。

2. 操作步骤与方法

（1）再次核对患者基本信息及诊断。

（2）根据患者病情及穿刺目的，给患者取恰当的体位并确定、标记穿刺点。

①胸膜腔穿刺抽气者，患者取仰卧半坐位，穿刺点选择在患侧叩诊为鼓音或听诊呼吸音降低最明显的部位，一般位于患侧锁骨中线第2肋间。

②胸膜腔穿刺抽液者，一般情况良好者，反向骑跨坐于带靠背的椅子上，上肢屈肘交叉置于椅背，前额伏于前臂上，坐好后询问患者是否舒适，能否坚持此坐姿。病情不允许久坐的患者，取仰卧半卧位，患侧后背稍向前垫高，患侧前臂上举抱于枕部，充分暴露胸部后外侧。胸膜腔穿刺抽液的穿刺点应选择在叩诊为实音或听诊呼吸音降低最明显的部位，一般取肩胛线或腋后线第7~8肋间，腋中线第6~7肋间，腋前线第5肋间。

③包裹性积液和局限性积气患者，须结合 X 线或 B 超定位穿刺点。

④确定穿刺点后用蘸龙胆紫的棉签在皮肤上做精确的标记，或用拇指指甲在患者皮肤上稍用力掐压出一个"十"字掐痕。

（3）用无菌医用棉签蘸取消毒液进行穿刺点周围皮肤的常规消毒。以穿刺点为中心，自内向外画圈式消毒皮肤，直径不小于15cm。重复消毒2~3次，后一次的范围应略小于前一次。检查无菌包消毒日期和有效期，按无菌原则打开无菌穿刺包。戴无菌手套，覆盖消毒洞巾，无菌孔巾中心对准穿刺点，助手协助将无菌巾上方以胶布或巾钳固定于患者衣服上。检查穿刺包内的物品是否齐全，检查器械用具，确认穿刺管路的通畅性与气密性。

（4）让助手核对麻醉药品的名称及剂量，打开局部麻醉剂安瓿，用5mL注射器抽取麻醉剂，在穿刺点的下一肋间上缘倾斜进针穿入皮下，以免损伤肋间血管和神经，少量推注麻醉剂后，将注射针直立，自皮肤至胸膜壁层逐层进行局部浸润麻醉。麻醉过程中边进针边回抽，直至有突破感并能回抽出积液或积气，用无菌纱布压住进针部位拔出注射器，进针深度作为胸腔穿刺针进针深度的参考。

（5）胸穿针连接好胶皮管，用血管钳将胶皮管夹闭。一手示指、中指绷紧并固定住穿刺处皮肤，另一手持胸穿针刺入穿刺点皮下，然后沿肋骨上缘按局部浸润麻醉的路径缓慢进针，当有落空感时提示穿透壁层胸膜进入胸膜腔。

（6）助手将胶皮管末端接排空的 50mL 注射器，松开夹闭胶皮管的血管钳，开始抽液或抽气。注射器吸满后，先用血管钳夹闭胶皮管，拔出注射器将液体注入留标本试管及备好的容器内（气体则排入大气中），排空注射器后再接上胶皮管松开血管钳继续抽液或抽气。反复操作达到穿刺目的，注意记录抽液量或抽气量。

（7）夹闭乳胶管，用无菌纱布按压住穿刺点拔出穿刺针，压迫穿刺点片刻（1～2分钟）后，用无菌棉签蘸取消毒液进行局部消毒，观察针刺点有无溢液，覆盖无菌纱布，用医用胶带固定。

（8）详细记录抽出液体的量、色泽、浑浊度等，并尽快送检标本。

（9）协助患者回到病床，整理好衣服，仰卧位休息，与患者简单交流操作情况，检查血压、脉搏有无明显变化，术后严密观察患者有无气胸、血胸、肺水肿及胸腔感染等并发症。

（10）按要求妥善处理穿刺用物品。

考点14★★★ 腹腔穿刺术（助理医师不考）

1. 操作前准备 核查患者信息，查看最新检查报告；与患者及家属沟通，取得配合；询问患者有无麻醉药过敏史，并签署手术同意书；准备物品；将穿刺用物品带至操作地点；安排好操作协助者；清洁双手，戴好帽子、口罩。

2. 操作步骤与方法

（1）再次核对患者基本信息及诊断，视诊、叩诊腹部，用皮尺测量腹围，核实腹水情况。

（2）根据患者病情及穿刺目的，给患者取恰当的体位并确定、标记穿刺点。

1）疑为腹腔内出血或腹水量少，进行诊断性腹腔穿刺时，患者取侧卧位，穿刺点选择在贴近床面侧脐水平线与腋前线或腋中线交点处。

2）抽取腹水缓解腹腔内压力时，患者取仰卧半卧位或平卧位，穿刺点有两个：①脐与左髂前上棘连线的中外1/3交界处，此处穿刺可避免损伤腹壁下动脉及肠管（放腹水时首选用左侧）；②下腹部正中线上脐与耻骨联合上缘连线中点的上1cm，偏左或偏右1～1.5cm处，此处穿刺较安全。

（3）用无菌医用棉签蘸取皮肤消毒液（碘伏等）。以穿刺点为中心，自内向外画圈式消毒皮肤，直径不小于15cm。重复消毒2～3次，后一次的范围应略小于前一次。

（4）按无菌原则打开一次性腹腔穿刺包。戴无菌手套，覆盖消毒洞巾，无菌孔巾中心对准穿刺点，助手协助将无菌巾上方以胶布或巾钳固定于患者衣服上。检查穿刺包内的物品是否齐全，检查器械用具，确认穿刺管路的通畅性与气密性。

（5）助手核对麻醉药品的名称及剂量，打开局部麻醉剂安瓿，操作者用5mL注射器抽取，一手拇指与示指绷紧穿刺点皮肤，另一手持针斜行刺进穿刺点皮下，注射麻醉剂形成小皮丘后，自皮肤至腹膜壁层逐层注射麻醉。每次注药前应回抽观察有无血液、腹水抽出。

（6）检查穿刺针，夹闭穿刺针连接的胶皮管，操作者用左手拇指与示指固定穿刺部位皮肤，右手持腹腔穿刺针在麻醉处先稍倾斜刺进皮下然后垂直刺入腹壁，待有明显抵抗感时，提示针尖已穿过腹膜壁层。助手戴手套后，用消毒血管钳在皮肤接近进针处协助固定穿刺针，操作者用50mL注射器连接胶皮管抽取腹水，并留样送检。

（7）诊断性穿刺时，可直接用20mL或50mL注射器及适当长度针头直接进行穿刺。大量放液时，每次应夹闭胶皮管后再拔出注射器排放腹水，注意抽取腹水的速度不宜过快，将腹水注入备好的容器中计量并根据需要送实验室检查。

（8）抽液完毕，用无菌纱布压住穿刺部位拔出穿刺针，穿刺点用消毒棉球擦拭后，覆盖无菌纱布，稍用力压迫穿刺部位数分钟，用医用胶带固定。

（9）操作结束后协助患者平卧位休息，测量腹围、脉搏、血压，检查腹部体征。简单与患者沟通操作情况，嘱患者卧床休息，如有不适及时呼叫医护人员。

（10）详细记录穿刺操作过程及腹水性状、抽取腹水量等。

（三）实战演练

1. 演示进入感染区穿隔离衣的操作方法。（2024、2023、2019、2018、2017、2016、2015、2014）

【参考答案】（1）非一次性隔离衣：①戴好帽子及口罩，取下手表，卷袖过肘，洗手。②手持衣领取下隔离衣，清洁面（内侧面）朝向自己；将衣领两端向外平齐对折并对齐肩缝，露出两侧袖子内口。③右手抓住衣领，将左手伸入衣袖内；右手将衣领向上拉，使左手伸出袖口。④换左手抓住衣领，将右手伸入衣袖内；左手将衣领向上拉，使右手伸出袖口。⑤两手持衣领，由领子前正中顺着边缘向后将领子整理好并扣好领扣，然后分别扎好袖口或系好袖口扣子（此时手已污染）。⑥松开收起腰带的活结，将隔离衣一边约在腰下5cm处渐向前拉，直到见边缘后捏住；同法捏住另一侧边缘的相同部位，注意手勿碰触到隔离衣的内面。然后双手在背后将边缘对齐，向一侧折叠，将后背完全包裹。一手按住折叠处，另一手将腰带拉至背后压住折叠处，将腰带在背后交叉，绕回到前面系好。（2）一次性隔离衣：①戴好帽子及口罩，取下手表，卷袖过肘，洗手。②打开一次性隔离衣外包装，取出隔离衣。③选择不会碰触到周围物品发生污染的较大的空间，将隔离衣完全抖开。④抓住衣领部位分别将手插进两侧衣袖内，露出双手，整理隔离衣后先系好领部系带，然后将隔离衣两侧边襟互相叠压，自上而下分别系好后背的系带。⑤双手拎住两侧腰部系带在后背交叉，绕回到前面系好。

2. 演示外科洗手的操作方法。（2024、2023、2022、2020、2019、2018、2017、2016、2015）

【参考答案】（1）操作前准备：着装符合要求（戴好口罩、帽子）；双手及手臂无破损，取下饰品；修剪指甲；查看洗手清洁剂能否正常使用。（2）操作步骤与方法：①用流动水冲洗双手、前臂和上臂下1/3。②取适量抗菌洗手液（约3mL）涂满双手、前臂、上臂至肘关节以上10cm处，按七步洗手法清洗双手、前臂至肘关节以上10cm处。七步洗手法：手掌相对→手掌对手背→双手十指交叉→双手互握→揉搓拇指→指尖→手腕、前臂至肘关节以上10cm处。两侧在同一水平交替上升，不得回搓。③用流动水冲洗清洗剂，水从指尖到双手、前臂、上臂，使水从肘下流走，沿一个方向冲洗，不可让水倒流，彻底冲洗干净。④再取适量抗菌洗手液（约3mL）揉搓双手，按照七步洗手法第二次清洗双手及前臂至肘关节以上10cm。⑤用流动水冲洗清洗剂，水从指尖到双手、前臂、上臂，使水从肘下流走，沿一个方向冲洗，不可让水倒流，彻底冲洗干净。⑥抓取无菌小毛巾中心部位，先擦干双手，然后将无菌小毛巾对折呈三角形，底边置于腕部，直角部位向指端，以另一手拉住两侧对角，边转动边顺势向上移动至肘关节以上10cm处，擦干经过部位水迹，不得回擦；翻转毛巾，用毛巾的另一面以相同方法擦干另一手臂。操作完毕将擦手巾弃于指定容器内。⑦保持手指朝上，将双手悬空举在胸前，自然晾干手及手臂。

3. 演示胸膜腔穿刺术（抽取胸腔积液）的操作方法。（2024、2023、2022、2020、2019、2017）

【参考答案】（1）操作前准备：核查患者信息，查看最新检查报告；与患者及家属沟通，取得配合；询问患者有无麻醉药过敏史，并签署手术同意书；准备物品；将穿刺用物品带至操作地点；安排好操作协助者；清洁双手，戴好帽子、口罩。（2）操作步骤与方法：1）再次核对患者信息。2）根据患者病情及穿刺目的，给患者取恰当的体位并确定、标记穿刺点：①胸膜腔穿刺抽气者，患者取仰卧半坐位，穿刺点选择在患侧叩诊为鼓音或听诊呼吸音降低最明显的部位，一般位于患侧锁骨中线第2肋间。②胸膜腔穿刺抽液者，一般情况良好者，反向骑跨坐于带靠背的椅子上，上肢屈肘交叉置于椅背，前额伏于前臂上，坐好后询问患者是否舒适，能否坚持此坐姿。病情不允许久坐的患者，取仰卧半卧位，患侧后背稍向前垫高，患侧前臂上举抱于枕部，充分暴露胸部后外侧。胸膜腔穿刺抽液的穿刺点应选择在叩诊为实音或听诊呼吸音降低最明显的部位，一般取肩胛线或腋后线第7～8肋间，腋中线第6～7肋间，腋前线第5肋间。③包裹性积液和局限性积气患者，须结合X线或B超定位穿刺点。④确定穿刺点后用蘸龙胆紫的棉签在皮肤上做精确的标记，或用拇指指甲在患者皮肤上稍用力掐压出一个"十"字掐痕。3）用无菌医用棉签蘸取消毒液进行穿刺点周围皮肤的常规消毒。以穿刺点为中心，自内向外画圈式消毒皮肤，直径不小于15cm。重复消毒2～3次，后一次的范围应略小于前一次。检查无菌包消毒日期和有效期，按无菌原则打开无菌穿刺包。戴无菌手套，覆盖消毒洞巾，无菌孔巾中心对准穿刺点，助手协助将无菌巾上方以胶布或巾钳固定于患者衣服上。检查穿刺包内的物品是否齐全，检查器械用具，确认穿刺管路的通畅性与气密性。4）让助手核对麻醉药品的名称及剂量，打开局部麻醉剂安瓿，用5mL注射器抽取麻醉剂，在穿刺点的下一肋间上缘倾斜进针穿入皮下，以免损伤肋间血管和神经，少量推注麻醉剂后，将注射针直立，自皮肤至胸膜壁层逐层进行局部浸润麻醉。麻醉过程中边进针边回抽，直至有突破感并能回抽出积液或积气，用无菌纱布压住进针部位拔出注射器，进针深度作为胸腔穿刺针进针深度的参考。5）胸穿针连接好胶皮管，用血管钳将胶皮管夹闭。一手示指、中指绷紧并固定住穿刺处皮肤，另一手持胸穿针刺入穿刺点皮下，然后沿肋骨上缘按局部浸润麻醉的路径缓慢进针，当有落空感时提示穿透壁层胸膜进入胸膜腔。6）助手将胶皮管末端接排空的50mL注射器，松开夹闭胶皮管的血管钳，开始抽液或抽气。注射器吸满后，先用血管钳夹闭胶皮管，拔出注射器将液体注入留标本试管及备好的容器内（气体则排入大气中），排空注射器后再接上胶皮管松开血管钳继续抽液或抽气。反复操作达到穿刺目的，注意记录抽液量或抽气量。7）夹闭乳胶管，用无菌纱布按压住穿刺点拔出穿刺针，压迫穿刺点片刻（1~2分钟）后，用无菌棉签蘸取消毒液进行局部消毒，观察针刺点有无溢液，覆盖无菌纱布，用医用胶带固定。8）详细记录抽出液体的量、色泽、浑浊度等，并尽快送检标本。9）协助患者回到病床，整理好衣服，仰卧位休息，与患者简单交流操作情况，检查血压、脉搏有无明显变化，术后严密观察患者有无气胸、血胸、肺水肿及胸腔感染等并发症。10）按要求妥善处理穿刺用物品。

4. 演示上臂闭合性骨折的固定方法。（2024、2023、2022、2021、2019、2018、2017）

【参考答案】（1）操作前准备：评估伤者生命征；查明伤情，根据需要准备夹板、棉垫、绷带、三角巾等；如无专用小夹板，可现场取材。（2）操作步骤与方法：伤肢取肘关节屈曲呈直角位，长夹板放在上臂的外侧，长及肩关节及肘关节，短夹板放置在上臂内侧，用绷带分三个部位捆绑固定，然后用一条三角巾将前臂悬吊于胸前，用另一条三角巾将伤肢与胸廓固定在一起。若无可用的夹板，可用三角巾先将伤肢固定于胸廓，然后用另一条三角巾将伤肢悬吊于胸前。

5. 演示女性导尿术的操作方法。（2024、2023、2022、2021、2020、2019、2017）

【参考答案】（1）操作前准备：核查患者信息，进行膀胱叩诊了解尿潴留程度，说明目的，取得配合；清洗双手，戴好帽子、口罩；根据性别准备一次性导尿包，并根据导尿目的准备标本瓶等。（2）操作步骤与方法：①携带导尿物品至患者床旁，告知房间内除患者以外的其他人员暂时离开，关闭门窗，拉上隔帘（或用屏风遮挡）以保护患者隐私。②能自理的患者，嘱其清洗外阴，不能完成的患者，协助其清洗外阴。③协助患者退下对侧（左侧）裤腿盖在近侧（右侧）腿上，将盖被斜盖在对侧（左侧）腿上以保暖。嘱患者取仰卧位，双腿稍屈膝外展，露出外阴，将尿垫垫于臀下。④在医用推车上打开一次性无菌导尿包的外包装，并将外包装袋置于床尾。取出初步消毒用物置于患者两腿之间，取消毒棉球1包倒入弯盘内的右侧，左手戴手套，右手用镊子夹取消毒棉球，进行第一次消毒，消毒顺序是由上至下，由外向内，阴阜→两侧大阴唇→两侧小阴唇→尿道口，最后一个消毒棉球消毒尿道口至肛门。用过的棉球放在弯盘内左侧，每个棉球只能用一次。消毒完毕，将弯盘移至床尾的外包装内，脱下手套置于外包装袋内。将外包装袋移至医用推车下层。⑤再次消毒双手，按无菌原则打开无菌导尿包。双手戴好手套，铺洞巾，洞巾的下缘连接导尿包包布形成临时无菌区，导尿用品置于患者两腿之间的无菌区内，将未使用的弯盘放置于会阴部。⑥检查导尿管是管通畅，气囊是否漏气。撕开石蜡油棉球包，用石蜡油棉球润滑导尿管前端18~20cm后放于治疗盘内。撕开消毒棉球包，将消毒棉球倒入弯盘内右侧。⑦以左手拇、示指分开并固定小阴唇，右手持镊子夹住消毒棉球进行第二次消毒，顺序是尿道口→两侧小阴唇→尿道口，每个部位用一个消毒棉球，每个棉球只用一次。污染物放于床尾弯盘内。⑧嘱患者放松并张口呼吸，左手固定小阴唇，将导尿管尾端置于治疗盘内，右手持卵圆钳夹住导尿管轻轻插入尿道内 4 ~ 6cm，插进过程中注意观察患者的表情，询问有无不适，见尿液流出后再插入 1 ~ 2cm，然后固定导尿管，将尿液引流入治疗盘内，仔细观察尿液外观，需要时留取尿标本，嘱患者放松。⑨导尿结束，缓慢拔除尿管，用纱布擦净外阴。⑩如需留置导尿管，用注射器向气囊管内注入无菌水约 10mL，并稍用力牵拉导尿管观察是否已固定，连接一次性尿袋，尿袋引流管用别针挂于床旁，将尿管标识粘贴在引流管上。⑪撤去导尿用物品，脱下手套后协助患者穿好裤子，盖好被子，告知患者导尿结束，询问患者有无不适、需要及疑问。拉开床间隔帘（或撤去屏风）。⑫妥善处理导尿用物品，记录导尿量、尿液外观特征等，如留有标本及时送检。

6. 演示气囊 – 面罩简易呼吸器的使用方法。（2024、2023、2022、2021、2020、2019、2017）

【参考答案】（1）操作前准备：检查呼吸器各装置是否无破损，单向活瓣工作正常，管道通畅。（2）操作步骤与方法：①简易呼吸器连接氧气，氧流量 8 ~ 10L／min。②患者取去枕仰卧位，清除口腔分泌物，摘除假牙，头后仰打开气道。③施救者站在患者头顶处或头部一侧，一手托起患者下颌，使患者头后仰以打开气道，将气囊面罩尖端向上罩在患者的口鼻部。④一手以 "CE" 手法固定面罩（C 法：拇指和示指将面罩紧扣于患者口鼻部，固定面罩，保持面罩密闭无漏气。E 法：中指、无名指和小指放在患者下颌角处，向前上托起下颌，保持气道通畅），另一手用拇指与其余四指的对应力挤压简易呼吸器气囊，每次挤压时间大于 1 秒，单次通气量成人为 500 ~ 600mL，频率为 12 ~ 16 次/分，按压和放松气囊的时间比为 1：（1.5 ~ 2）。

7. 演示心肺复苏胸外按压的操作方法。（2024、2023、2022、2021、2020、2019、2017、2016、2015、2013）

【参考答案】①按压部位：胸骨中下 1/3 处（少年、儿童及成年男性可直接取两侧乳头连线的中点）。②按压方法：左手掌根部放置在按压点上紧贴患者的胸部皮肤，手指翘起脱离患者胸部皮肤。将右手掌跟重叠在左手掌根背部，手指紧扣向左手的掌心部，上半身稍向前倾，双侧肘关节伸直，双肩连线位于患者的正上方，保持前臂与患者胸骨垂直，用上半身的力量垂直向下用力按压，然后放松使胸廓充分弹起。放松时掌根不脱离患者胸部皮肤，按压与放松的时间比为 1：1。③按压要求：成人按压时使胸骨下陷 5 ~ 6cm，按压频率为 100 ~ 120 次/分。连续按压 30 次后给予 2 次人工呼吸。有多位施救者分工实施心肺复苏术时，每 2 分钟或 5 个周期后，可互换角色，保证按压质量。

8. 演示戴无菌手套的操作方法。（2024、2023、2021、2020、2019、2018、2017、2015、2014、2013）

【参考答案】（1）操作前准备：着装符合要求；戴好口罩、帽子；完成外科手消毒；查看无菌手套类型、号码是否合适、无菌有效期。（2）操作步骤与方法：①选取合适的操作空间，确保戴无菌手套过程中不会因为手套放置不当或空间不足而发生污染事件。②撕开无菌手套外包装，取出内包装平放在操作台上。③一手捏住两只手套翻折部分，提出手套，适当调整使两只手套拇指相对并对齐。④右手（或左手）手指并拢插入对应的手套内，然后适当张开手指伸入对应的指套内，再用戴好手套的右手（或左手）的2～5指插入左手（或右手）手套的翻折部内，用相同的方法将左手（或右手）插入手套内，并使各手指到位。⑤分别将手套翻折部分翻回盖住手术衣袖口。⑥在手术或操作开始前，应将双手举于胸前，严禁碰触任何物品而发生污染事件。

9. 演示口对口人工呼吸的操作方法。（2020、2019、2018、2017、2016、2015、2014、2013）

【参考答案】在患者口部覆盖无菌纱布或一次性屏障消毒面膜（施救者戴着一次性口罩时不需要覆盖无菌纱布，可直接吹气），施救者用左手拇指和示指堵住患者鼻孔，右手固定患者下颏，打开患者口腔，施救者张大口将患者口唇严密包裹住，稍缓慢吹气，吹气时用眼睛的余光观察患者胸廓是否隆起。每次吹气时间不少于1秒，吹气量500～600mL，以胸廓明显起伏为有效。吹气完毕，松开患者鼻孔，使患者的胸廓自然回缩将气体排出，随后立即给予第2次吹气。吹气2次后立即实施下一周期的心脏按压，交替进行。心脏按压与吹气的比例为30：2。

10. 演示穿手术衣的操作方法。（2024、2023、2022、2021、2020、2019、2017）

【参考答案】（1）操作前准备：基础着装符合要求；戴好帽子、口罩；完成外科手消毒；查看无菌手术衣的类型、号码是否合适、无菌有效期。（2）操作步骤与方法：①从已打开的无菌手术衣包内取出无菌手术衣一件，环视四周，选择较大的空间穿手术衣。②提起手术衣两肩及衣领折叠处，将衣领展开，内面朝向自己，正面向外，轻轻将手术衣抖开。③稍向上掷起手术衣，顺势将两手同时插入对应的衣袖内并尽量向前伸，将两手自袖口伸出。如双手未能完全伸出，可由巡回护士（或助手）在后面拉紧领部衣带将手伸出袖口。④由助手在身后系好领部、背部系带。⑤戴好无菌手套，然后一手提起腰带，传递给巡回护士（或助手），协助将腰带绕过后背至前侧部，并将手术衣的后面衣幅完全包盖住后背部，由本人再自行系好腰带。

11. 演示无菌伤口、手术切口换药的操作方法。（2023、2021、2020、2019、2018、2017、2016、2015、2014）

【参考答案】（1）操作前准备：清洗双手，戴好帽子、口罩；核对患者信息等；告知操作目的，取得配合；准备换药物品；特殊伤口可事先查验伤口。（2）操作步骤与方法：①根据病情及换药需要，给患者取恰当的体位，要求使患者舒适不易疲劳，不易发生意外污染事件，伤口暴露充分，采光良好，便于操作者及需要时有助手相助的操作，伤口部位尽量避开患者的视线。②将一次性换药包打开，并将其他换药物品合理地放置在医用推车上，再一次查验物品是否齐全、能用且够用。③操作开始，先用手取下外层敷料（勿用镊子），再用1把镊子取下内层敷料。揭除内层敷料应轻巧，一般应沿伤口长轴方向揭除；若内层敷料粘连在创面上，则不可硬揭，可用生理盐水棉球浸湿后稍等片刻再揭去，以免伤及创面引起出血。④右手镊接触伤口，左手镊子保持无菌，从换药碗中夹取无菌物品传递给右手镊子，两镊不可碰触。⑤如为无感染伤口，用0.75%吡咯烷酮碘（碘伏），由伤口中心向外侧消毒伤口及周围皮肤，范围半径距切口 3～5cm，切口处涂擦时当沿切口方向单向涂擦，连续擦拭 2～3 遍。⑥伤口分泌物较多且创面较深时，先用干棉球及生理盐水棉球清除分泌物，然后按感染伤口方法消毒。⑦消毒完毕，一般创面用消毒凡士林纱布覆盖，污染伤口或易出血伤口根据需要放置引流纱条。⑧用无菌纱布覆盖伤口，覆盖范围应超过伤口边缘 3cm，一般 8～10 层纱布，医用胶带固定，贴胶带的方向应与肢体或躯干长轴垂直。

12. 演示感染区脱隔离衣的操作方法。（2024、2023、2022、2019、2016、2015、2014、2013）

【参考答案】（1）非一次性隔离衣：①解开腰带，在前面打一活结收起腰带。②分别解开两侧袖口，抓起肘部的衣袖将部分袖子向上向内套塞入袖内，暴露出双手及手腕部，然后清洗、消毒双手。③消毒双手后，解开领扣，右手伸入左手腕部的衣袖内，抓住衣袖内面将衣袖拉下；用遮盖着衣袖的左手抓住右手隔离衣袖子的外面，将右侧袖子拉下，使双手从袖管中退出。④用左手自隔离衣内面抓住肩缝处协助将右手退出，再用右手抓住衣领外面，协助将左手退出。⑤左手抓住隔离衣衣领，右手将隔离衣两边对齐，用夹子夹住衣领，挂在衣钩上。⑥若挂在非污染区，隔离衣的清洁面（内面）向外，若挂在污染区，则污染面（正面）朝外。（2）一次性隔离衣：①解开腰带，在前面将腰带打结收起。②抓起肘部的衣袖将部分袖子向上向内套塞入袖内，暴露出双手及手腕部，清洗、消毒双手。③消毒双手后，解开领扣，右手伸入左手腕部的衣袖内，抓住衣袖内面将衣袖拉下；用遮盖着衣袖的左手抓住右手隔离衣袖子的外面，将右侧袖子拉下，使双手从袖管中退出。④用左手自隔离衣内面抓住肩缝处协助将右手退出，再用右手抓住衣领外面，协助将左手退出。⑤脱下隔离衣后将隔离衣污染面（正面）向内折叠打卷后，掷于指定的污物桶内。

13. 演示胸腰椎损伤的搬运方法。（2024、2023、2020、2017、2016）

【参考答案】（1）操作前准备：了解受伤过程，查看现场安全性；评估伤者生命征；准备担架、固定带、颈托等；没有专用搬运器材时可就地取材。（2）操作步骤与方法：1）搬运前的现场急救处理：①确定有胸腰椎损伤后，应进一步判断有无颅脑损伤、内脏损伤及肢体骨折等，如果发现伤处，应进行恰当的现场处理，再行搬运。②实施现场处理及搬运过程中，如伤者发生心脏呼吸骤停，应停止搬运立即实施心肺复苏术。2）胸腰椎损伤的搬运：①在搬动时，尽可能减少不必要的活动，以免引起或加重脊髓损伤。②搬运一般需要由三人或四人共同完成，可求助于现场的成年目击者。进行搬运时一人蹲在伤者的头顶侧，负责托下颌和枕部，并沿脊柱纵轴略加牵引力，使颈部保持中立位，与躯干长轴呈一条直线，其他三人分别蹲在伤者的右侧胸部、右侧腰臀部及右下肢旁，由头侧的搬运者发出口令，四人动作协调一致并保持脊柱平直，将伤者平抬平放至硬质担架（或木板）上。③分别在胸部、腰部及下肢处用固定带将伤者捆绑在硬质担架（或木板）上，保持脊柱伸直位。

14. 演示腹部手术区皮肤消毒的操作方法。（2024、2023、2021、2020、2017、2016、2015、2014、2013）

【参考答案】（1）操作前准备：做好手术前皮肤准备；基础着装符合要求；戴好帽子、口罩；完成外科手消毒；核对患者信息等；准备消毒器具及消毒剂。（2）操作步骤与方法：①将无菌纱布或消毒大棉球用消毒剂彻底浸透，用卵圆钳夹住消毒纱布或大棉球，由腹部手术切口中心向四周稍用力涂擦，涂擦某一部位时方向保持一致，严禁做往返涂擦动作。消毒范围应包括手术切口周围半径15cm的区域，并应根据手术可能发生的变化适当扩大范围。②重复涂擦3遍，第2、第3遍涂擦的范围均不能超出上一遍的范围。③如为感染伤口，则应从外周向感染伤口处涂擦。④使用过的消毒纱布或大棉球应按手术室要求处置。

15. 演示弹性止血带止血法的操作方法。（2016、2015、2014、2013）

【参考答案】（1）操作前准备：判断出血的性质（动脉性、静脉性、毛细血管性出血）；根据出血的性质及部位选用止血物品；应用止血带前应检查弹性及抗拉伸性。（2）操作步骤与方法：扎止血带之前先抬高患肢以增加静脉回心血量。将三角巾、毛巾或软布等织物包裹在扎止血带部位的皮肤上，扎止血带时左手掌心向上，手背贴紧肢体，止血带一端用虎口夹住，留出长约10cm的一段，右手拉较长的一端，适当拉紧拉长，绕肢体2～3圈，然后用左手的示指和中指夹住止血带末端用力拉下，使之压在缠绕在肢体上的止血带的下面。精确记录扎止血带的时间并标记在垫布上。

16. 演示颈椎损伤的搬运方法。（2023、2016）

【参考答案】（1）操作前准备：了解受伤过程，查看现场安全性；评估伤者生命征；准备担架、固定带、颈托等；没有专用搬运器材时可就地取材。（2）操作步骤与方法：1）搬运前的现场急救处理：①确定有颈椎损伤后，应进一步判断有无颅脑损伤、内脏损伤及肢体骨折等，如果发现伤处，应进行恰当的现场处理，再行搬运。②实施现场处理及搬运过程中，如伤者发生心脏呼吸骤停，应停止搬运立即实施心肺复苏术。2）颈椎损伤的搬运：①可先用颈托固定颈部。②搬运一般需要由三人或四人共同完成，可求助于现场的成年目击者。进行搬运时一人蹲在伤者的头顶侧，负责托下颌和枕部，并沿脊柱纵轴略加牵引力，使颈部保持中立位，与躯干长轴呈一条直线，其他三人分别蹲在伤者的右侧胸部、右侧腰臀部及右下肢旁，由头侧的搬运者发出口令，四人动作协调一致将伤者平直地抬到担架（或木板）上。③放置头部固定器将伤者的头颈部与担架固定在一起，或在伤者头及颈部两侧放置沙袋或卷紧的衣服等，然后用三角巾或长条围巾等将伤者头颈部与担架（或木板）捆扎固定在一起，防止在搬运中发生头颈部移动，并保持呼吸道通畅。

17. 演示开放气道的操作方法。（2015、2013）

【参考答案】应用仰头举颏法或仰头抬颈法（仰头抬颈法禁用于有颈部损伤的患者），患者耳垂和下颌角连线与地面成90°。①仰头举颏法：施救者将左手小鱼际置于患者前额眉弓上方，下压使其头部后仰，另一手示指和中指置于下颏处，将下颏向前上方抬起，协助头部充分后仰，打开气道。②仰头抬颈法：施救者右手置于患者颈项部并抬起颈部，左手小鱼际放在前额眉弓上方向下施压，使头部充分后仰，打开气道。

18. 演示颈椎无损伤开放气道的操作方法。（2015、2014、2013）

【参考答案】①仰头举颏法：施救者将左手小鱼际置于患者前额眉弓上方，下压使其头部后仰，另一手示指和中指置于下颏处，将下颏向前上方抬起，协助头部充分后仰，打开气道。②仰头抬颈法：施救者右手置于患者颈项部并抬起颈部，左手小鱼际放在前额眉弓上方向下施压，使头部充分后仰，打开气道。

19. 演示前臂屈曲加垫止血法的操作方法。（2023、2014、2013）

【参考答案】（1）操作前准备：判断出血的性质（动脉性、静脉性、毛细血管性出血）；根据出血的性质及部位选用止血物品；应用止血带前应检查弹性及抗拉伸性。（2）操作步骤与方法：先抬高患肢以增加静脉回心血量。在肘处垫以卷紧的棉垫卷或毛巾卷，然后将肘关节尽力屈曲，借衬垫物压住动脉以减少或终止出血，并用绷带或三角巾将肢体固定于能有效止血的屈曲位。精确记录止血的时间并标记在垫布上。

第三部分 西医临床答辩（含辅助检查结果判读分析）

一、西医临床答辩

（一）考试介绍

考查西医相关疾病的病因、症状、体征、诊断、治疗（本书中诊断、检查与治疗内容见第一站）等方面的内容。本类考题与辅助检查结果判读分析考题2选1抽题作答，每份试卷1题。

【样题】叙述肺癌远处转移引起的症状。

【参考答案】①脑、中枢神经系统转移，常有颅内压增高的征象，如头痛、呕吐等，还可表现出眩晕、共济失调、复视、性格改变或一侧肢体无力甚至半身不遂等神经系统症状。②肝转移时，可表现为食欲减退，肝区疼痛、肝大、黄疸和腹水等。③骨转移时，表现为局部疼痛及压痛。常见骨转移部位有肋骨、脊椎骨、骨盆及四肢长骨。此外，皮下可出现转移性结节，多位于躯干或头部。肺癌在浅表部主要是颈部淋巴结的转移，多见于锁骨上窝及胸锁乳突肌附着处的后下方，可以逐渐增大、增多、融合（患者可以毫无症状），淋巴结大小不一定反映病程的早晚。

（二）考点汇总

Ⅰ内科疾病

考点1★★ 急性上呼吸道感染

【病因】

（1）西医：①病毒感染：流感病毒、副流感病毒、呼吸道合胞病毒等。②细菌感染：溶血性链球菌、流感嗜血杆菌、肺炎链球菌和葡萄球菌等。

（2）中医：①卫外功能减弱，外邪趁机而入。②病邪犯肺，卫表不和。③病邪少有传变，病情轻重有别。

【临床表现】

病名	临床表现
普通感冒	症状：早期有咽干、鼻塞、低热、咳嗽、流涕。全身症状短暂，可见全身酸痛、头痛、乏力、腹胀、腹痛等；体征：鼻腔黏膜充血、水肿，有分泌物，偶有眼结膜充血，可有体温升高
急性病毒性咽炎和喉炎	症状：①急性病毒性咽炎：咽部发痒或有灼热感，咽痛不明显，咳嗽少见。②急性喉炎：声音嘶哑，说话困难，咳嗽时疼痛，常有发热、咽痛或咳嗽。体征：咽喉部水肿、充血，局部淋巴结轻度肿大，有触痛，有时可闻及喉部喘息声
急性咽－扁桃体炎	症状：起病急，咽痛明显，发热，畏寒，体温可达39℃以上。体征：咽部充血明显，扁桃体肿大、充血，表面有黄色点状渗出物，颌下淋巴结肿大压痛
急性疱疹性咽峡炎	症状：明显咽痛、发热。体征：咽部、软腭、悬雍垂和扁桃体上有灰白色小丘疹，以后形成疱疹和浅表溃疡，周围黏膜有红晕
急性咽结膜炎	症状：发热、咽痛、流泪、畏光。体征：咽部及结膜充血，可有颈淋巴结肿大，或有角膜炎

【鉴别诊断】

①过敏性鼻炎。②流行性感冒。③急性传染病前驱症状。

考点2★★ 慢性支气管炎

【病因】

（1）西医：①吸烟。②感染因素。③职业粉尘和化学物质接触。④空气污染。⑤其他因素（自主神经功能紊乱、全身或呼吸道局部的防御及免疫功能减弱等）。

（2）中医：外邪侵袭、内脏亏损，导致肺失宣降。

【临床表现】

（1）症状：①咳嗽。②咳痰（多数为白色黏液痰和浆液性泡沫痰）。③喘息。

（2）体征：早期无明显体征。急性发作时在肺底部可闻及湿性和（或）干性啰音，喘息性支气管炎在咳嗽或深吸气后可听到哮鸣音，发作时可闻及广泛的湿啰音和哮鸣音。长期反复发作，可见肺气肿的体征。

（3）并发症：①阻塞性肺气肿。②支气管扩张症。③支气管肺炎。

【鉴别诊断】

①支气管扩张症。②支气管哮喘。③肺结核。④支气管肺癌。⑤尘肺。⑥特发性肺纤维化。

考点3★★★ 慢性阻塞性肺疾病

【病因】

（1）西医：①吸烟。②理化因素。③氧化应激及炎症机制。④感染因素。⑤其他（自主神经功能失调、营养不良等）。

（2）中医：①脏腑功能失调。②六淫等邪气侵袭。

【临床表现】

（1）症状：①慢性咳嗽、咳痰。②气短、喘息或呼吸困难（是 COPD 的标志性症状）。③晚期患者可有体重下降，食欲减退等。

（2）体征：①视诊：桶状胸，呼吸动度减弱。②触诊：双侧语颤减弱或消失。③叩诊：肺部过清音，心浊音界缩小，肺下界和肝浊音界下降。④听诊：两肺呼吸音减弱，呼气延长，部分患者可闻及湿和（或）干啰音。

（3）分级

分级	分级标准
Ⅰ级：轻度	$FEV_1/FVC < 70\%$，$FEV_1 \geqslant 80\%$ 预计值，有或无慢性咳嗽、咳痰症状
Ⅱ级：中度	$FEV_1/FVC < 70\%$，$50\% \leqslant FEV_1 < 80\%$ 预计值，有或无慢性咳嗽、咳痰症状
Ⅲ级：重度	$FEV_1/FVC < 70\%$，$30\% \leqslant FEV_1 < 50\%$ 预计值，有或无慢性咳嗽、咳痰症状
Ⅳ级：极重度	$FEV_1/FVC < 70\%$，$FEV_1 < 30\%$ 预计值或 $FEV_1 < 50\%$ 预计值，伴慢性呼吸衰竭

【并发症】

①慢性呼吸衰竭。②自发性气胸。③慢性肺源性心脏病。

考点4★★★ 慢性肺源性心脏病

【病因】

（1）西医：①支气管、肺疾病：慢性阻塞性肺疾病多见，其次为支气管哮喘、支气管扩张、重症肺结核、肺尘埃沉着症等。②胸廓运动障碍性疾病。③肺血管疾病。④其他。

（2）中医：肺脾肾虚、外邪侵袭、痰瘀互结。

【临床表现】

分期	临床表现
肺、心功能代偿期（缓解期）	①症状：咳嗽、咳痰、气促，活动后可有心悸、呼吸困难、乏力和劳动耐力下降。少有胸痛或咯血。 ②体征：不同程度的发绀和肺气肿。偶有干、湿性啰音，心音遥远，三尖瓣区收缩期杂音或剑突下心脏搏动增强（提示右心室肥厚）
肺、心功能失代偿期（急性发作期）	①呼吸衰竭：症见呼吸困难加重，夜间为甚，常有头痛、失眠、食欲下降，但白天嗜睡，甚至出现表情淡漠、神志恍惚、谵妄等肺性脑病的表现；体征见明显发绀、球结膜充血、水肿，严重时可有视网膜血管扩张、视乳头水肿等颅内压升高的表现。腱反射减弱或消失，出现病理反射。②右心衰竭：症见心悸、食欲不振、腹胀、恶心等。体征见周围性发绀，颈静脉怒张，心率增快，可出现心律失常，可闻及三尖瓣区舒张期杂音。肝大且有压痛，肝-颈静脉回流征阳性，下肢水肿，重者可有腹水。少数患者可出现肺水肿及全心衰竭的体征

【并发症】

①肺性脑病。②酸碱平衡失调及电解质紊乱。③心律失常。④休克。⑤上消化道

出血。⑥其他：功能性肾衰竭、弥散性血管内凝血、深静脉血栓形成等。

【鉴别诊断】

①冠心病。②风湿性心脏病。③原发性扩张型心肌病、缩窄性心包炎。

考点5★★★ 支气管哮喘

【病因】

（1）西医：①遗传因素（宿主因素）。②激发因素（环境因素）：吸入花粉、尘螨、动物毛屑、硫酸、氨气等；细菌、病毒、支原体等感染；鱼、虾、奶、蛋类等食物；药物如阿司匹林、普萘洛尔等；其他如剧烈运动、妊娠等。

（2）中医：①宿痰内伏。②诱因触发：外邪侵袭、饮食不当、情志内伤、过劳或病后体虚。

【临床表现】

（1）症状：①发作性伴有哮鸣音的呼气性呼吸困难或发作性胸闷和咳嗽，严重者被迫采取坐位或呈端坐呼吸，甚至出现发绀、汗出、干咳等。②哮喘症状可在数分钟内发作。③有时顽固性咳嗽可为唯一症状。④在夜间及凌晨发作和加重常是哮喘的特征之一。⑤发作前有鼻痒、喷嚏、流涕、胸闷。

（2）体征：发作时胸部呈过度充气状态，有"三凹征"，肺部有广泛的哮鸣音，呼气音延长。但在轻度哮喘或哮喘严重发作时，哮鸣音可不出现。心率增快、奇脉、胸腹反常运动和发绀常出现在严重哮喘患者中。

【鉴别诊断】

①心源性哮喘。②慢性阻塞性肺疾病。③上气道阻塞。④变应性支气管肺曲霉病。

考点6★★★ 肺炎

【病因】

（1）西医：①肺炎链球菌肺炎：受寒、疲劳、醉酒或病毒感染等。②支原体肺炎：由口、鼻分泌物在空气中传播引起呼吸道感染。

（2）中医：邪犯肺卫、痰热壅肺、热闭心神、阴竭阳脱、正虚邪恋。

【临床表现】

病名	临床表现
肺炎链球菌肺炎	症状：寒战、发热，胸痛，咳嗽、咳痰，痰中带血或呈铁锈色
	体征：①早期肺部无明显异常体征，仅有呼吸幅度减小、叩诊轻度浊音、听诊呼吸音减低和胸膜摩擦音。②肺实变时叩诊呈浊音、听诊语颤增强和支气管呼吸音等典型体征。消散期可闻及湿啰音。③病变累及胸膜时可有胸膜摩擦音
肺炎支原体肺炎	症状：持久的阵发性刺激性呛咳为本病的突出症状，无痰或偶有少量黏痰或少量脓性痰，可有痰中带血丝。常于秋季发病。多伴有咽炎、支气管炎等呼吸道感染，起病较缓，主要表现为上呼吸道感染症状
	体征：咽部充血，耳鼓膜充血，有时颈淋巴结肿大，肺部一般无明显异常体征，呼吸音可减弱，偶可闻及干性或湿性啰音，有时全病程可无任何阳性体征

【鉴别诊断】

①各型肺炎。②肺结核。③急性肺脓肿。④肺癌。⑤其他。

考点7★ 肺结核

【病因】

（1）西医：①病原学：结核分枝杆菌引起。②传播途径：呼吸道传染。③人群的易感性：遗传、居住环境、营养状况等。

（2）中医：①外因感染，瘵虫袭肺。②内伤体虚，气血不足，阴精耗损。

【临床表现】

（1）症状：①全身症状：长期午后低热，可伴乏力、盗汗、食欲减退、体重减轻等。②呼吸系统症状：咳嗽、咳痰；咯血；胸痛、呼吸困难。

（2）体征：①早期无异常体征，病变范围大时叩诊呈浊音，听诊可闻及病理性支气管呼吸音和细湿啰音。②空洞性病变位置表浅而引流支气管通畅时有支气管呼吸音或伴湿啰音；巨大空洞可出现带金属调的空瓮音。③病变广泛纤维化或胸膜增厚粘连时有患侧胸廓下陷、肋间变窄、气管移位与叩诊呈浊音，对侧可出现代偿性肺气肿。

（3）特殊表现：①过敏反应：结核性风湿症（多发性关节炎、结节性红斑等）、类白塞病、滤泡性结膜角膜炎等。②无反应肺结核（亦称结核败血症）：急性暴发起病，高热、食欲不振、腹痛腹泻、腹水、黄疸、脑膜刺激征等，缺乏呼吸系统表现。

（4）并发症：①气胸。②支气管扩张症。③脓胸。④慢性肺源性心脏病。

【鉴别诊断】

①肺癌。②肺炎。③肺脓肿。④支气管扩张症。⑤慢性支气管炎。⑥尘肺。⑦其他发热性疾病：伤寒、败血症、白血病等。

考点8★★★ 原发性支气管肺癌（助理医师不考）

【病因】

（1）西医：吸烟、空气污染、职业危害、电离辐射、遗传因素、营养状况，其他疾病，如肺结核、慢性支气管炎、间质性肺纤维化等疾病及免疫功能低下、内分泌功能失调等。

（2）中医：正气虚损、痰浊聚肺、情志失调、烟毒内蕴、邪毒侵肺。

【病理】

（1）按解剖学分类：①中央型肺癌：发生在段支气管至主支气管的癌肿称为中央型肺癌，约占3/4，以鳞状上皮细胞癌和小细胞未分化癌较多见。②周围型肺癌：发生在段支气管以下的癌肿称为周围型肺癌，约占1/4，以腺癌较多见。

（2）按组织学分类

分类	具体表现
小细胞肺癌	较早出现肺外转移，对放疗和化疗较敏感

分类		具体表现
非小细胞肺癌	鳞状上皮细胞癌	为最常见的类型，多见于老年男性，多有吸烟史，以中央型肺癌多见
	腺癌	女性多见，与吸烟关系不大，主要与肺组织炎性瘢痕关系密切
	大细胞未分化癌	高度恶性的上皮肿瘤，可发生在肺门附近或肺边缘的亚段支气管，常有大片出血、坏死和空洞形成；较小细胞癌转移晚，手术切除机会较大
	其他	鳞腺癌、支气管腺体癌等

【临床表现】

（1）原发肿瘤引起的症状：①咳嗽、咳痰。②咯血。③喘鸣。④胸闷、气急。⑤发热、体重下降等。

（2）肿瘤局部扩展引起的症状：①肿瘤侵犯胸膜、肋骨和胸壁时，可引起胸痛。②肿瘤压迫邻近器官，可引起呼吸困难、吞咽困难、声音嘶哑、上腔静脉阻塞综合征、Horner综合征、臂丛神经压迫征。

（3）肿瘤远处转移引起的症状：如肺癌转移至脑、肝、骨、肾上腺、皮肤等组织，这些组织可出现相应的表现。右锁骨上淋巴结是肺癌常见的转移部位，可毫无症状，多位于前斜角肌区，无痛感，固定而坚硬，逐渐增大、增多并融合。

（4）胸外表现：①内分泌综合征：抗利尿激素分泌异常综合征、异位 ACTH 综合征、高钙血症、异位分泌促性腺激素。②骨骼 - 结缔组织综合征：原发性肥大性骨关节病、神经 - 肌病综合征。③血液学异常：游走性血栓性静脉炎、弥散性血管内凝血伴出血、贫血、皮肌炎、黑棘皮症等。

【鉴别诊断】

①肺结核：结核球、肺门淋巴结结核、急性粟粒型肺结核。②肺炎。③肺脓肿。④炎性假瘤。

考点9★★★ 呼吸衰竭（助理医师不考）

【病因】

（1）病因：①气道阻塞性疾病。②肺组织病变。③肺血管疾病。④胸廓及胸膜疾病。⑤神经肌肉病变。

（2）中医：痰浊阻肺、肺肾气虚、脾肾阳虚、痰蒙神窍、阳微欲脱。

【临床表现】

（1）急性呼吸衰竭

①呼吸困难（最早出现）：呼吸频率增快，病情加重时出现三凹征，呼吸节律改变，表现为潮式呼吸、比奥呼吸等。②发绀：缺氧的典型表现。③精神神经症：急性缺氧时可出现精神错乱、躁狂、昏迷、抽搐等症状。合并急性二氧化碳潴留，可出现嗜睡、淡漠、扑翼样震颤，呼吸骤停。④循环系统表现：心动过速，心肌损害，周围

循环衰竭等。⑤消化和泌尿系统表现：肝、肾功能损伤，应激性溃疡，上消化道出血等。

（2）慢性呼吸衰竭

①呼吸困难（最早出现）：呼吸费力，严重时呼吸浅快，辅助呼吸肌活动加强，呈点头和抬肩呼吸。并发二氧化碳潴留，可出现慢呼吸和潮式呼吸。②神经精神症状：智力或定向功能障碍。③循环系统症状：长期缺氧、二氧化碳潴留引起肺动脉高压，发生右心衰，表现为全身体循环淤血征，如全身浮肿、肝脏肿大、颈静脉怒张等。

考点10★★ 心力衰竭

1. 慢性心力衰竭

【病因】

（1）西医

1）基本病因：①原发性心肌损害。②心脏负荷过重。

2）诱因：①感染。②心律失常。③过度劳累与情绪激动。④应用心肌抑制药物。⑤血容量增加。

（2）中医：①外邪侵袭，内舍于心。②心肺气虚，瘀血内阻。③心肾阳虚，饮邪内停。④痰饮阻肺，通调失职。⑤脏腑病变，五脏虚损。

【临床表现】

（1）左心衰竭：以肺淤血及心排血量降低致器官低灌注表现为主。

①症状：呼吸困难；咳嗽、咳痰、咯血；乏力、疲倦、头昏、心慌。②体征：肺部体征：心源性哮喘时两肺可闻及哮鸣音，胸腔积液时有相应体征。心脏体征：除原有心脏病体征外，一般均心脏扩大、心率加快，并有P$_2$亢进、心尖区舒张期奔马律和（或）收缩期杂音、交替脉等。

（2）右心衰竭：以体循环静脉淤血的表现为主。

①症状：腹胀、食欲不振、恶心、呕吐、肝区胀痛、少尿等。②体征：静脉淤血体征：颈静脉怒张和（或）肝-颈静脉回流征阳性；黄疸、肝大伴压痛；周围性发绀；下垂部位凹陷性水肿；胸水和（或）腹水。心脏体征：除原有心脏病体征外，右心室显著扩大，有三尖瓣收缩期杂音。

（3）全心衰竭：左、右心衰竭均存在，有肺淤血、心排血量降低和体循环淤血的相关症状和体征。

【心力衰竭分期及心功能分级】

分级	具体表现
Ⅰ级	患者患有心脏病，但日常活动量不受限制，一般活动不引起疲乏、心悸、呼吸困难或心绞痛
Ⅱ级	心脏病患者的体力活动受到轻度限制，休息时无自觉症状，但平时一般活动下可出现疲乏、心悸、呼吸困难或心绞痛
Ⅲ级	心脏病患者体力活动明显受限，小于平时一般活动即引起上述症状

续表

分级	具体表现
Ⅳ级	心脏病患者不能从事任何体力活动。休息状态下也出现心衰的症状,体力活动后加重

【鉴别诊断】

(1)左心衰鉴别诊断:①呼吸困难:与肺源性呼吸困难、支气管哮喘、急性肺源性心脏病(肺动脉栓塞)、急性呼吸窘迫综合征、主动脉夹层、心包压塞、心包缩窄等鉴别。②咳嗽、咯血:与肺结核、肺癌、支气管扩张等慢性咳嗽、咯血性疾病鉴别。

(2)右心衰鉴别诊断:①水肿:与心源性水肿、肾性水肿、肝病性水肿、营养不良性水肿鉴别。②肝大、肝硬化:与肝脏本身病变引起的肝大、肝病性肝硬化、心包积液、缩窄性心包炎鉴别。

2. 急性心力衰竭

【病因】

①心源性因素,如急性弥漫性心肌损害,急性心脏前后负荷异常或急性机械原因造成的急性血流动力学障碍,快速性或缓慢性心律失常。②非心源性因素,如感染、代谢/激素紊乱、盐/水摄入控制不良或快速大量补液、急性肾功能不全等。

【临床表现】

(1)早期表现:出现原因不明的疲乏或运动耐力明显减低,以及心率增加 15~20 次/分。继续发展可出现劳力性呼吸困难、夜间阵发性呼吸困难、睡觉需用枕头抬高头部等。检查可见左心室增大、闻及舒张早期或中期奔马律、P_2 亢进、两肺尤其肺底部有湿啰音,还可有干湿啰音和哮鸣音。

(2)急性肺水肿:①突发的严重呼吸困难、端坐呼吸、喘息不止、烦躁不安并有恐惧感,呼吸频率可达 30~50 次/分。频繁咳嗽并咳出大量粉红色泡沫样血痰。②急性肺水肿早期可见血压一过性升高。随病情持续,血管反应减弱,血压下降。急性肺水肿如不能及时纠正,严重者可出现心源性休克。③体征表现为心率增快,心尖区第一心音减弱,心尖部常可闻及舒张早期奔马律,肺动脉瓣区第二心音亢进,两肺满布湿性啰音和哮鸣音。

(3)心源性休克:①持续性低血压。②组织低灌注状态:皮肤湿冷、苍白和发绀;心动过速;尿量显著减少,甚至无尿;意识障碍,常有烦躁不安、激动焦虑、恐惧和濒死感。收缩压 <70mmHg,可出现抑制症状,如神志恍惚、表情淡漠,逐渐发展至意识模糊,甚至昏迷。③血流动力学障碍。④低氧血症和代谢性酸中毒。

(4)其他:晕厥、心脏骤停。

【临床分级】

急性心肌梗死导致的急性心力衰竭的常用 Killip 分级。

分级	症状与体征
Ⅰ级	尚无明显心力衰竭表现，无肺部啰音，无 S_3
Ⅱ级	有左心衰竭表现，两肺中下部有啰音，占肺野下 1/2；可闻及 S_3
Ⅲ级	严重心衰，呈急性肺水肿表现，湿啰音遍布两肺（超过肺野下 1/2）
Ⅳ级	心源性休克、低血压（收缩压≤90mmHg），发绀、少尿、出汗

考点 11★ 心律失常

1. 快速心律失常

【病因】

（1）西医：可见于无器质性心脏病者，以及各种器质性心脏病，如室性心动过速、房颤和房扑。某些生理情况，如剧烈活动、喝茶等可引起过早搏动。

（2）中医：感受外邪、情志失调、饮食不节、劳欲过度、久病失养、药物因素。

【临床表现】

（1）过早搏动：可有心悸、胸闷、头晕、乏力等症状，也可无症状。听诊有心脏提前搏动。

（2）阵发性室上性心动过速：呈阵发性，心率在 160 次/分以上，感心悸、胸闷、头晕、乏力、胸痛或紧压感。持续时间长者，可发生血流动力学障碍，表现为面色苍白、四肢厥冷、血压降低，偶可晕厥等。

（3）室性心动过速：非持续性室速的患者通常无症状。持续性室速常伴明显血流动力学障碍与心肌缺血。症状包括低血压、少尿、晕厥、气促、心绞痛等。

（4）心房纤颤：阵发性房颤或房颤心室率快者有心悸、胸闷、头晕、乏力等。听诊心音强弱不等、心律绝对不规则、脉搏短绌等。

2. 房室传导阻滞

【病因】

（1）西医：①生理性因素，如一度或二度Ⅰ型房室传导阻滞可见于正常人或运动员。②器质性心脏病，如急性心肌梗死、病毒性心肌炎等。③其他，见于风湿热活动期、心脏手术后、严重电解质紊乱、药物中毒等。

（2）中医：主要包括饮食失宜，七情内伤，劳倦内伤，久病失养，感受外邪，药物影响等。

【临床表现】

（1）一度房室传导阻滞，患者多无自觉症状。

（2）二度Ⅰ型房室传导阻滞偶可出现心悸、乏力。二度Ⅱ型房室传导阻滞，如被阻滞的心房波所占比例较大时（如3：2传导），特别是高度房室传导阻滞时，可出现头晕、乏力、胸闷、气短、晕厥及心功能下降等症状。

（3）三度房室传导阻滞的症状较明显，希氏束分叉以上部位的三度房室传导阻滞患者可出现乏力、活动时头晕等症状，但多不发生晕厥；发生于希氏束分叉以下的低位三度房室传导阻滞，患者可出现晕厥，甚至猝死。

考点12★★ 原发性高血压

【病因】

（1）西医：①遗传因素。②环境因素：饮食、精神应激、吸烟。③其他：体重增加、药物、睡眠呼吸暂停低通气综合征。

（2）中医：肝阳上亢、痰湿中阻、瘀血阻络、肝肾阴虚、阴阳两虚。

【临床表现】

（1）一般症状、体征：头晕、头痛、颈项板紧、疲劳、心悸；主动脉瓣区第二心音亢进，主动脉瓣收缩期杂音。长期持续高血压可见心尖搏动向左下移位、心界向左下扩大等左心室肥大体征，还可闻及第四心音。

（2）靶器官损害与临床并发症：血压持续升高，可有心、脑、肾等靶器官损害及临床并发症。

①心：左心室肥厚、扩大，形成高血压性心脏病，最终可导致充血性心力衰竭。②脑：并发急性脑血管病，包括脑出血、短暂性脑缺血、脑血栓形成等。③肾：并发肾动脉硬化等肾脏病变。④主动脉夹层。

（3）高血压危重症

①恶性高血压：发病急，血压显著升高，舒张压持续≥130mmHg，头痛、视力减退、视网膜出血、渗出和视神经乳头水肿。肾功能损害明显，出现蛋白尿、血尿、管型尿，迅速发生肾功能不全。②高血压危象：短暂收缩压急剧升高（可达260mmHg），也可伴舒张压升高（120mmHg以上），同时出现剧烈头痛、心悸、气急、烦躁、恶心、呕吐、面色苍白或潮红、视力模糊等。③高血压脑病：严重头痛、呕吐、意识障碍，轻者仅有烦躁、意识模糊或一过性失明、失语、偏瘫等；重者发生抽搐、昏迷。

【鉴别诊断】

①肾实质病变：急性肾小球肾炎、慢性肾小球肾炎。②肾动脉狭窄。③嗜铬细胞瘤。④原发性醛固酮增多症。⑤库欣综合征。⑥主动脉缩窄。

考点13★ 冠状动脉粥样硬化性心脏病

1. 心绞痛

【危险因素】

冠状动脉粥样硬化主要与下列因素有关：①血脂异常。②高血压。③吸烟。④糖尿病或糖耐量异常。⑤性别。⑥年龄。⑦肥胖。⑧家族史。

【病因】

（1）西医：冠状动脉血流量不能满足心肌代谢的需要。

（2）中医：心血瘀阻、痰浊内阻、阴寒凝滞、气虚血瘀、气阴两虚、心肾阳虚。

【临床表现】

（1）劳力性心绞痛的症状：①部位：主要在胸骨体中段或上段之后，可波及心前区，常放射至左肩、左臂内侧达无名指和小指，或至颈、咽或下颌部。②性质：胸痛常为压榨性、闷胀性或窒息性，也可有烧灼感。③诱因：常由体力劳动或情绪激动所诱发，饱食、寒冷、吸烟、心动过速、休克等亦可诱发。④持续时间：疼痛出现后常逐步加重，然后在3～5分钟内渐消失，很少超过15分钟。⑤缓解方式：一般在停止诱发症状的活动后即可缓解，舌下含用硝酸甘油能在几分钟内使之缓解。

（2）不稳定型心绞痛：患者胸部不适的性质与典型心绞痛相似，但通常程度更重，持续时间更长，可达数十分钟，虽也可因劳力负荷诱发，但劳力负荷终止后胸痛并不能缓解，胸痛也可在休息时发生。常见类型：①长时间（＞20分钟）静息型心绞痛。②初发型心绞痛。③恶化型心绞痛。④心肌梗死后1个月内发作心绞痛。

（3）体征：发作时常见心率增快、血压升高、表情焦虑、皮肤冷或出汗，有时出现第四或第三心音奔马律。可有暂时性心尖部收缩期杂音、第二心音逆分裂或交替脉。

【鉴别诊断】

①急性心肌梗死。②心脏神经症。③肋间神经痛和肋软骨炎。④不典型疼痛。

2. 急性心肌梗死

【病因】

（1）西医：冠状动脉粥样硬化。

（2）中医：气滞血瘀、寒凝心脉、痰瘀互结、气虚血瘀、气阴两虚、阳虚水泛、心阳欲脱。

【临床表现】

（1）先兆：发病前数日有乏力，胸部不适，活动时心悸、气急、烦躁、心绞痛等前驱症状。

（2）症状：①疼痛。②全身症状。③胃肠道症状。④心律失常。⑤低血压和休克。⑥心力衰竭。

（3）体征：血压降低。部分患者可出现心脏浊音界轻度至中度增大，心尖区第一心音减弱，可出现第四心音（心房性）奔马律，少数有第三心音（心室性）奔马律，可有与心律失常、休克或心力衰竭相关的其他体征。

（4）并发症：①乳头肌功能不全或断裂。②心室壁瘤。③心肌梗死后综合征。④栓塞。⑤心脏破裂。

【鉴别诊断】

①心绞痛。②急性肺动脉栓塞。③急腹症。④急性心包炎。⑤主动脉夹层。

考点14★★ 病毒性心肌炎

【病因】

（1）西医：常见病毒为肠道病毒（柯萨奇A、B组病毒），孤儿（ECHO）病毒，脊髓灰质炎病毒等；其中，柯萨奇B组病毒占30%～50%。

（2）中医：体质虚弱、正气不足，复感温热病邪，湿毒之邪侵入，内舍于心，损伤心脏。

【临床表现】

（1）症状：①病毒感染：发病前1～3周内有呼吸道或消化道感染的病史；发热、咽痛、咳嗽、全身不适、乏力等"感冒"样症状，或恶心、呕吐、腹泻等胃肠道症状。

②心脏受累：病毒感染 1~3 周后，出现心悸、气短、心前区不适、呼吸困难等。

（2）体征：①心率改变。②心脏扩大。③心音改变：听诊心尖区可有第一心音减弱，和（或）闻及病理性第三心音，或呈钟摆联律或胎心律。④心脏杂音和心包摩擦音：心室扩大可闻及收缩期杂音；心包受累时可闻及心包摩擦音。

【鉴别诊断】

①心律失常。②心力衰竭。

考点 15★ 慢性胃炎

【病因】

（1）西医：①幽门螺杆菌感染（最主要）。②自身免疫。③其他：幽门括约肌功能不全、酗酒等。

（2）中医：肝胃不和、脾胃虚弱、脾胃湿热、胃阴不足、胃络瘀阻。

【临床表现】

（1）症状：幽门螺杆菌引起的慢性胃炎多数患者常无任何症状，部分患者表现为上腹胀满不适、隐痛、嗳气、反酸、食欲不佳等消化不良症状，自身免疫性胃炎患者可伴有贫血及维生素 B_{12} 缺乏。

（2）体征：多不明显，偶见上腹部轻度压痛。

【鉴别诊断】

①消化性溃疡。②慢性胆囊炎。③功能性消化不良。④胃神经官能症。

考点 16★★★ 消化性溃疡

【病因】

（1）西医：①幽门螺杆菌。②非甾体抗炎药。③胃酸和胃蛋白酶。④其他如吸烟、遗传等。

（2）中医：肝胃不和、脾胃虚寒、胃阴不足、肝胃郁热、胃络瘀阻。

【临床表现】

（1）症状：周期性、规律性上腹痛。性质多为灼痛，或钝痛、胀痛、剧痛和（或）饥饿样不适感。多位于上腹，可偏左或偏右。十二指肠溃疡患者空腹痛或（和）午夜痛，腹痛多于进食或服用抗酸药后缓解；胃溃疡患者也可发生规律性疼痛，但多为餐后痛，偶有夜间痛。

（2）体征：溃疡活动时上腹部可有局限性压痛，缓解期无明显体征。

（3）特殊类型的消化性溃疡：①复合溃疡。②幽门管溃疡。③球后溃疡。④巨大溃疡。⑤老年人消化性溃疡。⑥无症状性溃疡。

【并发症】

①出血。②穿孔。③幽门梗阻。④癌变。

【鉴别诊断】

①胃癌。②胃泌素瘤。③功能性消化不良。④慢性胆囊炎和胆石症。

考点17★★ 上消化道出血

【病因】

（1）西医：①上消化道疾病。②门脉高压。③上消化道邻近器官或组织的疾病。④全身性疾病。⑤应激相关胃黏膜损伤。

（2）中医：胃中积热、肝火犯胃、脾不统血、气随血脱。

【临床表现】

①呕血与黑便。②失血性周围循环衰竭。③贫血和血象变化。④发热。⑤氮质血症。

考点18★ 胃癌（助理医师不考）

【病因】

（1）西医：①幽门螺杆菌感染。②环境和饮食因素。③遗传因素。④癌前期变化。

（2）中医：痰气交阻、肝胃不和、脾胃虚寒、胃热伤阴、瘀毒内阻、痰湿阻胃。

【转移途径】

①直接蔓延。②淋巴结转移（最早，最常见）。③血行转移。④腹腔内种植。

【临床表现】

（1）症状：①早期胃癌多无症状或有非特异性消化不良症状。②进展期胃癌最早出现的症状是上腹痛，可伴早饱、纳差、腹胀、体重下降等。③发生并发症或转移时可出现下咽困难、幽门梗阻、上消化道出血、转移受累器官（肝、肺）症状等。

（2）体征：①早期胃癌可无任何体征，中晚期胃癌的体征以上腹压痛最为常见。②胃癌晚期或转移而产生肝脏肿大、质坚、表面不规则，黄疸，腹水，左锁骨上淋巴结肿大等。③胃癌的伴癌综合征包括血栓性静脉炎、黑棘病和皮肌炎等。

（3）并发症：①出血。②梗阻。③穿孔。

【鉴别诊断】

①胃溃疡。②慢性萎缩性胃炎。

考点19★ 溃疡性结肠炎（助理医师不考）

【病因】

（1）西医：①自身免疫。②遗传因素。③感染和精神因素。

（2）中医：湿热内蕴、脾胃虚弱、脾肾阳虚、肝郁脾虚、阴血亏虚、气滞血瘀。

【临床表现】

（1）症状

①消化系统表现：腹泻和黏液脓血便；腹痛。②全身症状：中、重型患者活动期常有低度至中度发热，高热多提示有合并症或急性暴发型，重症或病情持续活动可出现衰弱、消瘦、贫血、低蛋白血症、水与电解质平衡紊乱等表现。③肠外表现：外周关节炎、结节性红斑、坏疽性脓皮病、巩膜外层炎等；强直性脊柱炎、原发性硬化性胆管炎等。

（2）体征

①轻、中型：左下腹有轻压痛，部分患者可触及痉挛或肠壁增厚的乙状结肠或降

结肠。②重型和暴发型：有明显鼓肠、腹肌紧张、腹部压痛及反跳痛。③急性期或急性发作期：常有低度或中度发热，重者可有高热及心动过速。④其他：可有关节、皮肤、眼、口及肝、胆等肠外表现。

（3）临床分型

①据病程经过分型：初发型、慢性复发型、慢性持续型、急性暴发型。②按疾病分期分型：活动期、缓解期。③据病变范围分型：直肠炎、直肠乙状结肠炎、左半结肠炎、广泛性结肠炎或全结肠炎。

【鉴别诊断】

①慢性细菌性痢疾。②阿米巴肠炎。③直、结肠癌。④克罗恩病。⑤血吸虫病。⑥肠易激综合征。

考点20★★ 肝硬化

【病因】

（1）西医：①病毒性肝炎。②慢性酒精中毒。③非酒精性脂肪性肝炎。④胆汁淤积。⑤肝脏淤血。⑥其他：遗传代谢性疾病、工业毒物或药物中毒引起的肝硬化等。

（2）中医：气滞湿阻、寒湿困脾、湿热蕴脾、肝脾血瘀、脾肾阳虚、肝肾阴虚。

【临床表现】

（1）肝功能代偿期：临床症状较轻，且缺乏特异性，体征多不明显，可有肝大及质地改变，部分有脾肿大、肝掌和蜘蛛痣。肝功能正常或有轻度异常。

（2）肝功能失代偿期

①肝功能减退的临床表现：全身症状（消瘦乏力，精神不振，严重者卧床不起，肝病面容）、消化道症状（常见食欲减退、厌食，勉强进食后上腹饱胀不适，恶心呕吐）、出血倾向及贫血、内分泌紊乱。②门静脉高压症的临床表现：脾肿大、侧支循环的建立和开放、腹水。③并发症：上消化道出血、肝性脑病、感染、原发性肝癌、肝肾综合征、电解质和酸碱平衡紊乱、肝肺综合征、胆石症、门静脉血栓形成或海绵样变。

【鉴别诊断】

①肝、脾肿大的鉴别：应与血液病、代谢性疾病的肝脾肿大鉴别。②腹腔积液的鉴别：如结核性腹膜炎、慢性肾小球肾炎、缩窄性心包炎、腹内肿瘤、卵巢癌等。③肝硬化并发症的鉴别诊断：应与上消化道出血、肝性脑病、肝肾综合征等鉴别。

考点21★★ 肝癌（助理医师不考）

【病因】

（1）西医：①病毒性肝炎。②肝硬化。③黄曲霉素。④饮用水污染。⑤遗传因素。⑥其他，如接触化学致癌物等。

（2）中医：气滞血瘀、湿热瘀毒、肝肾阴虚。

【病理】

（1）大体形态分型：①块状型，最多见。②结节型。③弥漫型，最少见。④小癌型。

（2）细胞分型：①肝细胞型。②胆管细胞型。③混合型。

（3）转移途径：①肝内转移。②肝外转移：血行转移、淋巴转移、种植转移。

【临床表现】

①肝区疼痛。②肝大。③黄疸。④肝硬化征象：脾大、腹水、门静脉侧支循环形成。⑤全身表现：进行性消瘦、发热、食欲不振、乏力等。⑥转移灶症状：胸腔转移以右侧多见，可有胸水征；骨骼或脊柱转移，可有局部压痛或神经受压症状；颅内转移癌可有神经定位体征。⑦并发症：肝性脑病、上消化道出血、肝癌结节破裂出血、继发性感染。

【鉴别诊断】

①继发性肝癌。②肝硬化。③活动性肝病。④肝脓肿。⑤肝非癌性占位性病变。

考点22★ 急性胰腺炎

【病因】

（1）西医：①胆道系统疾病。②大量饮酒和暴饮暴食。③感染。④外伤与手术。⑤营养障碍。⑥遗传因素。⑦药物和毒物。

（2）中医：肝郁气滞、湿热瘀毒。

【临床表现】

（1）症状：①腹痛。②恶心、呕吐、腹胀。③发热。④低血压或休克。⑤水、电解质、酸碱平衡及代谢紊乱。

（2）体征：①轻症急性胰腺炎：腹部体征较轻，可有腹胀和肠鸣音减少，无肌紧张和反跳痛。②重症急性胰腺炎：上腹或全腹压痛明显，并有腹肌紧张、反跳痛，肠鸣音减弱或消失，可出现移动性浊音，并发脓肿时可扪及有明显压痛的腹部肿块，伴麻痹性肠梗阻且有明显腹胀，腹水多呈血性。

（3）并发症：①局部并发症：胰腺脓肿、胰腺假性囊肿。②全身并发症。

【鉴别诊断】

①胆石症与胆囊炎。②胃及十二指肠溃疡穿孔。③急性肾绞痛。④冠心病或心肌梗死。⑤急性肠梗阻。

考点23★ 慢性肾小球肾炎

【病因】

（1）西医：由急性肾炎发展而来，其他细菌及病毒（如乙型肝炎病毒等）感染均可引发。

（2）中医：先天禀赋不足、劳倦过度、饮食不节、情志不遂等。

【临床表现】

（1）症状：起病隐匿，发展缓慢。常见蛋白尿、血尿、高血压、水肿以及不同程度的肾功能减退。早期患者可有疲倦乏力、腰部酸痛、食欲缺乏等，多数患者有水肿，有的患者无明显临床症状。

（2）体征：水肿、高血压、贫血。

【鉴别诊断】

①原发性高血压肾损害。②慢性肾盂肾炎。③Alport 综合征(遗传性肾炎)。④继发性肾病。⑤急性肾小球肾炎。

考点24★ 肾病综合征 (助理医师不考)

【病因】

(1) 西医:①原发性 NS:微小病变型肾病、系膜增生性肾炎、膜性肾病、系膜毛细血管性肾炎及局灶节段性肾小球硬化。②继发性 NS:糖尿病肾病、肾淀粉样变性、系统性红斑狼疮性肾炎、新生物 (实体瘤、白血病及淋巴瘤)、药物及感染等。

(2) 中医:风水相搏、疮毒浸淫、水湿浸渍、湿热内蕴、腹虚湿困、肾虚水泛。

【临床表现】

(1) 病史:原发性 NS 常无明显病史,部分患者有上呼吸道感染等病史;继发性 NS 常有明显的原发性病史。

(2) 典型表现:①大量蛋白尿 (>3.5g/d)。②低蛋白血症 (血浆白蛋白≤30g/L)。③明显水肿。④高脂血症。

(3) 非典型表现:仅有大量蛋白尿,低蛋白血症,而无明显水肿,常伴高血压。

(4) 并发症:感染、血栓及栓塞并发症、急性肾衰竭、脂肪代谢紊乱、蛋白质营养不良等。

【鉴别诊断】

①系统性红斑狼疮性肾炎。②过敏性紫癜性肾炎。③糖尿病肾病。④乙型肝炎病毒相关性肾炎。

考点25★ 尿路感染

【病因】

(1) 西医:①病菌:革兰阴性菌 (大肠杆菌)、革兰阳性菌 (葡萄球菌)。②易感因素:尿路梗阻、尿路损伤、尿路畸形、女性尿路解剖生理特点、机体抵抗力下降、遗传因素。

(2) 中医:①膀胱湿热。②肝胆郁热。③脾肾亏虚,湿热屡犯。④肾阴不足,湿热留恋。

【感染途径】

①上行感染 (主要)。②血行感染。③淋巴道感染。④直接感染。

【临床表现】

(1) 膀胱炎:尿频、尿急、尿痛、排尿困难、下腹部疼痛等,部分患者迅速出现排尿困难。

(2) 肾盂肾炎

①急性肾盂肾炎:全身症状:高热、寒战、头痛,体温多在38℃以上,热型多呈弛张热,亦可呈间歇热或稽留热;泌尿系统症状:尿频、尿急、尿痛、排尿困难等;体格检查:肋腰点 (腰大肌外缘与第12肋交叉点) 有压痛,肾区叩击痛。②慢性肾盂肾炎:间断出现尿频、排尿不适、腰酸痛等,部分患者有不同程度的低热以及夜尿增

多、低比重尿等表现。

（3）无症状性菌尿：无尿路感染的症状，尿常规可无明显异常，但尿培养有真性细菌。

（4）并发症：①肾乳头坏死。②肾周围脓肿。

【鉴别诊断】

①肾结核。②尿道综合征（尿频、排尿困难综合征）。③急性发热性疾病。④肾小球肾炎。

考点26★ 慢性肾衰竭

【病因】

（1）西医：糖尿病肾病、高血压、肾小动脉硬化、原发性与继发性肾小球肾炎、肾小管间质病变（慢性肾盂肾炎、慢性尿酸性肾病、梗阻性肾病、药物性肾病等）、肾血管病变、遗传性肾病（如多囊肾、遗传性肾炎）等。

（2）中医：感受外邪、饮食不当、劳倦过度、药毒伤肾、劳伤久病。

【临床表现】

（1）水、电解质代谢紊乱：①代谢性酸中毒。②水钠代谢紊乱。③钾代谢紊乱。④钙磷代谢紊乱。

（2）蛋白质、糖类、脂肪和维生素的代谢紊乱。

（3）心血管系统表现：①高血压和左心室肥厚。②心力衰竭，是尿毒症患者最常见的死亡原因。③尿毒症性心肌病。④心包病变。⑤血管钙化和动脉粥样硬化。

（4）呼吸系统症状：体液过多或酸中毒时均可出现气短、气促，严重酸中毒可致呼吸深长。

（5）胃肠道症状：食欲不振、恶心、呕吐、口腔有尿味、消化道出血。

（6）血液系统表现：肾性贫血和出血倾向。

（7）神经肌肉系统症状：早期见疲乏、失眠、注意力不集中等，其后见性格改变、抑郁、记忆力减退、判断力降低。尿毒症时常有反应淡漠、谵妄、惊厥、幻觉、昏迷、精神异常等。

（8）内分泌功能紊乱。

（9）骨骼病变：肾性骨病。

考点27★★ 缺铁性贫血

【病因】

（1）西医：①损失过多。②需铁量增加而摄入量不足。③铁的吸收不良。

（2）中医：先天禀赋不足、饮食不节、长期失血、劳倦过度、妊娠失养、病久虚损、虫积。

【临床表现】

（1）贫血本身的表现：皮肤和黏膜苍白，疲乏无力，头晕耳鸣，眼花，记忆力减退，严重者可出现眩晕或晕厥，活动后心悸、气短，甚至心绞痛、心力衰竭。尚有食欲减退、恶心呕吐、腹胀、腹泻等消化道症状。

（2）组织缺铁症状：①精神和行为改变：妇女疲乏、烦躁、头痛，患儿发育迟缓，烦躁、易激惹、注意力不集中等。部分患者有异食癖。②消化道黏膜病变：口腔炎、舌炎、唇炎、胃酸分泌缺乏及萎缩性胃炎，常见食欲减退、腹胀、嗳气、便秘等。③外胚叶组织病变：皮肤干燥，毛发干枯脱落，指甲缺乏光泽、脆薄易裂，甚至反甲等。

【鉴别诊断】

①地中海贫血。②慢性病性贫血。③铁粒幼细胞性贫血。

考点28★★ 再生障碍性贫血

【病因】

（1）西医：先天性再障是常染色体遗传性疾病，最常见的是范科尼贫血，伴有先天性畸形。继发性再障的原因：①药物因素。②化学毒物。③电离辐射。④病毒感染。⑤免疫因素。⑥其他因素。

（2）中医：先天不足、七情妄动、外感六淫、饮食不节、邪毒外侵、大病久病。

【临床表现】

（1）症状：贫血、感染和出血。贫血多呈进行性；出血以皮肤黏膜多见，严重者有内脏出血；容易感染，引起发热。可伴头晕，乏力，心悸，气短，食欲减退，出虚汗，低热等。

（2）体征：贫血面容，睑结膜、甲床及黏膜苍白，皮肤可见出血点及紫癜。贫血重者，可有心率加快，心尖部可闻及收缩期吹风样杂音，一般无肝脾肿大。按病程经过分为急性与慢性两型。

①急性型再障（重型再障Ⅰ型）：起病急，进展迅速，常以出血和感染发热为首发主要表现。60%以上有内脏出血，主要表现为消化道出血、血尿、女性月经过多、眼底出血和颅内出血。颅内出血是本病的主要死亡原因。

②慢性型再障：起病和进展缓慢，以贫血为首起和主要表现。

【鉴别诊断】

与阵发性睡眠性血红蛋白尿、骨髓增生异常综合征及低增生性白血病等相鉴别。

考点29★ 急性白血病（助理医师不考）

【病因】

（1）西医：生物因素、物理因素、化学因素、遗传因素、其他血液病。

（2）中医：热毒、正虚。

【临床表现】

（1）正常骨髓造血功能受抑制表现：①贫血。②发热。③出血。

（2）白血病细胞增殖浸润表现：①淋巴结和肝脾肿大。②骨骼和关节疼痛，常有胸骨下端局部压痛。③眼球突出、复视或失明。④牙龈增生、肿胀；可出现蓝灰色斑丘疹或皮肤粒细胞肉瘤，局部皮肤隆起、变硬，呈紫蓝色皮肤结节。⑤中枢神经系统白血病表现为头痛、头晕；重者有呕吐、颈项强直，甚至抽搐、昏迷。⑥睾丸出现无痛性肿大，多见于急性淋巴细胞白血病化疗后的男性患儿或青年。

【鉴别诊断】

①骨髓增生异常综合征（MDS）。②某些感染引起的白细胞异常。③急性粒细胞缺乏症恢复期。

考点30　慢性髓细胞白血病（助理医师不考）

【病因】

见"急性白血病"。

【临床表现】

（1）慢性期：乏力、低热、多汗或盗汗、体重减轻、脾脏肿大。部分患者胸骨中下段压痛。当白细胞显著增高时，可有眼底充血及出血。白细胞极度增高时，可发生白细胞淤滞症。

（2）加速期：发热、虚弱、进行性体重下降、骨骼疼痛，逐渐出现贫血和出血。脾持续或进行性肿大。

（3）急变期：多数为急粒变，少数为急淋变或急单变，偶有巨核细胞及红细胞等类型的急性变。

【鉴别诊断】

①其他原因引起的脾大。②原发性骨髓纤维化。③类白血病反应。

考点31　原发免疫性血小板减少症

【病因】

（1）西医：①感染。②免疫因素。③肝脾的作用。④其他因素。

（2）中医：外感热毒之邪和内伤脏腑、气血阴阳失调。

【临床表现】

（1）起病：成人患者一般起病隐匿。

（2）出血倾向：多较轻而局限，但易反复发生。可见皮肤黏膜瘀点、紫癜、瘀斑及外伤后止血不易，鼻出血，牙龈出血等。严重内脏出血较少见，但月经过多较常见，在部分患者可为唯一症状。感染等可使病情骤然加重，出现广泛、严重的皮肤黏膜及内脏出血。部分患者仅有血小板减少而无出血症状。

（3）乏力：部分患者有明显的乏力症状。

（4）其他：长期月经过多可出现失血性贫血。

【鉴别诊断】

应排除继发性血小板减少症，如再生障碍性贫血、白血病、系统性红斑狼疮、药物性免疫性血小板减少等。本病与过敏性紫癜不难鉴别。

考点32★　甲状腺功能亢进症

【病因】

（1）西医：一般认为，本病主要是在遗传的基础上，因精神刺激、感染等应激因素而诱发的器官特异性自身免疫疾病。

（2）中医：情志失调、体质因素。

【临床表现】

（1）症状：①高代谢综合征：怕热多汗，皮肤温暖湿润，体重锐减，疲乏无力。②精神神经系统：神经过敏，幻觉，亚躁狂症；寡言、抑郁。舌、手伸出时可有细震颤，腱反射亢进。③心血管系统：心悸，胸闷，气促等。④消化系统：食欲亢进，易饥多食，大便次数增多等。⑤肌肉骨骼系统：肌肉软弱无力，伴周期性麻痹。⑥生殖系统：女性月经减少，闭经；男性阳痿，偶见乳房发育。

（2）体征：①甲状腺肿：甲状腺一般呈弥漫性肿大，双侧对称，质软，可随吞咽运动上下移动。甲状腺左右叶上下极可有震颤并伴有血管杂音。②非浸润性突眼和浸润性突眼。③胫前黏液性水肿。④心律失常（早搏最常见）。

（3）特殊的临床表现及类型

①甲状腺危象：高热、大汗、心动过速（140次/分以上）、烦躁、焦虑不安、谵妄、恶心、呕吐、腹泻，严重者可有心衰、休克、昏迷等。

②甲状腺毒症性心脏病：心脏扩大、心律失常或心力衰竭。

③淡漠型甲亢：明显消瘦、心悸、乏力、震颤、头晕、昏厥、神经质或神志淡漠、腹泻、厌食，伴心房颤动和肌病等。

④亚临床甲亢：血 T_3、T_4 正常，TSH 降低。

⑤其他：T_3 甲状腺毒症、妊娠期甲状腺功能亢进症、胫前黏液性水肿、Greaves 眼病。

【鉴别诊断】

①亚急性甲状腺炎。②慢性淋巴细胞性甲状腺炎。③多结节性毒性甲状腺肿、甲状腺腺瘤及恶性肿瘤。④单纯性甲状腺肿。⑤神经官能症。⑥其他部分不典型患者。

考点33★★ 甲状腺功能减退症

【病因】

（1）西医：①自身免疫损伤（最常见）。②甲状腺破坏。③慢性碘过量。④抗甲状腺药物应用。

（2）中医：先天不足，久病伤肾，情志内伤，饮食不节。

【临床表现】

（1）一般表现：易疲劳，怕冷少汗，动作缓慢，食欲减退而体重增加，记忆力减退或智力低下，反应迟钝，嗜睡，精神抑郁。典型黏液性水肿：表情淡漠，面色苍白，眼睑浮肿，唇厚舌大，全身皮肤干燥增厚、粗糙多脱屑，毛发脱落，指甲增厚变脆、多裂纹，踝部可出现非凹陷性浮肿。

（2）肌肉与骨关节：肌无力，肌强直、痉挛、疼痛，进行性萎缩。关节疼痛，偶有关节腔积液。

（3）心血管系统：心肌收缩力降低，心动过缓，心输出量下降。

（4）消化系统：厌食、腹胀、便秘等。

（5）血液系统：各种类型贫血。

（6）内分泌系统：性欲减退，男性阳痿，女性月经过多或闭经、不孕、溢乳等。

（7）黏液性水肿昏迷：老年人多见，嗜睡，低温（＜35℃），呼吸徐缓，心动过缓，血压下降，四肢肌肉松弛，反射减弱或消失，甚至昏迷、休克，心肾功能不全而危及生命。

【鉴别诊断】

①水肿。②贫血。③低 T_3 综合征。④蝶鞍增大。

考点 34 ★★★ 糖尿病

【病因】

（1）西医：①1 型糖尿病：遗传因素和环境因素（病毒感染、化学毒性物质、饮食因素等）。②2 型糖尿病：遗传因素和环境因素（增龄、现代生活方式、营养过剩、体力活动不足、子宫内环境、应激、化学毒物等）。③特殊类型糖尿病：不同的单基因缺陷。④妊娠期糖尿病：个体素质及内外环境因素。

（2）中医：禀赋不足、饮食失节、情志失调、劳欲过度、外感热邪。

【临床表现】

（1）代谢紊乱症状群："三多一少"，即多尿、多饮、多食和体重减轻。皮肤瘙痒，尤其外阴瘙痒。血糖升高较快时可致视力模糊。

（2）反应性低血糖及昏迷。

（3）并发症：急性并发症：①糖尿病酮症酸中毒：表现为烦渴、尿多、乏力、恶心呕吐、精神萎靡或烦躁、神志恍惚、嗜睡、昏迷，严重酸中毒时出现深大呼吸，呼吸有烂苹果味。②高渗高血糖综合征：严重脱水和进行性意识障碍。感染性并发症：①皮肤化脓性感染。②真菌感染。③肺结核。④泌尿道感染。慢性并发症：①大血管病变。②微血管病变。③神经病变。④糖尿病足。⑤其他：眼部并发症（视网膜黄斑病、白内障、青光眼等），皮肤病。

【鉴别诊断】

①其他原因所致的尿糖阳性。②继发性糖尿病。

考点 35 ★ 血脂异常

【病因】

（1）西医：原发性血脂异常：①先天性基因缺陷。②获得性因素：高脂肪、高胆固醇、高脂肪酸饮食；体重增加；增龄；不良的生活习惯。继发性高脂血症：①全身系统性疾病：糖尿病，肾病，肝胆系统疾病等。②药物：噻嗪类利尿剂、β 受体阻滞剂等。③雌激素缺乏等。

（2）中医：素体肥胖，饮食不节，恣食肥甘，过逸少动，情志不畅，年老体衰，先天禀赋不足。

【临床表现】

（1）黄色瘤、早发性角膜环和脂血症眼底病变：以黄色瘤较为多见，最常见的是眼睑周围扁平黄色瘤。早发性角膜环出现于 40 岁以下，伴血脂异常。严重的高甘油三酯血症可产生脂血症眼底病变。

（2）动脉粥样硬化。

考点 36★★ 高尿酸血症与痛风（助理医师不考）

【病因】

（1）西医：原发性痛风：①家族遗传性。②与肥胖、糖尿病、胰岛素抵抗、血脂异常等关系密切。继发性痛风：①发生于其他疾病过程中（肾脏病、血液病等）。②服用某些药物、肿瘤放化疗等。

（2）中医：内因：先天不足，正气亏虚，腠理不密，卫外失固；外因：风、寒、湿、热邪；诱因：受寒劳累，饮食不节，酗酒厚味，遭受外伤等。

【临床表现】

（1）无症状期：仅有持续性或波动性高尿酸血症而无临床症状。

（2）急性关节炎期：起病急骤，凌晨关节疼痛惊醒、进行性加重、剧痛如刀割样或咬噬样，疼痛于 24~48 小时达到高峰。趾及第一跖趾关节最易受累，其余依次为踝、足跟、膝、腕、指、肘等关节。首次发作多为单关节炎，偶有双侧同时或先后受累；60%~70%首发于第一跖趾关节。局部红、肿、热、痛，功能受限，触痛明显。伴发热、头痛、恶心、心悸、寒战、不适及白细胞升高、血沉增快等。

（3）痛风石及慢性关节炎期：痛风石是痛风的特征性临床表现，常见于耳轮、跖趾、指间和掌指关节，常为多关节受累，且多见于关节远端，表现为关节肿胀、僵硬、畸形及周围组织的纤维化和变性。

（4）肾脏病变：①痛风性肾病。②尿酸性尿路结石。

【鉴别诊断】

①继发性高尿酸血症或痛风。②关节炎。③肾结石。

考点 37★★ 类风湿关节炎

【病因】

（1）西医：①感染因素。②遗传因素。③其他因素：内分泌、寒冷、潮湿等。

（2）中医：正气虚弱，感受风寒湿热之邪。

【临床表现】

（1）临床特点：缓慢、隐匿发病。受累关节以腕关节、掌指关节和近端指间关节最常见。

（2）关节表现：晨僵、疼痛与压痛（出现最早）、肿胀、关节畸形、关节功能障碍。

（3）关节外表现：①类风湿结节。②类风湿血管炎。③肺：咳嗽、气短等。④心脏：可伴发心包炎、心肌炎和心内膜炎。⑤神经系统。⑥其他：发热、乏力、贫血、口干、眼干等。

【鉴别诊断】

①骨关节炎。②痛风性关节炎。③强直性脊柱炎。④系统性红斑狼疮。

考点 38 系统性红斑狼疮（助理医师不考）

【病因】

（1）西医：①遗传因素。②环境因素。③雌激素。

（2）中医：先天禀赋不足、肝肾阴亏、情志内伤、劳倦过度、六淫侵袭等。

【临床表现】

（1）全身症状：活动期以长期低、中度热多见。合并感染时持续高热。

（2）皮肤与黏膜：鼻梁和双颧颊部呈蝶形分布的红斑是 SLE 特征性改变；SLE 口或鼻黏膜溃疡常见。

（3）关节和肌肉：对称性多关节疼痛、肿胀；肌痛、肌无力。

（4）肾：狼疮肾炎是 SLE 最常见和严重的临床表现。肾衰竭是 SLE 死亡的常见原因。

（5）心血管：心包炎、心肌炎、心律失常，重症 SLE 伴心功能不全，提示预后不良。

（6）肺：胸腔积液，多为中小量、双侧性；狼疮肺炎、肺间质性病变。

（7）神经系统：轻者仅有偏头痛、性格改变、记忆力减退或轻度认知障碍；重者可表现为脑血管意外、昏迷、癫痫持续状态等。

（8）消化系统：食欲减退、恶心、呕吐、腹痛腹泻、便血等。

（9）血液系统：贫血、白细胞减少和（或）血小板减少。女性月经过多、皮肤黏膜及内脏出血。

（10）其他：眼部受累包括结膜炎、葡萄膜炎、眼底改变、视神经病变等。SLE 患者妊娠会使病情加重或复发。抗磷脂抗体阳性者可出现异常妊娠，如流产、早产等。

【鉴别诊断】

①类风湿关节炎。②肾小球肾炎与肾病综合征。③原发性血小板减少性紫癜。

考点 39　脑梗死

1. 动脉硬化性脑梗死

【病因】

（1）西医：①动脉粥样硬化。②血管痉挛。

（2）中医：①肝阳偏亢，风火上扰。②风痰瘀血，痹阻脉络。③痰热腑实，风痰上扰。④气虚血瘀，脉络不畅。

【临床表现】

（1）一般特点：动脉粥样硬化所致者以中、老年人多见；动脉炎所致者以中青年多见。常在安静或休息状态下发病。神经系统局灶性症状及体征多在发病后 10 余小时或 1~2 天内达到高峰。

（2）临床类型

①根据症状和体征的演进过程划分：完全性卒中、进展性卒中、缓慢进展性卒中、可逆性缺血性神经功能缺失。

②根据梗死的特点划分：大面积脑梗死、分水岭脑梗死、出血性脑梗死、多发性脑梗死。

（3）不同动脉闭塞的症状和体征

闭塞部位		临床表现
颈内动脉		出现病灶侧单眼一过性黑矇，或病灶侧 Horner 征
大脑中动脉	主干	三偏症状
	皮层支	上分支闭塞时可见病灶对侧偏瘫和感觉缺失等；下分支闭塞时可见感觉性失语、命名性失语和行为障碍等，而无偏瘫
	深穿支	对侧中枢性上下肢均等性偏瘫；对侧偏身感觉障碍；主侧半球病变可见皮质下失语
大脑前动脉	主干	发生于前交通动脉之后可有对侧中枢性面舌瘫及偏瘫，以面舌瘫及下肢瘫为重，可伴轻度感觉障碍等
	皮层支	对侧下肢远端为主的中枢性瘫，可伴感觉障碍；对侧肢体短暂性共济失调、强握反射及精神症状
	深穿支	对侧中枢性面舌瘫及上肢近端轻瘫
大脑后动脉		临床上较少见
椎－基底动脉		主干闭塞引起广泛的脑桥梗死，分支闭塞导致脑干或小脑不同水平的梗死
小脑梗死		眩晕、恶心、呕吐、眼球震颤、共济失调等

【鉴别诊断】

①脑出血。②脑栓塞。③颅内占位病变。

2. 脑栓塞

【病因】

①心源性（最常见）：慢性心房纤颤、风湿性心脏病、感染性心内膜炎、心肌梗死或心肌病的附壁血栓等。②非心源性：主动脉弓及其发出的大血管的动脉粥样硬化斑块和附着物脱落。③来源不明：不能确定原因。

【临床表现】

（1）病史：以青壮年多见。多在活动中突然发病，常无前驱表现，症状多在数秒至数分钟内发展到高峰，是发病最急的脑卒中，且多表现为完全性卒中。

（2）症状和体征：①意识障碍。②局限性神经缺失症状与栓塞动脉供血区的功能相对应。③原发疾病表现。④脑外多处栓塞证据。

考点40★★★ 脑出血

【病因】

（1）西医：①高血压合并小动脉硬化（最常见）。②脑动脉粥样硬化。③继发于脑梗死的出血。④先天性脑血管畸形或动脉瘤。⑤血液病。⑥抗凝或溶血栓治疗。

（2）中医：参见"动脉硬化性脑梗死"。

【临床表现】

（1）基底节区（内囊区）出血：①壳核出血：突发病灶对侧偏瘫、偏身感觉障碍和同向偏盲，双眼球向病灶对侧同向凝视不能，主侧半球可有失语、失用。②丘脑出血：突发对侧偏瘫、偏身感觉障碍和同向偏盲等。③尾状核头出血：仅有脑膜刺激征而无明显瘫痪，可有对侧中枢性面舌瘫。

（2）脑叶出血：①额叶出血：前额痛、呕吐、痫性发作；对侧偏瘫、共同偏视、精神障碍；优势半球出血时可见运动性失语。②顶叶出血：偏侧感觉障碍；对侧下象限盲；非优势半球出血时可见混合性失语。③颞叶出血：对侧中枢性面舌瘫及以上肢为主的瘫痪；对侧上象限盲；优势半球出血时可见感觉性失语或混合性失语；颞叶癫痫、幻嗅、幻视。④枕叶出血：对侧同向性偏盲，黄斑回避现象，一过性黑蒙和视物变形。

（3）脑桥出血：轻症或早期检查时可发现单侧脑桥损害的体征，重症脑桥出血多很快波及对侧，患者迅速出现昏迷、四肢瘫痪，双侧病理征阳性等。

（4）小脑出血：突发眩晕，频繁呕吐，枕部头痛，一侧肢体共济失调而无明显瘫痪，可有眼球震颤，一侧周围性面瘫，但无肢体瘫痪。重症大量出血者呈进行性颅内压迅速增高，发病时或发病后12～24小时内出现昏迷及脑干受压症状，多在48小时内因急性枕骨大孔疝而死亡。

（5）脑室出血：小量出血见头痛、呕吐、脑膜刺激征；大量出血见突然昏迷，脑膜刺激征、四肢弛缓性瘫痪等。

考点41 癫痫

【病因】

（1）西医：①遗传。②先天性疾病。③遗传代谢性疾病。④中枢神经系统感染。⑤脑血管疾病。⑥其他颅脑疾病。⑦全身性疾病。

（2）中医：七情失调，先天因素，脑部外伤，饮食不节，劳累过度，或患他病之后。

【临床表现】

（1）部分性发作：①单纯部分性发作：部分性运动性发作（一侧口角、眼睑、手指或足趾、足部肌肉的发作性抽搐）、感觉性发作（对侧身体局限部位有针刺感、麻木感、触电感等）、自主神经性发作（烦渴、欲排尿、出汗、面部及全身皮肤发红、呕吐、腹痛等）、精神性发作（各种类型遗忘症、情感异常、错觉）。②复杂部分性发作：发作时突然与外界失去接触，进行一些无意识的动作，清醒后对发作经过无记忆。③部分性发作继发全面性发作：患者意识丧失，全身强直－阵挛；发作后记忆丧失而忘却先出现的部分性发作症状。

（2）全面性发作：①强直－阵挛发作：以意识丧失和全身对称性抽搐为特征。②强直性发作：突发肢体或躯干强直收缩，其后不出现阵挛期。③肌阵挛发作：身体一部分或全身肌肉突然、短暂的单次或重复跳动。④失神发作：意识短暂丧失，失去知觉。⑤失张力发作：因部分或全身肌肉张力的突然丧失而跌倒地上，但不发生肌肉的强直性收缩。

（3）癫痫持续状态：患者出现强直阵挛性发作持续5分钟以上即有可能发生神经元损伤，对于GTCS的患者持续时间超过5分钟应考虑诊断为癫痫持续状态。患者始终处于昏迷状态，随反复发作而间歇期越来越短，体温升高，昏迷加深。如不及时采取紧急措施终止发作，患者将因衰竭而死亡。

考点 42 ★★★ 帕金森病（助理医师不考）

【病因】

（1）西医：①年龄因素。②环境因素。③遗传因素。

（2）中医：年老体弱、五志过极、饮食不节、先天禀赋不足。

【临床表现】

①震颤。②肌强直。③运动迟缓。④姿势步态异常。

【鉴别诊断】

①继发性 PD。②抑郁症。③特发性震颤。④肝豆状核变性。

考点 43 ★ 有机磷杀虫药中毒

【临床表现】

（1）急性中毒

1）主要症状和体征：①毒蕈碱样症状：又称为 M 样症状。先有苍白、皮肤湿冷、多汗、恶心、呕吐、腹痛，还有流泪、流涕、流涎、腹泻、尿频、大小便失禁、心跳减慢和瞳孔缩小、支气管痉挛、呼吸道分泌物增多、咳嗽、气急，严重者出现肺水肿。②烟碱样症状：又称为 N 样症状。表现为横纹肌肌束颤动至全身肌肉抽搐，肌无力至全身瘫痪，血压升高或陡降，心率缓慢或增快等，最后可因呼吸肌麻痹而死亡。③中枢神经系统症状：中枢神经系统受乙酰胆碱刺激后有头晕、头痛、疲乏、共济失调、烦躁不安、谵妄，严重者抽搐、昏迷，可因中枢性呼吸衰竭而死亡。

2）迟发性多发性神经病。

3）中间型综合征。

4）局部损害。

（2）慢性中毒：头痛、头昏、恶心、食欲缺乏、乏力、容易出汗。部分患者可见瞳孔缩小、肌肉纤维颤动等。

【鉴别诊断】

与急性胃肠炎、细菌性食物中毒、中暑和脑炎、其他种类杀虫药中毒等鉴别。

考点 44 ★★★ 病毒性肝炎

【病因病理】

（1）传播途径：①甲型肝炎：经口传播。②乙型肝炎：母婴围产期传播、医源性传播、密切接触传播。③丙型肝炎：经血传播。④丁型肝炎：同乙型肝炎。⑤戊型肝炎：经粪－口途径传播。

（2）中医病因：湿热疫毒隐伏。

【临床表现】

(1) 急性肝炎

分类		临床表现
急性黄疸性肝炎	黄疸前期	全身乏力、食欲减退、恶心、呕吐、厌油、腹胀、肝区痛、尿色加深等，ALT升高
	黄疸期	自觉症状好转，发热消退，尿黄加深，巩膜和皮肤出现黄疸，1~3周内黄疸达高峰。肝功能检查ALT和胆红素升高，尿胆红素阳性
	恢复期	症状逐渐消失，黄疸消退，肝、脾回缩，肝功能逐渐恢复正常
急性无黄疸型肝炎		除无黄疸外，其他临床表现与黄疸型肝炎相似
急性丙型肝炎		多无明显症状或症状很轻，多数病例无发热，血清ALT呈轻中度升高
急性丁型肝炎		与急性乙型肝炎相似，大多为黄疸型，偶见双峰型ALT升高
急性戊型肝炎		与甲型肝炎相似，但黄疸前期较长，症状较重，自觉症状至黄疸出现后4~5天方可缓解

(2) 慢性肝炎

分度	临床表现
轻度	病情较轻，可反复出现乏力，头晕，食欲减退，厌油，尿黄，肝区不适，睡眠不佳，肝稍大有轻触痛，可有轻度脾大
中度	症状、体征、实验室检查居于轻度和重度之间
重度	有明显或持续的肝炎症状，如乏力、纳差、腹胀、尿黄、便溏等，伴肝病面容、肝掌、蜘蛛痣、脾大，ALT和（或）AST反复或持续升高，白蛋白降低或A/G比值异常，丙种球蛋白明显升高

(3) 重型肝炎（肝衰竭）

分类	临床表现
急性	以急性黄疸型肝炎起病，但病情发展迅猛，2周内出现极度乏力，严重消化道症状，出现神经、精神症状，表现为嗜睡、性格改变、烦躁不安、昏迷等，体检可见扑翼样震颤及病理反射，有肝性脑病，黄疸急剧加深，胆酶分离，肝浊音界进行性缩小，有出血倾向，PTA小于40%，血氨升高，出现中毒性鼓肠、肝臭、急性肾衰竭
亚急性	以急性黄疸型肝炎起病，15天至24周出现极度乏力、食欲缺乏、频繁呕吐、腹胀等中毒症状，黄疸进行性加深，胆红素每天上升≥17.1μmol/L或大于正常值10倍，明显腹胀，有肝性脑病，有明显出血现象，凝血酶原时间显著延长，凝血酶原活动度小于40%
慢性	临床表现同亚急性重型肝炎

(4) 淤胆型肝炎：急性淤胆型肝炎起病类似急性黄疸型肝炎，但自觉症状较轻。黄疸较深，持续3周以上，甚至持续数月或更长。有皮肤瘙痒，大便颜色变浅，肝大。

肝功能检查血清胆红素明显升高，以直接胆红素为主，PTA＞60％，γ – GT、ALP 或 AKP、TBA、CHO 等升高。在慢性肝炎或肝硬化基础上发生上述表现者，为慢性淤胆型肝炎。

（5）肝炎肝硬化

分期	临床表现
活动期	有慢性肝炎活动的表现，ALT 升高，乏力及消化道症状明显，黄疸，白蛋白下降，伴门脉高压征表现
静止期	无肝脏炎症活动的表现，症状轻或无特异性

【鉴别诊断】

（1）其他原因引起的黄疸：①溶血性黄疸。②肝外梗阻性黄疸。

（2）其他原因引起的肝炎：①其他病毒所致的肝炎。②感染中毒性肝炎。③药物性肝损害。④酒精性肝病。⑤自身免疫性肝炎。⑥脂肪肝及妊娠期急性脂肪肝。

Ⅱ 外科疾病

考点45★ 乳腺增生病

【病因】

（1）西医：卵巢功能失调。

（2）中医：肝气不疏、冲任失调。

【病理分型】

可分为乳痛症型（生理性的单纯性乳腺上皮增生症）、普通型腺病小叶增生症型、纤维腺病型、纤维化型和囊肿型（即囊肿性乳腺上皮增生症）。

【临床表现】

（1）症状：①乳房肿块。②乳房胀痛。③乳头溢液。

（2）体征：乳房内可扪及多个形态不规则的肿块，多呈片块状、条索状或颗粒状结节，也可各种形态混合存在。

【鉴别诊断】

①乳房纤维瘤。②乳腺导管扩张症。③乳腺癌。

考点46★★ 急性乳腺炎

【病因】

（1）西医：①乳汁淤积。②细菌入侵。

（2）中医：产后乳头损伤、外邪入侵，乳汁过多，情志内伤，饮食不节。

【临床表现】

（1）症状：①乳房肿胀疼痛。②发热。

（2）体征：①初起时患部压痛，结块或有或无，皮色微红或不红。②化脓时患部肿块逐渐增大，结块明显，皮肤红热水肿，触痛显著，拒按。③脓已成时肿块变软，按之有波动感。

【鉴别诊断】

①炎性乳癌。②乳腺导管扩张症。③哺乳期外伤性乳房血肿。

考点47★ 急性阑尾炎

【病因】

（1）西医：①阑尾腔梗阻学说。②细菌感染学说。③神经反射学说。

（2）中医：饮食不节、寒温不适、情志不畅、暴急奔走或跌仆损伤。

【临床表现】

（1）症状：①转移性右下腹疼痛。②胃肠道症状。③全身症状。

（2）体征：①压痛。②反跳痛。③腹肌紧张。④右下腹包块。⑤其他：结肠充气试验、腰大肌试验、闭孔内肌试验均出现阳性。直肠指诊、经穴触诊均有触痛。

【鉴别诊断】

①胃十二指肠溃疡穿孔。②急性胃肠炎。③急性肠系膜淋巴结炎。④右肺下叶大叶性肺炎或右侧胸膜炎。⑤急性胆囊炎、胆石症。⑥右侧输尿管结石。⑦异位妊娠破裂。

考点48★ 肠梗阻

【病因】

（1）西医：病因复杂。

（2）中医：饮食不节、寒邪凝滞、热邪郁闭、气血瘀阻、燥屎内结、蛔虫聚团。

【临床表现】

（1）症状：①腹痛。②呕吐。③腹胀。④停止排气排便。

（2）体征：①全身情况：晚期有脱水表现，严重者可见休克。②腹部体征：腹部膨胀；可出现轻压痛，或腹膜刺激征；叩诊一般呈鼓音，或移动性浊音；肠鸣音亢进，麻痹性肠梗阻时，肠鸣音减弱或消失。

（3）直肠指检：直肠肿瘤引起肠梗阻时，可触及直肠内肿物；肠套叠、绞窄性肠梗阻时，指套可染有血迹。

【鉴别诊断】

①机械性与动力性肠梗阻的鉴别。②单纯性与绞窄性肠梗阻的鉴别。③高位肠梗阻与低位肠梗阻的鉴别。④完全性肠梗阻与不完全性肠梗阻的鉴别。⑤肠梗阻病因的鉴别。

考点49★★ 胆石症

【病因】

（1）西医：①胆固醇结石：胆汁内胆固醇浓度过高、胆汁酸盐和卵磷脂含量相对减少、胆汁中胆固醇成核过程异常、胆囊因素。②胆色素结石：胆道感染和梗阻、胆道蛔虫症。

（2）中医：情志不遂、饮食失节、蛔虫上扰、久病耗阴、劳欲过度、郁久化热、胆汁久淤。

【临床表现】

（1）胆囊结石：分为静止性结石和有症状结石，前者主要在体格检查、手术或尸体解剖时偶然发现。后者只有少数人出现，常表现为急性或慢性胆囊炎的临床表现。主要表现为胆绞痛。体格检查可有上腹部压痛及 Murphy 征阳性。

（2）肝外胆管结石：①当结石造成胆管梗阻时，出现腹痛或黄疸。②继发胆管炎时，出现腹痛，寒战、高热和黄疸（典型的夏柯三联征）。③合并胆管炎时，可有不同程度的腹膜炎体征。

（3）肝内胆管结石：①不合并感染时，表现为肝区持续性闷胀痛。②合并感染时，表现为寒战、高热、腹痛及黄疸。

【鉴别诊断】

①胃十二指肠溃疡。②传染性肝炎。③壶腹周围癌。

考点 50 ★★ 良性前列腺增生症

【临床表现】

（1）症状：①尿频。②排尿困难。③血尿。④尿潴留。⑤其他：膀胱出口梗阻可致膀胱结石、膀胱炎。排尿不畅，长期靠增加腹压排尿可致痔疮、便血、脱肛、腹外疝。

（2）体征

①直肠指检：可触及增生的前列腺。临床分度如下。

分度	临床表现
Ⅰ度	大小为正常的 1.5～2 倍，约鸡蛋大，质地中等，中央沟变浅，重量为 20～25g
Ⅱ度	大小为正常的 2～3 倍，约鸭蛋大，质地中等，中央沟极浅，重量为 25～50g
Ⅲ度	大小为正常的 3～4 倍，约鹅蛋大，质地硬韧，中央沟消失，重量为 50～70g

②触诊：严重尿潴留时，耻骨上可触及肿大的包块。梗阻引起严重肾积水时，上腹部两侧可触及肿大的肾脏。

【鉴别诊断】

应与神经源性膀胱功能障碍、膀胱结石、尿路狭窄、膀胱颈痉挛、前列腺癌及膀胱癌相鉴别。

考点 51 下肢动脉硬化性闭塞症（助理医师不考）

【病因】

（1）西医：高血压、高脂血症、吸烟、糖尿病、肥胖等是其高危因素。

（2）中医：饮食膏粱厚味、年老体衰、劳倦思虑过度、经脉闭塞。

【临床表现】

（1）症状：早期肢体发凉、沉重无力。病情加重则出现肢体酸痛麻木、间歇性跛行、刺痛、烧灼感。继而出现静息痛。

（2）体征：①皮肤温度下降。②皮肤颜色变化：苍白、潮红、青紫、发绀等。

③肢体失营养。④动脉搏动减弱或消失。

【鉴别诊断】

①血栓闭塞性脉管炎。②大动脉炎。

考点52★★ 下肢深静脉血栓形成

【病因】

（1）西医：①静脉损伤。②血流缓慢。③血液高凝状态。

（2）中医：久卧、久坐、产后伤气、手术外伤等致气血运行不畅。

【临床表现】

（1）临床表现

类型	症状	体征
中央型	患肢沉重、胀痛或酸痛，股三角区疼痛	全下肢肿胀明显，患侧髂窝股三角区有疼痛和压痛；胫前可有压陷痕，患侧浅静脉怒张，伴发热
周围型	大腿或小腿肿痛、沉重、酸胀，发生在小腿深静脉者疼痛明显，不能踏平行走	股静脉为主的大腿肿胀，程度不重，皮温升高不明显，皮肤正常或稍红。局限于小腿深静脉者小腿剧痛，跛行，腓肠肌压痛明显，Homans 征阳性
混合型	全下肢沉重、酸胀、疼痛，股三角及腘窝和小腿肌肉疼痛	下肢肿胀，股三角、腘窝、腓肠肌处压痛明显

（2）并发症：下肢回流障碍、肺栓塞。后遗症：深静脉瓣膜功能不全综合征、再次形成血栓。

【鉴别诊断】

①心源性水肿。②淋巴水肿。

考点53★★ 直肠癌（助理医师不考）

【病因】

（1）西医：①饮食因素。②癌前病变。③直肠慢性炎症。④遗传因素。

（2）中医：忧思抑郁、脾胃不和、湿热蕴结、饮食不洁、久泻久痢。

【临床表现】

①排便习惯改变。②出血。③脓血便。④大便变细或变形。⑤转移征象。

考点54 湿疹

【病因】

（1）西医：①外在因素：生活环境、气候条件等。②内在因素：过敏体质、新陈代谢障碍、病灶感染等。

（2）中医：①禀赋不耐。②饮食失节，或过食辛辣刺激、荤腥动风之物。③外受风邪。

【临床表现】

（1）急性湿疹：急性发病，皮损多为密集的粟粒大小的丘疹、丘疱疹，基底潮红，病变常为片状或弥漫性，无明显边界。皮损呈多形性，常有红斑、潮红、丘疹、丘疱疹、水疱、脓疱、流滋、结痂等数种皮损共存。可发生在身体的任何部位,亦可泛发全身,但常发于头面、耳后、手足、阴囊、外阴、肛门等,多呈对称分布。

(2) 亚急性湿疹:皮损较急性湿疹轻,以丘疹、结痂、鳞屑为主,仅有少量水疱及轻度糜烂。

(3) 慢性湿疹:皮损表现为皮肤肥厚粗糙、浸润,色暗红或紫褐色,有不同程度的苔藓样变。表面常附有鳞屑伴抓痕、血痂、色素沉着等。皮损多局限于某一部位。发生于手足及关节部位者常易出现皲裂,自觉疼痛,影响活动。自觉瘙痒,呈阵发性。

【鉴别诊断】

①接触性皮炎。②药物性皮炎。③神经性皮炎。

考点55★★ 荨麻疹

【病因】

(1) 西医:①免疫性荨麻疹:变态反应。②非免疫性荨麻疹:生物、化学、物理因素。③其他:饮酒、发热、受冷、运动、情绪紧张。

(2) 中医:禀赋不足,卫外不固;表虚不固;肠胃湿热,复感风邪;平素体弱,气血不足;病久气血耗伤。

【临床表现】

本病可以发生于任何年龄和季节。发病突然,在皮肤上出现大小形态不一的鲜红或白色的风团,少数患者也可仅有水肿性红斑。自觉灼热,瘙痒剧烈。部分患者可有怕冷、发热等症状。荨麻疹型血管炎者的皮损可发生于任何部位,但以面部、上肢和躯干部最多见,反复发作风团,有时为多形红斑样皮损,其上可见微细紫癜,皮损消退后遗留紫癜、鳞屑或色素沉着。

按病程长短可分为急性和慢性。急性者骤发速愈,一般经1周左右可以痊愈;慢性者病程在1~2个月或以上,反复发作,迁延数月,甚至数年。

【鉴别诊断】

①接触性皮炎。②多形性红斑。

考点56★★ 甲状腺腺瘤

【病因】

(1) 西医:①慢性促甲状腺素的刺激及缺碘。②摄入致甲状腺肿物质。

(2) 中医:肝郁气滞、痰凝血瘀、肝肾亏虚。

【临床表现】

多以颈前无痛性肿块为首发症状,常偶然发现。颈部出现圆形或椭圆形结节,质韧有弹性,表面光滑,边界清楚,无压痛,多为单发,随吞咽上下移动。多数患者无任何症状。腺瘤生长缓慢。

【鉴别诊断】

①结节性甲状腺肿。②甲状舌骨囊肿。③甲状腺癌。

Ⅲ骨科疾病

考点57★　桡骨下端骨折（助理医师不考）

【临床表现】

（1）症状：伤后腕关节疼痛，局部肿胀，活动障碍。

（2）体征：①桡骨下端肿胀、压痛、畸形，可触及骨擦感。无移位或不完全骨折时，肿胀多不明显，仅觉得局部疼痛和压痛，可有纵轴压痛。②伸直型骨折，骨折远端向背侧移位时，可见"餐叉样"畸形；向桡侧移位时，呈"枪上刺刀状"畸形；缩短移位时，可触及上移的桡骨茎突。③屈曲型骨折，移位明显者可有"锅铲样"畸形。

【鉴别诊断】

①无移位或不完全骨折时，肿胀多不明显，患者仅感局部轻微疼痛，也可有纵向叩击痛，腕和指运动不便，需注意与腕部软组织损伤相鉴别。②伸直型桡骨下端骨折与巴通骨折相鉴别，巴通骨折为桡骨远端关节面之背侧缘骨折，常伴有腕关节向背侧脱位或半脱位；屈曲型桡骨下端骨折与反巴通骨折相鉴别，反巴通骨折为桡骨远端关节面之掌侧缘骨折，常伴有腕关节向掌侧脱位或半脱位。X线检查可进行鉴别诊断。

考点58★★　颈椎病

【病因】

（1）西医：①颈椎间盘退行性变。②颈椎骨质增生。③颈部受伤。

（2）中医：①肝肾不足。②筋骨懈惰。③颈部的冷刺激。④外邪的侵袭。⑤毒邪的感染。

【临床表现】

分型	临床表现
颈型	①症状：颈部疼痛，可放射到枕部或肩部，颈肌僵硬，头颈活动受限。②体征：头颈往往限制在一定位置，一侧疼痛者头偏向另一侧，患者常用手托住下颌以缓解疼痛
神经根型	①症状：颈肩背疼痛，枕部和后枕部酸痛，并放射到前臂和手指。轻者为持续性酸痛、胀痛，重者可如刀割样、针刺样，有的皮肤过敏，抚摩即有触电感，有的麻木如隔布感。颈后伸，或咳嗽、喷嚏、用力大便时疼痛加剧。部分患者出现手无力、沉重感或持物不稳等。②体征：颈部活动受限，颈项肌肉较紧张，且可在斜方肌、冈上肌、冈下肌、菱形肌或胸大肌上有压痛点。受压神经根皮肤节段分布区感觉减退。腱反射异常，肌力减弱。臂丛神经牵拉试验阳性，颈椎间孔挤压试验阳性
脊髓型	①症状：慢性进行性四肢瘫痪。早期双侧或单侧下肢发紧、麻木、疼痛，走路不稳或有踩棉花感。手部肌肉无力，发抖，活动不灵活。重症者可出现四肢瘫痪、小便潴留或失禁、卧床不起，常有头颈部疼痛、半边脸发热、面部出汗异常等。②体征：颈部活动受限不明显，上肢动作欠灵活。四肢肌张力增高，腱反射亢进；重症时常可引出病理反射，如Hoffman征、Babinski征等阳性，甚至踝阵挛和髌阵挛

分型	临床表现
椎动脉型	①症状：常有头痛、头晕，颈后伸或侧弯时眩晕加重，甚至猝倒，猝倒后颈部位置改变而立即清醒。较少见的症状有声音嘶哑、吞咽困难、视物不清、听力下降、Horner 征，还可有心脏症状，若伴神经根压迫则症状更复杂。②体征：颈椎棘突部有压痛。颈椎间孔挤压试验阳性，仰头或转头试验阳性
交感神经型	可与神经根型合并发生。有交感神经兴奋（如头痛或偏头痛，头晕特别在转头时加重，有时伴恶心、呕吐，视物模糊或视力下降、心律不齐、发音障碍等）和抑制的症状（头昏眼花、眼睑下垂、心动过缓、血压下降及胃肠胀气等）
混合型	两种以上压迫同时存在

【鉴别诊断】

①脊髓肿瘤。②肩周炎。③颈椎骨关节炎。④冠状动脉供血不全。⑤胸廓出口综合征。

考点59★★ 腰椎间盘突出症

【病因】

（1）西医：①腰椎间盘的退变。②慢性劳损。③外伤。④感受寒湿。

（2）中医：①肾虚。②感受风寒湿热邪。③闪挫。④气滞。⑤痰饮。⑥瘀血。

【临床表现】

（1）症状：①多数患者先有腰痛或腰酸，少数患者始终只有腰痛或腿痛。②腰腿疼痛可因咳嗽、打喷嚏、用力排便等腹腔内压升高时加剧，步行、弯腰、伸膝起坐等牵拉神经根的动作也使疼痛加剧。③腰前屈活动受限，屈髋屈膝、卧床休息可使疼痛减轻；重者卧床不起，翻身极感困难。④病程较长者，其下肢放射痛部位感觉麻木、冷感、无力；中央型突出造成马尾神经压迫症状为会阴部麻木、刺痛，二便功能障碍，阳痿或双下肢不全瘫痪。

（2）体征：①腰椎生理前凸变浅或消失，甚至后凸。②急性期腰椎活动受限；慢性期和复发时，前屈和向患侧弯腰受限较多，强制弯曲时，将加重放射痛。③突出间隙的棘上韧带、棘间韧带及棘突旁常有压痛，并伴有放射性神经痛。④受累神经根所支配区域的皮肤可出现感觉异常，早期多为皮肤过敏，继而出现麻木或感觉减退。⑤直腿抬高试验阳性，直腿抬高加强试验阳性，屈颈试验阳性。

【鉴别诊断】

①腰椎结核。②马尾神经瘤。③椎弓峡部裂和脊柱滑脱。④强直性脊柱炎。⑤梨状肌综合征。

Ⅳ妇产科疾病

考点60 排卵障碍性异常子宫出血

【病因】

（1）西医：精神紧张、情绪变化、营养不良、代谢紊乱及环境、气候骤变。

（2）中医：①崩漏：血热（虚热、实热）、肾虚、脾虚、血瘀。②月经不调：虚者包括肾虚、脾虚、血虚、虚热，实者包括肝郁、血瘀、血寒、湿热、痰湿等；③稀发排卵：月经后期、月经过少。病因有肾气虚、血虚、血寒和痰湿等。

【临床表现】

月经周期紊乱、经期长短不一、经量不定或增多、大量出血。出血量多或时间长时常继发贫血，大量出血可导致休克。

【鉴别诊断】

①异位妊娠或妊娠并发症。②生殖器肿瘤。③生殖器感染。④性激素药物使用不当。⑤全身性疾病。⑥生殖道损伤。

考点61★★　阴道炎症

【病因】

（1）西医：①滴虫性阴道炎：阴道毛滴虫。有直接传播、间接传播、医源性传播。②外阴阴道假丝酵母菌病：假丝酵母菌为致病菌。感染途径为内源性传染、性交、衣物传染。③细菌性阴道病：病原体为加德纳菌、厌氧菌及人型支原体，与频繁性交或阴道灌洗有关。④萎缩性阴道炎：卵巢功能减退，阴道上皮糖原减少，抵抗力下降，致病菌过度繁殖。

（2）中医：肝经湿热、湿虫滋生。

【临床表现】

（1）滴虫性阴道炎：白带多，呈灰黄色稀薄泡沫状。阴道口及外阴瘙痒。阴道黏膜点状充血，后穹隆有多量灰黄色稀薄脓性分泌物，多呈泡沫状。

（2）外阴阴道假丝酵母菌病：白带增多，呈白色凝乳状或豆腐渣样。外阴及阴道奇痒。阴道黏膜附有白色膜状物，擦去后见黏膜充血红肿。

（3）细菌性阴道病：分泌物增多，灰白色稀薄，有鱼腥臭味。伴轻度外阴瘙痒或烧灼感。阴道黏膜无红肿、充血等炎症反应，分泌物易从阴道壁拭去。

（4）萎缩性阴道炎：阴道分泌物稀薄，呈淡黄色，外阴瘙痒，灼热，干涩感。外阴、阴道潮红、充血，呈老年性改变，黏膜皱襞消失，萎缩、菲薄。

【鉴别诊断】

①生殖道恶性肿瘤。②各种阴道炎症。

考点62　先兆流产

【病因】

（1）西医：遗传因素、母体因素、父亲因素、环境因素。

（2）中医：胎元因素、母体因素。

【临床表现】

停经后有早孕反应，出现阴道少量流血，或时下时止，或淋漓不断，色红，持续数日或数周，无腹痛或有轻微下腹胀痛、腰痛及下腹坠胀感。宫口未开，胎膜未破，妊娠物尚未排出，子宫大小与停经周数相符。

【鉴别诊断】

（1）流产不同类型的鉴别要点

类型	症状			妇科检查			辅助检查
	出血	下腹痛	妊娠物排出	宫颈口	子宫大小	妊娠试验	B超检查
先兆流产	少	轻	无	闭合	与孕周相符	+	胚胎存活
难免流产	中→多	加剧	无	扩张	相符或略小	+或-	胚胎堵在宫口
不全流产	少→多	减轻	部分排出	扩张或有物堵塞	小于孕周	+或-	排空或有
完全流产	少→无	无	全部排出	闭合	正常或稍大	+或-	宫内无妊娠物

（2）疾病鉴别：①异位妊娠。②葡萄胎。③排卵障碍性异常子宫出血。④子宫肌瘤。

考点63★★ 异位妊娠

【病因】

（1）西医：①输卵管炎症（主要）。②输卵管妊娠史或手术史。③输卵管发育不良或功能异常。④与辅助生殖技术的应用有关。⑤宫内节育器避孕失败。⑥其他：子宫肌瘤或卵巢肿瘤压迫输卵管、输卵管子宫内膜异位症。

（2）中医：少腹缩有瘀滞，冲任不畅，先天肾气不足。

【临床表现】

（1）症状：①停经。②腹痛。③阴道出血。④晕厥休克。⑤腹部包块。

（2）体征：①一般情况：腹腔内出血多时呈贫血貌。失血性休克时，患者面色苍白，四肢湿冷，脉搏快而细弱，血压下降。体温一般正常或略低，腹腔内血液吸收时体温可略升高。②腹部检查：检查下腹有明显压痛、反跳痛，以患侧为著，但腹肌紧张较轻，内出血多时可出现移动性浊音。少数患者下腹部可触及包块。③盆腔检查：阴道内可有少量暗红色血液，后穹隆可饱满、触痛，宫颈可有举痛或摆痛，子宫相当于停经月份或略大而软，宫旁可触及有轻压痛的包块。内出血多时，子宫有漂浮感。

【鉴别诊断】

应与流产、急性输卵管炎、急性阑尾炎、卵巢囊肿蒂扭转、黄体破裂相鉴别。

考点64★★ 产褥感染（助理医师不考）

【病因】

（1）西医：产妇体质虚弱、营养不良、孕期贫血、孕期卫生不良、胎膜早破、羊膜腔感染、慢性疾病、产科手术、产程延长、产前产后出血过多、多次宫颈检查等。

（2）中医：感染邪毒、热入营血、热陷心包。

【临床表现】

主要症状为发热、下腹疼痛、异常恶露。

血栓静脉炎：病变常为单侧性，患者多于产后1～2周，出现弛张热，下肢持续性疼痛，局部静脉压痛或触及硬索状，若静脉回流受阻，可引起下肢水肿，出现"股白肿"。彩色超声多普勒检查可协助诊断。

【鉴别诊断】

主要与上呼吸道感染、急性乳腺炎、泌尿系感染相鉴别。

考点65★★ 子宫肌瘤

【病因】

（1）西医：相关因素有遗传因素、雌激素作用、孕激素作用。

（2）中医：气滞血瘀、气虚血瘀、痰湿瘀阻、湿热瘀阻、肾虚血瘀。

【临床表现】

（1）症状：①月经异常：月经量多，经期延长，或不规则阴道出血。②下腹包块。③带下量多。④压迫症状：压迫膀胱出现尿频尿急；压迫肠道引起下腹坠胀、便秘；压迫宫颈部可出现排尿困难、尿潴留。⑤其他：黏膜下肌瘤可引起阴道排液增多或有血性分泌物；浆膜下肌瘤蒂扭转可出现急性腹痛，肌瘤红色样变可有剧烈腹痛伴发热；长期出血可引起继发贫血等。

（2）体征：肌瘤大于孕3月子宫大小时，可在下腹部扪及实质性不规则肿块。妇科检查可发现子宫增大，表面不规则单个或多个结节或包块状突起，或触及单个球形肿块与子宫相连，质地硬。

【鉴别诊断】

①妊娠。②卵巢肿瘤。③子宫腺肌病。④子宫肥大症。⑤盆腔炎性包块。

考点66 子宫内膜异位症（2025版大纲新增考点）

【病因】

（1）西医：异位子宫内膜来源至今尚未阐明，目前主要学说：种植学说（经血逆流、淋巴及静脉播散、医源性种植）、体腔上皮化生学说、诱导学说等，子宫内膜异位症的形成可能还与遗传、免疫、炎症等因素有关。

（2）中医：气滞血瘀、寒凝血瘀、瘀热互结、痰瘀互结、气虚血瘀、肾虚血瘀。

【临床表现】

（1）症状：①下腹痛和痛经。②不孕。③月经失调。④其他症状：盆腔外异位内膜种植生长时，均可在局部出现周期性疼痛、出血和肿块，并出现相应症状。

（2）体征：较大的卵巢异位囊肿可在腹部或妇科检查时扪及囊性包块。典型盆腔子宫内膜异位症在妇科检查时发现子宫多后倾固定，直肠子宫陷凹、宫骶韧带或子宫后壁下段扪及触痛性结节，一侧或双侧附件区扪及囊性不活动包块。

【鉴别诊断】

①卵巢恶性肿瘤。②盆腔炎性包块。③子宫腺肌病。

考点 67　子宫腺肌病（2025 版大纲新增考点）

【病因】

（1）西医：由于子宫内膜基底层缺乏黏膜下层，基底层内膜细胞侵入子宫肌层所致。可能由于遗传因素及多次妊娠和分娩时子宫壁的创伤、慢性子宫内膜炎或高水平雌孕激素使基底层子宫内膜侵入肌层为患。

（2）中医：气滞血瘀、寒凝血瘀、瘀热互结、痰瘀互结、气虚血瘀、肾虚血瘀。

【临床表现】

主要表现为经量增多、经期延长以及进行性加剧的继发性痛经和不孕。妇科检查时子宫呈均匀增大或有局限性结节隆起，质硬、有压痛，经期压痛尤著。

【鉴别诊断】

①子宫肌瘤。②子宫内膜癌。③子宫肉瘤。

考点 68★　闭经（助理医师不考）

【病因】

（1）西医：①原发性闭经：遗传或先天发育缺陷。②继发性闭经：下丘脑性闭经、垂体性闭经、卵巢性闭经、子宫性闭经。

（2）中医：气血虚弱、肾气亏虚、阴虚血燥、气滞血瘀、痰湿阻滞。

【临床表现】

女子已逾 16 岁，未有月经初潮；或已建立月经周期后，停经已达 6 个月以上；或年龄超过 14 岁，第二性征未发育。注意有无周期性下腹胀痛、头痛及视觉障碍，有无溢乳、厌食、恶心，有无体重变化、畏寒或潮热或阴道干涩等症状。

【鉴别诊断】

①妊娠停经。②绝经过渡期停经。

考点 69　盆腔炎性疾病

【病因】

（1）西医：年龄、性活动、下生殖道感染、宫腔内手术操作后感染、性卫生不良、邻近器官炎症直接蔓延、盆腔炎性疾病再次急性发作为高危因素。

（2）中医：①盆腔炎性疾病：热毒炽盛、湿热瘀结。②盆腔炎性疾病后遗症：气滞血瘀、寒湿凝滞、气虚血瘀、湿热瘀结、肾虚血瘀。

【感染途径】

①沿生殖器黏膜上行蔓延。②经淋巴系统蔓延。③经血循环蔓延。④直接蔓延。

【临床表现】

（1）症状：常见下腹痛、发热、阴道分泌物增多。若病情严重可有寒战、高热、头痛、食欲缺乏。月经期发病可出现经量增多，经期延长。若有腹膜炎，则出现消化系统症状。若有脓肿形成，可有下腹部包块及局部压迫刺激症状。

（2）体征：轻者无明显异常发现，或妇科检查仅发现宫颈举痛或宫体压痛或附件区压痛。严重病例呈急性病容，体温升高，心率加快，下腹部有压痛、反跳痛及肌紧张，甚至出现腹胀，肠鸣音减弱或消失。阴道可见脓性臭味分泌物；宫颈充血、水肿。

穹隆触痛明显；宫颈举痛；宫体稍大，有压痛，活动受限；子宫两侧压痛明显。

【鉴别诊断】

应与急性阑尾炎、输卵管妊娠流产或破裂、卵巢囊肿蒂扭转或破裂等急症相鉴别。

V 儿科疾病

考点 70　小儿肺炎

【临床表现】

（1）轻症肺炎：①症状：以发热、咳嗽、气促为主。②体征：肺部体征早期可不明显或仅有呼吸音粗糙，以后可闻及固定的中、细湿啰音。

（2）重症肺炎：①循环系统：常见心肌炎和心力衰竭。②神经系统：常见烦躁不安、嗜睡，或两者交替出现。继而出现昏迷，惊厥，前囟隆起，呼吸不规则，瞳孔对光反应迟钝或消失，及有脑膜刺激征。③消化系统：常见食欲不振，呕吐，腹泻，腹胀等。重症肺炎可见中毒性肠麻痹，肠鸣音消失，腹胀严重时致使膈肌上升，压迫胸部，使呼吸困难加重。

【鉴别诊断】

①急性支气管炎。②支气管异物。③肺结核。

考点 71　小儿腹泻病

【临床表现】

（1）轻型腹泻：大便次数增多，每日数次至数十次，多为黄色水样或蛋花样大便，含有少量黏液，少数患儿也可有少量血便。食欲低下，常有呕吐，严重者可吐咖啡色液体。

（2）重型腹泻：①脱水。②代谢性酸中毒。③低钾血症。④低钙和低镁血症。

【鉴别诊断】

①生理性腹泻。②导致小肠消化吸收功能障碍的各种疾病。③细菌性痢疾。④坏死性肠炎。⑤食物蛋白过敏相关性结肠炎。

考点 72★★★　肾病综合征（助理医师不考）

【临床表现】

（1）临床表现：起病隐匿，常无明显诱因。水肿是最常见的临床表现，开始见于眼睑、颜面，逐渐遍及全身。水肿为凹陷性，重者可出现浆膜腔积液，男孩可有显著阴囊水肿。严重水肿患儿于大腿和上臂内侧及腹壁皮肤可见皮肤白纹或紫纹。有面色苍白、精神萎靡、倦怠无力、食欲减退等症状。肾炎性肾病可有血压增高和血尿。

（2）并发症：①感染。②电解质紊乱和低血容量。③血栓形成。④急性肾功能衰竭。⑤肾小管功能障碍。⑥生长发育迟缓。

【鉴别诊断】

①急性肾小球肾炎。②过敏性紫癜性肾炎。③乙型肝炎病毒相关性肾炎。④狼疮性肾炎。

考点73　过敏性紫癜（助理医师不考）

【临床表现】

①皮肤紫癜。②消化道症状：以脐周或下腹部绞痛伴呕吐为主。③关节症状：多发性大关节肿痛，以膝、踝受累多见，肘、腕次之。④肾脏症状：多数患儿出现血尿和蛋白尿，少数重症患儿伴浮肿及高血压，为紫癜性肾炎。少数呈肾病综合征表现。⑤其他：偶可发生颅内出血、惊厥、昏迷、失语等。

【鉴别诊断】

①特发性血小板减少性紫癜。②细菌感染。③急腹症。④其他。

考点74★★　水痘

【临床表现】

典型水痘：前驱期可无症状或仅有轻微症状，可见低热或中等程度发热、头痛、全身不适、乏力、食欲减退、咽痛、咳嗽等，持续1~2天即迅速进入出疹期。

皮疹特点：①红斑疹，数小时后变为深红色丘疹，再经数小时发展为疱疹。位置表浅，形似露珠水滴，椭圆形，3~5mm大小，壁薄易破，周围有红晕。疱液初透明，数小时后变为浑浊，若继发化脓性感染则成脓疱，常因瘙痒使患者烦躁不安。②皮疹呈向心分布，先出现于头面、躯干，继为四肢，四肢远端、手掌及足底均较少。部分患者鼻、咽、口腔、结膜和外阴等处黏膜可发疹，黏膜疹易破，形成溃疡而疼痛。③水痘皮疹先后分批陆续出现，每批历时1~6天，皮疹数目为数个至数百个不等。同一时期常可见斑、丘、疱疹和结痂同时存在。④疱疹持续2~3天后从中心开始干枯结痂，再经1周痂皮脱落，一般不留瘢痕，若继发感染则脱痂时间延长，甚至可能留有瘢痕。

【鉴别诊断】

①丘疹样荨麻疹。②手足口病。③脓疱疮。

考点75　流行性腮腺炎

【临床表现】

（1）典型临床表现：腮腺肿大（首发）。先于一侧肿大，继之累及对侧。以耳垂为中心，向前、后、下发展，边缘不清，触之有弹性感及触痛，表面皮肤不红，张口、咀嚼困难，当进食酸性食物促使唾液腺分泌时疼痛加剧。腮腺导管口（位于上颌第二磨牙旁的颊黏膜处）在早期常有红肿。腮肿1~3天达高峰，1周左右逐渐消退。有时颌下腺或舌下腺可以同时受累。不典型病例可无腮腺肿胀而以单纯睾丸炎或脑膜脑炎的症状出现，也有仅见颌下腺、舌下腺肿胀者。

（2）并发症：①脑膜脑炎。②生殖器并发症。③胰腺炎。④其他：心肌炎、乳腺炎、甲状腺炎、关节炎、肝炎等，部分患儿遗留耳聋。

【鉴别诊断】

①化脓性腮腺炎。②其他病毒性腮腺炎。③急性淋巴结炎。

考点76★★　手足口病

【临床表现】

（1）病前1~2周有手足口病接触史。

（2）潜伏期2~7天，多数患儿突然起病，发热，多在38℃左右，伴头痛、咳嗽、流涕、口痛、纳差、恶心、呕吐、泄泻等症状。一般体温越高，病程越长，则病情越重。

（3）口腔及手足部发生疱疹。口腔疱疹多发生在硬腭、颊部、齿龈、唇内及舌部。在口腔疱疹出现1~2天后可见皮肤斑丘疹，呈离心性分布，以手足部多见，并很快变为疱疹。疱疹一般7~10天消退，疹退后无瘢痕及色素沉着。

【鉴别诊断】

①水痘。②疱疹性咽峡炎。

（三）实战演练

1. 叙述溃疡性结肠炎的临床表现。（2023、2019、2017、2013）

【参考答案】

（1）症状：①消化系统表现：腹泻和黏液脓血便；腹痛。②全身症状：中、重型患者活动期常有低度至中度发热，高热多提示有合并症或急性暴发型，重症或病情持续活动可出现衰弱、消瘦、贫血、低蛋白血症、水与电解质平衡紊乱等表现。③肠外表现：外周关节炎、结节性红斑、坏疽性脓皮病、巩膜外层炎等；强直性脊柱炎、原发性硬化性胆管炎等。

（2）体征：①轻、中型：左下腹有轻压痛，部分患者可触及痉挛或肠壁增厚的乙状结肠或降结肠。②重型和暴发型：有明显鼓肠、腹肌紧张、腹部压痛及反跳痛。③急性期或急性发作期：常有低度或中度发热，重者可有高热及心动过速。④其他：可有关节、皮肤、眼、口及肝、胆等肠外表现。

2. 叙述过早搏动应用利多卡因的适应证。（2019、2017）

【参考答案】急性心肌梗死发病早期出现频发室性过早搏动、室性过早搏动落在前一个心搏的T波上、多源性室性过早搏动、成对的室性过早搏动，均宜静脉使用利多卡因。

3. 叙述良性前列腺增生症的症状。（2019、2018、2017）

【参考答案】①尿频。②排尿困难。③血尿。④尿潴留。⑤其他：膀胱出口梗阻可致膀胱结石、膀胱炎。排尿不畅，长期靠增加腹压排尿可致痔疮、便血、脱肛、腹外疝。

4. 叙述心力衰竭的诱因。（2019、2018、2017）

【参考答案】①感染。②心律失常。③过度劳累与情绪激动。④应用心肌抑制药物。⑤血容量增加。

5. 叙述腰椎间盘突出症的诊断要点。（2019、2016）

【参考答案】

（1）根据有腰痛加腿痛、压痛和放射痛等症状，结合病史、临床表现与体征、配合影像学检查，可做出诊断。

（2）检查：①X线检查：部分患者可显示腰椎间盘的生理前凸平浅或消失等。

②CT扫描：可显示硬膜囊和（或）神经根受压变形、移位、消失的压迫征象等。③MRI检查：能清楚地显示椎间盘退变、突出状态和椎管内硬膜囊、神经根受压状态，对本病的诊断价值较大。④肌电图检查：根据异常肌电图的分布范围，可判定受累神经根的节段及其对所支配肌群影响的程度。

6. 叙述消化性溃疡的检查项目。（2019、2015）

【参考答案】①胃镜检查。②X线钡餐。③幽门螺杆菌检测。④胃液分析和血清胃泌素测定。

7. 叙述支气管哮喘的诊断要点。（2024、2019、2015）

【参考答案】症状和体征：反复发作喘息、气急，胸闷或咳嗽，夜间及晨间多发，常与接触变应原、冷空气、理化刺激以及病毒性上呼吸道感染、运动等有关。发作时双肺可闻及散在或弥漫性哮鸣音，呼气相延长。上述症状和体征可经治疗缓解或自行缓解。可变气流受限的客观检查：①支气管舒张试验阳性；②支气管激发试验阳性；③平均每日PEF昼夜变异率>10%或PEF周变异率>20%。符合上述症状和体征，同时具备气流受限客观检查中的任一条，并除外其他疾病所引起的喘息、气急、胸闷和咳嗽，可以诊断为哮喘。

8. 叙述小儿腹泻病的共同临床表现。（2018、2017）

【参考答案】

（1）轻型腹泻：大便次数增多，每日数次至数十次，多为黄色水样或蛋花样大便，含有少量黏液，少数患儿也可有少量血便。食欲低下，常有呕吐，严重者可吐咖啡色液体。

（2）重型腹泻：①脱水。②代谢性酸中毒。③低钾血症。④低钙和低镁血症。

9. 叙述流行性腮腺炎的并发症。（2018、2017）

【参考答案】①脑膜脑炎。②生殖器并发症。③胰腺炎。④其他：心肌炎、乳腺炎、甲状腺炎、关节炎、肝炎等，部分患儿遗留耳聋。

10. 叙述高血压危象的临床表现。（2020、2018、2017、2015、2014）

【参考答案】短暂收缩压急剧升高（可达260mmHg），也可伴舒张压升高（120mmHg以上），同时出现剧烈头痛、心悸、气急、烦躁、恶心、呕吐、面色苍白或潮红、视力模糊等。

11. 叙述胃癌的转移途径。（2018、2017、2015）

【参考答案】①直接蔓延。②淋巴结转移（最早，最常见）。③血行转移。④腹腔内种植。

12. 叙述典型心绞痛的胸痛特点。（2018、2017）

【参考答案】胸痛常为压榨性、闷胀性或窒息性，也可有烧灼感。疼痛出现后常逐步加重，然后在3~5分钟内渐消失，很少超过15分钟。

13. 叙述肝硬化的并发症。（2018、2017）

【参考答案】上消化道出血、肝性脑病、感染、原发性肝癌、肝肾综合征、电解质和酸碱平衡紊乱。

14. 叙述急性胰腺炎的诊断依据。(2021、2020、2018、2017、2014、2013)

【参考答案】有胆石症、大量饮酒和暴饮暴食等病史及典型的临床表现，如上腹痛或恶心呕吐，伴有上腹部压痛或腹膜刺激征；血清、尿液或腹腔穿刺液有淀粉酶含量增加；超声等显示有胰腺炎症或手术所见胰腺炎病变；能除外其他类似临床表现的病变。

15. 叙述脑出血的诊断要点。(2023、2018、2017)

【参考答案】50 岁以上，多有高血压史，起病急；早期有意识障碍及头痛、呕吐，并有脑膜刺激征及偏瘫、失语等；头颅 CT 示高密度影。

16. 叙述病毒性肝炎的传播途径。(2021、2018、2017)

【参考答案】①甲型肝炎：经口传播。②乙型肝炎：母婴围产期传播、医源性传播、密切接触传播。③丙型肝炎：经血传播。④丁型肝炎：同乙型肝炎。⑤戊型肝炎：经粪 – 口途径传播。

17. 叙述上消化道出血的原因。(2018、2017)

【参考答案】

（1）西医：①上消化道疾病。②门脉高压。③上消化道邻近器官或组织的疾病。④全身性疾病。⑤应激相关胃黏膜损伤。

（2）中医：胃中积热、肝火犯胃、脾不统血、气随血脱。

18. 叙述肾病综合征的诊断要点。(2021、2020、2018、2017、2015)

【参考答案】①大量蛋白尿（>3.5g/d）。②低蛋白血症（血浆白蛋白≤30g/L）。③明显水肿。④高脂血症。"大量蛋白尿"和"低蛋白血症"为诊断 NS 的必备条件。

19. 叙述缺铁性贫血的诊断标准。(2018、2017)

【参考答案】①小细胞低色素性贫血，男性 Hb <120g/L，女性 Hb <110g/L，孕妇 Hb <100g/L，MCV <80fL，MCH <27pg，MCHC <32%。②有明确的缺铁病因和临床表现。③血清铁浓度常 <8.95μmol/L，总铁结合力 >64.44μmol/L。④转铁蛋白饱和度 <15%。⑤血清铁蛋白 <12μg/L。⑥骨髓铁染色显示骨髓小粒可染铁消失，铁粒幼红细胞 <15%。⑦红细胞内游离原卟啉 >0.9μmol/L。⑧铁剂治疗有效。符合第①条和第②～⑧条中任何两条以上者，可确诊。

20. 叙述消化性溃疡的临床表现。(2018、2017、2016)

【参考答案】

（1）症状：周期性、规律性上腹痛。性质多为灼痛，或钝痛、胀痛、剧痛和（或）饥饿样不适感。多位于上腹，可偏左或偏右。十二指肠溃疡患者空腹痛或（和）午夜痛，腹痛多于进食或服用抗酸药后缓解；胃溃疡患者也可发生规律性疼痛，但多为餐后痛，偶有夜间痛。

（2）体征：溃疡活动时上腹部可有局限性压痛，缓解期无明显体征。

（3）特殊类型的消化性溃疡：①复合溃疡。②幽门管溃疡。③球后溃疡。④巨大溃疡。⑤老年人消化性溃疡。⑥无症状性溃疡。

21. 叙述原发性高血压的鉴别诊断。（2018、2017）

【参考答案】

①肾实质病变：急性肾小球肾炎、慢性肾小球肾炎。②肾动脉狭窄。③嗜铬细胞瘤。④原发性醛固酮增多症。⑤库欣综合征。⑥主动脉缩窄。

22. 叙述子宫肌瘤的鉴别诊断。（2018、2017）

【参考答案】①妊娠。②卵巢肿瘤。③子宫腺肌病。④子宫肥大症。⑤盆腔炎包块。

23. 叙述右心衰竭的临床表现。（2020、2018、2016）

【参考答案】以体循环静脉淤血的表现为主。①症状：腹胀、食欲不振、恶心、呕吐、肝区胀痛、少尿等。②体征：静脉淤血体征：颈静脉怒张和（或）肝 - 颈静脉回流征阳性；黄疸、肝大伴压痛；周围性发绀；下垂部位凹陷性水肿；胸水和（或）腹水。心脏体征：除原有心脏病体征外，右心室显著扩大，有三尖瓣收缩期杂音。

24. 叙述糖尿病酮症酸中毒的治疗措施。（2021、2020、2018、2015）

【参考答案】补液、应用胰岛素、纠酸、补钾、处理诱发病和防治并发症。

25. 叙述原发免疫性血小板减少症的诊断要点。（2018、2015、2014）

【参考答案】广泛出血累及皮肤、黏膜及内脏；至少 2 次检查血小板计数减少；脾不大或轻度大；骨髓巨核细胞增多或正常，有成熟障碍；排除其他继发性血小板减少症。

26. 叙述冠状动脉粥样硬化性心脏病的西医分型。（2017）

【参考答案】

（1）急性冠脉综合征：①不稳定型心绞痛。②非 ST 段抬高性心梗。③ST 段抬高性心梗。

（2）慢性冠脉病变：①稳定型心绞痛。②缺血性心肌病。③隐匿性冠心病。

27. 叙述慢性阻塞性肺疾病的体征。（2017）

【参考答案】①视诊：桶状胸，呼吸动度减弱。②触诊：双侧语颤减弱或消失。③叩诊：肺部过清音，心浊音界缩小，肺下界和肝浊音界下降。④听诊：两肺呼吸音减弱，呼气延长，部分患者可闻及湿和（或）干啰音。

28. 叙述慢性肺源性心脏病的并发症。（2023、2017、2015）

【参考答案】①肺性脑病。②酸碱平衡失调及电解质紊乱。③心律失常。④休克。⑤上消化道出血。⑥其他：功能性肾衰竭、弥散性血管内凝血、深静脉血栓形成等。

29. 叙述支气管哮喘的症状。（2017）

【参考答案】①发作性伴有哮鸣音的呼气性呼吸困难或发作性胸闷和咳嗽，严重者被迫采取坐位或呈端坐呼吸，甚至出现发绀、汗出、干咳等。②哮喘症状可在数分钟内发作。③有时顽固性咳嗽可为唯一症状。④在夜间及凌晨发作和加重常是哮喘的特征之一。⑤发作前有鼻痒、喷嚏、流涕、胸闷。

30. 叙述慢性肺源性心脏病急性加重期的治疗。（2017、2015、2013）

【参考答案】①控制感染。②氧疗。③控制心力衰竭：利尿药（氢氯噻嗪 + 螺内酯）、正性肌力药（西地兰）、血管扩张药（酚妥拉明、硝普钠、硝酸异山梨酯等）。④控制心律失常。⑤抗凝治疗。⑥治疗并发症：肺性脑病、消化道出血。

31. 叙述急性心肌梗死溶栓治疗的适应证。（2017）

【参考答案】心前区疼痛持续 30 分钟以上，硝酸甘油不能缓解；心电图相邻两个或以上导联 ST 段抬高，肢联≥0.1mV，胸导联≥0.2mV；起病时间＜12 小时；年龄＜75 岁。

32. 叙述心绞痛的分型。（2017、2015）

【参考答案】①稳定型心绞痛（稳定型劳力性心绞痛）。②不稳定型心绞痛：初发劳力型心绞痛、恶化劳力型心绞痛、静息心绞痛、梗死后心绞痛、变异型心绞痛。

33. 叙述颈椎病的诊断要点。（2017）

【参考答案】①有慢性劳损或外伤史，或有颈椎先天性畸形、颈椎退行性病变，多发于 40 岁以上的中年人、长期低头工作者，往往呈慢性发病。②颈、肩背疼痛，头痛头晕，颈部板硬，上肢麻木。③颈部活动受限，病变颈椎棘突、患侧肩胛骨内上角常有压痛，可摸到条索状硬块，可有上肢肌力减弱和肌肉萎缩。④臂丛牵拉试验阳性，颈椎间孔挤压试验阳性。⑤X 线正位摄片显示钩椎关节增生，张口位可有齿状突偏歪。⑥侧位片显示颈椎曲度变直，椎间隙变窄，有骨质增生或钙化。⑦斜位片可见椎间孔变小等改变；CT 和 MRI 检查可进行定性、定位诊断。

34. 叙述高血压危象的西医治疗。（2017、2015）

【参考答案】①治疗原则：及时降低血压；控制性降压；合理选择降压药。②降压药的应用：硝普钠、硝酸甘油、尼卡地平、拉贝洛尔。

35. 叙述原发免疫性血小板减少症的骨髓象表现。（2017）

【参考答案】急性型骨髓巨核细胞轻度增加或正常，慢性型骨髓巨核细胞显著增加；巨核细胞体积变小，胞浆内颗粒减少，幼稚巨核细胞增加；有血小板形成型巨核细胞减少。

36. 叙述类风湿关节炎的诊断要点。（2021、2020、2017、2015）

【参考答案】下列符合 4 项即可诊断：①晨僵至少 1 小时（≥6 周）。②3 个或 3 个以上的关节肿胀（≥6 周）。③腕、MCP 或 PIP 关节肿胀（≥6 周）。④对称性关节肿胀（≥6 周）。⑤有类风湿皮下结节。⑥手和腕关节的 X 线片有关节端骨质疏松和关节间隙狭窄。⑦类风湿因子阳性（该滴度在正常的阳性率＜5%）。

37. 叙述椎动脉型颈椎病的临床表现。（2017）

【参考答案】①症状：常有头痛、头晕，颈后伸或侧弯时眩晕加重，甚至猝倒，猝倒后颈部位置改变而立即清醒。较少见的症状有声音嘶哑、吞咽困难、视物不清、听力下降、Horner 征，还可有心脏症状，若伴神经根压迫则症状更复杂。②体征：颈椎棘突部有压痛。颈椎间孔挤压试验阳性，仰头或转头试验阳性。

38. 叙述急性左心衰的治疗原则。（2017、2014）

【参考答案】降低左房压和（或）左室充盈压；增加左室心搏量；减少循环血量；减少肺泡内液体渗入，保证气体交换。

39. 叙述急性心肌梗死的并发症。（2022、2017、2016）

【参考答案】①乳头肌功能不全或断裂。②心室壁瘤。③心肌梗死后综合征。④栓塞。⑤心脏破裂。

40. 叙述急性白血病细胞浸润的临床表现。（2017）

【参考答案】①淋巴结和肝脾肿大。②骨骼和关节疼痛，常有胸骨下端局部压痛。③眼球突出、复视或失明。④牙龈增生、肿胀；可出现蓝灰色斑丘疹或皮肤粒细胞肉瘤，局部皮肤隆起、变硬，呈紫蓝色皮肤结节。⑤中枢神经系统白血病表现为头痛、头晕；重者有呕吐、颈项强直，甚至抽搐、昏迷。⑥睾丸出现无痛性肿大，多见于急性淋巴细胞白血病化疗后的男性患儿或青年。

41. 叙述急性肺水肿的症状。（2017）

【参考答案】①突发的严重呼吸困难、端坐呼吸、喘息不止、烦躁不安并有恐惧感，呼吸频率可达 30～50 次/分。频繁咳嗽并咳出大量粉红色泡沫样血痰。②急性肺水肿早期可见血压一过性升高。随病情持续，血管反应减弱，血压下降。急性肺水肿如不能及时纠正，严重者可出现心源性休克。③体征表现为心率增快，心尖区第一心音减弱，心尖部常可闻及舒张早期奔马律，肺动脉瓣区第二心音亢进，两肺满布湿性啰音和哮鸣音。

42. 叙述再生障碍性贫血的诊断要点。（2017）

【参考答案】全血细胞减少，网织红细胞绝对值减少，淋巴细胞比例增高；一般无肝、脾肿大；骨髓检查显示至少一部位增生减低或重度减低，骨髓小粒成分中应见非造血细胞增多；能除外其他引起全血细胞减少的疾病；一般抗贫血药物治疗无效。

43. 叙述甲状腺功能亢进症的治疗措施。（2016）

【参考答案】①一般治疗：休息，避免精神刺激和劳累过度。忌食辛辣及含碘丰富的食物，少喝浓茶、咖啡。②抗甲状腺药物治疗：丙基硫氧嘧啶（PTU）、甲基硫氧嘧啶（MTU）、甲巯咪唑（他巴唑）、卡比马唑（甲亢平）。③辅助药物治疗：β受体阻滞剂（普萘洛尔）；碘化物。④放射性^{131}I 治疗。⑤手术治疗：甲状腺次全切除术。

44. 叙述排卵障碍性异常子宫出血的治疗原则。（2022、2016）

【参考答案】出血期止血并纠正贫血，血止后调整周期预防子宫内膜增生和 AUB 突发，有生育要求者促排卵治疗。青春期以止血，调整周期为主；生育期以止血，调整周期和促排卵为主；绝经过渡期患者以止血、调整周期、减少经量、防止子宫内膜病变为原则。

45. 叙述慢性肾小球肾炎的治疗措施。（2024、2020、2016）

【参考答案】①限制食物中蛋白及磷的摄入量。②控制高血压和减少尿蛋白。③应用血小板解聚药。④避免对肾脏有害的因素。

46. 叙述急性阑尾炎的治疗措施。（2016）

【参考答案】①手术治疗：阑尾切除术。②急性化脓性或坏疽性阑尾炎，同时行腹腔引流。③阑尾周围脓肿如有扩散趋势，可行脓肿切开引流。④较大和脓液多的阑尾周围脓肿，除药物治疗外，可进行脓肿穿刺抽脓，或在合适位置放入引流管。

47. 叙述消化性溃疡的并发症。（2016、2015）

【参考答案】①出血。②穿孔。③幽门梗阻。④癌变。

48. 叙述缺铁性贫血口服铁剂注意事项。（2016）

【参考答案】口服铁剂要先从小剂量开始，渐达足量。进餐时或饭后吞服，可减少恶心、呕吐、上腹部不适等胃肠道不良反应。口服铁剂有效者3~4天后网织红细胞开始升高，1周后血红蛋白开始上升，一般2个月可恢复正常。贫血纠正后仍要继续治疗3~6个月以补充体内应有的贮存铁。

49. 叙述桡骨远端向背侧骨折的诊断要点。（2016）

【参考答案】

（1）受伤史：跌倒时，腕关节呈背伸位、手掌部着地。

（2）临床表现：①症状：伤后腕关节疼痛，局部肿胀，活动障碍。②体征：桡骨下端肿胀、压痛、畸形，可触及骨擦感。可见"餐叉样"畸形。③X线片：骨折处向掌侧成角，骨折端重叠，骨折处背侧骨质嵌入或粉碎骨折，掌倾角和尺偏角减小或呈负角。

50. 叙述先兆流产的诊断要点。（2016）

【参考答案】

（1）诊断要点：有无停经史，有无阴道流血及腹痛。

（2）检查：①B型超声：子宫大小与停经周数相符，宫内可见妊娠囊或胚胎，可观察到胎动和胎心搏动等，胚胎或胎儿存活。②尿血HCG测定：HCG试纸检测尿液，可快速明确是否妊娠。血β-HCG动态测定，有助于妊娠的诊断及判断预后。

51. 叙述肺结核常用的检查项目。（2015）

【参考答案】①结核分枝杆菌检查。②影像学检查。③结核菌素试验。④纤维支气管检查。⑤γ-干扰素释放试验。

52. 叙述糖尿病使用胰岛素的适应证。（2015）

【参考答案】T1DM替代治疗；T2DM患者经饮食及口服降糖药治疗未获得良好控制；T2DM糖尿病无明显诱因出现体重显著下降者；新诊断的T2DM，GHbA1c>9%或空腹血糖>11.1mmol/L；糖尿病酮症酸中毒、高渗高血糖综合征和乳酸性酸中毒伴高血糖者；各种严重的糖尿病其他急性或慢性并发症；糖尿病手术、妊娠和分娩；某些特殊类型糖尿病。

53. 叙述肝硬化的病因。（2015）

【参考答案】

（1）西医：①病毒性肝炎。②慢性酒精中毒。③非酒精性脂肪性肝炎。④胆汁淤积。⑤肝脏淤血。⑥其他：遗传代谢性疾病、工业毒物或药物中毒引起的肝硬化等。

（2）中医：气滞湿阻、寒湿困脾、湿热蕴脾、肝脾血瘀、脾肾阳虚、肝肾阴虚。

54. 叙述糖尿病的急性并发症。（2015）

【参考答案】①糖尿病酮症酸中毒。②高渗高血糖综合征。

55. 叙述再生障碍性贫血的临床表现。（2015）

【参考答案】①症状：贫血、感染和出血。贫血多呈进行性；出血以皮肤黏膜多见，严重者有内脏出血；容易感染，引起发热。可伴头晕，乏力，心悸，气短，食欲减退，出虚汗，低热等。②体征：贫血面容，睑结膜、甲床及黏膜苍白，皮肤可见出血点及紫癜。贫血重者，可有心率加快，心尖部可闻及收缩期吹风样杂音，一般无肝脾肿大。按病程经过分为急性与慢性两型。

56. 叙述盆腔炎性疾病的病因。（2015）

【参考答案】

（1）西医：年龄、性活动、下生殖道感染、宫腔内手术操作后感染、性卫生不良、邻近器官炎症直接蔓延、盆腔炎性疾病再次急性发作为高危因素。

（2）中医：①盆腔炎性疾病：热毒炽盛、湿热瘀结。②盆腔炎性后遗症：气滞血瘀、寒湿凝滞、气虚血瘀、湿热瘀结、肾虚血瘀。

57. 叙述腰椎间盘突出症的非手术疗法。（2015）

【参考答案】①基础治疗：卧床休息。②手法治疗：循经按揉法、穴位点压法、脊柱斜扳法、拔伸按腰法、屈膝屈髋法、俯卧扳腿法、直腿抬高法、坐位旋转法。③牵引治疗。④针灸治疗。⑤封闭疗法。⑥药物治疗。⑦功能锻炼。

58. 叙述慢性肺源性心脏病代偿期的临床表现。（2015、2014）

【参考答案】①症状：咳嗽、咳痰、气促，活动后可有心悸、呼吸困难、乏力和劳动耐力下降。少有胸痛或咯血。②体征：不同程度的发绀和肺气肿。偶有干、湿性啰音，心音遥远，三尖瓣区收缩期杂音或剑突下心脏搏动增强（提示右心室肥厚）。

59. 叙述有机磷杀虫药中毒的 M 样表现。（2021、2015、2013）

【参考答案】先有苍白、皮肤湿冷、多汗、恶心、呕吐、腹痛，还有流泪、流涕、流涎、腹泻、尿频、大小便失禁、心跳减慢和瞳孔缩小、支气管痉挛、呼吸道分泌物增多、咳嗽、气急，严重者出现肺水肿。

60. 叙述双胍类药物的适应证。（2015）

【参考答案】2 型糖尿病起始的治疗，尤其是无明显消瘦者以及伴血脂异常、高血压或高胰岛素血症者。

61. 叙述小脑出血的临床表现。（2015）

【参考答案】突发眩晕，频繁呕吐，枕部头痛，一侧肢体共济失调而无明显瘫痪，可有眼球震颤，一侧周围性面瘫，但无肢体瘫痪。重症大量出血者呈进行性颅内压迅速增高，发病时或发病后12~24小时内出现昏迷及脑干受压症状，多在48小时内因急性枕骨大孔疝而死亡。

62. 叙述有机磷农药中毒的处理方法。（2015）

【参考答案】

（1）急性中毒：①迅速清除毒物。②抗毒药的使用：抗毒蕈碱药（阿托品）、胆碱酯酶复活剂（氯解磷定、碘解磷定、双复磷）。③对症治疗：维持正常呼吸；肺水肿时用阿托品，必要时可用地塞米松、呋塞米、西地兰等；脑水肿时注射甘露醇及地塞米松；中毒性心肌损害者，给予能量合剂、地塞米松及抗心律失常药物。抽搐者，可注射地西泮和可乐定。

（2）慢性中毒：脱离接触有机磷杀虫药，予小剂量阿托品。

63. 叙述肺炎合并感染性休克治疗措施。(2015)

【参考答案】①控制感染。②补充血容量。③纠正酸中毒。④血管活性药及糖皮质激素的应用。⑤纠正水、电解质紊乱及酸碱失衡。

64. 叙述糖尿病酮症酸中毒的诊断要点。(2015)

【参考答案】烦渴、尿多、乏力、恶心呕吐、精神萎靡或烦躁、神志恍惚、嗜睡、昏迷，严重酸中毒时出现深大呼吸，呼吸有烂苹果味。

65. 叙述急性黄疸型肝炎的分期、临床表现。(2015)

【参考答案】①黄疸前期：全身乏力、食欲减退、恶心、呕吐、厌油、腹胀、肝区痛、尿色加深等，ALT 升高。②黄疸期：自觉症状好转，发热消退，尿黄加深，巩膜和皮肤出现黄疸，1～3 周内黄疸达高峰。肝功能检查 ALT 和胆红素升高，尿胆红素阳性。③恢复期：症状逐渐消失，黄疸消退，肝、脾回缩，肝功能逐渐恢复正常。

66. 叙述尿路感染的易感因素。(2015)

【参考答案】尿路梗阻、尿路损伤、尿路畸形、女性尿路解剖生理特点、机体抵抗力下降、遗传因素。

67. 叙述糖尿病的慢性并发症。(2015、2013)

【参考答案】①大血管病变。②微血管病变。③神经病变。④糖尿病足。⑤其他：眼部并发症（视网膜黄斑病、白内障、青光眼等），皮肤病。

68. 叙述上消化道出血量的评估。(2015)

【参考答案】出血量 >5mL 可见粪便潜血试验阳性，50～100mL 可见黑便，胃内蓄积血量在 250～300mL 可引起呕血。一次出血量 <400mL 时，一般无全身症状；出血量达 400～500mL，可见乏力、心慌等全身症状；超过 1000mL，可见周围循环衰竭表现。

69. 叙述急性心肌梗死的临床表现。(2015)

【参考答案】

（1）先兆：发病前数日有乏力，胸部不适，活动时心悸、气急、烦躁、心绞痛等前驱症状。

（2）症状：①疼痛。②全身症状。③胃肠道症状。④心律失常。⑤低血压和休克。⑥心力衰竭。

（3）体征：血压降低。部分患者可出现心脏浊音界轻度至中度增大，心尖区第一心音减弱，可出现第四心音（心房性）奔马律，少数有第三心音（心室性）奔马律，可有与心律失常、休克或心力衰竭相关的其他体征。

（4）并发症：①乳头肌功能不全或断裂。②心室壁瘤。③心肌梗死后综合征。④栓塞。⑤心脏破裂。

70. 叙述腰椎间盘突出症的临床表现。(2015)

【参考答案】

（1）症状：①多数患者先有腰痛或腰酸，少数患者始终只有腰痛或腿痛。②腰腿疼痛可因咳嗽、打喷嚏、用力排便等腹腔内压升高时加剧，步行、弯腰、伸膝起坐等牵拉神经根的动作也使疼痛加剧。③腰前屈活动受限，屈髋屈膝、卧床休息可使疼痛减轻；重者卧床不起，翻身极感困难。④病程较长者，其下肢放射痛部位感觉麻木、冷感、无力；中央型突出造成马尾神经压迫症状为会阴部麻木、刺痛、二便功能障碍、阳痿或双下肢不全瘫痪。

（2）体征：①腰椎生理前凸变浅或消失，甚至后凸。②急性期腰椎活动受限；慢性期和复发时，前屈和向患侧弯腰受限较多，强制弯曲时，将加重放射痛。③突出间隙的棘上韧带、棘间韧带及棘突旁常有压痛，并伴有放射性神经痛。④受累神经根所支配区域的皮肤可出现感觉异常，早期多为皮肤过敏，继而出现麻木或感觉减退。⑤直腿抬高试验阳性，直腿抬高加强试验阳性，屈颈试验阳性。

71. 叙述慢性肺源性心脏病的病因。（2015）

【参考答案】

（1）西医：①支气管、肺疾病：慢性阻塞性肺疾病多见，其次为支气管哮喘、支气管扩张、重症肺结核、肺尘埃沉着症等。②胸廓运动障碍性疾病。③肺血管疾病。④其他。

（2）中医：肺脾肾虚、外邪侵袭、痰瘀互结。

72. 叙述糖尿病的实验室检查项目。（2015）

【参考答案】①尿糖测定。②血糖测定。③葡萄糖耐量试验（OGTT）。④糖化血红蛋白和糖化血浆白蛋白测定。

73. 叙述过早搏动应用抗心律失常药物的适应证。（2015）

【参考答案】①房性过早搏动症状十分明显者。②可诱发诸如室上速、房颤的房性过早搏动者。③无器质性心脏病，但室性过早搏动频发引起明显心悸症状影响工作及生活者。④急性心肌梗死发病早期出现频发室性过早搏动、室性过早搏动落在前一个心搏的 T 波上、多源性室性过早搏动、成对的室性过早搏动。⑤急性肺水肿或严重心力衰竭并发室性过早搏动。

74. 叙述肾病综合征的临床表现。（2014）

【参考答案】

（1）病史：原发性 NS 常无明显病史，部分患者有上呼吸道感染等病史；继发性 NS 常有明显的原发性病史。

（2）典型表现：①大量蛋白尿（>3.5g/d）。②低蛋白血症（血浆白蛋白≤30g/L）。③明显水肿。④高脂血症。

（3）非典型表现：仅有大量蛋白尿，低蛋白血症，而无明显水肿，常伴高血压。

（4）并发症：感染、血栓及栓塞并发症、急性肾衰竭、脂肪代谢紊乱、蛋白质营养不良等。

75. 叙述肺结核的临床表现。（2024、2021、2020、2014）

【参考答案】

（1）症状：①全身症状：长期午后低热，可伴乏力、盗汗、食欲减退、体重减轻等。②呼吸系统症状：咳嗽、咳痰；咯血；胸痛、呼吸困难。

（2）体征：①早期无异常体征，病变范围大时叩诊呈浊音，听诊可闻及病理性支气管呼吸音和细湿啰音。②空洞性病变位置表浅而引流支气管通畅时有支气管呼吸音或伴湿啰音；巨大空洞可出现带金属调的空瓮音。③病变广泛纤维化或胸膜增厚粘连时有患侧胸廓下陷、肋间变窄、气管移位与叩浊，对侧可出现代偿性肺气肿。

（3）特殊表现：①过敏反应：结核性风湿症（多发性关节炎、结节性红斑等）、类白塞病、滤泡性结膜角膜炎等。②无反应肺结核（亦称结核败血症）：急性暴发起病，高热、食欲不振、腹痛腹泻、腹水、黄疸、脑膜刺激征等，缺乏呼吸系统表现。

（4）并发症：①气胸。②支气管扩张症。③脓胸。④慢性肺源性心脏病。

76. 叙述溃疡性结肠炎的临床分型。（2014）

【参考答案】①据病程经过分型：初发型、慢性复发型、慢性持续型、急性暴发型。②按疾病分期分型：活动期、缓解期。③据病变范围分型：直肠炎、直肠乙状结肠炎、左半结肠炎、广泛性结肠炎或全结肠炎。

77. 叙述消化性溃疡上腹部疼痛的特点。（2014）

【参考答案】呈周期性、规律性上腹痛。性质多为灼痛，或钝痛、胀痛、剧痛和（或）饥饿样不适感。多位于上腹，可偏左或偏右。十二指肠溃疡患者空腹痛或（和）午夜痛，腹痛多于进食或服用抗酸药后缓解；胃溃疡患者也可发生规律性疼痛，但多为餐后痛，偶有夜间痛。溃疡活动时上腹部可有局限性压痛，缓解期无明显体征。

78. 叙述肝硬化腹水的西医治疗。（2014）

【参考答案】①限制钠、水的摄入。②利尿剂：螺内酯联合呋塞米。③提高血浆胶体渗透压。④放腹水同时补充白蛋白。⑤腹水浓缩回输。⑥外科治疗：腹腔－颈静脉引流、经颈静脉肝内门体分流术、脾切除等。

79. 叙述良性前列腺增生症的诊断依据。（2014）

【参考答案】男性50岁后出现进行性尿频、排尿困难，应考虑前列腺增生的可能。有的患者可出现急性尿潴留、充溢性尿失禁、血尿。部分老年患者虽无明显排尿困难，但有膀胱炎、膀胱结石、肾功能不全时，也应注意有无前列腺增生。结合其他体征、直肠指检、实验室检查可明确诊断。

80. 叙述类风湿关节炎的关节表现。（2021、2020、2014）

【参考答案】

①晨僵。②疼痛与压痛：出现最早的表现。最常出现的部位为腕、掌指关节、近端指间关节，多呈对称性、持续性。③肿胀：呈对称性，以腕、掌指关节，近端指间关节，膝关节最常受累。④关节畸形。⑤关节功能障碍。

81. 叙述急性肾小球肾炎的临床表现（2023、2014）

【参考答案】

（1）典型表现：起病时可有低热、疲倦乏力、食欲不振、恶心呕吐、咳嗽等，肾炎症状主要表现为水肿、血尿和高血压。

（2）严重表现：①严重的循环充血。②高血压脑病。③急性肾功能衰竭。

82. 叙述原发性高血压的诊断要点。(2022、2014)

【参考答案】进行非同日三次测量血压,在未使用降压药物的情况下,收缩压 >140mmHg 和(或)舒张压 >90mmHg,即可诊断为高血压。若收缩压 >140mmHg 和舒张压 <90mmHg 为单纯性收缩期高血压。按血压水平分类如下:

分类	收缩压(mmHg)		舒张压(mmHg)
正常血压	<120	和	<80
正常高值	120~139	和(或)	80~89
高血压	≥140	和(或)	≥90
1 级高血压(轻度)	140~159	和(或)	90~99
2 级高血压(中度)	160~179	和(或)	100~109
3 级高血压(重度)	≥180	和(或)	≥110
单纯收缩期高血压	≥140	和	<90

83. 叙述脑出血急性期的治疗原则。(2014)

【参考答案】保持安静,防止继续出血;积极抗脑水肿,降低颅压;调整血压,改善循环;加强护理,防治并发症。

84. 叙述肺炎球菌肺炎的典型体征。(2023、2014、2013)

【参考答案】早期肺部无明显异常体征,仅有呼吸幅度减小、叩诊轻度浊音、听诊呼吸音减低和胸膜摩擦音;肺实变时叩诊呈浊音、听诊语颤增强和支气管呼吸音等典型体征,消散期可闻及湿啰音;病变累及胸膜时可有胸膜摩擦音。

85. 叙述慢性阻塞性肺疾病的分级。(2014)

【参考答案】

分级	分级标准
Ⅰ级:轻度	$FEV_1/FVC < 70\%$,$FEV_1 ≥ 80\%$ 预计值,有或无慢性咳嗽、咳痰症状
Ⅱ级:中度	$FEV_1/FVC < 70\%$,$50\% ≤ FEV_1 < 80\%$ 预计值,有或无慢性咳嗽、咳痰症状
Ⅲ级:重度	$FEV_1/FVC < 70\%$,$30\% ≤ FEV_1 < 50\%$ 预计值,有或无慢性咳嗽、咳痰症状
Ⅳ级:极重度	$FEV_1/FVC < 70\%$,$FEV_1 < 30\%$ 预计值或 $FEV_1 < 50\%$ 预计值,伴慢性呼吸衰竭

86. 叙述肾病综合征的并发症。(2013)

【参考答案】感染、血栓及栓塞并发症、急性肾衰竭、脂肪代谢紊乱、蛋白质营养不良等。

87. 叙述癫痫的诊断要点。(2024、2023、2013)

【参考答案】

(1)根据患者的发作病史、发作过程和表现,辅以脑电图痫性放电即可诊断。

(2)检查:①脑电图:40%~50% 患者在发作间歇期的首次 EEG 检查可见棘波、尖波或棘-慢波、尖-慢波等痫性放电波形。②神经影像学检查:可确定脑结构性异常或损害。

88. 叙述急性有机磷农药中毒的诊断要点。（2021、2013）

【参考答案】

（1）根据有机磷杀虫药接触史结合呼出大蒜刺激性气味、瞳孔针尖样缩小、大汗淋漓、腺体分泌增多、肌纤维颤动和意识障碍等中毒表现，结合实验室检查即可做出诊断。

（2）检查：①全血胆碱酯酶活力测定：诊断的特异性指标。急性有机磷杀虫药中毒时，胆碱酯酶活力降至50%～70%为轻度中毒，30%～50%为中度中毒，30%以下为重度中毒。②呕吐物或胃内容物的有机磷浓度测定：具有诊断意义。③尿中有机磷杀虫药分解产物测定：作为毒物接触与吸收的指标。

89. 叙述肺结核化学治疗原则。（2013）

【参考答案】早期、联合、适量、规律、全程使用敏感药物，其中以联合和规律用药最为重要。

90. 叙述小儿腹泻病的西医治疗。（2013）

【参考答案】

（1）饮食疗法：母乳喂养的患儿可继续母乳喂养；混合喂养或人工喂养的患儿，用稀释牛奶或奶制品喂养，逐渐恢复正常饮食；儿童则采用半流质易消化饮食，然后恢复正常饮食；严重呕吐者暂禁食，但不禁水，逐渐恢复再由少到多，由稀到稠逐渐恢复正常饮食。

（2）液体疗法：①口服补液。②静脉补液：定性、定量、定速、纠正酸中毒、钾的补充。

（3）药物治疗：①控制感染：病毒性及非侵袭性细菌所致，选微生态制剂和肠黏膜保护剂；重症患儿、新生儿、小婴儿和免疫功能低下的患儿选抗生素；黏液、脓血便患者选第三代头孢菌素类、氨基糖胺类抗生素。②微生态疗法：常用双歧杆菌、嗜酸乳杆菌等菌制剂。③肠黏膜保护剂：如蒙脱石粉。④补锌治疗。

（4）迁延性和慢性腹泻病的治疗：①液体疗法。②营养疗法。③药物疗法：慎用抗生素，补充微量元素与维生素。

二、辅助检查结果判读分析

◆心电图

本部分所考查的内容为看图判断，以下考点中的心电图请扫描微信二维码按图号查看。

扫一扫，看图片

（一）考试介绍

考查西医诊断学中心电图内容。本类考题与西医临床答辩考题2选1抽题作答，每份试卷1题。

【样题】患者，女，55岁。心悸2天，伴乏力。心电图表现：P波规律地出现，P－R间期逐渐延长，直到1个P波后脱漏1个QRS波群，漏搏后的第一个P－R间期缩短，之后又逐渐延长。请做出诊断。

【参考答案】二度Ⅰ型房室传导阻滞。

（二）考点汇总

考点1★ 正常心电图（见心电图1）

正常心电图波形特点及正常值：①P波：正常P波外形多钝圆，可有轻微切迹，但双峰间距 < 0.04 秒 。②P－R间期：正常为0.12～0.20秒。③QRS波：正常成人时间为0.06～0.10秒，儿童为0.04～0.08秒。④ST段：正常多为一等电位线，有时可有轻度偏移。⑤T波：正常外形光滑不对称，前支较长，后支较短。⑥QT间期：正常范围在0.32～0.44秒。⑦U波：方向与T波一致，电压低于同导联的T波。

考点2★★ 心房肥大（见心电图2、心电图3）（助理医师不考）

（1）左心房肥大：①P波增宽，时限≥0.12秒，P波常呈双峰型，两峰间距≥0.04秒，以Ⅰ、Ⅱ、aVL导联明显，又称"二尖瓣型P波"。②PR段缩短，P波时间与PR段时间之比 > 1.6。③V_1导联P波可呈先正后深宽的负向波，P波终末电势（Ptf）绝对值≥0.04mm/s。常见于二尖瓣狭窄、高血压等。

（2）右心房肥大：①P波尖而高耸，振幅≥0.25mV，以Ⅱ、Ⅲ、aVF导联表现最为突出，又称"肺型P波"；②V_1导联P波直立时，振幅≥0.15mV，如P波呈双向时，其振幅的算术和≥0.20mV；③P波电轴右移超过75°。常见于慢性肺源性心脏病、原发性肺动脉高压症等。

（3）双心房肥大：①P波增宽≥0.12秒，振幅≥0.25mV。②V_1导联P波高大双相，上下振幅均超过正常范围。可见于联合瓣膜病、扩张型心肌病等。

考点3★★ 心室肥大（见心电图4、心电图5、心电图6）

（1）左心室肥大：①QRS波群电压增高，胸导联 Rv_5 或 Rv_6 > 2.5mV，$Rv_5 + Sv_1$ 男性 > 4.0mV，女性 > 3.5mV；肢体导联 R_I > 1.5mV，R_{avL} > 1.2mV，R_{avF} > 2.0mV，$R_I + S_{Ⅲ}$ > 2.5mV。②额面QRS心电轴左偏。③QRS波群时间延长，一般在0.10～0.11秒，不超过0.12秒。④以R波为主的导联ST段可呈下斜型压低≥0.05mV，伴有T波低平、双向或倒置。在以S波为主的导联则可见直立的T波。⑤QRS波群电压增高同时伴有ST-T改变者，称为左心室肥大伴劳损，多为继发性改变，但亦可能同时伴有心肌缺血。常见于高血压心脏病、二尖瓣关闭不全、主动脉瓣病变、冠心病、心肌病等。

（2）右心室肥大：①V_1导联 R/S≥1，呈R型或Rs型，重度右心室肥大可使 V_1 导联呈qR型（应除外心肌梗死）；V_5 导联 R/S≤1 或 S波比正常加深；aVR导联以R波为主，R/q 或 R/S≥1。②$Rv_1 + Sv_5$ > 1.05mV 甚至 > 1.2mV（重度）；R_{avR} > 0.5mV。

③心电轴右偏≥ +90°或 > +110°（重度）。④常同时伴有右胸 V_1、V_2 导联 ST 段压低及 T 波倒置，称为右心室肥大伴劳损，属继发性 ST - T 改变。常见于慢性肺源性心脏病、二尖瓣狭窄、房间隔缺损及肺动脉瓣狭窄等，亦可见于正常婴幼儿。

考点 4★★　心肌缺血（见心电图7）

（1）缺血型心电图改变：①心内膜下心肌缺血时，出现高大的 T 波，如急性左心室前壁心内膜下缺血时，胸导联可出现高耸直立的 T 波。②心外膜下心肌缺血时，出现与正常方向相反的 T 波向量，面向缺血区的导联出现倒置的 T 波，如急性左心室前壁心外膜下缺血时，胸导联可出现 T 波倒置。

（2）损伤型心电图改变：①心内膜下心肌损伤时，ST 向量背离心外膜面指向心内膜，使位于心外膜面的导联出现 ST 段压低；②心外膜下心肌损伤时，ST 向量指向心外膜面导联，引起 ST 段抬高。发生损伤型 ST 改变时，心脏对侧部位的导联常可出现相反的 ST 改变。

临床上冠心病心绞痛发作时，出现 ST - T 动态性改变。典型的心肌缺血发作时，面向缺血部位的导联常出现水平型或下斜型 ST 段压低≥0.1mV 和（或）T 波倒置。变异型心绞痛发作时多出现暂时性 ST 段抬高并伴有高耸 T 波和对应导联的 ST 段下移。

考点 5★★★　急性心肌梗死（见心电图8、心电图9）

（1）缺血型 T 波改变：表现为两支对称的、尖而深的倒置 T 波，即"冠状 T 波"。

（2）损伤型 ST 段改变：表现为面向损伤区心肌的导联 ST 段呈弓背向上抬高，甚至形成单向曲线（心肌梗死急性期的特征性心电图改变）。

（3）坏死型 Q 波改变：表现为面向梗死区心肌的导联上 Q 波异常加深增宽，即宽度≥0.04 秒，深度≥同导联 R 波的 1/4，R 波振幅降低，甚至 R 波消失而呈 QS 型。

（4）心肌梗死的定位诊断

定位	V_1	V_2	V_3	V_4	V_5	V_6	V_7	V_8	V_9	aVL	aVF	I	II	III
前间壁	+	+	+											
前壁			+	+	+									
前侧壁					+	+				+		+		
广泛前壁	+	+	+	+	+					±		±		
下壁											+		+	+
正后壁	*	*	*			+	+							
后下壁											+		+	+
高侧壁										+		+		
后侧壁				±	±	+	+			+		+		

注：+表示有特征性改变；±表示可能有特征性改变；*表示有对应性改变，即 R 波增高、T 波高耸。

考点 6★★★　过早搏动（见心电图10、心电图11、心电图12）

（1）室性过早搏动：①提早出现的 QRS - T 波群，其前无提早出现的异位 P′波。

②QRS 波群形态宽大畸形,时间≥0.12 秒。③T 波方向与 QRS 波群主波方向相反。④有完全性代偿间歇(即室性早搏前、后的两个窦性 P 波的时距等于窦性 P－P 间距的两倍)。

(2)房性过早搏动:①提早出现的房性 P′波,形态与窦性 P 波不同。②P′－R 间期≥0.12 秒。③房性 P′波后有正常形态的 QRS 波群。④房性过早搏动后的代偿间歇不完全(房性早搏前后的两个窦性 P 波的时距短于窦性 P－P 间距的两倍)。

(3)房室交界性过早搏动:①提早出现的 QRS 波群,形态基本正常。②逆行的 P′波可出现在提早出现的 QRS 波群之前、之后、之中(见不到逆行的 P′波)。若逆行 P′波在 QRS 波群之前,P′－R 间期<0.12 秒;若逆行 P′波在 QRS 波群之后,R－P′间期<0.20 秒。③常有完全性代偿间歇。

考点7★★ 阵发性室上性心动过速(见心电图 13)

①突然发生,突然终止,频率多为 150～250 次/分,节律快而规则。②QRS 波群形态基本正常,时间<0.10 秒。③ST－T 可无变化,但发作时 ST 段可有下移和 T 波倒置表现。④如能确定房性 P′波存在,且 P′－R 间期≥0.12 秒,为房性心动过速;如为逆行 P′波,P′－R 间期<0.12 秒或 R－P′间期<0.20 秒,则为交界性心动过速;如不能明确区分,则统称为室上性心动过速。

考点8★★★ 室性心动过速(见心电图 14)

连续出现 3 个或 3 个以上室性早搏:①频率多在 140～200 次/分,R－R 间期稍不规则;②QRS 波群形态宽大畸形,时限>0.12 秒;③如能发现 P 波,则 P 波频率慢于 QRS 波频率,呈完全性房室分离,有助于明确诊断;④可见心房激动夺获心室(心室夺获)或出现室性融合波,支持室性心动过速的诊断。

考点9★★★ 心房颤动(见心电图 15)

①P 波消失,被一系列大小不等、间距不均、形态各异的心房颤动波(f 波)所取代,f 波频率为 350～600 次/分,V_1 导联最清楚。②R－R 间距绝对不匀齐,即心室率完全不规则。③QRS 波群形态一般与正常窦性者相同。④可出现宽大畸形的 QRS 波群,为房颤伴室内差异性传导。

考点10 心室颤动(见心电图 16)

最严重的心律失常,是心脏停搏前的征象,此时表现为 QRS－T 波完全消失,被大小不等、极不匀齐的低小波所取代,频率为 200～500 次/分。

考点11★★★ 房室传导阻滞(见心电图 17、心电图 18、心电图 19、心电图 20)(助理医师不考)

(1)一度房室传导阻滞:主要表现为 P－R 间期延长,成人 P－R 间期>0.20 秒,老年人 P－R 间期>0.22 秒,或两次心电图检测结果比较,心率没有明显改变的情况下,P－R 间期延长>0.04 秒。

(2)二度房室传导阻滞

二度Ⅰ型(莫氏Ⅰ型):①P 波规律地出现。②P－R 间期逐渐延长,直到 1 个 P 波后脱漏 1 个 QRS 波群,漏搏后的第一个 P－R 间期缩短,之后又逐渐延长,如此周而复始地出现，该现象称为文氏现象。通常以 P 波数与 P 波下传出现的 QRS 波群数的比例表示房室阻滞的程度，可形成 5∶4、4∶3、3∶2 传导。

二度 Ⅱ 型（莫氏 Ⅱ 型）：①P – R 间期恒定，正常或延长，部分 P 波后无 QRS 波群，形成 5∶4、4∶3、3∶2、2∶1、3∶1 传导。②凡连续出现 2 次或 2 次以上的 QRS 波群脱漏者，称高度房室传导阻滞，如 3∶1、4∶1 传导的房室传导阻滞。

（3）三度房室传导阻滞：P 波与 QRS 波毫无关系，呈完全性房室分离，心房率 > 心室率。

（三）实战演练

1. 患者，男，65 岁。胸部不适 3 天，活动时心悸、气急。心电图表现：多个导联可见两支对称的、尖而深的倒置 T 波，ST 段呈弓背向上抬高。请做出诊断。（2022、2021、2019、2018）

【参考答案】急性心肌梗死。

2. 患者，男，50 岁。心悸突发突止 3 天，伴多尿、多汗、呼吸困难。心电图表现：QRS 形态、时限正常，频率 190 次/分，未见完整清晰的 P 波，节律绝对规整。请做出诊断。（2019、2018、2017、2015）

【参考答案】阵发性室上性心动过速。

3. 患者，女，55 岁。心悸、胸闷 2 天。心电图表现：P 波消失，被一系列大小不等、间距不均、形态各异的 f 波所取代，f 波频率为 500 次/分，V_1 导联最清楚。R – R 间距绝对不匀齐。QRS 波群形态与正常窦性者相同。请做出诊断。（2020、2019、2015、2014）

【参考答案】心房颤动。

4. 患者，女，76 岁。心前区疼痛 1 天，伴出汗、濒死感，休息和含服硝酸甘油不能缓解。心电图表现：V_3、V_4、V_5 导联 QRS 波群呈 QS 型，ST 段明显抬高。请做出诊断。（2020、2019）

【参考答案】急性前壁心肌梗死。

5. 患者，男，58 岁。负重登楼后出现心前区疼痛 5 小时，伴出汗、恐惧，休息和含服硝酸甘油不能缓解。心电图表现：Ⅱ、Ⅲ、aVF 导联 ST 段抬高。请做出诊断。（2019）

【参考答案】急性下壁心肌梗死。

6. 患者，女，59 岁。心悸 2 天。心电图表现：P 波尖而高耸，振幅为 0.25mV，以 Ⅱ、Ⅲ、aVF 导联表现最为突出。P 波电轴右移超过 75°。请做出诊断。（2019）

【参考答案】右心房肥大。

7. 患者，男，55 岁。胸骨后闷痛 3 天，伴出汗，休息后可缓解。心电图表现：下斜型 ST 段压低 0.1 mV，T 波倒置。请做出诊断。（2021、2018、2015、2014、2013）

【参考答案】心肌缺血。

8. 左心房肥大的心电图表现。（2017）

【参考答案】①P 波增宽，时限≥0.12 秒，P 波常呈双峰型，两峰间距≥0.04 秒，以Ⅰ、Ⅱ、aVL导联明显，又称"二尖瓣型P波"；②PR段缩短，P波时间与PR段时间之比>1.6；③V₁导联P波可呈先正后深宽的负向波，P波终末电势（Ptf）绝对值≥0.04mm·s。左心房肥大常见于二尖瓣狭窄、高血压病等。

9. 急性心肌梗死的心电图表现。（2023、2017、2016、2015）

【参考答案】

（1）缺血型T波改变：表现为两支对称的、尖而深的倒置T波，即"冠状T波"。

（2）损伤型ST段改变：表现为面向损伤区心肌的导联ST段呈弓背向上抬高，甚至形成单向曲线（心肌梗死急性期的特征性心电图改变）。

（3）坏死型Q波改变：表现为面向梗死区心肌的导联上Q波异常加深增宽，即宽度≥0.04秒，深度≥同导联R波的1/4，R波振幅降低，甚至R波消失而呈QS型。

10. 心室颤动的心电图表现。（2017）

【参考答案】QRS-T波完全消失，被大小不等、极不匀齐的低小波所取代，频率为200~500次/分。

11. 房性过早搏动的心电图表现。（2017、2016）

【参考答案】①提早出现的房性P'波，形态与窦性P波不同。②P'-R间期≥0.12秒。③房性P'波后有正常形态的QRS波群。④房性过早搏动后的代偿间歇不完全（房性过早搏动前后的两个窦性P波的时距短于窦性P-P间距的两倍）。

12. 室性心动过速心电图表现。（2015）

【参考答案】连续出现3个或3个以上室性早搏：①频率多在140~200次/分，R-R间期稍不规则；②QRS波群形态宽大畸形，时限>0.12秒；③如能发现P波，则P波频率慢于QRS波频率，呈完全性房室分离，有助于明确诊断；④可见心房激动夺获心室（心室夺获）或出现室性融合波，支持室性心动过速的诊断。

13. 心电图示P波后规律出现QRS波群，P-R间期0.36秒，余无异常，做出心电图诊断。（2015、2014）

【参考答案】一度房室传导阻滞。

14. 三度房室传导阻滞的心电图表现。（2014）

【参考答案】P波与QRS波毫无关系，呈完全性房室分离，心房率>心室率。

◆普通X线片

本部分所考查的内容为看图判断，以下考点中的X线图片内容请扫描微信二维码按图号查看。

扫一扫，看图片

（一）考试介绍

考查西医诊断学中影像学内容。本类考题西医临床答辩考题2选1抽题作答，每份试卷1题。

【样题】 患者，男，33岁。搬运重物后出现胸部疼痛。胸部X线示右侧肺野中外带可见无肺纹理区，肺组织被压缩至中下肺野内带，呈密度均匀的软组织影。纵隔向左轻度移位，右侧膈肌下移。请做出诊断。

【参考答案】 右侧大量气胸。

（二）考点汇总

考点1★ 正常胸部正位片（见X线片1、X线片2、X线片3）

正常胸部X线影像是胸腔组织器官及胸壁软组织、骨骼、心、肺、大血管、胸膜、膈肌等相互重叠的综合投影。

考点2★ 阻塞性肺气肿

①两肺野透亮度增加。②肺纹理分布稀疏、纤细。③横膈位置低平（膈穹隆平坦，位置下降），活动度减弱。④胸廓呈桶状胸，前后径增宽，肋骨横行，肋间隙增宽。⑤心影狭长，呈垂位心。⑥侧位胸片见胸骨后间隙增宽。

考点3★★★ 气胸（见X线片4）

肺组织被气体压缩，于壁层胸膜与脏层胸膜之间形成无肺纹理的气胸区，少量气胸时，气胸区呈线状或带状无肺纹理区；大量气胸时，气胸区可占据肺野中外带；张力性气胸，可将肺完全压缩在肺门区，呈均匀的软组织影，可使纵隔向健侧移位，膈肌向下移位。

考点4★★★ 胸腔积液（见X线片5、X线片6）

（1）游离性胸腔积液：游离性胸腔积液最先积存在后肋膈角。

①少量积液时，于站位胸片正位时，仅见肋膈角变钝。②中等量积液时，胸片可见渗液曲线，液体上缘呈外高内低边缘模糊的弧线样影，此为胸腔积液的典型X线表现。③大量积液时，患侧肺野呈均匀致密阴影，纵隔向健侧移位，肋间隙增宽，膈肌下移。

（2）局限性胸腔积液：①包裹性积液：胸膜炎时，脏、壁层胸膜粘连使积液局限于胸膜腔的某部位，称为包裹性胸腔积液。好发于侧后胸壁。②叶间积液：胸腔积液局限在水平裂或斜裂的叶间裂时，称叶间积液。侧位胸片上可见液体位于叶间裂位置，呈梭形，密度均匀，边缘清晰。

考点5★★ 肺炎链球菌肺炎（见X线片7、X线片8）

多见于青壮年，常以急性起病，寒战高热、咳嗽、胸痛、咳铁锈色痰为特征。

①早期充血期无明显异常表现。②实变期表现为大片状密度均匀的致密影，形态与肺叶或肺段轮廓一致，以叶间裂为界边界清楚，如仅累及肺叶的一部分则边缘模糊。③消散期表现为实变阴影密度减低、范围缩小，呈散在小斑片状致密影，进一步吸收可遗留少量索条状影或完全消散。

考点6★★★ 原发性肺癌（见X线片9、X线片10）

（1）中央性肺癌：早期胸片常无异常表现。中晚期主要表现为肺门肿块，可伴有阻塞性肺炎或肺不张。

（2）周围性肺癌：肺内结节影，形态可不规则，边缘毛糙，常见分叶征和（或）短细毛刺征。

考点7★★ 胃溃疡（见X线片11）（助理医师不考）

好发于20～50岁，临床表现为反复性、周期性和节律性的上腹部疼痛。

胃直接征象为腔外龛影，多位于小弯侧，形状规则呈乳头状、锥状，边缘光滑整齐，密度均匀，底部平整，急性期口部黏膜水肿带（黏膜线、项圈征、狭颈征），慢性期溃疡瘢痕收缩表现为黏膜纠集。

考点8★ 急性胃肠穿孔（见X线片12）

X线征象为膈下游离气体，腹部立位片表现为双侧膈下线条状或新月状透光影，也称气腹。

考点9★★★ 单纯性小肠梗阻（见X线片13）（助理医师不考）

典型临床表现为腹痛、腹胀、呕吐。

腹部卧位片显示小肠积气扩张，肠管≥3cm，空肠位于左上腹，黏膜皱襞呈弹簧状；回肠位于右下腹，黏膜皱襞较少；腹部立位片显示肠腔内多发阶梯状气液平面。

考点10★★ 长骨骨折（见X线片14、X线片15）

①X线表现为锐利而透明的骨折线，细微或不全骨折有时看不到明确的骨折线，而表现为骨皮质皱折、成角、凹折、裂痕，骨小梁中断、扭曲或嵌插。在中心X线通过骨折断面时，则骨折线显示清楚，否则显示不清，甚至不易发现。严重骨折骨骼常弯曲、变形。嵌入性或压缩性骨折骨小梁紊乱，甚至密度增高，而看不到骨折线。②根据骨折程度可分为完全性骨折和不完全性骨折。完全性骨折时骨折线贯穿骨骼全径，经常有骨折端移位。骨折线有横形、纵形、星形、斜形、螺旋形或粉碎形等，多见于四肢长骨。不完全性骨折时骨折线不贯穿全径。长骨端近关节处骨折多分为T形骨折、Y形骨折及嵌顿性骨折等。儿童青枝骨折常见于四肢长骨，似春天嫩柳枝折断时外皮相连而得名。

（三）实战演练

1. 患者，男，45岁。腹痛、腹胀3天，停止排便。X线示双侧膈下新月状透光影。请做出诊断。(2020、2019、2018、2017)

【参考答案】肠梗阻。

2. 患者，男，39岁。右小腿摔伤后疼痛3小时。右胫腓骨正侧位示右侧腓骨上段和胫骨下段可见低密度螺旋形骨折线，局部骨皮质不连续，骨小梁完全断裂，骨折远端略有移位。骨折部位软组织肿胀。请做出诊断。(2022、2021、2020、2019、2017、2016)

【参考答案】右胫、腓骨骨折。

3. 患者，男，52岁。左上肢被重物砸伤1小时。右肱骨正位示右侧肱骨中段骨皮质和骨小梁完全断裂，断端不整齐，有明显分离和错位。请做出诊断。(2019)

【参考答案】右肱骨骨折。

4. 患者，男，38 岁。右侧胸痛 3 天。胸片正位可见渗液曲线，液体上缘呈外高内低边缘模糊的弧线样影。请做出诊断。(2019、2018、2017、2016、2015)

【参考答案】右侧胸腔积液（中等量）。

5. 急性胃肠穿孔的 X 线表现。(2017)

【参考答案】X 线征象为膈下游离气体，腹部立位片表现为双侧膈下线条状或新月状透光影，也称气腹。

6. 右胸刺伤，X 线片示右肺萎缩呈肿块状，右膈消失，气液平面。属于何病表现。(2021、2015)

【参考答案】右侧胸部开放性液气胸。

7. 阻塞性肺气肿的 X 线表现。(2014)

【参考答案】①两肺野透亮度增加。②肺纹理分布稀疏、纤细。③横膈位置低平（膈穹隆平坦，位置下降），活动度减弱。④胸廓呈桶状胸，前后径增宽，肋骨横行，肋间隙增宽。⑤心影狭长，呈垂位心。⑥侧位胸片见胸骨后间隙增宽。

◆ CT 影像诊断（助理医师不考）

本部分所考查的内容为看图判断，以下考点中的 CT 图片内容请扫描微信二维码按图号查看。

扫一扫，看图片

（一）考试介绍

考查西医诊断学中 CT 影像诊断的内容。本类考题与西医临床答辩考题 2 选 1 抽题作答，每份试卷 1 题。

【样题】患者，男，55 岁。上腹痛半天，查体上腹部压痛。CT 表现为胰腺弥漫性、局限性肿大，胰周脂肪间隙模糊不清、胰周积液；肾前筋膜增厚。请做出诊断。

【参考答案】急性胰腺炎。

（二）考点汇总

考点 1★★★ 原发性肺癌（见 CT 片 1、CT 片 2、CT 片 3、CT 片 4、CT 片 5）

（1）中央性肺癌：早期肺段以上支气管腔内结节、支气管壁不规则增厚、管腔狭窄。进展期肺门分叶状软组织肿块，支气管腔不规则狭窄、截断；肿块远端阻塞性肺炎、肺不张；肺门或纵隔淋巴结肿大、胸腔积液、肺内以及远处转移等。

（2）周围性肺癌：早期肺内混杂磨玻璃结节或实性结节，常出现空泡征；中晚期肺内球形肿块影，边缘不规则，常出现分叶、短细毛刺及胸膜凹陷征，可有坏死、空洞形成，增强后强化不均匀，肺门或纵隔淋巴结肿大，肺内以及远处转移等。

考点 2★★ 急性胰腺炎（见 CT 片 6）

主要症状为剧烈的上腹部疼痛并向腰背部放射，伴恶心、呕吐、发热等。

胰腺弥漫性、局限性肿大，密度正常或略低；胰周脂肪间隙模糊不清、胰周积液；肾前筋膜增厚；出血坏死型合并出血呈高密度，坏死区呈低密度且无强化——增强确定坏死范围；常伴有上腹部肠曲扩张积气，肺底炎症或胸腔积液。

考点3★★ 急性硬膜外血肿（见 CT 片 7）

颅板下见凸透镜样或半圆形血肿，新鲜血肿呈高密度，常位于骨折线下方，边界清晰锐利，不跨颅缝，可伴脑室受压变形、中线移位等占位效应。

考点4★★ 急性硬膜下血肿（见 CT 片 8）

颅骨内板下方新月形高密度区，范围广泛，可超过颅缝，多数伴有明显占位效应，即脑室受压变形、中线移位等。

考点5★★★ 脑梗死（见 CT 片 9）

24 小时内常无阳性发现，24 小时后表现为低密度灶，部位和范围与闭塞血管供血区一致，皮髓质同时受累，多呈扇形；可有占位效应，但相对较轻。

考点6★★★ 脑出血（见 CT 片 10）

临床表现为突发剧烈头痛，可伴偏瘫、失语、一侧肢体瘫痪等。

急性期血肿呈边界清晰的肾形、类圆形或不规则形均匀高密度影；周围水肿带宽窄不一，局部脑室受压移位，中线结构可移位；破入脑室内见高密度积血。吸收期始于出血后 3～7 天，可见血肿缩小并密度减低，血肿周边变模糊，水肿带增宽。囊变期为出血 2 个月后，较大血肿吸收后常遗留大小不等的裂隙状囊腔；伴有不同程度的脑萎缩。

考点7★★ 蛛网膜下腔出血（见 CT 片 11）

出血多位于大脑纵裂和基底池。

脑沟、脑池内线样或窄带状高密度影。

（三）实战演练

1. 患者，女，32 岁。头外伤后昏迷 4 小时。CT 示左顶枕区颅板下凸透镜样高密度影，边界清晰锐利，不跨颅缝，左脑室受压变形、中线略向右移位。请做出诊断。

【参考答案】急性硬膜外血肿。

2. 患者，男，58 岁。左侧肢体偏瘫 6 小时，曾有高血压病史 10 年。CT 示右基底核区边界清晰的类圆形均匀高密度影；周围水肿带宽窄不一，右侧侧脑室受压移位，大脑中线结构轻度右移。请做出诊断。（2023、2022、2020）

【参考答案】脑出血。

◆实验室检查

（一）考试介绍

考查西医诊断学中实验室检查内容。本类考题与西医临床答辩考题 2 选 1 抽题作答，每份试卷 1 题。

【样题】试述血沉增快的临床意义。

【参考答案】

(1) 生理性增快：见于妇女月经期、妊娠、儿童、老年人。

(2) 病理性增快：①各种炎症，如细菌性急性炎症、风湿热和结核病活动期。②损伤及坏死，如急性心肌梗死、严重创伤等。③恶性肿瘤。④各种原因导致的高球蛋白血症，如多发性骨髓瘤、系统性红斑狼疮等。⑤贫血。

（二）考点汇总

考点1★★ 血红蛋白测定和红细胞计数

【参考值】

	血红蛋白测定	红细胞计数
男	120 ~ 160g/L	$(4.0 \sim 5.5) \times 10^{12}$/L
女	110 ~ 150g/L	$(3.5 \sim 5.0) \times 10^{12}$/L
新生儿	100 ~ 190g/L	$(6.0 \sim 7.0) \times 10^{12}$/L

【临床意义】

(1) 血红蛋白减少：见于贫血。贫血分为四级，轻度：男性低于120g/L，女性低于110g/L但高于90g/L；中度：60 ~ 90g/L；重度：30 ~ 60g/L；极重度：低于30g/L。贫血可分为三类：①红细胞生成减少，见于造血原料不足（如缺铁性贫血、巨幼细胞贫血），造血功能障碍（如再生障碍性贫血、白血病等），慢性系统性疾病（慢性感染、恶性肿瘤、慢性肾病等）。②红细胞破坏过多，见于各种溶血性贫血。③失血，如各种失血性贫血。

(2) 红细胞和血红蛋白增多

相对性红细胞增多：见于大量出汗、连续呕吐、反复腹泻、大面积烧伤等。

绝对性红细胞增多：①继发性：生理性增多见于新生儿、高山居民、登山运动员和重体力劳动者。病理性增多见于阻塞性肺气肿、肺源性心脏病、发绀型先天性心脏病。②原发性：见于真性红细胞增多症。

考点2★ 白细胞总数

【参考值】

成人：$(4 \sim 10) \times 10^9$/L；儿童：$(5 \sim 12) \times 10^9$/L；新生儿：$(5 \sim 12) \times 10^9$/L。

【临床意义】

白细胞高于10×10^9/L称白细胞增多，低于4×10^9/L称白细胞减少。

(1) 反应性粒细胞增多：①感染。②严重组织损伤。③急性大出血、溶血。④其他：如中毒、类风湿关节炎等。

(2) 异常增生性粒细胞增多：见于急、慢性粒细胞性白血病，骨髓增殖性疾病（骨髓纤维化、真性红细胞增多症）等。

考点3★★★ 淋巴细胞计数

【参考值】

0.20~0.40。

【临床意义】

淋巴细胞增多见于：①感染性疾病：主要为病毒感染，如麻疹、风疹、水痘、流行性腮腺炎、传染性单核细胞增多症等，也可见于某些杆菌感染，如结核病、百日咳、布氏杆菌病。②某些血液病。③急性传染病的恢复期。

考点4 血小板计数

【参考值】

$(100~300)×10^9/L$。

【临床意义】

（1）血小板数低于$100×10^9/L$为血小板减少，见于再生障碍性贫血、急性白血病、原发性血小板减少性紫癜、脾功能亢进等。

（2）血小板数高于$400×10^9/L$为血小板增多。血小板反应性增多见于脾脏摘除术后、急性大失血及溶血之后。血小板原发性增多见于真性红细胞增多症、原发性血小板增多症、慢性粒细胞性白血病等。

考点5 网织红细胞计数

【参考值】

成人：0.005~0.015，绝对值（24~48）$×10^9/L$；新生儿：0.003~0.006。

【临床意义】

溶血性贫血、急性失血性贫血时网织红细胞显著增多；网织红细胞减少见于再生障碍性贫血、骨髓病性贫血（如白血病）。

考点6★★★ 红细胞沉降率（ESR）

【参考值】

成年男性：0~15mm/h；成年女性：0~20mm/h。

【临床意义】

（1）生理性增快：见于妇女月经期、妊娠、儿童、老年人。

（2）病理性增快：①各种炎症，如细菌性急性炎症、风湿热和结核病活动期。②损伤及坏死，如急性心肌梗死、严重创伤、骨折等。③恶性肿瘤。④各种原因导致的高球蛋白血症，如多发性骨髓瘤、感染性心内膜炎、系统性红斑狼疮、肾炎、肝硬化等。⑤贫血。

考点7 尿液的酸碱反应

【参考值】

pH 4.5~8.0。

【临床意义】

尿液酸度增高见于多食肉类、蛋白质，代谢性酸中毒，痛风等；碱性尿见于多食蔬菜、服用碳酸氢钠类药物、代谢性碱中毒、呕吐等。

考点8★ 尿液比密

【参考值】

1.015~1.025。

【临床意义】

尿比密减低见于尿崩症、慢性肾小球肾炎、急性肾衰竭和肾小管间质疾病等；肾实质严重损害出现等张尿，尿比密常固定，在1.010左右。

考点9★★★ 尿酮体

【参考值】

定性试验为阴性。

【临床意义】

糖尿病酮症酸中毒时尿酮体呈强阳性反应，妊娠呕吐、重症不能进食等也可呈阳性。

考点10★ 尿红细胞

【参考值】

玻片法0~3/HP，定量检查0~5/μL。

【临床意义】

离心后的尿沉渣，若红细胞>3个/高倍视野，尿外观无血色者，称为镜下血尿；尿内含血量较多，外观呈红色，称肉眼血尿。多形性红细胞大于计数的80%称为肾小球源性血尿，见于各类肾小球疾病，如急慢性肾小球肾炎、紫癜性肾炎、狼疮性肾炎等；多形性红细胞<50%，为非肾小球性血尿，见于泌尿系统肿瘤、肾结石、肾盂肾炎、急性膀胱炎等。

考点11★ 红细胞管型的临床意义

见于肾小球疾病，如急进性肾小球肾炎、急性肾小球肾炎、慢性肾小球肾炎、狼疮性肾炎等。

考点12★★★ 黏液脓样或黏液脓血便的临床意义

常见于痢疾、溃疡性结肠炎、直肠癌等。在阿米巴痢疾时，以血为主，呈暗红色果酱样；细菌性痢疾则以黏液及脓为主。

考点13★★★ 粪便检查出现白细胞、红细胞的临床意义

（1）白细胞：大量白细胞出现，见于急性细菌性痢疾、溃疡性结肠炎。过敏性结肠炎、肠道寄生虫时，可见较多的嗜酸性粒细胞。

（2）红细胞：肠道下段炎症或出血时可见，如痢疾、溃疡性结肠炎、结肠癌、痔疮出血、直肠息肉等。

考点14★★★ 隐血试验阳性的临床意义

阳性常见于消化性溃疡的活动期、胃癌、钩虫病以及消化道炎症、出血性疾病等。消化性溃疡隐血试验呈间断阳性，消化道癌症呈持续性阳性，故本试验对消化道出血的诊断及消化道肿瘤的普查、初筛和监测均有重要意义。服用铁剂，食用动物血或肝类、瘦肉以及大量绿叶蔬菜时，可出现假阳性。口腔出血或消化道出血被咽下后，可

呈阳性反应。

考点 15　血清总蛋白（STP）和白蛋白/球蛋白（A/G）比值测定

【参考值】

血清总蛋白：60～80g/L；白蛋白：40～55g/L；球蛋白：20～30g/L；A/G 比值：1.5：1～2.5：1。

【临床意义】

（1）血清总蛋白和白蛋白增高：见于各种原因引起的血液浓缩、肾上腺皮质功能减退。

（2）血清总蛋白和白蛋白降低：①肝脏疾病，如亚急性重型肝炎、重度慢性肝炎、肝硬化、肝癌等。②营养不良。③蛋白丢失过多，如肾病综合征、慢性肾炎、严重烧伤等。④消耗增加，如恶性肿瘤、重症结核病、甲状腺功能亢进症等。

（3）血清总蛋白和球蛋白增高：①慢性肝脏疾病，如慢性活动性肝炎、自身免疫性肝炎、肝硬化等。②M 蛋白血症，如多发性骨髓瘤、淋巴瘤、原发性巨球蛋白血症等。③自身免疫性疾病，如系统性红斑狼疮、类风湿关节炎等。④慢性炎症，如结核病、疟疾等。

（4）A/G 比值倒置（A/G＜1）：见于肝功能严重损害及 M 蛋白血症，如肝硬化、肝癌、多发性骨髓瘤、原发性巨球蛋白血症等。

考点 16★★　血清氨基转移酶测定

【参考值】

ALT 10～40U/L，AST 10～40U/L，ALT/AST≤1。

【临床意义】

（1）肝脏疾病：①病毒性肝炎时，ALT 与 AST 均显著升高，以 ALT 升高更加明显，是诊断病毒性肝炎的重要检测项目。急性重症肝炎 AST 明显升高，但在病情恶化时，黄疸进行性加深，酶活性反而降低，即出现"胆酶分离"现象，提示肝细胞严重坏死，预后不良。②慢性病毒性肝炎转氨酶轻度上升或正常。③肝硬化转氨酶活性正常或降低。④肝内、外胆汁淤积。⑤酒精性肝病、药物性肝炎、脂肪肝、肝癌等，转氨酶轻度升高或正常。酒精性肝病 AST 显著增高，ALT 轻度增高。

（2）心肌梗死：急性心肌梗死后 6～8 小时 AST 增高，4～5 天后恢复正常。

（3）其他疾病：骨骼肌疾病、肺梗死、肾梗死等转氨酶轻度升高。

考点 17★　γ-谷氨酰转移酶（γ-GT）

【参考值】

γ-GT＜50U/L。

【临床意义】

γ-GT 增高：①肝癌。②胆道阻塞。③肝脏疾病：急性肝炎 γ-GT 呈中等度升高；慢性肝炎、肝硬化的非活动期，γ-GT 正常，若 γ-GT 持续升高，提示病变活动或病情恶化；急慢性酒精性肝炎、药物性肝炎，γ-GT 可明显升高。

考点 18★★ 胆红素代谢检查

	血清胆红素定量（μmol/L）			尿液		粪便	
	总胆红素	非结合胆红素	结合胆红素	尿胆原	尿胆红素	颜色	粪胆原
健康人	3.4 ~ 17.1	1.7 ~ 10.2	0 ~ 6.8	1:20（−）	（−）	黄褐色	正常
溶血性黄疸	↑↑	↑↑	轻度↑或正常	强（+）	（−）	加深	增加
阻塞性黄疸	↑↑	轻度↑或正常	↑↑	（−）	（+）	变浅或灰白色	↓或消失
肝细胞性黄疸	↑↑	↑	↑	（+）或（−）	（+）	变浅或正常	↓或正常

考点 19　血栓与止血检查（2025 版大纲新增考点）

1. 活化部分凝血活酶时间（APTT）测定

【参考值】

32 ~ 43 秒（手工法），较正常对照延长 10 秒以上为异常。

【临床意义】

（1）APTT 延长：①血浆Ⅷ、Ⅸ、Ⅺ因子缺乏，如重症 A、B 型血友病和遗传性因子Ⅺ缺乏症；②凝血酶原及凝血因子Ⅴ、Ⅹ减少，如先天性凝血酶原缺乏症、肝脏疾病、阻塞性黄疸等；③纤维蛋白原严重减少，如新生儿出血症等；④纤溶亢进，如弥散性血管内凝血（DIC）后期等。

（2）APTT 缩短：见于血栓性疾病和血栓前状态，如心肌梗死、不稳定型心绞痛、脑血管病变、脑梗死、深静脉血栓形成等，但灵敏度、特异度差。

2. 血浆凝血酶原时间（PT）测定

【参考值】

11 ~ 13 秒。应有正常对照，超过正常对照 3 秒为异常。

【临床意义】

（1）PT 延长：①先天性凝血因子异常。如因子Ⅱ、Ⅴ、Ⅶ、Ⅹ减少及纤维蛋白原减少；②后天性凝血因子异常，如严重肝病、维生素 K 缺乏、DIC 后期及应用抗凝药物。

（2）PT 缩短：主要见于血液高凝状态，如 DIC 早期、脑血栓形成、心肌梗死、深静脉血栓形成、多发性骨髓瘤等。

3. 血浆 D - 二聚体测定

【参考值】

0 ~ 0.256mg/L。

【临床意义】

（1）D - 二聚体升高：①常见于继发性纤维蛋白溶解功能亢进，如高凝状态、

DIC、肺栓塞、深静脉血栓形成等；②可见于原发性纤溶症以外的疾病，如肿瘤、感染、组织损伤等。

（2）D-二聚体降低：临床较少见，可能提示纤溶系统活性降低或凝血功能异常。

考点20★ 甲、乙、丙型肝炎病毒标志物

1. 甲型病毒性肝炎（助理医师不考）

【参考值】

正常人抗HAV-IgM阴性。

【临床意义】

抗HAV-IgM阳性提示近期感染HAV，结合临床可作为甲型病毒性肝炎诊断标准。

2. 乙型病毒性肝炎

【临床意义】

（1）HBsAg及抗-HBs测定：HBsAg是感染HBV的标志，见于HBV携带者或乙肝患者。抗-HBs阳性，见于注射过乙型肝炎疫苗或曾感染过HBV，目前HBV已被清除者，对HBV已有了免疫力。

（2）抗-HBc测定：主要有IgM和IgG两型。抗-HBc IgM阳性，是诊断急性乙肝和判断病毒复制的重要指标，并提示有强传染性。抗-HBc IgG阳性高滴度，表明患有乙型肝炎且HBV正在复制。

（3）HBeAg及抗-HBe测定：HBeAg阳性表示有HBV复制，传染性强。抗-HBe多见于HBeAg转阴的患者，意味着HBV大部分已被清除或抑制，是传染性降低的一种表现。

3. 丙型病毒性肝炎（助理医师不考）

【参考值】

正常人抗HCV抗体阴性、HCV抗原阴性。

【临床意义】

抗HCV检测阳性提示感染过HCV；对大部分病例而言，抗HCV阳性常伴有HCV RNA存在。抗HCV阳性而血清中没有HCV RNA提示既往感染。HCV感染急性期患者血清HCV核心抗原阳性。

考点21★ "大三阳""小三阳"的临床意义

HBsAg、HBeAg及抗-HBc阳性俗称"大三阳"，提示HBV正在大量复制，有较强的传染性。HBsAg、抗-HBe及抗-HBc阳性俗称"小三阳"，提示HBV复制减少，传染性已降低。

考点22 内生肌酐清除率（Ccr）测定（助理医师不考）

【参考值】

成人：80~120mL/min。

【临床意义】

根据Ccr将肾功能分四期：50~80mL/min为肾功能代偿期，20~50mL/min为肾功能失代偿期，10~20mL/min为肾功能衰竭期，Ccr<10mL/min为尿毒症期。

考点 23　血肌酐（Cr）测定

【参考值】

全血肌酐 88 ~ 177μmol/L。血清或血浆肌酐：男性 53 ~ 106μmol/L；女性 44 ~ 97μmol/L。

【临床意义】

测定血中 Cr 浓度可反映肾小球的滤过功能，敏感性优于血尿素氮，是评价肾功能损害程度的重要指标。肾功能代偿期 Cr 133 ~ 177μmol/L，肾功能失代偿期 Cr 186 ~ 442μmol/L，肾功能衰竭期 Cr 445 ~ 701μmol/L，尿毒症期 Cr > 707μmol/L。

考点 24　血清尿素氮（BUN）测定

【参考值】

成人：3.2 ~ 7.1mmol/L。

【临床意义】

（1）肾前性因素：肾血流量不足：见于脱水、心功能不全、休克、水肿、腹水等。

（2）肾脏疾病：如慢性肾炎、肾动脉硬化症、严重肾盂肾炎、肾结核和肾肿瘤的晚期。对尿毒症的诊断及预后估计有重要意义。

（3）肾后性因素：尿路梗阻，如尿路结石、前列腺肥大、泌尿生殖系统肿瘤等。

（4）体内蛋白质分解过剩：见于急性传染病、脓毒血症、上消化道出血、大面积烧伤、大手术后和甲状腺功能亢进症等。

考点 25★★★　血清尿酸（UA）测定

【参考值】

男性：268 ~ 488μmol/L；女性：178 ~ 387μmol/L。

【临床意义】

血清尿酸增高：①UA 排泄障碍，如急慢性肾炎、肾结石、尿道梗阻等。②UA 生成增加，见于痛风、慢性白血病、多发性骨髓瘤等。③进食高嘌呤饮食过多。④药物影响如吡嗪酰胺等。

考点 26★　血糖测定

【参考值】

空腹血糖：血清 3.9 ~ 6.1mmol/L。

【临床意义】

（1）病理性高血糖：①各型糖尿病。②其他内分泌疾病，如甲状腺功能亢进症、嗜铬细胞瘤、肾上腺皮质功能亢进等。③应激性高血糖，如颅内高压、颅脑外伤、中枢神经系统感染、心肌梗死等。④药物影响，如噻嗪类利尿剂、口服避孕药、泼尼松等。⑤肝脏和胰腺疾病，如严重肝病、重症胰腺炎、胰腺癌等。⑥其他，如高热、呕吐、腹泻等。

（2）病理性血糖降低：①胰岛 B 细胞增生或肿瘤、胰岛素注射过量等。②缺乏抗胰岛素的激素，如生长激素、甲状腺激素、肾上腺皮质激素等。③肝糖原贮存缺乏，如急性重症肝炎、急性肝炎、肝硬化、肝癌等。④其他，如药物影响（如磺胺药、水杨酸等）、急性乙醇中毒、特发性低血糖等。

考点27★★ 口服葡萄糖耐量试验（OGTT）（助理医师不考）

【参考值】

空腹血糖（FBG）≤6.1mmol/L，口服葡萄糖30~60mm 达高峰，峰值≤11mmol/L；2 小时血糖＜7.8mmol/L，3 小时回复到正常水平。全部尿糖定性试验均为阴性。

【临床意义】

糖耐量受损：FBG＜6.1mmol/L，OGTT2 小时血糖介于 7.8~11.1mmol/L 之间。见于甲状腺功能亢进症、皮质醇增多症、肢端肥大症、肥胖症等。

考点28★★ 糖化血红蛋白检测

【参考值】

HbA_{1c} 4%~6%，HbA_1 5%~8%。

【临床意义】

（1）评价糖尿病控制程度：HbA_{1c} 增高提示近 2~3 个月糖尿病控制不良，HbA_{1c} 越高，血糖水平越高，病情越重，可作为糖尿病长期控制的检测指标。

（2）筛检糖尿病：HbA_{1c}≥6.5% 作为糖尿病诊断标准之一。

（3）鉴别高血压：糖尿病高血糖的 HbA_{1c} 增高，而应激性糖尿病的 HbA_{1c} 正常。

（4）预测血管并发症：HbA_{1c}＞10%，提示血管并发症重。

考点29★★★ 血清总胆固醇（TC）测定

【参考值】

合适水平 TC＜5.20mmol/L，边缘水平 5.23~5.69mmol/L，升高 TC＞5.72mmol/L。

【临床意义】

TC 增高：是冠心病的危险因素之一，高 TC 者动脉硬化、冠心病的发生率较高。TC 升高还见于甲状腺功能减退症、糖尿病、肾病综合征、胆总管阻塞、长期高脂饮食等。

考点30★★ 血清甘油三酯（TG）测定

【参考值】

0.56~1.70mmol/L。

【临床意义】

（1）TG 增高：见于冠心病、原发性高脂血症、动脉硬化症、肥胖症、阻塞性黄疸、糖尿病、肾病综合征等。

（2）TG 降低：见于甲状腺功能亢进症、肾上腺皮质功能减退或肝功能严重低下等。

考点31★★ 血清脂蛋白测定

【参考值】

（1）低密度脂蛋白胆固醇（LDL－C）：≤3.12mmol/L 为合适范围，3.15~3.61mmol/L 为边缘性升高，＞3.64mmol/L 为升高。

（2）高密度脂蛋白胆固醇（HDL－C）：1.03～2.07mmol/L，＞1.04mmol/L为合适范围，＜0.91mmol/L为降低。

【临床意义】

（1）低密度脂蛋白胆固醇：LDL－C与冠心病发病呈正相关，LDL－C升高是动脉粥样硬化的潜在危险因素。

（2）高密度脂蛋白胆固醇：HDL－C具有抗动脉粥样硬化作用，与TG呈负相关，也与冠心病发病呈负相关。HDL－C明显降低，多见于心脑血管病、糖尿病、肝炎、肝硬化等。

考点 32 ★ 血钾测定

【参考值】

3.5～5.5mmol/L。

【临床意义】

（1）血清钾增高：①肾脏排钾减少，如急慢性肾功能不全及肾上腺皮质功能减退等。②摄入或注射大量钾盐，超过肾脏排钾能力。③严重溶血或组织损伤。④组织缺氧或代谢性酸中毒时大量细胞内的钾转移至细胞外。

（2）血清钾降低：①钾盐摄入不足，如长期低钾饮食、禁食或厌食等。②钾丢失过多，如严重呕吐、腹泻或胃肠减压，应用排钾利尿剂及肾上腺皮质激素。

考点 33 ★ 血清钠测定

【参考值】

135～145mmol/L。

【临床意义】

血清钠降低：①胃肠道失钠，如幽门梗阻，呕吐，腹泻，胃肠道、胆道、胰腺手术后造瘘、引流等。②尿钠排出增多，见于严重肾盂肾炎、肾小管严重损害、肾上腺皮质功能不全、糖尿病及应用利尿剂治疗等。③皮肤失钠，如大量出汗、大面积烧伤及创伤等。④抗利尿激素过多，如肾病综合征、肝硬化腹水及右心衰竭等。

考点 34 ★★ 血清氯化物测定

【参考值】

96～106mmol/L。

【临床意义】

低钠血症常伴低氯血症。但当大量损失胃液时，以失氯为主而失钠很少；若大量丢失肠液时，则失钠甚多而失氯较少。低氯血症还见于大量出汗、长期应用利尿剂等引起氯离子丢失过多。

考点 35 ★ 血清钙测定

【参考值】

总钙：①甲基麝香草酚蓝比色法：成年人：2.08～2.60mmol/L；儿童：2.23～2.80 mmol/L。②邻－甲酚酞络合酮比色法：成年人：2.03～2.54mmol/L；儿童：2.25～2.67 mmol/L。③乙二胺四乙酸二钠滴定法：成年人：2.25～2.75mmol/L；儿童：2.50～

3.00 mmol/L。

【临床意义】

(1) 血清钙增高：甲状腺功能亢进、维生素 D 过多症、多发性骨髓瘤、结节病引起肠道过量吸收钙而使血钙增加。

(2) 血清钙减低：①甲状旁腺功能减退。②慢性肾炎尿毒症。③佝偻病与软骨病。④吸收不良性低血钙。⑤大量输入柠檬酸盐抗凝后。

考点 36 ★★★ 淀粉酶（AMS）测定

【参考值】

血清 800~1800U/L，尿液 100~1200U/L。

【临床意义】

活性增高：①胰腺炎：急性胰腺炎血、尿淀粉酶明显升高，慢性胰腺炎急性发作、胰腺囊肿等 AMS 也升高。②胰腺癌。③急腹症，如消化性溃疡穿孔、机械性肠梗阻、胆管梗阻、急性胆囊炎等。

考点 37 ★★ 血清肌酸激酶（CK）测定

【参考值】

男性 38~174U/L，女性 26~140U/L。

【临床意义】

(1) 心脏疾患：①急性心肌梗死：发病后数小时即开始增高，是 AMI 早期诊断的敏感指标之一。②心肌炎。

(2) 骨骼肌病变与损伤：如多发性肌炎、进行性肌营养不良、重症肌无力等。

(3) 其他：心脏或非心脏手术及心导管术、电复律等时，均可引起 CK 活性升高。

考点 38 血清肌酸激酶同工酶测定

【参考值】

CKMM 活性 94%~96%，CKMB 活性 <5%，CKBB 极少或为 0。

【临床意义】

(1) CKMB 增高：①急性心肌梗死：是早期诊断急性心肌梗死的重要指标，特异性及敏感性较高。②其他心肌损伤：如心肌炎、心脏手术等。

(2) CKMM 增高：见于急性心肌梗死，其他肌肉疾病，如重症肌无力、肌萎缩、多发性肌炎，以及手术、创伤等。

(3) CKBB 增高：①神经系统疾病，如脑梗死、脑损伤、脑出血等。②肿瘤，如肺、肠、胆囊、前列腺等部位肿瘤。

考点 39 ★ 乳酸脱氢酶测定

【参考值】

LDH 活性 104~245U/L。

【临床意义】

(1) 肝胆疾病：肝癌尤其是转移性肝癌时 LDH 显著升高；急性肝炎、慢性肝炎等多数肝胆疾病也常有 LDH 的升高。

（2）急性心肌梗死。

（3）其他：恶性肿瘤、白血病、骨骼肌损伤、肌营养不良、胰腺炎、肺梗死等均有 LDH 的升高。

考点 40　肌钙蛋白 T（cTnT）测定

【参考值】

cTnT 0.02~0.13μg/L。超过 0.2μg/L 为诊断临界值，超过 0.5μg/L 可诊断为急性心肌梗死。

【临床意义】

（1）急性心肌梗死：发病 3~6 小时后 cTnT 开始升高，其敏感性及特异性优于 CKMB 和 LDH。

（2）不稳定型心绞痛：cTnT 也常升高，提示有微小心肌梗死的可能。

考点 41　肌钙蛋白 I（cTnI）测定

【参考值】

cTnI < 0.2μg/L。诊断临界值为 > 1.5μg/L。

【临床意义】

（1）急性心肌梗死：在发病后 3~6 小时，cTnI 开始升高，其特异性较 cTnT 高。

（2）不稳定型心绞痛：cTnT 也可升高，提示有小范围梗死的可能。

考点 42★　血浆 B 型脑钠肽（助理医师不考）

【参考值】

< 100pg/mL。

【临床意义】

（1）对于心力衰竭的诊断有很大的意义。

（2）对于心力衰竭的进展和近期及长期心性预后有很好的预测价值。

（3）BNP 水平持续升高，心性事件发生率和心性死亡率升高，预后较差，经治疗后 BNP 降低的患者，预后可能会改善。

考点 43★★★　抗链球菌溶血素"O"（ASO）测定

【参考值】

定性：阴性。定量：ASO < 500U。

【临床意义】

ASO 升高常见于 A 群溶血性链球菌感染及感染后免疫反应所致的疾病，如感染性心内膜炎及扁桃体炎、风湿热、链球菌感染后急性肾小球肾炎等。

考点 44★★★　类风湿因子与抗核抗体

1. 类风湿因子（RF）检查

【参考值】

定性：阴性。定量：血清稀释度 < 1:10。

【临床意义】

（1）未经治疗的类风湿关节炎患者，RF 阳性率为 80%，且滴度常超过 1:160。

（2）系统性红斑狼疮、硬皮病、皮肌炎等风湿性疾病，以及感染性疾病如传染性单核细胞增多症、感染性心内膜炎、结核病等，RF 也可阳性，但其滴度均较低。有 1% ~4% 的正常人可呈弱阳性反应，尤以 75 岁以上的老年人多见。

2. 抗核抗体（ANA）检查

【参考值】

间接免疫荧光法（IIF）或 ELISA 法：阴性。

【临床意义】

（1）抗核抗体（ANA）对很多自身免疫性疾病有诊断价值。

（2）在不同疾病中，特别是风湿性疾病，其抗体谱有一定的特征性。

（3）桥本甲状腺炎、重症肌无力、多发性动脉炎也可检出 ANA。ANA 阳性已被美国风湿病学会列为 SLE 的诊断标准之一。

考点45　漏出液与渗出液的鉴别要点

项目	漏出液	渗出液
原因	非炎症性	炎症、肿瘤或理化刺激
外观	淡黄、浆液性	黄色、脓性、血性、乳糜性
透明度	透明或微混	多浑浊
比重	<1.015	>1.018
凝固	不自凝	能自凝
黏蛋白定性	阴性	阳性
蛋白质定量	<25g/L	>30g/L
葡萄糖定量	与血糖相近	常低于血糖水平
细胞计数	常 $<100 \times 10^6/L$	常 $>500 \times 10^6/L$
细胞分类	以淋巴细胞为主	以中性粒细胞或淋巴细胞为主
细菌检查	阴性	可找到致病菌
LDH	<200IU	>200IU

考点46　血气分析（助理医师不考）

（1）**代谢性酸中毒：**常见病因有糖尿病酮症酸中毒、长期高热、严重感染、休克、肾功能衰竭、严重腹泻、肠瘘等。

（2）**代谢性碱中毒：**常见于严重呕吐、幽门梗阻，严重低钾、低氯血症，库欣综合征或长期大量使用糖皮质激素等。

（3）**呼吸性酸中毒：**常见于 COPD、肺心病、肺纤维化、严重支气管哮喘、各种病因的呼吸衰竭等。

（4）**呼吸性碱中毒：**可见于过度换气，如精神过度紧张、使用呼吸兴奋剂或呼吸机、颅脑病变等。

（5）**呼吸性酸中毒合并代谢性碱中毒：**常见于肺心病并发酸碱失衡时，也见于使用碱性药物过量，或使用利尿剂、糖皮质激素不当引起的低血钾、低血氯等。

（6）呼吸性酸中毒合并代谢性酸中毒：也是肺心病并发酸碱失衡时的常见表现，还可见于各种病因的严重缺氧、休克，以及 COPD、肺纤维化合并严重感染时。

（7）呼吸性碱中毒合并代谢性酸中毒：可见于肺心病并发酸碱平衡紊乱时，或癔症较长时间发作，过度换气同时合并感染发热等。

（8）呼吸性碱中毒合并代谢性碱中毒：是一种严重的碱中毒。临床虽然相对少见，但预后极差。可见于肝硬化合并肝肺综合征时。

考点 47 ★★★ 常用肿瘤标志物（AFP、CEA、CA125）

1. 血清甲胎蛋白（AFP）测定

【参考值】

AFP $< 20\mu g/L$。

【临床意义】

（1）原发性肝癌：AFP 是目前诊断原发性肝细胞癌最特异的标志物，50% 患者 AFP $> 300\mu g/L$，但也有部分患者 AFP 不增高或增高不明显。

（2）病毒性肝炎、肝硬化：AFP 可升高（常 $< 200\mu g/L$）。

（3）妊娠：3~4 个月后，AFP 上升，7~8 个月达高峰（ $< 400\mu g/L$），分娩后约 3 周即恢复正常。孕妇血清中 AFP 异常升高，有可能为胎儿神经管畸形。

（4）其他：生殖腺胚胎性肿瘤、胃癌、胰腺癌等血中 AFP 也可增加。

2. 癌胚抗原（CEA）测定

【参考值】

ELISA 或 CLIA 法：$< 5ng/mL$。

【临床意义】

（1）血清 CEA $> 20ng/mL$ 常提示有恶性肿瘤。

（2）非癌症良性疾病患者的 CEA 浓度也可升高，如肝硬化、肺气肿、直肠息肉、胃肠道炎症等，一般 $< 105ng/mL$。CEA 不适用于一般人群中的肿瘤筛查。

3. CA125 测定（助理医师不考）

【参考值】

ELISA 或 ECLIA 法：$< 35U/mL$。

【临床意义】

卵巢癌时 CA125 的检出率可达 70%~90%。适用于浆液性囊腺癌和未分化的卵巢癌。黏液性卵巢癌阳性率较低。检测结果不能用作卵巢癌是否存在的绝对评价，应结合临床其他检查综合分析。

考点 48 ★★ 血、尿 HCG 测定（助理医师不考）

【参考值】

男性与未绝经女性 $< 5U/L$；绝经女性 $< 10U/L$。

【临床意义】

（1）可用以诊断早孕及宫外孕，对先兆流产动态监测及判断预后。

（2）HCG 作为肿瘤标志物，可对绒癌、恶性葡萄胎等作为辅助诊断、治疗效果与随访的观察指标。

（3）测定 HCG 也可作为睾丸肿瘤高危人群的筛查试验。

考点 49 ★★ 甲状腺功能（FT$_3$、FT$_4$、TSH）

1. 游离三碘甲状腺原氨酸（FT$_3$）测定

【参考值】

TrFIA 法：4.7 ~ 7.8pmol/L；CLIA 法：3.67 ~ 10.43 pmol/L；ECLIA 法：2.8 ~ 7.1 pmol/L。

【临床意义】

（1）FT$_3$升高：甲状腺功能亢进、缺碘、T$_3$甲亢、毒性弥漫性甲状腺肿、初期慢性淋巴细胞性甲状腺炎等。

（2）FT$_3$降低：甲状腺功能减退、低 T$_3$综合征、黏液性水肿、晚期桥本甲状腺炎等。应用糖皮质激素、苯妥英钠、多巴胺等药物治疗时也可出现 FT$_3$降低。

2. 游离甲状腺素（FT$_4$）测定

【参考值】

TrFIA 法：8.7 ~ 17.3pmol/L；CLIA 法：11.2 ~ 20.1pmol/L；ECLIA 法：12.0 ~ 22.0pmol/L。

【临床意义】

（1）FT$_4$升高：①甲状腺功能亢进包括甲亢危象、结节性甲状腺肿、毒性弥漫性甲状腺肿、初期桥本甲状腺炎等；②部分无痛性甲状腺炎、重症感染发热、重危患者，或应用某些药物者如肝素。

（2）FT$_4$降低：①甲状腺功能减退、黏液性水肿、晚期桥本甲状腺炎、应用抗甲状腺药物等；②服用糖皮质激素、苯妥英钠以及部分肾病综合征患者。

3. 促甲状腺激素（TSH）测定

【参考值】

TrFIA 法：0.63 ~ 4.69U/mL；CLIA 法：0.2 ~ 7.0mIU/L；ECLIA 法：0.27 ~ 4.20mIU/L。

【临床意义】

对原发性甲状腺功能减退患者 TSH 的测定是其最灵敏的指标；轻度慢性淋巴细胞性甲状腺炎、甲状腺功能亢进接受 ^{131}I 治疗后和某些严重缺碘或地方性甲状腺肿流行地区的居民中，可伴有 TSH 的升高。异位或异源促甲状腺激素综合征与极个别垂体肿瘤患者也会分泌 TSH 过多，引起甲亢。

继发性甲状腺功能减退患者、甲状腺功能亢进患者 TSH 值正常或减低。在原发性甲减患者用甲状腺制剂替代治疗期间，可测定 TSH 作为调节药量的参考。

（三）实战演练

1. 试述 HBsAg、HBeAg 及抗 - HBc 阳性的临床意义。(2019、2018、2017)

【参考答案】HBsAg、HBeAg 及抗 - HBc 阳性俗称"大三阳"，提示 HBV 正在大量复制，有较强的传染性。

2. 试述 ASO = 800U 的临床意义。（2019、2016、2015、2014）

【参考答案】抗链球菌溶血素"O"定量：ASO < 500U。ASO = 800U 为 ASO 升高，常见于 A 群溶血性链球菌感染及感染后免疫反应所致的疾病，如感染性心内膜炎及扁桃体炎、风湿热、链球菌感染后急性肾小球肾炎等。

3. 试述男性血清尿素氮 10.9mmol/L 的临床意义。（2024、2023、2020、2018、2017、2016）

【参考答案】血清尿素氮的参考值为 3.2 ～ 7.1mmol/L。血清尿素氮 10.9mmol/L 提示升高。见于：①肾前性因素：肾血流量不足，见于脱水、心功能不全、休克、水肿、腹水等。②肾脏疾病：如慢性肾炎、肾动脉硬化症、严重肾盂肾炎、肾结核和肾肿瘤的晚期。对尿毒症的诊断及预后估计有重要意义。③肾后性因素：尿路梗阻，如尿路结石、前列腺肥大、泌尿生殖系统肿瘤等。④体内蛋白质分解过剩：见于急性传染病、脓毒血症、上消化道出血、大面积烧伤、大手术后和甲状腺功能亢进症等。

4. 试述血清钾 2.66mmol/L 的临床意义。（2018、2016、2014）

【参考答案】血钾参考值为 3.5 ～ 5.5mmol/L。血钾 2.66mmol/L 为血钾降低。见于：①钾盐摄入不足，如长期低钾饮食、禁食或厌食等。②钾丢失过多，如严重呕吐、腹泻或胃肠减压，应用排钾利尿剂及肾上腺皮质激素。

5. 试述空腹血糖 8.9mmol/L 的临床意义。（2017）

【参考答案】空腹血糖的参考值为血清 3.9 ～ 6.1mmol/L。空腹血糖 8.9mmol/L 为病理性高血糖。见于：①各型糖尿病。②其他内分泌疾病，如甲状腺功能亢进症、嗜铬细胞瘤、肾上腺皮质功能亢进等。③应激性高血糖，如颅内高压、颅脑外伤、中枢神经系统感染、心肌梗死等。④药物影响，如噻嗪类利尿剂、口服避孕药、泼尼松等。⑤肝脏和胰腺疾病，如严重肝病、重症胰腺炎、胰腺癌等。⑥其他，如高热、呕吐、腹泻等。

6. 试述甲胎蛋白升高的临床意义。（2017、2016、2015、2013）

【参考答案】甲胎蛋白升高见于原发性肝癌。AFP 是目前诊断原发性肝细胞癌最特异的标志物，50% 患者 AFP > 300μg/L，但也有部分患者 AFP 不增高或增高不明显。

7. 试述抗链球菌溶血素"O"阳性的临床意义。（2017）

【参考答案】ASO 阳性常见于 A 群溶血性链球菌感染及感染后免疫反应所致的疾病，如感染性心内膜炎及扁桃体炎、风湿热、链球菌感染后急性肾小球肾炎等。

8. 试述红细胞管型的临床意义。（2017、2014）

【参考答案】红细胞管型见于肾小球疾病，如急进性肾小球肾炎、急性肾小球肾炎、慢性肾小球肾炎、狼疮性肾炎等。

9. 试述红细胞计数 2.8 × 10^{12}/L 的临床意义。（2017、2016、2014、2013）

【参考答案】红细胞计数的参考值：男 (4.5 ～ 5.5) × 10^{12}/L；女 (3.5 ～ 4.5) × 10^{12}/L；新生儿 (6.0 ～ 7.0) × 10^{12}/L。因此红细胞计数 2.8 × 10^{12}/L 为贫血。贫血可分为三类：①红细胞生成减少，见于造血原料不足（如缺铁性贫血、巨幼细胞贫血），造血功能障碍（如再生障碍性贫血、白血病等），慢性系统性疾病（慢性感染、恶性肿瘤、慢性肾病等）。②红细胞破坏过多，见于各种溶血性贫血。③失血，如各种失血性贫血。

10. 试述血常规检查，白细胞 $13 \times 10^9/L$，中性粒细胞84%，考虑什么疾病。（2021、2020、2017、2015）

【参考答案】反应性粒细胞增多：①感染。②严重组织损伤。③急性大出血、溶血。④其他：如中毒、类风湿关节炎等。

11. 试述血沉 65mm/h 的临床意义。（2020、2017）

【参考答案】血沉的参考值：成年男性：$0 \sim 15mm/h$，成年女性：$0 \sim 20mm/h$。因此血沉 65mm/h 提示血沉增快。①生理性增快：见于妇女月经期、妊娠、儿童、老年人。②病理性增快：见于各种炎症，如细菌性急性炎症、风湿热和结核病活动期；损伤及坏死，如急性心肌梗死、严重创伤、骨折等；恶性肿瘤；各种原因导致的高球蛋白血症，如多发性骨髓瘤、感染性心内膜炎、系统性红斑狼疮、肾炎、肝硬化等；贫血。

12. 试述渗出液和漏出液的性质。（2017、2016、2013）

【参考答案】

项目	漏出液	渗出液
原因	非炎症性	炎症、肿瘤或理化刺激
外观	淡黄、浆液性	黄色、脓性、血性、乳糜性
透明度	透明或微混	多浑浊
比重	<1.015	>1.018
凝固	不自凝	能自凝
黏蛋白定性	阴性	阳性
蛋白质定量	<25g/L	>30g/L
葡萄糖定量	与血糖相近	常低于血糖水平
细胞计数	常 $<100 \times 10^6/L$	常 $>500 \times 10^6/L$
细胞分类	以淋巴细胞为主	以中性粒细胞或淋巴细胞为主
细菌检查	阴性	可找到致病菌
LDH	<200IU	>200IU

13. 试述血尿的临床意义。（2017）

【参考答案】离心后的尿沉渣，若红细胞 >3 个/高倍视野，尿外观无血色者，称为镜下血尿；尿内含血量较多，外观呈红色，称肉眼血尿。多形性红细胞大于计数的80%称为肾小球源性血尿，见于各类肾小球疾病，如急慢性肾小球肾炎、紫癜性肾炎、狼疮性肾炎等；多形性红细胞 <50%，为非肾小球性血尿，见于泌尿系统肿瘤、肾结石、肾盂肾炎、急性膀胱炎等。

14. 试述血清氨基转移酶升高的临床意义。 (2017、2016、2015、2013)

【参考答案】

(1) 肝脏疾病：①病毒性肝炎时，ALT 与 AST 均显著升高，以 ALT 升高更加明显，是诊断病毒性肝炎的重要检测项目。急性重症肝炎 AST 明显升高，但在病情恶化时，黄疸进行性加深，酶活性反而降低，即出现"胆酶分离"现象，提示肝细胞严重坏死，预后不良。②慢性病毒性肝炎转氨酶轻度上升或正常。③肝硬化转氨酶活性正常或降低。④肝内、外胆汁淤积。⑤酒精性肝病、药物性肝炎、脂肪肝、肝癌等，转氨酶轻度升高或正常。酒精性肝病 AST 显著增高，ALT 轻度增高。

(2) 心肌梗死：急性心肌梗死后 6~8 小时 AST 增高，4~5 天后恢复正常。

(3) 其他疾病：骨骼肌疾病、肺梗死、肾梗死等转氨酶轻度升高。

15. 试述中性粒细胞增多除急、慢性白血病外的临床意义。 (2017)

【参考答案】

(1) 反应性粒细胞增多：①感染。②严重组织损伤。③急性大出血、溶血。④其他：如中毒、类风湿关节炎等。

(2) 异常增生性粒细胞增多：见于骨髓增殖性疾病（骨髓纤维化、真性红细胞增多症）等。

16. 试述血清肌酸激酶的临床意义。 (2017、2015、2014)

【参考答案】

(1) 心脏疾患：①急性心肌梗死：发病后数小时即开始增高，是 AMI 早期诊断的敏感指标之一。②心肌炎。

(2) 骨骼肌病变与损伤：如多发性肌炎、进行性肌营养不良、重症肌无力等。

(3) 其他：心脏或非心脏手术及心导管术、电复律等时，均可引起 CK 活性升高。

17. 试述成年男性血钾 6.5mmol/L 的临床意义。 (2021、2017、2016)

【参考答案】 血钾参考值为 3.5~5.5mmol/L。血钾 6.5mmol/L 提示血钾增高。见于①肾脏排钾减少，如急慢性肾功能不全及肾上腺皮质功能减退等。②摄入或注射大量钾盐，超过肾脏排钾能力。③严重溶血或组织损伤。④组织缺氧或代谢性酸中毒时大量细胞内的钾转移至细胞外。

18. 试述腹痛黏液脓血便，便中大量白细胞、红细胞提示的临床意义。 (2022、2017、2015)

【参考答案】 ①白细胞：大量白细胞出现，见于急性细菌性痢疾、溃疡性结肠炎。过敏性结肠炎、肠道寄生虫时，可见较多的嗜酸性粒细胞。②红细胞：肠道下段炎症或出血时可见，如痢疾、溃疡性结肠炎、结肠癌、痔疮出血、直肠息肉等。

19. 试述尿酮体（++）的临床意义。 (2016、2015、2013)

【参考答案】 糖尿病酮症酸中毒时尿酮体呈强阳性反应，妊娠呕吐、重症不能进食等也可呈阳性。

20. 试述化验单显示类风湿因子 1:1200 的临床意义。 (2021、2016)

【参考答案】 类风湿因子定量：血清稀释度 <1:10。类风湿因子 1:1200 提示类风

湿因子呈阳性，患者属于未经治疗的类风湿关节炎患者。

21. 试述肌酐 540μmol/L 的临床分期。（2016）

【参考答案】测定血中 Cr 浓度可反映肾小球的滤过功能，敏感性优于血尿素氮，是评价肾功能损害程度的重要指标。肾功能代偿期 Cr 133～177μmol/L，肾功能失代偿期 Cr 186～442μmol/L，肾功能衰竭期 Cr 445～701μmol/L，尿毒症期 Cr＞707μmol/L。因此，肌酐 540μmol/L 属于肾功能衰竭期。

22. 试述胆固醇升高的临床意义。（2023、2021、2016、2015）

【参考答案】TC 增高是冠心病的危险因素之一，高 TC 者动脉硬化、冠心病的发生率较高。TC 升高还见于甲状腺功能减退症、糖尿病、肾病综合征、胆总管阻塞、长期高脂饮食等。

23. 试述 2 型糖尿病患者餐前血糖 8.5mmol/L，检查近 1～2 个月血糖，应做什么实验室检查。（2021、2016）

【参考答案】糖化血红蛋白和糖化血浆白蛋白测定：前者反映采血前 2～3 个月内平均血糖控制水平，后者可反映患者近 2～3 周内血糖总的水平。

24. 试述大便隐血（++）的临床意义。（2020、2016、2013）

【参考答案】阳性常见于消化性溃疡的活动期、胃癌、钩虫病以及消化道炎症、出血性疾病等。消化性溃疡隐血试验呈间断阳性，消化道癌症呈持续性阳性，故本试验对消化道出血的诊断及消化道肿瘤的普查、初筛和监测均有重要意义。服用铁剂，食用动物血或肝类、瘦肉以及大量绿叶蔬菜时，可出现假阳性。口腔出血或消化道出血被咽下后，可呈阳性反应。

25. 试述成人淋巴细胞升高的意义。（2020、2015）

【参考答案】见于①感染性疾病：主要为病毒感染，如麻疹、风疹、水痘、流行性腮腺炎、传染性单核细胞增多症等，也可见于某些杆菌感染，如结核病、百日咳、布氏杆菌病。②某些血液病。③急性传染病的恢复期。

26. 试述低密度脂蛋白 4.13mmol/L，分析结果及临床意义。（2015）

【参考答案】低密度脂蛋白胆固醇（LDL-C）：≤3.12mmol/L 为合适范围，3.15～3.61mmol/L 为边缘性升高，＞3.64mmol/L 为升高。因此，低密度脂蛋白 4.13mmol/L 为 LDL-C 升高。LDL-C 与冠心病发病呈正相关，LDL-C 升高是动脉粥样硬化的潜在危险因素。

27. 试述脑出血 1 天，查血糖 9.4mmol/L，糖化血红蛋白 5.6% 的临床意义。（2015）

【参考答案】病理性高血糖：①各型糖尿病。②其他内分泌疾病，如甲状腺功能亢进症、嗜铬细胞瘤、肾上腺皮质功能亢进等。③应激性高血糖，如颅内高压、颅脑外伤、中枢神经系统感染、心肌梗死等。④药物影响，如噻嗪类利尿剂、口服避孕药、泼尼松等。⑤肝脏和胰腺疾病，如严重肝病、重症胰腺炎、胰腺癌等。⑥其他，如高热、呕吐、腹泻等。因此，脑出血 1 天，查血糖 9.4mmol/L，糖化血红蛋白 5.6% 为应激性高血糖。

28. 试述淀粉酶升高的临床意义。(2014、2013)

【参考答案】①胰腺炎：急性胰腺炎血、尿淀粉酶明显升高，慢性胰腺炎急性发作、胰腺囊肿等 AMS 也升高。②胰腺癌。③急腹症，如消化性溃疡穿孔、机械性肠梗阻、胆管梗阻、急性胆囊炎等。

29. 试述血清胆固醇增高，除冠心病、动脉硬化外还应考虑何种疾病。(2014)

【参考答案】血清胆固醇增高：除冠心病、动脉硬化外，还见于原发性高脂血症、肥胖症、阻塞性黄疸、糖尿病、肾病综合征等。

30. 试述甘油三酯 0.19mmol/L 的临床意义。(2023、2021、2014)

【参考答案】甘油三酯的参考值为 $0.56 \sim 1.70$ mmol/L。甘油三酯 0.19mmol/L 为甘油三酯降低。见于甲状腺功能亢进症、肾上腺皮质功能减退或肝功能严重低下等。

31. 试述类风湿因子 1：40 的临床意义。(2023、2021、2014、2013)

【参考答案】类风湿因子定量：血清稀释度 <1：10。类风湿因子 1：40 可见于系统性红斑狼疮、硬皮病、皮肌炎等风湿性疾病，以及感染性疾病如传染性单核细胞增多症、感染性心内膜炎、结核病等。有 $1\% \sim 4\%$ 的正常人可呈弱阳性反应，尤以 75 岁以上的老年人多见。

32. 试述某男大量高脂饮食后胰腺淀粉酶 3500U/L，有何临床意义。(2024、2014)

【参考答案】淀粉酶参考值：血清 $800 \sim 1800$ U/L，尿液 $100 \sim 1200$ U/L。血清淀粉酶超过正常值 3 倍可确诊为急性胰腺炎。因此淀粉酶 3500U/L 提示急性胰腺炎。

33. 试述肝硬化患者出现行为异常，血氨 76μmol/L，有何临床意义。(2013)

【参考答案】肝性脑病。

34. 试述尿比密 1.001，无多饮，有何临床意义。(2013)

【参考答案】见于尿崩症、慢性肾小球肾炎、急性肾衰竭和肾小管间质疾病等；肾实质严重损害出现等张尿，尿比密常固定，在 1.010 左右。

35. 试述 HBsAg、抗－HBe 及抗－HBc 阳性的临床意义。(2013)

【参考答案】HBsAg、抗－HBe 及抗－HBc 阳性俗称"小三阳"，提示 HBV 复制减少，传染性已降低。

第三站　西医临床